内視鏡所見のよみ方と鑑別診断

下部消化管 第2版

多田　正大　多田消化器クリニック院長
大川　清孝　大阪市立十三市民病院院長・消化器内科
三戸岡英樹　芦屋三戸岡クリニック院長
清水　誠治　大阪鉄道病院消化器内科部長

医学書院

| 内視鏡所見のよみ方と鑑別診断 |
| ─下部消化管 |

発　行	2002年 4 月15日　第 1 版第 1 刷
	2007年10月 1 日　第 1 版第 6 刷
	2009年 2 月 1 日　第 2 版第 1 刷Ⓒ
	2019年 3 月 1 日　第 2 版第 5 刷

著　者　多田正大・大川清孝・三戸岡英樹・清水誠治
　　　　（ただまさひろ）（おおかわきよたか）（みとおかひでき）（しみずせいじ）

発行者　株式会社　医学書院
　　　　代表取締役　金原　俊
　　　　〒113-8719　東京都文京区本郷 1-28-23
　　　　電話　03-3817-5600(社内案内)

印刷・製本　横山印刷

本書の複製権・翻訳権・上映権・譲渡権・貸与権・公衆送信権(送信可能化権を含む)は株式会社医学書院が保有します．

ISBN978-4-260-00695-8

本書を無断で複製する行為(複写，スキャン，デジタルデータ化など)は，「私的使用のための複製」など著作権法上の限られた例外を除き禁じられています．大学，病院，診療所，企業などにおいて，業務上使用する目的(診療，研究活動を含む)で上記の行為を行うことは，その使用範囲が内部的であっても，私的使用には該当せず，違法です．また私的使用に該当する場合であっても，代行業者等の第三者に依頼して上記の行為を行うことは違法となります．

JCOPY 〈出版者著作権管理機構　委託出版物〉
本書の無断複製は著作権法上での例外を除き禁じられています．複製される場合は，そのつど事前に，出版者著作権管理機構(電話 03-5244-5088，FAX 03-5244-5089，info@jcopy.or.jp)の許諾を得てください．

症例提供者一覧（五十音順）

青木　哲哉　（大阪市立十三市民病院消化器内科）
井上　　健　（大阪市立総合医療センター病理部）
植田　智恵　（神戸海星病院内科）
上田　　渉　（大阪市立十三市民病院消化器内科）
江頭由太郎　（大阪医科大学第一病理）
追矢　秀人　（追矢クリニック）
大垣　和久　（京都警察病院）
太田　智之　（札幌東徳洲会病院消化器センター）
岡野　裕行　（神戸海星病院内科）
岡本　規博　（新城市民病院大腸肛門外科）
柏木　亮一　（田畑胃腸病院）
川口　勝徳　（神戸海星病院外科）
河端　秀明　（京都第二赤十字病院消化器科）
黒田　浩平　（神戸赤十字病院消化器内科）
黒田　大介　（神戸大学大学院医学研究科外科学講座食道胃腸外科学分野）
久保　勇記　（大阪市立総合医療センター病理部）
佐野　弘治　（大阪市立総合医療センター消化器内科）
坂下　正典　（坂下内科消化器科）
白坂　大輔　（神戸赤十字病院消化器内科）
菅田　信之　（菅田医院）
富岡　秀夫　（大阪鉄道病院消化器内科）
長島　雅子　（坂崎診療所）
仲瀬　裕志　（京都大学医学部消化器内科学・内視鏡部）
中村　志郎　（兵庫医科大学内科学下部消化管科）
西下　正和　（西下胃腸病院）
藤井　正俊　（神戸赤十字病院消化器内科）
藤盛　孝博　（獨協医科大学人体分子病理）
本庶　　元　（大津赤十字病院消化器科）
三上　　栄　（神戸市立医療センター西市民病院消化器内科）
安田健治朗　（京都第二赤十字病院消化器科）
薮内以和夫　（神戸海星病院内科）
山本　修司　（京都大学医学部消化器内科学）

第2版 序

　下部消化管疾患の診断と治療にあたって，正しい診断なくして的確な治療は成し得ない．その際，内視鏡の果たす役割が大きいことは改めて述べるまでもない．本書が刊行された目的のひとつとして，下部消化管病変の内視鏡像の基本的な読影，所見の捉え方とその応用の在り方を世に問うことであった．実際の臨床の場において内視鏡を活用するためには，まずスコープを確実に病変部位まで挿入して，質が高く情報量の多い画像を得ることからスタートしなければならない．次に得られた画像を正しく解釈する洞察力を養うことが要求される．内視鏡所見を客観的，忠実に読影するとともに，類縁疾患の鑑別診断のポイントを論理的に考えながら診断しなければならない．この目的を果たすためには，多くの典型例の画像を経験することが必要である．本書の執筆の意図のひとつは典型的な内視鏡像を数多く提示して，読者に多数の下部消化管疾患を記憶してもらいたい点にあった．内視鏡画像読影のトレーニングの教材になるように，同一症例の内視鏡画像と解説，関連事項を両ページに跨がって掲載するスタイルをとった．しかし闇雲に多くの症例数を経験するだけでなく，内視鏡所見の裏に隠されている病態を推察するための論理的な思考課程も学んで欲しいことも目標としてきた．

　本書は中国語や韓国語にも翻訳され，多くの内視鏡医から好評を博してきた．執筆者として身に余る有り難いことである．しかし本書の初版が刊行されてから既に7年の歳月が流れ，この間，小腸内視鏡の進歩，「大腸癌取扱い規約」の改訂，炎症性腸疾患関連大腸癌（colitic cancer）の増加，新しい腫瘍病理診断も提示されてきた．同時に私達の経験した症例もさらに充実してきたので，本書の基本的な編集精神を踏襲しながら時代の進歩に即した内容に改める作業を進めてきた．新たな企画で書籍を製作することよりも，改訂版を造るほうが労力は大きい．前書の意図を踏襲しながら新しい充実した内容に改訂しなければならず，その苦労は並大抵なものではない．それでもさらに内容を充実したものに改め，世に問うことは執筆者としての使命であると決意して，敢えて困難な道を選択した結果が改訂版としての本書である．

　内視鏡偏重の傾向がみられる今日にあって，内視鏡所見だけで病態，病像や疾患を考えるのではなく，患者の症状や背景因子についても心を配り，血液データやX線所見も考慮しながら，総合的に診断する姿勢，論理的な思考過程を本書か

ら学んで欲しいことを強調したい．

　本書の改訂作業にあたって，医学書院書籍編集部・阿野慎吾氏の尽力なくしては成立しなかった．深甚なる謝意を述べたい．

　平成21年1月

多田　正大
大川　清孝
三戸岡英樹
清水　誠治

第1版 序

「大腸疾患研究会」といえば，日本中のどこにでもありそうな研究会である．大阪にある「大腸疾患研究会」は1973年に発足し，28年間で140回の例会を継続している会である．研究会発足当時は早期胃癌の診断学が華やかな頃であり，早期大腸癌が発見できようものなら，学会発表ができたような時代であった．大腸ファイバースコープを上手に操ることができる人が少なく，注腸X線検査が大腸診断の主流であった．雑誌『胃と腸』でも「腸」の文字が小さかった時代,「これからの消化器病学は大腸」といち早く看破して，川井啓市先生や小林絢三先生らが音頭をとって若手臨床医を中心にこの研究会を立ちあげた．

臨床現場で苦労している人が真摯に診断学を討論しようという趣旨で，持ち寄った症例を徹底的に討論し，何故，このような画像になるのか，どうして腸管にこのような変形が生じるのか，その疑問を解決し，画像を教訓にすることが会の基本であった．この精神は今でも継続されており，東京の早期胃癌研究会とは一味違った勉強会として存続している．私自身，大腸診断学に関して駆出しであった頃から研究会に参加してきたが，提示される症例すべてを記憶に残し，自分なりの診断学を編み出すべく努力した．

そもそも消化器診断学に王道はない．地道に多数の症例を経験して，それを別のケースに応用することが基本である．しかし一人の医者が自分で経験できる症例数は限られているから，他人の症例を見聞することも診断学向上のコツである．大腸内視鏡診断についても同じである．「大腸疾患研究会」で教えられたことを礎に，私の今日の大腸内視鏡診断学があるが，これらを若い後輩に伝えておきたいという願望から，症例を持ち寄ったのが本書である．

同じような画像の場合には，可能な限り新しい電子内視鏡画像を優先して採用し，不足している疾患については，近隣の諸先生から拝借して，できるだけ多種類の症例を網羅するように努めた．

本書は内視鏡診断の書籍であるが，筆者らが特に強調しておきたいことは，大腸診断学は内視鏡だけでは成り立たないという点である．臨床症状や患者背景の解析が重要であり，X線との協調がなければ確定診断までにとんでもない回り道を辿る．要するに内視鏡検査も診断のための一つの手段であり，それをどのように効果的に活用するか，そのあたりのコツ，大腸診断学の精神を看破していただ

第1版 序

きたい．そして情熱のある内視鏡医の指標として本書を活用していただければ執筆者冥利に尽きる．

　苦労して執筆しただけあって，すばらしい内視鏡診断の書籍ができたと自負しているが，本書の製作に向けて陰になり日向になりご協力いただき，滞りがちな執筆を叱咤激励いただいた医学書院書籍編集部・荻原足穂氏，制作部・高橋浩子氏の尽力なくして本書の刊行はあり得なかったであろう．深甚なる謝意を表したい．

　平成14年春

執筆者代表
多田正大

目次

症例提供者一覧　iii
第2版序　v
第1版序　vii

第1章　安全な下部消化管内視鏡のための基本的事項 ─── 1

〔1〕消化器内視鏡教育法の基本概念 ─── 2

■ 基礎教育　3

医の倫理およびインフォームド・コンセント　3 / 基礎カリキュラム　3 / 基礎実技カリキュラム　3

■ 小腸内視鏡　4

基礎教育　4 / 実技教育　4 / 修得すべき具体的項目　5

■ 大腸内視鏡　5

基礎教育　5 / 実技教育　5 / 修得すべき具体的項目　6

〔2〕消化器内視鏡ガイドライン ─── 6

〔3〕消化器内視鏡のリスクマネージメント ─── 7

■ インフォームド・コンセント　7
■ 適応と禁忌　8
■ 前準備，前処置　8
■ 偶発症が発生した場合の対応　9

第2章　下部消化管内視鏡に必要な局所解剖と正常内視鏡像 ── 11

〔1〕小腸（空腸・回腸）の局所解剖と正常内視鏡像 ─── 12

■ 基本的局所解剖　12
■ 各部位の正常内視鏡像　12

〔2〕大腸の局所解剖と正常内視鏡像 ─── 13

■ 基本的局所解剖　13
■ 各部位の正常内視鏡像　15

肛門管と直腸　15 / S状結腸と下行結腸　17 / 横行結腸　17 / 結腸肝彎曲部　17 / 上行結腸　17 / 盲腸と虫垂開口部　17 / 回盲弁　18

目次

第3章 下部消化管内視鏡の位置づけと診断手順 —— 21

〔1〕小腸疾患に対する内視鏡の位置づけ —— 22

- ■ 診断手順　22
- ■ 内視鏡検査とX線検査の優劣　22
- ■ 小腸内視鏡の特徴と使い分け　23

プッシュ式挿入法　23 ／ ロープウェイ式挿入法　25 ／ ゾンデ式挿入法　26 ／ ダブルバルーン法とシングルバルーン法による挿入法　27 ／ カプセル内視鏡　27

〔2〕大腸腫瘍に対する内視鏡の位置づけ —— 30

- ■ 診断手順　30
- ■ 内視鏡検査とX線検査の優劣　30
- ■ 大腸スコープ挿入手技　31

大腸スコープ挿入手技の進歩　31 ／ 挿入手技の基本的事項　32

〔3〕炎症性疾患に対する内視鏡の位置づけ —— 35

- ■ 診断手順　35

疫学を知ることの意義　36 ／ 背景因子と臨床症状　36 ／ 発症様式　37

- ■ 内視鏡検査とX線検査の優劣　38

第4章 腫瘍性疾患の内視鏡所見のよみ方と鑑別診断 —— 43

〔1〕小腸腫瘍の種類と分類 —— 44

〔2〕小腸腫瘍の内視鏡所見のよみ方と鑑別のポイント —— 44

- ■ 形態からみた鑑別診断　44
- ■ 発生個数からみた鑑別診断　46

〔3〕大腸腫瘍の種類と分類 —— 46

〔4〕大腸腫瘍の内視鏡所見のよみ方と鑑別のポイント —— 46

- ■ 大腸癌の肉眼分類と大きさの計測の基本　47

肉眼型分類　47 ／ 大きさの計測　50

- ■ SM癌浸潤度分類の意義　51
- ■ 腫瘍径からみた鑑別診断　55

- 形態からみた鑑別診断　56
- 隆起型腫瘍の性状診断　56
    - 茎の有無　57 / 表面の凹凸　57 / 分葉　57 / 潰瘍，陥凹　57 / びらん・発赤　57 / 色調の混濁　57 / 白斑　57 / その他　57
- 表面型腫瘍の性状診断　58
    - 陥凹面の形状　58 / 辺縁隆起部の形状　59 / pit pattern 診断　60
- 発生個数からみた鑑別診断　61
- PG と NPG　61
- 大腸癌の深達度診断　62
    - 内視鏡所見の解析　62 / non-lifting sign　63 / 超音波内視鏡検査　63
- 大腸癌診断のための補助診断　65

所見からみた診断へのアプローチ

① 有茎性の病変
 (1) 分葉がある病変　70
 (2) 軽度の凹凸がある病変　74
 (3) 発赤・びらんがある病変　78
 (4) 頭部が崩れた病変　82
 (5) 表面が平滑な病変　86
 (6) 茎が太い病変　90

② 亜有茎性の病変
 (1) 分葉がある病変　94
 (2) 分葉がない病変　98
 (3) 発赤・びらんがある病変　102
 (4) 頭部が崩れた病変　106
 (5) 表面が平滑な病変　110
 (6) 多発する病変　112

③ 無茎性・広基性の病変
 (1) 分葉がある病変　114
 (2) 分葉がない病変　118
 (3) 二段隆起　122
 (4) 表面が平滑な病変　126

 (5) 小さい半球状の病変　132
 (6) 陥凹・浅い潰瘍がある病変　136
 (7) 深い潰瘍がある病変　140
 (8) 絨毛状の外観を呈する病変　144
 (9) 多発する無茎性病変　146

④ 表面型病変
 (1) 扁平な病変　150
 (2) わずかな陥凹がある病変　154
 (3) 広い陥凹がある病変　156
 (4) 陥凹を主体とする病変　160

⑤ 特殊型病変
　結節が集簇し，側方に発育する病変　164

⑥ 狭窄のある病変　168

⑦ 病変部位・分布
 (1) 直腸・肛門部の病変　170
 (2) 回盲部の病変　174
 (3) 虫垂の病変　180
 (4) 吻合部の病変　182

⑧ 大腸炎関連大腸癌　184

第 5 章　炎症性疾患の内視鏡所見のよみ方と鑑別診断　191

〔1〕炎症性腸疾患の種類と分類　192

〔2〕炎症性腸疾患の鑑別診断のポイント　192

- ■ 炎症の拡がりからみた鑑別診断　192
- ■ 局所炎症像からみた鑑別診断　194
  潰瘍　194／びらん　195／アフタ　195／発赤　197／出血　197／攣縮　197／狭窄・偽憩室　197／敷石像（cobblestone appearance）　197／瘻孔　198／拇指圧痕像　198
- ■ 総合的な鑑別診断　198

〔3〕colitic cancer の臨床病理診断 ——————————— 201

- ■ 自験例における潰瘍性大腸炎合併 colitic cancer の特徴　201
- ■ 早期診断が難しい理由　202
- ■ 内視鏡診断基準（pit pattern 診断）の指標　202
- ■ 潰瘍性大腸炎に合併する悪性腫瘍　203

所見からみた診断へのアプローチ

①色調からの鑑別
- （1）発赤　208
- （2）血管透見の消失・低下　212
- （3）血管異常　214
- （4）浮腫が強い病変　220
- （5）その他の色調の変化　224

②潰瘍・びらんの形態
- （1）アフタ様病変　230
- （2）全周性の潰瘍・びらん　234
- （3）縦走性の潰瘍・びらん　240
- （4）輪状潰瘍　246
- （5）帯状潰瘍　250
- （6）円形潰瘍　254
- （7）不整形潰瘍　262
- （8）敷石像　266
- （9）隆起がある病変　268

③形態
- （1）狭窄・狭小　274
- （2）腸管の変形　278

④病変部位・分布
- （1）直腸から連続するびまん性炎症　282
- （2）区域性の炎症　286
- （3）非連続性の炎症　290
- （4）直腸・肛門部の炎症　296
- （5）直腸・S状結腸の炎症　304
- （6）虫垂開口部の炎症　306
- （7）回盲部の炎症　308
- （8）吻合部の炎症　314

その他
- （1）寄生虫　316
- （2）腸重積・軸捻転　318
- （3）瘻孔　320
- （4）異物　322

付録：下部消化管内視鏡診療に必要な基本的事項　325

和文索引　335
欧文索引　339

第1章 安全な下部消化管内視鏡のための基本的事項

消化管を内視鏡観察しようとした試みの歴史は古い．特に肛門鏡・直腸鏡検査の歴史は，紀元前のインダス文明，ギリシア文明，ローマ文明時代までに遡るとされており，古くから診療に活用されてきた．長い人類の歴史のなかにあって，深部大腸や小腸の観察ができるようになったのはつい最近のことである[1〜9]．その後の進歩は目覚ましく，今日では消化管疾患の診断だけでなく，治療面でも内視鏡は広く活用されている．内視鏡なくして消化器科の診療は成り立たないといっても過言ではない．

一方で内視鏡検査，治療に伴う医療紛争が顕著に増加している．特に大腸内視鏡検査・治療の件数が顕著に増加するに従って，偶発症の発生件数も増えている[10〜12]．重篤な偶発症として腸管穿孔，腹膜炎の発生，出血などが多いが，事故とならないまでも，内視鏡医がヒヤリとするような事態に遭遇することはまれではない．腸疾患の鑑別診断のためには，安全にスコープを挿入・操作し，確実・正確に病変を観察することが前提条件である．本書の冒頭において，安全な内視鏡操作のための基本となる内視鏡医の心構え，リスクマネージメントなどについて記述したい．

1 消化器内視鏡教育法の基本概念

多くの内視鏡医が加入している日本消化器内視鏡学会には「消化器内視鏡教育法」が存在する[13]．ここには内視鏡医の教育カリキュラムを定めた規約が述べられており，内視鏡医はこの基本に従って手技と診断学を習熟しなければならない．教育法の趣旨は"内視鏡診断と治療は今日の消化器病診療には不可欠であり，広く臨床に普及している．その反面，これらは絶対に安全な手技であるとは言い難く，患者に苦痛を与えたり，まれには重篤な偶発症を起こすことがある．したがって内視鏡診療に従事する医師は，消化器内視鏡に関する熟練した技能を有し，かつ高度の専門的知識を有していなければならない．さらに消化器や関連臓器に関する病態生理を理解しており，偶発症が発生した時にも冷静に対応できなければならず，同時に医師として優れた人間性の持ち主でなければならない"とうたわれている．

日本消化器内視鏡学会では1981年より専門医制度が発足しているが，教育法のカリキュラムに沿ってトレーニングし，知識と手技の基準を充たすことを条件に，専門認定医や指導医として技量があることが認定される．消化器内視鏡教育法は，内視鏡医や病院にとっての憲法のような存在であるので，本書でもその総論と下部消化管に関する事項の概略を示しておきたい．

本教育法の総論では，教育概念として"消化器内視鏡医は広い知識と錬磨された技能をそなえ，教育法にて定められた基準を修得したものについては，専門医制度審議会において専門医，指導医として認定される．これによって医療の水準を高めるとともに消化器内視鏡全域の進歩をはかるものである."とされている．基礎教育と各臓器・手技別の教育カリキュラムが以下のように明示されている．

基礎教育

基礎教育として，以下のようなカリキュラムを学ぶべきとされている．

1）医の倫理およびインフォームド・コンセント

内視鏡を用いた形態診断，機能診断，治療などすべてにわたって，医の倫理が不可欠である．内視鏡を実施する場合，特に適応と手技の選択にあたって内視鏡医の倫理性が強く要請される．日本医師会で定められた「医の倫理」などを参考にして，医師として，また内視鏡医としての倫理を学ばなければならない．

患者および家族に対して，施行前に検査と治療の概略を理解しやすく説明して，本人の意志に基く承諾を得ておく（インフォームド・コンセント）．インフォームド・コンセントの方法について各施設の状況によって若干異なるので，卒後教育委員会の編集する「消化器内視鏡ガイドライン」などを参考にしながら，具体的な方法を修得する．検査や治療の後の説明についても，患者に正確に，かつ理解しやすいような表現で説明しなければならないが，その実際の方法について学ばなければならない．

内視鏡医は患者および家族との良好な人間関係を確保し，患者へのいたわりが大切であるので，そのためのあり方について学ぶ．

内視鏡に伴う偶発症の防止に努めなければならないが，そのためにはコ・メディカルスタッフとの協調も必要であり，その教育と相互理解についてのあり方も学ぶ．

2）基礎カリキュラム

①電子工学，光学，物理化学，コンピュータなどの基礎・応用の知識修得
②全身管理に関する知識と経験
　・心機能，肺機能，水・電解質，酸塩基調節，血液ガス，線溶凝固系
　・血管確保，輸液，輸血（成分輸血を含む）
　・ショックの病態生理と救急蘇生法
　・小外科手術，気管内挿管，気管切開
　・麻酔学一般
③消化器病学の基礎
　・消化管，肝，胆，膵，腹膜などの局所解剖と病態生理，臓器相関
　・内科学，外科学
　・他の消化器臓器画像診断（超音波，CT，MRI，RI，PETなど）
　・病理組織学（生検および手術材料）
④消化器内視鏡の基礎
　・前処置，麻酔および薬理
　・内視鏡機器の構造，取り扱い方，保全および点検
　・内視鏡付属機器の構造，取り扱い方
　・内視鏡画像記録法（写真，磁気記録）および診療記録の書き方，保存
　・内視鏡機器および付属機器の消毒法
　・内視鏡検査，診断，治療に関する視聴覚教育

3）基礎実技カリキュラム

消化器内視鏡診療に従事する内視鏡医は一定の臨床経験を有し，消化器病学の基礎を身につけておくことが要求される．消化器内科学または消化器外科学の研修課程を

修了し，消化器疾患の病態，診断，治療などに関する知識を修得しておかなければならない．放射線医学，病理学は内視鏡研修中にカンファレンスに出席するなどして，その概要を身につけておく．

基礎実技の教育には一定期間の実習が必要であるが，その間，内視鏡室の業務全般，コ・メディカルスタッフの業務を熟知し，専門医，指導医の実施する内視鏡を見学し介助する．最初に消化管モデルやシミュレーターを用いた訓練を行い，診断と治療に関する基礎実技を修得してから実技教育に入る．特に上部消化管内視鏡の基礎教育とその実技教育は，他部位の内視鏡学を学ぶうえで必須である．これらを踏まえたうえで以下のような項目を理解しておく．

①患者の臨床的背景の把握
　・臨床所見や臨床検査成績の把握
　・感染症患者の取り扱い
　・出血傾向があったり抗凝固薬服用中の患者の取り扱いと服薬指導
②X線検査や画像診断と内視鏡
　・各々の診断法の特徴
　・内視鏡の適応と禁忌
③内視鏡と病理組織診断
　・形態診断のための病理診断学
　・ミクロとマクロとの相関性
④内視鏡施行前後に用いる薬品の知識と使用禁忌
⑤救命用薬品，機材の取り扱い

小腸内視鏡

小腸内視鏡はいろいろな手技が考案されているが，患者に及ぼす負担は少なくない．個々の手技の特徴と限界を理解して，患者の苦痛軽減のための配慮がなされなければならない．経口的ないし経肛門的にスコープ挿入を計るが，前者は上部消化管内視鏡と同様に，後者は大腸内視鏡の手技を応用して施行する．カプセル内視鏡が普及する可能性もあるが，その適応については今後議論されることになる．

1）基礎教育
①十二指腸，空腸，回腸，関連する消化管の局所解剖
②小腸の部位別の疾患頻度の理解
③一定数の上部消化管内視鏡と大腸内視鏡の経験
④他の消化管内視鏡に準じた前処置，前投薬，麻酔などの知識
⑤各種小腸内視鏡の特徴
⑥発生しうる偶発症と対策

2）実技教育
①各種スコープの操作法
②術後管理・処置

3) 修得すべき具体的項目
① 検査法
  ・経口的スコープ挿入手技
  ・経肛門的スコープ挿入手技
  ・小腸内でのスコープ操作と観察
② 小腸病変
  ・正常小腸粘膜の所見
  ・小腸悪性腫瘍，良性腫瘍
  ・消化管ポリポーシスにおける小腸病変
  ・クローン病
  ・腸結核
  ・NSAIDs腸炎
  ・リンパ管拡張症，蛋白漏出性胃腸症
  ・寄生虫疾患
  ・小腸の血管性病変
  ・小腸憩室　など

大腸内視鏡

　大腸は上部消化管に次いで疾患が多発する管腔臓器で，大腸内視鏡の機会が増加している．しかし，その解剖学的特殊性のために偶発症の危険が高いことを認識し，慎重に施行されなければならない．

1) 基礎教育
① 大腸の局所解剖，特に腸間膜のある可動部と腸間膜のない固定部の理解
② 肛門部の局所解剖
③ 一定数の上部消化管内視鏡の経験
④ 腸管洗浄のための前処置
⑤ 意識下鎮静法による前投薬
⑥ 発生しうる偶発症と対策

2) 実技教育
① 前処置（グリセリン浣腸，腸管洗浄液など）
② 直腸指診
③ 内視鏡挿入
  ・コロンモデル，シミュレーター，VTRなどを用いた予習
  ・電子内視鏡を用いた挿入手技学習（X線透視または挿入形状観測装置の併用が望ましい）
  ・挿入補助具の取り扱い方
④ 観察
  ・位置を同定するために指標となる所見（結腸紐によるくびれ，半月ひだの形状，肝脾の透見，回盲弁，虫垂開口部など）の理解
  ・直腸内反転観察

　　　　　・肛門鏡による肛門部，直腸下部の観察
⑤術後管理・処置
3）修得すべき具体的項目
①挿入と観察法
　　・挿入と観察
　　・直腸内反転観察
　　・色素内視鏡
②大腸病変
　　・正常大腸粘膜，肛門部粘膜所見
　　・早期大腸癌，進行大腸癌
　　・大腸ポリープ，ポリポーシス
　　・その他の大腸腫瘍，非腫瘍性隆起性病変
　　・潰瘍性大腸炎
　　・クローン病
　　・腸結核
　　・アメーバ赤痢，感染性腸炎
　　・薬剤性腸炎
　　・放射線腸炎
　　・虚血性腸炎
　　・大腸憩室
　　・巨大結腸
　　・粘膜脱症候群
　　・大腸黒皮症　　など

2 消化器内視鏡ガイドライン

　医療の世界でもガイドラインの概念が広まっている．診療上の重要事項を啓発するために，一定のルールが存在したほうが便利である．偶発症が発生した場合に，ガイドラインから逸脱した行為が明らかになれば医療従事者は責任を問われかねない．しかしガイドラインに従っていて事故を起こしても，責任が回避されるものでもない．

　日本消化器内視鏡学会，大腸癌研究会などにおいても各種ガイドラインがまとめられているが，その目的は医療紛争対策ではなく，もっと大きい目標で作成されている[14〜21]．要するに質の高い内視鏡診療を行うために，医師が最低限守るべきマナー，技術がガイドラインである．

　日本消化器内視鏡学会の消毒委員会から「消化器内視鏡機器洗浄・消毒法ガイドライン」[14,15]，偶発症対策委員会から「消化器内視鏡関連の偶発症に関する全国調査報告」[10]がまとめられるとともに，併せて偶発症の発生頻度の高い分野については「内視鏡的逆行性膵胆管造影検査（ERCP）の偶発症防止のための指針」「大腸内視鏡検査の偶発症防止のための指針」が提示されている[16,17]．また内視鏡実施時の循環動態研究委員会報告では，前処置や前投薬に伴う偶発症防止を唱えている[18]．

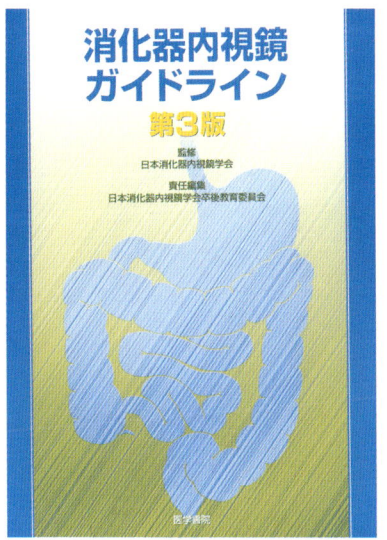

図1-1 日本消化器内視鏡学会卒後教育委員会(編)「消化器内視鏡ガイドライン(第3版)」
(医学書院, 2006年)

　卒後教育委員会からさまざまなガイドラインを統括し, 1冊の書籍として「消化器内視鏡ガイドライン」(医学書院)を刊行している[19] (図1-1). 過去の学会誌に記載された各種ガイドラインを渉猟する手間を省き, この書籍を熟読すれば標準的な理念やテクニックを学ぶことができる. 本ガイドラインは適宜, 改訂されており, 最先端の内視鏡手技が解説されており, 内視鏡医の誰もがマスターすべき内容が網羅されており, 内視鏡診療に携わる者は必読すべき書籍である. 小腸・大腸内視鏡に関する基本的な事項については本書を参考にして欲しい.

3 消化器内視鏡のリスクマネージメント

　各種ガイドラインを総括し, 普及啓蒙する目的で, 2003年にリスクマネージメント委員会が発足した. 本委員会は世界的にも拡がりをみせているリスクマネージメントの概念[22]を消化器内視鏡の分野に導入して, わが国の医療状況に合せた「消化器内視鏡リスクマネージメント」を作成した[23]. 内視鏡医として, さらに病院全体として取り組むべき作業手順, 薬剤管理, 偶発症防止のためのマニュアル作成を促す貴重な資料を提示しているので, その一部を引用しながらリスクマネージメントのあり方について述べる.

◆ インフォームド・コンセント

　検査・治療を行う前にインフォームド・コンセントを行うが, その内容は患者の自己決定権を重視したものであることを基本精神にして, 各病院の事情に応じた形式で作成されるべきである[24]. 実際の方法として口頭, 文書, ビデオなどいろいろな伝達

表1-1 機種別検査件数と偶発症

機種	検査件数	偶発症	%
パンエンドスコープ	8,263,813	997	0.012
大腸スコープ	2,945,518	2,038	0.069
側視型十二指腸スコープ	255,886	560	0.219
胆道スコープ	9,272	8	0.086
超音波スコープ	169,383	40	0.024

日本消化器内視鏡学会偶発症対策委員会(1998〜2002)

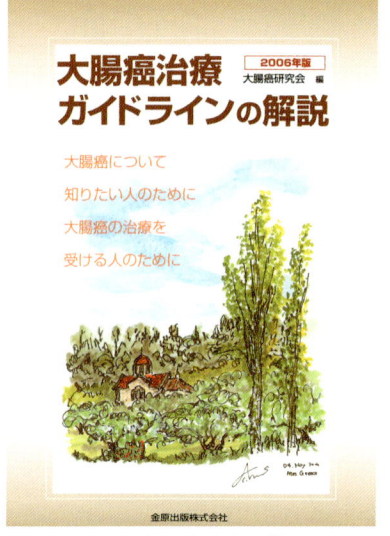

図1-2 大腸癌研究会(編)「大腸癌治療ガイドラインの解説」
(金原出版,2006年)

の方法があるが,必ずしも患者側の署名や捺印を必要としているわけではない.それでも十分に説明し,患者側も了解した旨をカルテに明記しておかなければならない.

　患者に説明すべき内容には,被検者の病態,実施する検査・治療の具体的内容,医師がそれを推奨する理由,期待される効果,予想される危険性,代替となる他の方法,検査・治療を受けなかった場合の予後,などが含まれるべきである.危険性すなわち偶発症の発生頻度について,しばしば学会の統計頻度を紹介している内視鏡医もいるが,本来は自らの,あるいは自施設における発生頻度を示すべきである(表1-1).

　いずれにせよ医学の知識に乏しい患者にとってもわかりやすい文章,内容,用語にすべきである.大腸癌研究会で患者向けに作成された「大腸癌治療ガイドラインの解説」も好評である[21](図1-2).

適応と禁忌

　内視鏡検査・治療の適応は広いが,内視鏡医の技量や病院の事情によって制限がある.禁忌となる場合は,①全身状態が著しく悪い場合,②重篤な呼吸器・循環器疾患を合併する場合,③著しい出血傾向がある場合,④検査によって悪化が懸念される急性腹症の場合,⑤検査の妨げとなる各種薬剤を服用している場合,などである.障害の程度と禁忌の間に一定の線を定めることはできない.個々のケースで判断し,メリットが大きい場合には遂行する.病院ごとに適応と禁忌に関するマニュアルを作成しておくべきである.

前準備,前処置

　内視鏡検査前に把握すべき事項として,①呼吸・循環状態,②出血・凝固能に関する情報,③薬剤アレルギーや禁忌薬などの情報,などである.これらの情報を的確に

知って偶発症防止に努める[25~28].

　前処置は消化管内を清浄にして，蠕動運動を抑制して観察時の見逃しを防ぐこと，局所麻酔や鎮静薬によって苦痛を軽減して円滑に検査を遂行するために重要である．前処置などによって偶発症が発生したときには，迅速に対応できる救急体制を確立しておかなければならない．腸管洗浄液によるイレウスや腸管穿孔も少なからず発生しているので，事前の問診と腹部所見の解析は不可欠である．消化管の蠕動運動を抑制するために副交感神経遮断薬が用いられるが，緑内障や前立腺肥大の悪化，血圧降下，不整脈の出現，冠血流低下をきたす副作用が少なくない．高齢者に用いる場合は注意する．

　意識下鎮静のために鎮静薬が使用されるが，呼吸・循環動態への影響が無視できない．鎮静薬を用いる場合には呼吸・循環動態モニタリングは不可欠であり，同時に副作用対策も考えておく[29~33].

偶発症が発生した場合の対応

　いろいろな偶発症が想定されるが，迅速に対応できるシステムを確立しておく．各手技ごとのクリニカルパスを作成し，適宜，更新しておくことも一助となる[34, 35]．内視鏡医のみならずコ・メディカルスタッフも含めて，偶発症への対応を日頃から訓練しておき，患者の被害，後遺症が少なくなるように努めるべきである．

参考文献

1) 丹羽寛文：歴史と現況．内海胖，丹羽寛文(編)：消化管内視鏡診断学大系(第10巻大腸)．pp1-20, 医学書院，東京，1974
2) 竹本忠良：大腸内視鏡診断のコツ．大腸肛門誌 30：545-51, 1977
3) 多賀須幸男：内視鏡検査の歴史．Gastroenterol Endosc 20：319-29, 1978
4) 渡辺晃：大腸内視鏡検査(歴史と通常挿入法)．竹本忠良，他(編)：消化器内視鏡検査のトピックス．pp391-9, 医学図書出版，東京，1978
5) Dagradi AE：History. Gastrointestinal endoscopy. pp4-11, Igaku-Shoin, New York, 1983
6) 土屋周二：Proctologyの歴史．宇都宮譲二，他(編)：実地医家に役立つ肛門疾患の知識．pp1-12, 永井書店，大阪，1995
7) 丹羽寛文：消化管内視鏡の歴史．日本メディカルセンター，東京，1997
8) 長廻紘：消化管内視鏡を育てた人々．金原出版，東京，2001
9) 丹羽寛文：消化管内視鏡の発展を辿る―内視鏡への夢想と原型の誕生．ミクロスコピア 18：132-8, 2001
10) 金子榮藏，原田英雄，春日井達造，他：消化器内視鏡関連の偶発症に関する第4回全国調査報告―1998年より2002年までの5年間．Gastroenterol Endosc 46：54-61, 2004
11) 日山亨，日山恵美，吉原正治，他：判例に学ぶ消化器医療のリスクマネジメント．日本メディカルセンター，東京，2005
12) 寺野彰：医療事故の取り扱い．消化器病学会(監)：消化器病診療(良きインフォームド・コンセントに向けて)．pp384-6, 医学書院，東京，2004
13) 三輪剛，多田正大，幕内博康，他：消化器内視鏡教育法．Gastroenterol Endosc 47：373-9, 2005
14) 小越和栄，赤松泰次，飯石浩康，他：消化器内視鏡機器洗浄・消毒法ガイドライン．Gastroenterol Endosc 40：2022-34, 1998
15) 小越和栄：消化器内視鏡機器洗浄・消毒法ガイドラインと世界学会Minimal Standardsについて．Gastroenterol Endosc 41：220-2, 1999
16) 金子榮藏，小越和栄，明石隆吉，他：内視鏡的逆行性膵胆管造影検査(ERCP)の偶発症防止のための指針．Gastroenterol Endosc 42：2294-301, 2000
17) 金子榮藏，棟方昭博，岩男泰，他：大腸内視鏡検査の偶発症防止のための指針．Gastroenterol Endosc 45：1939-45, 2003
18) 中沢三郎，浅香正博，小越和栄，他：内視鏡実施時の循環動態研究委員会報告．Gastroenterol Endosc 39：1644-9, 1997

19) 日本消化器内視鏡学会卒後教育委員会(編):消化器内視鏡ガイドライン(第3版).医学書院,東京,2006
20) 大腸癌研究会(編):大腸癌治療ガイドライン(医師用).金原出版,東京,2005
21) 大腸癌研究会(編):大腸癌治療ガイドラインの解説.金原出版,東京,2006
22) ASGE:Risk management for the GI endoscopist. May 2001
23) 小越和栄,多田正大,熊井浩一郎,他:消化器内視鏡リスクマネージメント.Gastronetrol Endosc 46:2600-9,2004
24) 浅井篤:インフォームド・コンセントと真実告知.福井次矢,他(編):臨床倫理学入門.pp33-49,医学書院,東京,2003
25) 小越和栄,金子榮藏,多田正大,他:治療内視鏡に関するリスクマネージメント.Gastronetrol Endosc 47:2681-90,2005
26) ASGE:Guideline on the management of anticoagulation and antiplatelet therapy for endoscopic procedure. Gastrointest Endosc 55:775-9,2002
27) 井戸健一,富樫一智,山本博徳,他:内視鏡治療を行う場合の抗血小板・抗凝固薬の取り扱い.Gastroenterol Endosc 46:2074-85,2004
28) 小越和栄,金子榮藏,多田正大,他:内視鏡治療時の抗凝固・抗血小板療法に関する指針.Gastroenterol Endosc 47:2691-5,2005
29) Arrowsmith JB, Gerstman BB, Fleischer DE, et al:Results from the American Society for Gastrointestinal Endoscopy(U.S. Food and drug administration collaborative study on complication rates and drug use during gastrointestinal endoscopy. Gastrointest Endosc 37:421-7,1991
30) 竹本忠良:消化器疾患の診断手技に伴う偶発症と対策.Gastroenterol Endosc 18:183-8,1976
31) 峯徹哉:Conscious Sedation.消化器内視鏡 12:664-5,2000
32) 荒川廣志,佐々木厳,川村統勇,他:意識下鎮静法と術中モニタリング.消化器内視鏡 12:668-9,2000
33) 峯徹哉:Conscious Sedationの偶発症とその対策.消化器内視鏡 15:1310,2003
34) 小西敏郎,他(編):医師とクリニカルパス.医学書院,東京,2000
35) 鈴木荘太郎:消化器内視鏡とクリニカルパス.Endoscopic Forum for Digestive Endoscopy 18:126-31,2002

下部消化管内視鏡に必要な局所解剖と正常内視鏡像

第2章

内視鏡を行うにあたって，小腸や大腸，そして関連する隣接臓器の解剖学的事項を把握することは重要である．これらは既に成書に詳細に記述されている[1～11]ので，ここではその要点のみを述べることにする．

1 小腸（空腸・回腸）の局所解剖と正常内視鏡像

基本的局所解剖

　解剖学的に小腸は十二指腸から始まり，回盲弁（Bauhin弁）までの約7mの長い腸管である．直径は2～3cmである．検査手技のうえからは十二指腸を除外して，空腸と回腸のみを小腸とすることが多い．本稿もそれに倣う．空腸と回腸の境界は明確にできないが，おおまかに空腸は小腸の口側2/5に相当して左上腹部を占め，回腸は肛門側3/5で下腹部と右側腹部に位置する．空腸より回腸のほうが管腔も広く，腸壁も厚い．管腔内には輪状のKerckring皺襞がみられ，空腸のほうが回腸よりも密である．

　回腸終末部とは，回腸の肛門側約30cmを指すことが多い．若年者では，リンパ濾胞が小ポリープ様に観察される．リンパ濾胞は加齢とともに退化して縮小するが，炎症を起こすと増大する．この部位では，腸間膜付着対側に20～30個のリンパ濾胞が集簇して形成されるパイエル板（Peyer's patches）の増殖も顕著である（図2-1）．

各部位の正常内視鏡像

　空腸と回腸の正常内視鏡像は類似するが，回腸では若干，Kerckring皺襞が少ない（図2-2）．回腸終末部のパイエル板には個人差があるが，内視鏡像としては，ポリープが集簇したような形態を呈する（図2-3）．

　小腸粘膜には絨毛が密に分布して，ビロード状を呈する．絨毛形態はイソギンチャク様（指状）を呈するが，回腸下部では葉状，舌状ないし尾根状と表現される幅広い形態に変化する[12]（図2-4）．大腸粘膜と異なり，小腸では粘膜下の血管透見像がほとんどみられない．

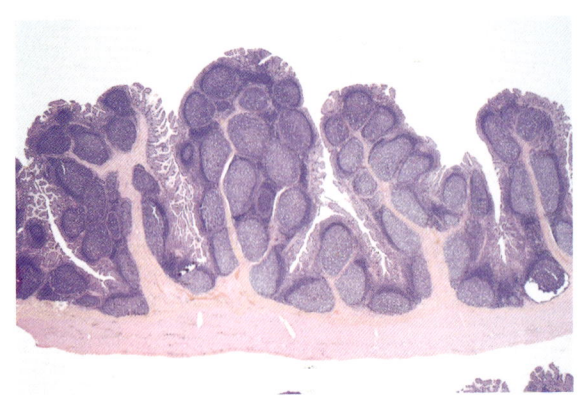

図2-1　回腸終末部の病理組織像
粘膜下層にリンパ濾胞の集簇（パイエル板）がみられる．

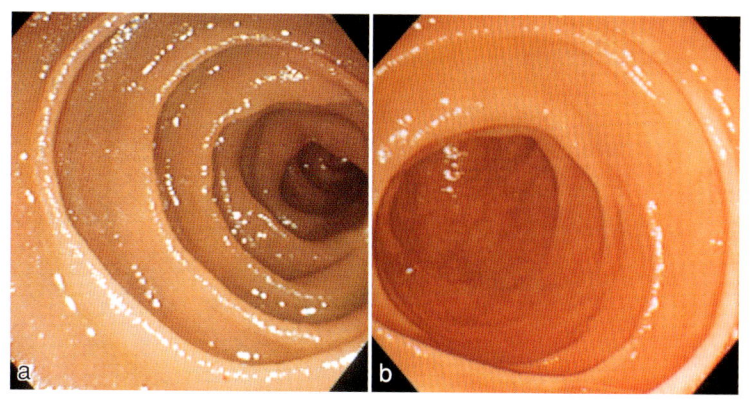

図2-2　正常小腸の内視鏡像
空腸（a）と回腸（b）の境界を内視鏡的に厳密には区別できないが，空腸ではKerckring皺襞の密度が回腸よりも高い．

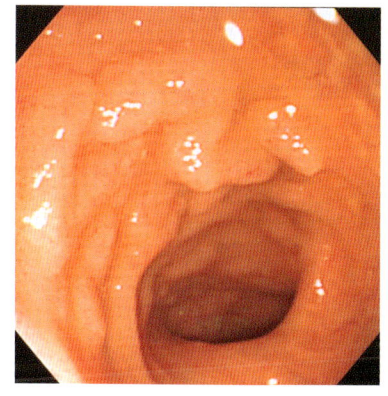

図2-3　回腸終末部のパイエル板
集簇するリンパ濾胞が隆起様病変として観察されるが，形態は個人差が大きい．

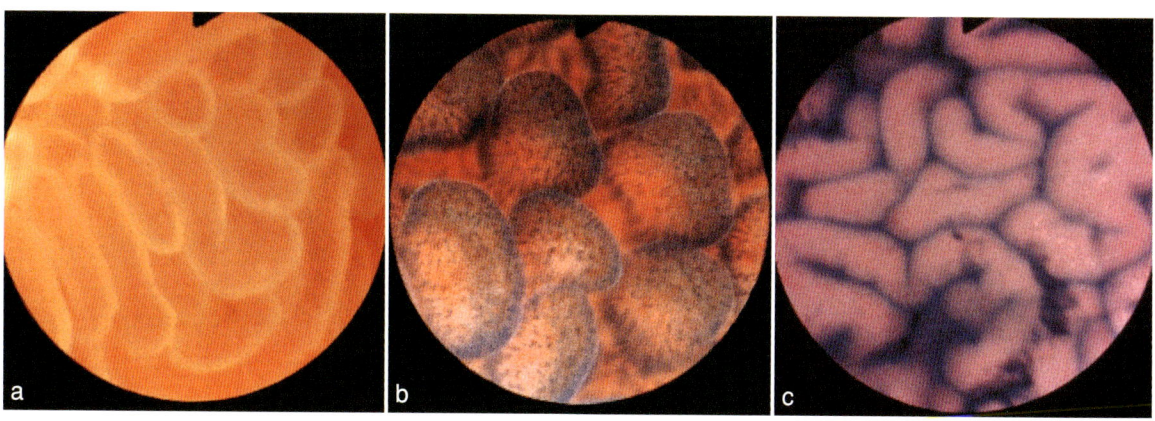

図2-4　小腸絨毛の諸形態
a：指状絨毛，b：葉状（舌状）絨毛，c：尾根状絨毛．

2 大腸の局所解剖と正常内視鏡像

基本的局所解剖

　大腸は回盲弁（Bauhin弁）から直腸・肛門まで，1〜1.5 mの長い管腔臓器であり，その内径は5〜8 cmである．各部位は図2-5のように呼称される．盲腸では充満時には6〜8 cmあり最も太く，肛門に向かうほど細くなり，下行結腸の下部で最も細くなる．結腸肝彎曲部（右結腸曲），結腸脾彎曲部（左結腸曲），S状結腸・下行結腸移行部，直腸・S状結腸移行部では強く屈曲するので，内視鏡挿入時に方向が見失われて挿入困難になりやすい．

　結腸肝彎曲部，結腸脾彎曲部，直腸は腹壁に固定されている．結腸肝彎曲部は腎や胆嚢，十二指腸と靱帯で連なり固定されている．結腸脾彎曲部は横隔膜に固定され，直腸は骨盤腔内にあって可動性が乏しい．他部位は可動性に富むので，内視鏡挿入時には腸管の可動性を利用することによって，深部へ挿入できる．その際，腸管に無理な伸展，短縮が加わると被検者に不快感や腹痛を与える．

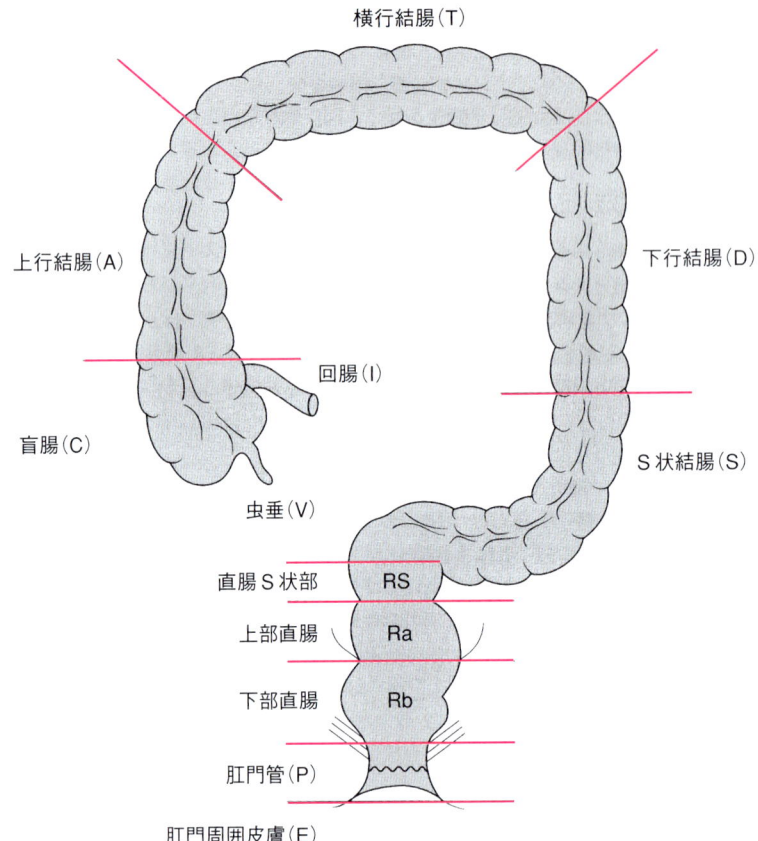

図2-5 大腸の各部位の呼称
〔大腸癌研究会（編）：大腸癌取扱い規約（改訂第7版）．p8，金原出版，東京，2006より引用〕

　大腸には縦走筋よりなる3条の結腸紐（taeniae coli）があり，その収縮によって結腸膨隆（haustra）が形成される．内視鏡では結腸半月ひだとして観察される（図2-6）が，半月ひだの裏側は盲点になりやすい．直腸には半月ひだはないが，横ひだが存在する．肛門から8～10 cmの部位にある横ひだをKohlrauschひだ，またはHouston弁（図2-7）と呼ぶ．

　結腸紐は収縮できるので，腸管を蛇腹のように折り畳みながら，ループを防止してスコープを挿入する．その際，大腸の可動性のために収縮が急速に弛むことがあり，スコープがするすると抜けてしまい，挿入や観察を不十分にすることもある．

　大腸粘膜は単層円柱上皮よりなり，内視鏡観察中には平滑で光沢に富む粘膜像として把握できる．盲腸や結腸肝彎曲部，直腸などを除いて，どの場所でも内視鏡像に大差はないが，大腸粘膜の基本像は黄橙色の色調をした粘膜を背景に，樹枝状の赤い毛細血管が透見される．病的粘膜（炎症が存在する場合）や浣腸直後では浮腫やびらんのために血管像が不明瞭になる．

　インジゴカルミンなどの色素剤を撒布すると，色素液は大腸粘膜の小区を形成する

2．大腸の局所解剖と正常内視鏡像

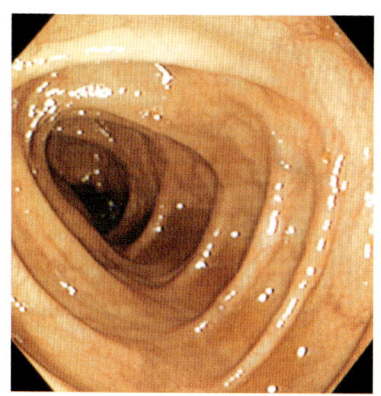

図2-6　正常大腸における半月ひだ

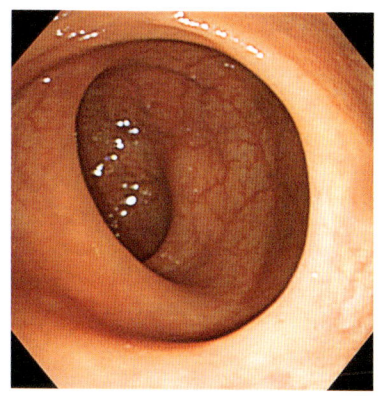

図2-7　直腸における3本の横ひだ
Kohlrauschひだ，またはHouston弁と呼称する．

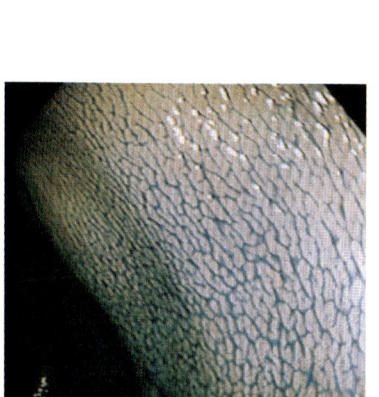

図2-8　大腸小区像
インジゴカルミン撒布．

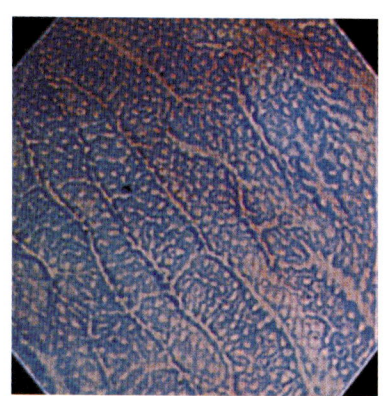

図2-9　腸腺開口部（pit）の形状
メチレンブルー撒布．

窪み（無名溝）に溜り，小区像がnetwork patternとして明らかになる（図2-8）．小区内には無数の腸腺開口部（いわゆるpit）が規則正しく配列するが，通常のスコープでは詳細は識別できない．拡大鏡を用いて観察すると，pit内の窪みに色素液が貯留するありさまがわかる．

　腸上皮から易吸収性のメチレンブルーやトルイジンブルーを撒布すると，数分後に大腸粘膜は染色される．窪みである腸腺開口部や無名溝には吸収上皮がないため非染色性であり白く抜けて観察される．その所見はインジゴカルミン撒布の場合と陰陽逆である（図2-9）．

各部位の正常内視鏡像

1）肛門管と直腸

　肛門管は，肛門縁から肛門歯状線ないし肛門挙上筋上縁あたりまでの狭い箇所を指し[11, 12]，その長さは個人差がある（図2-10, 11）．肛門上皮からなり，白色粘膜として観察される．この部位は狭くレンズ面と粘膜が密着した状態になるため，内視鏡観察の盲点になりやすい．

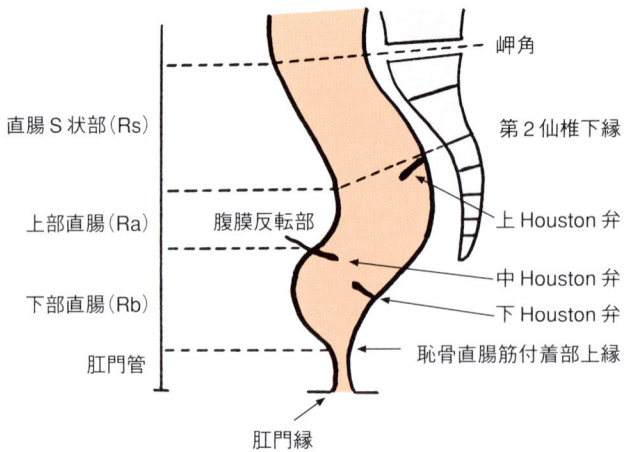

図2-10 内視鏡検査に必要な肛門部・直腸の解剖

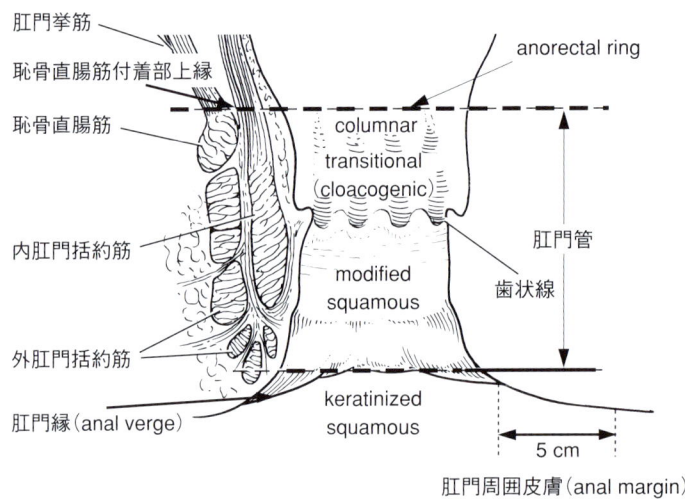

図2-11 直腸肛門部の解剖
〔河野透：7. 肛門部診察の要点．清水誠治，他（編）：腸疾患診療―プロセスとノウハウ．p77，医学書院，東京，2007より引用〕

　スコープが肛門管を過ぎて直腸内に到達すると，視野が開けて観察される．前述したように，正常粘膜では樹枝状の血管が透見されるが，もともと直腸下部では血管透見像が観察しにくいところである．病的粘膜（炎症が存在する場合）や浣腸直後の粘膜でも，浮腫のために血管像が不明瞭になることもある．

　送気量が少なく，腸管が十分に伸展されていない状態であれば，直腸下部に青色の怒張した血管（内・外直腸静脈叢）がみられることもある．空気を多くして腸管を伸展させると，これらの所見は不明瞭になる．

　直腸内反転手技を行うと，内視鏡観察上，盲点となりやすい直腸下部（Rb）から肛門部にかけての画像を得ることができる．歯状線で扁平上皮と移行上皮，それに続く円柱上皮が識別できる．

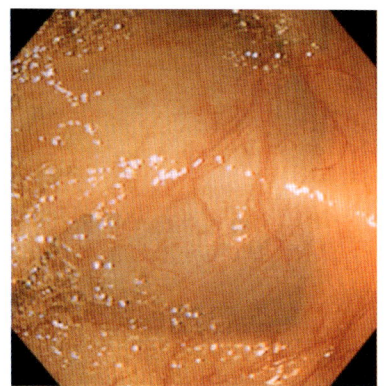

図2-12 結腸肝彎曲部における肝臓・胆嚢の透見像

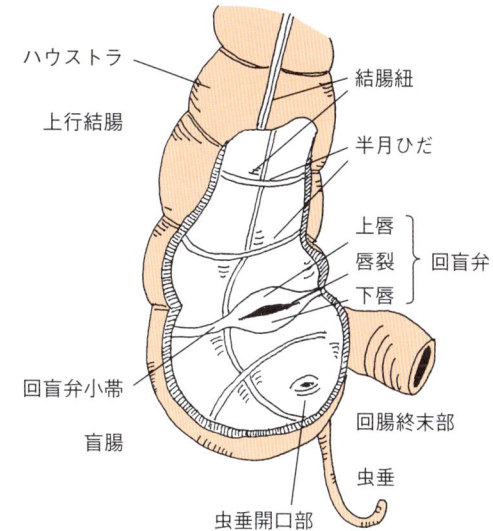

図2-13 内視鏡検査に必要な回盲部の解剖
(多田正大,清水誠治,磯彰格,他:回盲部の内視鏡読影の基礎.臨牀消化器内科 9:483,1994より引用)

2)S状結腸と下行結腸

S状結腸から下行結腸,結腸脾彎曲部にかけては特徴のない管腔として観察されるので,内視鏡像からのみではオリエンテーションを得ることが難しい.空気によって腸管腔が過伸展されると,結腸紐の付着部が不明瞭になる.

3)横行結腸

横行結腸では,半月ひだとそれによって形成されるハウストラの基本構造が観察される.結腸紐の付着部は腸間膜によって牽引され,腸管腔が三角形を呈する.

4)結腸肝彎曲部

結腸肝彎曲部では肝臓や胆嚢が青色に透見され(図2-12),スコープ到達時の位置を知る指標となる.

5)上行結腸

スコープが肝彎曲部を越えて上行結腸に到達すると,上行結腸から盲腸にかけての内腔は広い円筒状に観察される.遠くに回盲弁を観察すると,スコープが上行結腸に到達したことを確認できる.上行結腸における結腸紐の位置を知ることは,憩室の発生部位や,炎症性腸疾患における潰瘍の位置を認識するうえに重要な指標となる.

6)盲腸と虫垂開口部

盲腸は大腸のなかでは,直腸とともに内腔の広い場所であり,空気を入れると内径が7〜8 cmに達する(図2-13)[13].盲腸内における虫垂開口部の位置は,個人差があるものの,だいたい盲腸の先端に位置する.したがって内視鏡観察方向のほぼ正面にとらえることができる.通常は背の低いひだ様,あるいは憩室様に観察される.虫垂の形態は回盲弁ほどではないが,内圧や蠕動運動によって形態が変化する.狭い虫垂の内腔は観察することはできない.

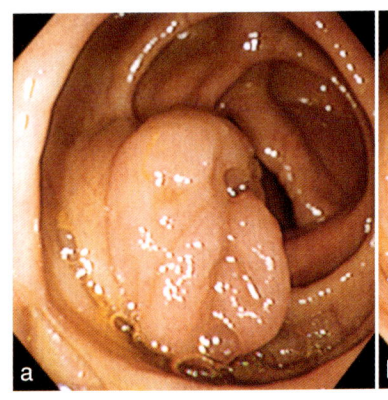 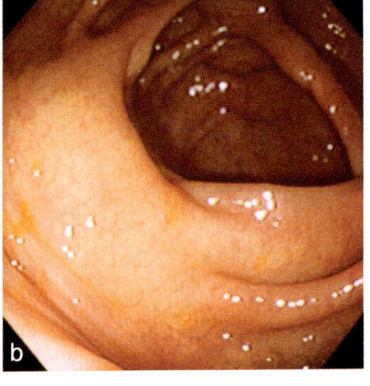 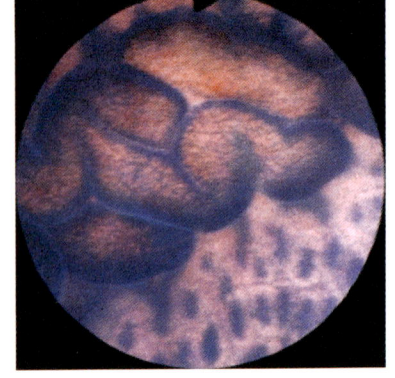

図2-14 回盲弁の形態の変化
a：回腸の内圧が高まっており，蠕動運動が生じているときには，突出したポリープ様に観察される．
b：大腸内圧が高いときで蠕動運動が休止しているときには平坦な形状になる．

図2-15 回盲弁上の尾根状絨毛と大腸 pit の境界部

　虫垂に炎症が波及したり，腫瘍が存在すると，虫垂開口部に一致して発赤，びらんを生じたり，粘膜下腫瘍様に隆起することがある．しかも隆起は硬く，腸管の蠕動運動によってもほとんど変形しない．

7）回盲弁

　小腸と大腸の境界部にある回盲弁（ileocecal valve，いわゆる Bauhin 弁）は，盲腸と上行結腸の境界の指標ともなる．回盲弁は，回腸終末部が大腸内腔へ突出してできるものであり，その粘膜下には脂肪組織が多いため，しばしばポリープ様に肥厚して観察される．回盲弁は，上唇（上弁）と下唇（下弁）からなる．上唇と下唇の間を唇裂と呼び，その空間を腸内容物が通過する．上唇と下唇に回腸の輪状筋が連続して入り込み，その収縮によって括約筋としての働きをする．

　被検者を左側臥位にして，通常のループでスコープが回盲部まで挿入された場合，回盲弁は視野の左側に観察される．結腸肝彎曲部の通過がストレートでない場合では，回盲弁が左に見えなくなる．回盲弁の見える位置から，横行結腸に生じたループを推定できる．

　回盲弁は，盲腸の伸展度（内圧）や腸管の蠕動運動に応じて変化する（図2-14）．大腸内に空気を多く入れたときでは，回盲弁は縮んで唇裂を閉じ，回腸への空気や腸内容物の逆流を防止する．さらに空気を入れると，盲腸内圧が上昇して回盲弁が回腸側に脱出し，そのため唇裂が開き，回腸終末部が覗かれる．蠕動運動が起こると，回盲弁が大きく大腸側へ突出する．すなわち回盲弁には可動性があること，しかも柔軟であることが正常内視鏡像である．

　解剖学的には回盲弁上において，小腸粘膜と大腸粘膜が明確に一線を画して境界づけられる．しかし両方の粘膜の色調にほとんど差がないため，内視鏡観察下にその境界を識別することはできない．色素撒布を行ったり拡大観察を試みると，境界部は小腸絨毛と大腸 pit に区別される（図2-15）．

■ 参考文献

1) 三浦誠司, 小平進, 三重野寛治, 他：肛門部・直腸の解剖学的, 病理学的特徴と機能異常. 臨牀消化器内科 8：2069-75, 1993
2) 多田正大, 清水誠治, 磯彰格, 他：回盲部の内視鏡読影の基礎. 臨牀消化器内科 9：483-92, 1994
3) 安達実樹：解剖. 武藤徹一郎（編）：大腸肛門疾患の診療. pp1-8, 中外医学社, 東京, 1994
4) 斉藤裕輔, 高後裕：十二指腸・小腸の解剖用語. 胃と腸 32（増刊号）：273-6, 1996
5) 牛尾恭輔：大腸の解剖用語. 胃と腸 32（増刊号）：277-9, 1996
6) 大腸癌研究会（編）：大腸癌取扱い規約（改訂第7版）. 金原出版, 東京, 2006
7) 三嶋秀行, 西庄勇, 吉川宣輝：検査に必要な解剖学. 丹羽寛文（編）：大腸内視鏡検査ハンドブック. pp27-32, 日本メディカルセンター, 東京, 1999
8) 多田正大, 草場元樹, 沖映希：回盲部病変と虫垂疾患の鑑別. 臨牀消化器内科 14：1473-81, 1999
9) 高橋孝：大腸手術のための局所解剖. 安富正幸, 他（編）：大腸外科. pp1-24, 医学書院, 東京, 1999
10) 棟方博昭, 宇野良治：内視鏡からみた局所解剖. 大腸内視鏡の診かた. pp2-8, 杏林書院, 東京, 2000
11) 河野透：肛門部診療の要点. 清水誠治, 他（編）：腸疾患診療―プロセスとノウハウ. p77-96, 医学書院, 東京, 2007
12) 清水誠治, 富岡秀夫, 多田正大, 他：直腸肛門部の内視鏡・EUS 診断. 胃と腸 38：1245-63, 2003
13) 多田正大, 清水誠治：小腸拡大内視鏡の手技と臨床的意義. 消化器内視鏡 10：874-7, 1998

下部消化管内視鏡の位置づけと診断手順

第 3 章

臨床の場において，下部消化管（小腸・大腸）内視鏡検査はどのように活用されるべきであろうか？　小腸疾患と大腸病変，腫瘍性疾患と炎症性疾患では診断から治療に至るまでの過程は画一的ではない．当然，その過程における内視鏡検査の位置づけにも違いがある．

1　小腸疾患に対する内視鏡の位置づけ

診断手順

　小腸は口からも肛門からも隔たっており，腸管も錯綜しているので，検査手技は難しい．また癌やポリープなど，内視鏡検査の適応となる疾患頻度が低い．そこで種々の消化器症状を訴える患者が来院した場合の診断手順として，上部消化管や大腸の検査が優先して行われ，そこに異常がないことが確認されて初めて，小腸検査が行われることが多い．またCrohn病のように大腸病変が診断されたのち，小腸病変の有無を調べる目的で検査が施行されることもある．

　いずれにせよ初診時から積極的に小腸疾患が疑われて，小腸から検査が始められることは少ない．

　小腸疾患の診断法として腹部単純X線検査に始まり，血液・生化学的検査，造影X線検査，内視鏡検査，腹部超音波検査，CT，MRI，アイソトープ検査などさまざまな手段があるが，器質的疾患を診断するための検査と，機能的異常を診断する手段に区別される．後者についても器質的疾患が存在しないことを確認しておかなければならず，どのような小腸疾患を疑うにせよ，X線検査または内視鏡検査は避けることはできない[1,2]．

内視鏡検査とX線検査の優劣

　小腸に限らず，内視鏡検査は炎症を色調の変化で捉えることができ，小病変，軽微な炎症の診断には優れている．しかし，小腸内視鏡検査は手技的に難しい[3~8]．また炎症性腸疾患の鑑別診断には，炎症の拡がりと深さの要素を読影することが重要であるが，内視鏡は造影X線検査に比べ，これらが不得意である．X線では病変の拡がり，潰瘍の深さ，他臓器との位置関係などを把握するのに優れているからX線診断は貴重である．X線検査にあたってさまざまな手技が開発されてきた[9~14]（表3-1）が，最も手軽にできる方法は，経口造影法である．胃X線検査時に用いる造影剤よりも薄い濃度のバリウムを口から飲ませ，その小腸内通過状態を透視下に観察し，適宜，圧迫操作を行う手技である．手技的には簡単であるが，造影剤の通過状態に個人差があるので，検査時間が一定しないことが欠点であり，炎症性疾患の微細な粘膜の凹凸の診断には劣る．ゾンデ的小腸造影は経鼻的にゾンデを十二指腸に挿入し，ここから造影剤や空気を入れる手技である．ゾンデを胃から十二指腸へ挿入するのが難しい点が欠点であるが，挿入できればレリーフ像，充満像，圧迫像，二重造影像の質の高い画像を得ることができる．

　小腸内視鏡検査のメリットは他臓器の場合と同様であり，スコープを挿入することに成功すれば，微細病変の診断に威力を発揮できる．しかし，検査手技の難しさが隘

表 3-1 小腸 X 線検査法

1. 経口的造影法
    a. 造影剤の 1 回投与法
        ・胃 X 線検査に続いて行う
        ・少量投与法
        ・大量投与法
    b. 造影剤の分割投与法
2. 経ゾンデ的造影法
3. 逆行性造影法

路である．上部消化管や大腸のように手軽に検査を行うことはできない．したがって，実際の臨床の場で小腸疾患の診断・治療にあたって，造影 X 線検査と内視鏡検査の両方を組み合わせながら，さらに臨床症状や検査成績，他の画像診断法を加味しながら総合的に診断しなければならない．

小腸の炎症性疾患のうち，急性炎症は内視鏡検査の適用となることは少ない．上部消化管や大腸の検査が先行し，小腸内視鏡を行うときには急性炎症が変化（修復ないし慢性化）しているからである．したがって，炎症性腸疾患に対する小腸内視鏡検査の目的の多くは，慢性炎症ことに難治性炎症の観察である．その際，病変の初期，最盛期，治癒期の病像を総合的に把握すべきであるが，難しい検査を繰り返すことは困難であり，1 回の検査で完了することが望まれる．

小腸の腫瘍が疑われる場合には，生検も兼ねた内視鏡検査が試みられるが，その際，前もって造影 X 線検査，血管造影，CT，MRI などでその発生部位を同定しておくほうが便利である．なぜなら長い小腸を隈なく内視鏡観察することは至難の業であるから，病変部位が判明していたほうが適正な挿入法が選択できるからである．小さい腫瘍であれば，内視鏡以外の画像診断では描出が難しいこともあるが，内視鏡検査では挿入に成功さえすれば診断は容易である．さらに，上部消化管や大腸腫瘍と同様，組織診断と治療を兼ねた内視鏡治療も可能であるが，小腸では腸壁が薄いだけに慎重に適応を選択しなければならない．

小腸内視鏡の特徴と使い分け

かつて小腸内視鏡検査法としてプッシュ式，ロープウェイ式そしてゾンデ式の 3 方式の挿入法・スコープが考案されてきた[3~8]．このうちロープウェイ式は腸紐を用いてスコープを挿入する手技であり，腸紐が肛門から排泄できれば迅速にスコープを挿入できるので，有用な手技であった[3,4,15,16]．しかし腸紐が製造されなくなり，現在では本法は実施できなくなってしまった．

最近，カプセル内視鏡やダブルバルーン法，シングルバルーン法などが注目を浴びており，再び小腸内視鏡への関心が高まっている．

1）プッシュ式挿入法

プッシュ式挿入法に用いる小腸スコープは，上部消化管用の直視鏡を長くしたような器種であり，検査方法も上部消化管内視鏡に準じる[17]．約 12 時間の絶食，咽頭部局所麻酔，鎮痙薬筋注などの簡単な前処置，前投薬ののちスコープを挿入する．通常は，

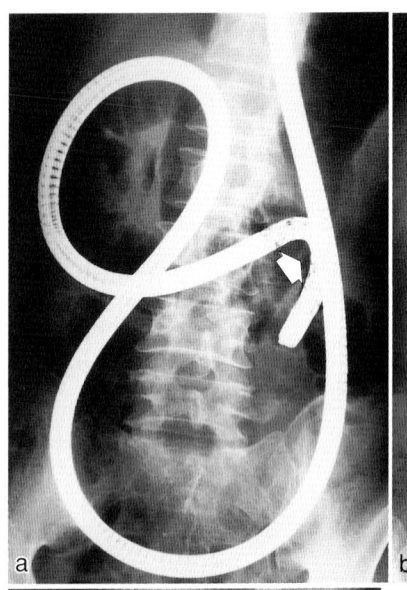

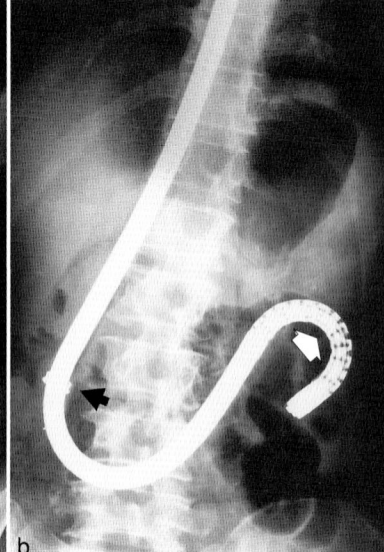

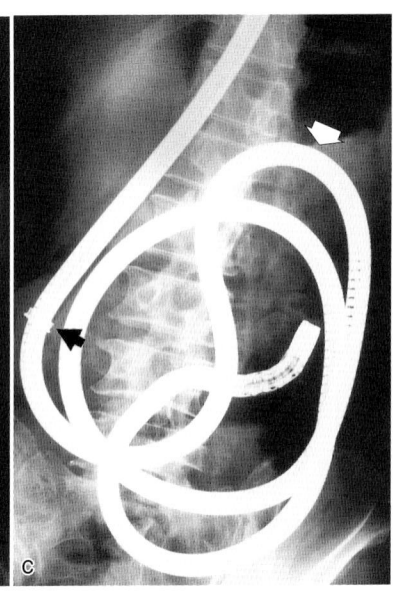

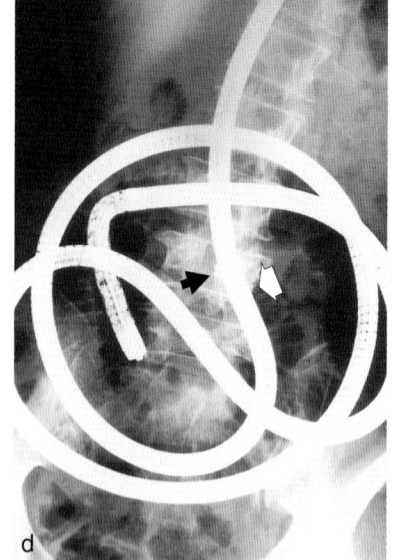

図3-1　スライディングチューブを用いたプッシュ式小腸スコープ挿入手技
a：スコープを十二指腸空腸曲（白矢印）まで挿入し，アングルをかけてスコープ先端部を腸管に固定する．
b：スコープを引き抜いて胃内ループを直性化する．次いでスライディングチューブ（先端部：黒矢印）を十二指腸下行部まで挿入して，胃ループ形成を防止する．
c：さらにスコープを有効長いっぱいまで挿入する．
d：再度スコープを引き抜いて十二指腸と空腸のループを直線化し，同時にスライディングチューブを空腸中部まで挿入する．この操作を繰り返しながら空腸中部まで挿入ができる．

　十二指腸空腸曲より約100～150 cmの上部空腸の内視鏡観察を10～20分間の短時間のうちに行うことができる．内視鏡観察は挿入時にも抜去時にも行えるが，空気による腸管の過伸展によって挿入が困難にならないように，主に抜去時に行う．
　スライディングチューブ（オーバーチューブ）を活用した挿入手技を導入して，小腸を短縮しながら挿入する工夫も考案され，空腸中部までは簡単に観察できるようになっている[18,19]（図3-1）．それでもプッシュ式挿入法では，観察範囲が空腸に限られる．したがって，空腸に発生した病変の観察はもとより，アミロイドーシスや好酸球増多性胃腸症，蛋白漏出性胃腸症などのびまん性疾患に対する生検の目的に適応がある．上部消化管内視鏡検査の延長として行える手技であるので，適応であれば今日でも実施されている．

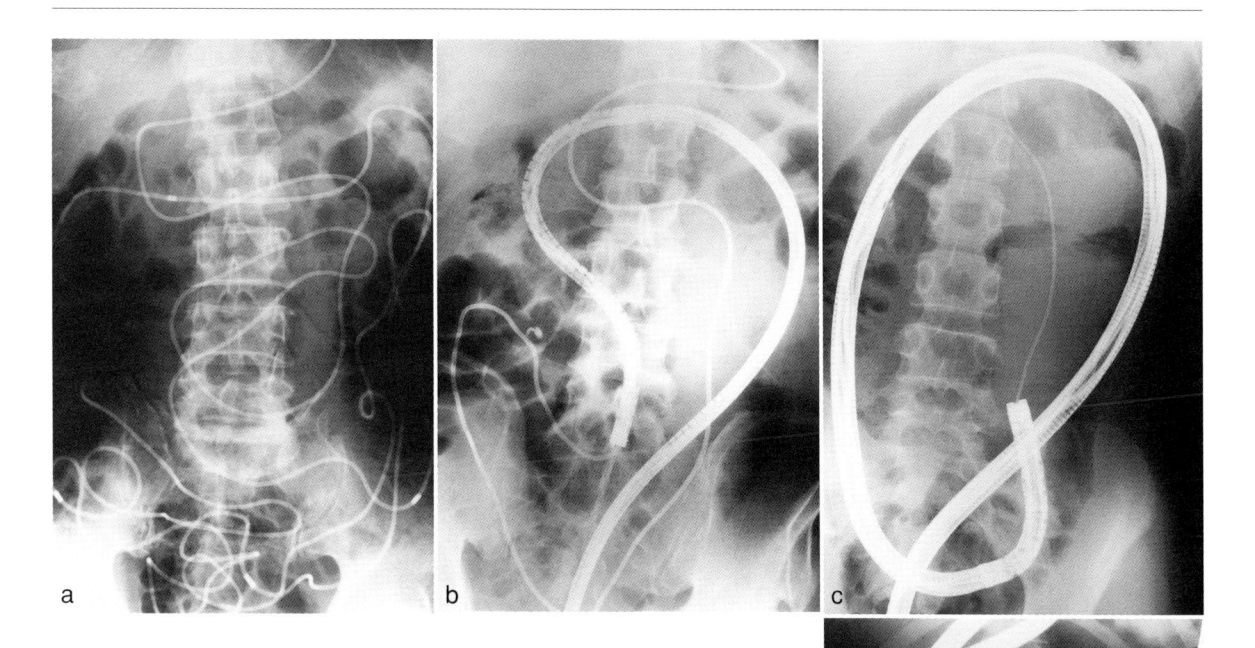

1．小腸疾患に対する内視鏡の位置づけ

図3-2　ロープウェイ式小腸スコープ挿入手技
a：腸紐を消化管内に通過させる．
b：スコープの鉗子チャンネル内に腸紐を通し，腸紐を口側に引き抜きながら経肛門的にスコープを大腸内へ誘導する．
c：スコープ先端は容易に空腸側へ挿入できる．
d：必要に応じて，同じ腸紐を別のスコープに挿入して，経口的に挿入することもできる．

2) ロープウェイ式挿入法

　　内視鏡検査に先立って経鼻的に腸紐を消化管に通し，肛門から腸紐が排泄されるのを待つ[3, 4, 15, 16]．通常では，腸紐は12～48時間後に消化管を通過する．腸紐が肛門外へ排泄されたのち，それをスコープの生検子チャンネルに通して挿入を計る(図3-2)．スコープ挿入は口からでも肛門からでも可能であるが，必要なら両方から挿入することもある．腸紐を引っ張るようにしてスコープを誘導し小腸内へ挿入する．

　　小腸を非生理的に短縮してスコープを挿入するため，被検者の苦痛が大きく検査中に全身麻酔を必要とする．また腸紐を引っ張る力が強過ぎると，途中で紐が切断されたり，粘膜損傷や穿孔を起こすおそれがあり，その誘導には慣れを必要とする．内視鏡観察は，スコープを抜去するときに腸管を空気で十分にふくらませて行う．

　　ロープウェイ式では，全小腸の内視鏡観察と生検，ポリペクトミーができるが，腸

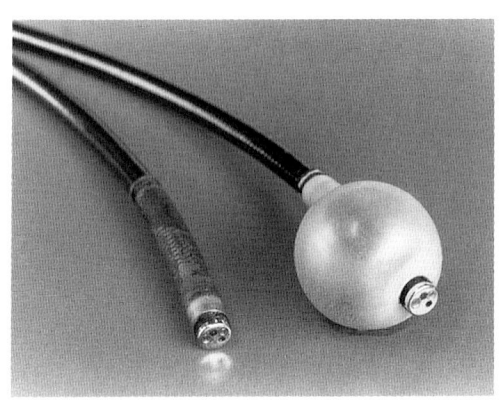

図3-3　ゾンデ式小腸スコープの先端部
カフを取り付けており，経鼻的挿入時には窄めておき，スコープが十二指腸に到達したのち，カフ内に水または水溶性造影剤を注入して錘とする．

管に高度の狭窄や癒着がある場合には，腸紐やスコープが通過できず検査適応ではない．前述したように腸紐が製造されなくなり，過去の検査法になってしまったことは残念であり，腸紐の復活が望まれる．

3) ゾンデ式挿入法

ゾンデ式スコープの挿入手技は，十二指腸ゾンデの挿入に準じる[20~25]．初期のゾンデ式スコープは経口挿入を行っていたが，経鼻挿入のできるスコープの開発によって挿入率は飛躍的に向上した[23]．

鼻腔をキシロカインゼリーで局所麻酔したのち，被検者を座位の姿勢にして経鼻的に外径5 mmの細径スコープを挿入する．スコープ先端部にカフが取り付けられており，自在に伸展させることができる．経鼻挿入時にはカフを窄めておき，小腸内でふくらませて錘とする(図3-3)．咽頭部にスコープ先端が達した時点で，スコープを嚥下させながら食道内へ挿入する．スコープが胃内へ到達したら右側臥位として十二指腸への落下を待つ．その後，カフに水ないし水溶性造影剤を注入してふくらませ，錘としてスコープの小腸内通過を容易にする．

スコープは，腸管の蠕動運動によって自然に肛門側へ進む．この間，蠕動運動を亢進させるために，ネオスチグミンやメトクロプラミドなどの筋注を行う．通常では8~24時間で小腸を通過する(図3-4)．

観察は原則としてスコープ抜去時に行う．腸管の攣縮を押さえるために，観察直前に鎮痙薬を筋注する．その後，徐々に送気して腸管をふくらませて観察する．本器種にはアングル機構がないので，被検者の体位をこまめに変換させたり，腹部を用手圧迫して視軸を変換させ観察する．

ゾンデ式は検査時間は長時間を要するが，被検者の苦痛が少ないことが特徴であり，重篤な患者や小児に対しても検査が可能である．またロープウェイ式では検査ができず，プッシュ方式では到達できないような深部の小腸に発生した狭窄や癒着のあるケース，小腸Crohn病の経過観察などに適応がある[24,25]．

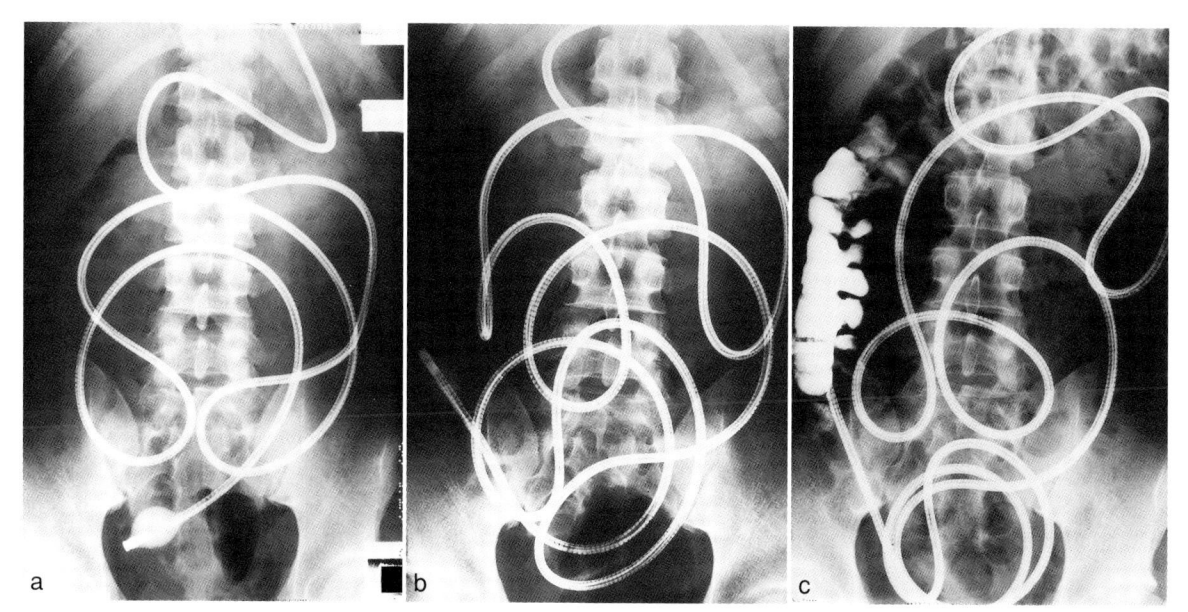

図3-4 ゾンデ式小腸スコープ挿入手技
a：検査開始後約4時間後には回腸に到達する．
b：約8時間後には上行結腸に挿入できる．
c：水溶性造影剤を注入して，スコープの位置を確認する．

4) ダブルバルーン法とシングルバルーン法による挿入法

前述した3方式の検査法には長所と短所があり，必ずしも臨床に広く普及するには至らなかった．この点を改良して，比較的短時間にプッシュ式よりも広い範囲を観察する目的で考案されたのがダブルバルーン小腸内視鏡である[26〜30]．

そのシステムの特徴は，専用スコープの先端部とスライディングチューブ(オーバーチューブ)の先端にバルーンを装着していることである．スコープをある程度挿入したのちスコープ側のバルーンを拡張させ，滑り抜けを防止したのちループを直線化する．その後，オーバーチューブをスコープ先端部付近まで挿入し，チューブのバルーンを拡張させてストッパーとしておく．次にスコープのバルーンを窄めて，再度，スコープを押し進める．この操作を繰り返すことによって，腸管を短縮させながら深部小腸へ挿入する．バルーンを拡張・収縮させる際，腸管を損傷しないように専用ポンプで内圧調整を行うことがポイントである．経口，経肛門のどちらの方向からでも挿入できる(図3-5)．生検やポリペクトミー，拡張術，止血術などの操作も行えるので，小腸疾患の診断と治療への応用範囲は広い．

シングルバルーン法はダブルバルーン法と同じ発想で挿入を図るが，オーバーチューブの先端のみにバルーンを装着しており，スコープ先端にはない(図3-6)．

5) カプセル内視鏡

カプセル内視鏡は，内服薬のような形状の小型カプセルを飲み込ませ，その消化管内の通過時に内腔を撮影して，画像を電波で体外に誘導して診断する方法である．カプセル型の内視鏡本体，本体から送信された画像データを受信し記録するレコーダー，および画像処理を行うワークステーションよりなる(図3-7)．2000年に最初のカプセ

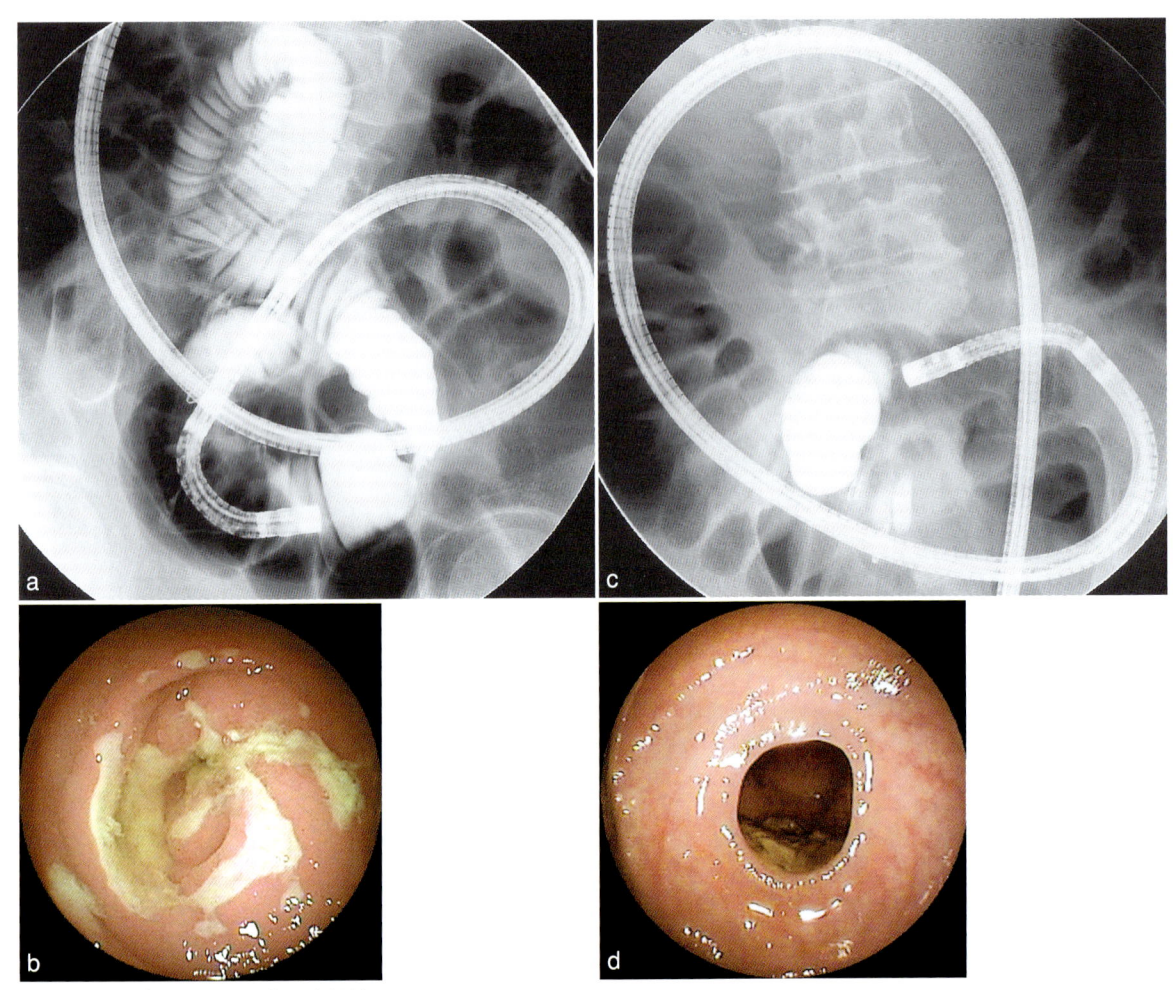

第3章　下部消化管内視鏡の位置づけと診断手順

図3-5　ダブルバルーン小腸内視鏡
経口的挿入により空腸にT細胞性悪性リンパ腫による狭窄と不整形潰瘍がみられた(a, b). また, 同症例で経肛門的挿入により回腸のMeckel憩室が観察された(c, d).

ル内視鏡が試作され, wireless capsule endoscopyとして報告されたのが嚆矢である[31]. 当初のカプセルは大型で, 嚥下するにはつらい大きさであったが, その後, カプセル本体が小型に改良が進められるとともに, 記録装置や画像処理システムにも改良が加えられ実用的な段階に到達した. 欧州では2001年5月に, 米国では2001年8月には原因不明の下部消化管出血に対する補助的診断法としていち早く認可され, わが国でも2008年4月から健康保険の認可が下りた.

カプセル本体に内蔵したバッテリーを用いて消化管内部の照明, 膨大な撮影画像の送信を行うため, バッテリー容量の限界から検査時間に限界がある. また胃や大腸のように内腔の広い部位では照明が不十分になる. これらの管腔臓器では通常の内視鏡のほうが鮮明な画像が得られるので, カプセル内視鏡の適応であるとは言い難い. むしろ, 通常内視鏡では観察の困難な小腸の検査に向いている[32~34].

小腸検査中に被検者の行動の制約は少なく, 日常生活を送りながら苦痛なく検査を

1. 小腸疾患に対する内視鏡の位置づけ

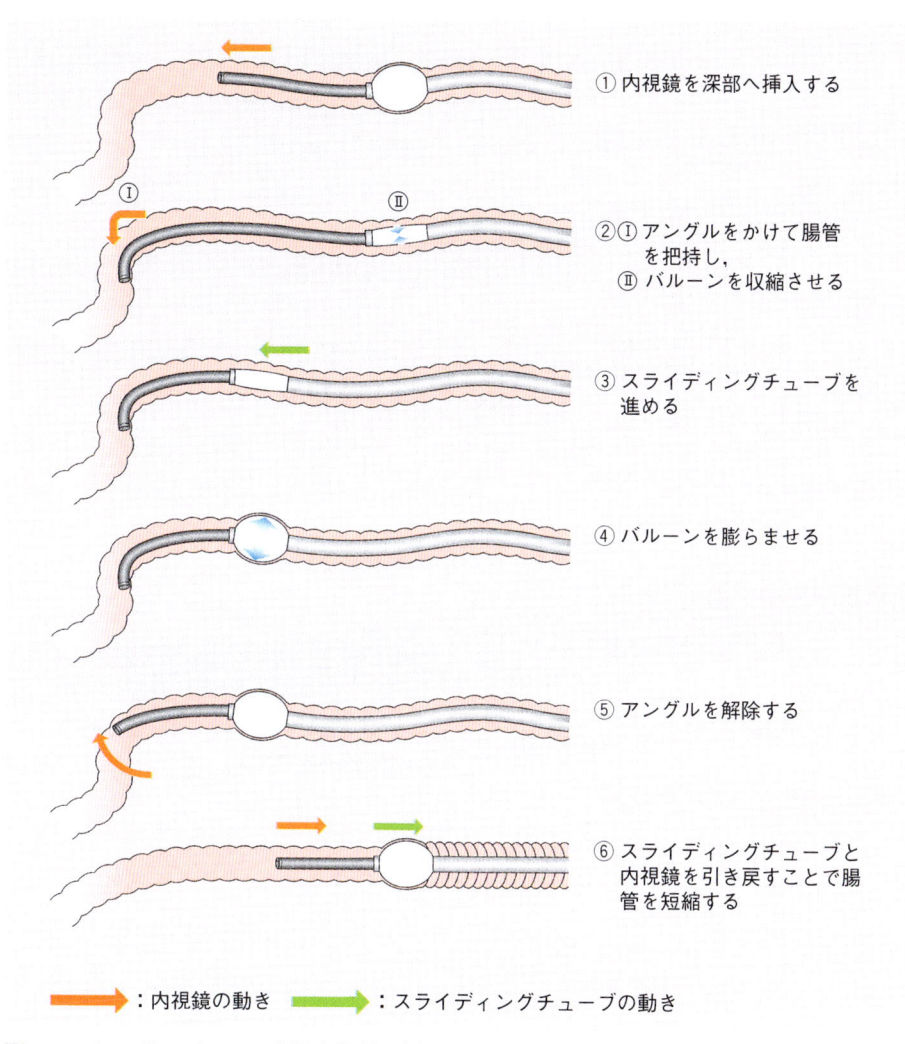

① 内視鏡を深部へ挿入する

② Ⅰ アングルをかけて腸管を把持し，
　　Ⅱ バルーンを収縮させる

③ スライディングチューブを進める

④ バルーンを膨らませる

⑤ アングルを解除する

⑥ スライディングチューブと内視鏡を引き戻すことで腸管を短縮する

→：内視鏡の動き　　→：スライディングチューブの動き

図3-6　シングルバルーン小腸内視鏡の挿入手技(小腸内視鏡挿入法検討会資料)

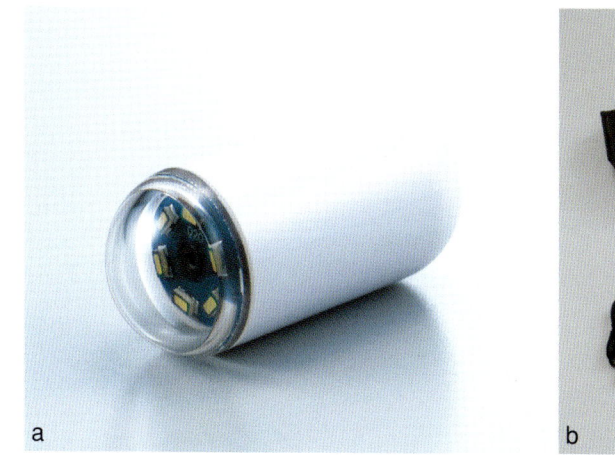

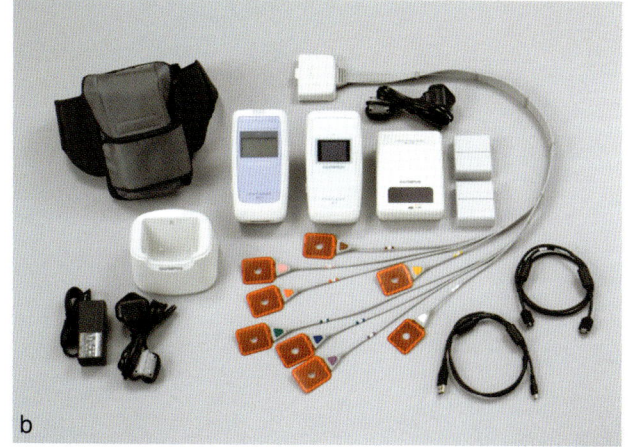

図3-7　カプセル内視鏡のカプセル本体(a)と付属品(b)

受けることができる点がメリットである．したがって原因不明の消化管出血の診断，スクリーニングなどに検査適応があるとされている．

　Crohn 病や腸結核のように小腸に狭窄がある場合には，カプセルが通過できない場合もあり，検査適応にはならない．

　まだ完成された検査法であるとは言い難いが，IT 技術の進歩とともに急速に発展している分野であるので，内視鏡検査を根幹から覆すような手技に発展する可能性もあり，将来への期待は大きい．

2 大腸腫瘍に対する内視鏡の位置づけ

　大腸疾患の種類は多様であるが，大別すると腫瘍性疾患，炎症性疾患，憩室のような腸管の形態異常をきたす疾患，過敏性腸症候群に代表される機能異常，アミロイドーシスのような代謝性疾患，寄生虫疾患，そして先天性奇形などに区別される．

　問診や臨床症状から，どのような疾患が最も疑われるかによって，診断手順も若干異なる．内視鏡をどこで実施すべきかも左右される．最初に大腸腫瘍に対する内視鏡の位置づけについて述べる．

診断手順

　大腸癌やポリープを診断する手順として，問診や腹部触診，直腸指診，糞便潜血検査などのスクリーニングに始まり，確定診断として注腸 X 線検査や内視鏡検査(proctoscopy, sigmoidoscopy, total colonoscopy)が活用される．さらに詳しい深達度診断のために超音波内視鏡検査が活用されたり，腸管外への浸潤，転移の検索のためには CT, MRI, 体外式腹部超音波検査も用いられる．近年，スクリーニング法としての virtual colonoscopy の有用性も評価されている．血清学的腫瘍マーカーは，腫瘍治療後の効果判定や予後推定のために用いられる．

　大腸の腫瘍性病変の診療に際して，まず見つけ出し診断を確実に行うこと，次いでその性状診断(上皮性腫瘍か非上皮性腫瘍かの鑑別診断，良悪性診断，悪性なら深達度診断)を行い，内視鏡治療の適応になるか否かを決定して，可能なら適切な治療を行う．したがって炎症性疾患と比べると，取り扱いの手順は単純である[35〜37]．

　その際，X 線や内視鏡検査による画像診断は不可欠である．他の諸方法では見つけ出し診断，性状診断ともに確実にはできない．色素内視鏡，拡大内視鏡や生検によって良悪性の性状診断が行われる[37〜48]．また，超音波内視鏡検査によって深達度診断はもとより，生検が困難な粘膜下腫瘍であっても病理組織像や管外性の発育様式を知ることができる[49〜51]．

　そして画像診断が確実でありさえすれば，患者の背景因子や臨床検査成績を無視してでも大腸癌やポリープの診断はできる．この点が炎症性疾患に対する取り組み方とは大きく異なるところである．

内視鏡検査と X 線検査の優劣

　大腸癌やポリープの診断における X 線検査と内視鏡検査の優劣を表3-2に示す．両

表 3-2 大腸腫瘍の診断における注腸 X 線検査と内視鏡検査の優劣

	注腸 X 線検査	内視鏡検査
腫瘍の全体像の把握	把握できる 周辺臓器との位置関係も診断できる	狭窄性病変や大きい腫瘍は局所しか観察できない
小さい病変の診断	糞便や気泡,憩室などとの鑑別が難しい	容易である
生検 ポリペクトミー	不可能	病理組織学的診断が可能 治療もできる

　検査法の診断能に関して,偽陽性,偽陰性率が重要であるが,各医師の技量にも左右され,一概に優劣を断定はできないが,おおよその違いを記載する.内視鏡検査は小さい病変の発見には X 線よりも優れているが,逆に大きい病変で狭窄をきたしたり,腸管内腔を占居している場合には,その口側の状態や全体像が把握できなくなり,X 線検査のほうが有利になる[52〜55].また内視鏡では生検(病理診断),ポリペクトミーや EMR(病理診断と治療)がその場でできることも有利な点である.

🔷 大腸スコープ挿入手技

1) 大腸スコープ挿入手技の進歩

　硬性鏡を用いた肛門鏡・直腸鏡検査の歴史は紀元前に遡るが,今でも臨床現場で使用されている.その歴史の長さに比べ,軟性鏡であるファイバースコープ,電子内視鏡が開発されたのは最近のことである.1969 年に国産最初の sigmoidoscope(CF-SB)が市販され,翌 1970 年になって深部大腸まで挿入可能な大腸 fiberscope(CF-LB)が完成した.先人達は当時の劣悪なスコープを用いて,悪戦苦闘しながら挿入手技の開発,診断学を構築してきた[56〜64].

　今,大腸内視鏡の挿入時間は「3 分間の時代」といわれている.名人であれば 3 分間で回盲部まで挿入できるが,その一方で「大腸内視鏡検査は死ぬほどつらい」という被検者の悪評も少なからず聞かれる.どのような状況下でも,自在にスコープを操ることができる内視鏡医は決して多くない.大腸鏡検査の黎明期はもちろんであるが,スコープの性能が向上しても,多くの内視鏡医はあと一息のところで壁にぶつかって苦労している.

　大腸内視鏡検査において被検者に苦痛を与える原因は,①腸管内に過剰な空気を入れるために腸管が過伸展されるための膨満感,②スコープによって不規則な腸管ループが形成されるためである.被検者の苦痛を軽減するために sedation を用いる施設も多いが,本来は薬剤に頼ることなく,苦痛の少ない挿入法をめざすべきである.

　挿入にあたって最も難しい箇所は S 状結腸から下行結腸にかけての屈曲部の通過である.この部位を通過するテクニックとして,先駆者達が独自のテクニックを開発してきた.田島[59]は逆「の」字挿入法を考案した.この手技はスコープが S 状結腸を通過する際,X 線透視下に腸管をひねって S 状結腸を逆「の」字(αループ)にする手技であっ

表3-3 大腸内視鏡挿入上のポイント

①適当量の空気で管腔を伸展させ,腸管腔や粘膜面の状態をよく観察しながら挿入する
②観察のために空気を入れるため,必然的に多少のループが形成されるが,腸管が過伸展せずループが最小限になるように工夫する
③適宜,ループを解除してスコープを直線化したのち先に進む

た.その後,アングル機能の向上,視野角の広角化など,スコープの機構面での改良が進み,自然にαループを形成して通過できるケースが増えている.

Nagasako[60]はpull-the-scope method,push-the-scope methodの概念を確立し,腸管に生じるループを縮めながら挿入する手技を提唱した.Shinya[64],岡本[65]もright-turn shortening法,hooking the fold法などの卓越した技術を開発した.工藤[66]は軸保持短縮法として,ループを形成せず腸管を短縮しながら挿入するという手技を報告した.腸管のひだをたぐり寄せるように短縮しながらループ形成を防ぐテクニックであり,挿入時には腸管内の空気を極端に少なくして,観察は主に抜去時に行う.

多田[67]が提唱する挿入法(表3-3)は多少のループを形成することは止むを得ない手技であり,「ループ挿入法」と呼称している.腸管腔を確認しながら,管腔に沿って挿入することが基本であり,初心者にも理解しやすい手技であると強調している.挿入時にも観察を怠らないため,観察上の盲点が少ない点が特徴である.

いずれにせよ大腸内視鏡挿入手技は各自で微妙に異なるものであり,画一的な手技はない.既に多くの挿入手技が報告されている[68~72]ので参考にしながら,自らのスタイルを確立しなければならない.

2) 挿入手技の基本的事項

各挿入法の独自性のすべてを記載することは困難であるので,ごく一般的な挿入手技の基本を提示する.

①前処置と前投薬

腸管を清浄にするためには前処置が必要であるが,それに伴う偶発症もまれに発生するので注意が必要である[72,73].腸管の蠕動運動をおさえ,内視鏡観察を確実にするために,副交感神経遮断薬(抗コリン薬)は不可欠である.また和痛対策の一環として鎮静薬を用いる(sedation)こともあるが,賛否さまざまである[74~77].

②S状・下行結腸の通過

患者の体位は左側臥位として,内視鏡医は患者の背後に立つ.この体位であれば患者の羞恥心が少ないし,スコープの出し入れも容易である.スコープ挿入に際して送気量をなるべく少なくし,腸管を過伸展させないようにしながら挿入することがコツである.空気が過剰に入ると腸管屈曲部の角度が大きくなり,管腔を捜すことが困難になるし,被検者の腹部膨満感が著しくなる[6~8].しかし送気量が少なく,腸管の伸展性が十分でないと病変を見逃す.最小限の腸管伸展によって,迅速にS状・下部結腸移行部を通過することが望ましいが,適度の空気量はどの程度か,このバランスは経験を積まなければ理解できない.

最大の難所はS状・下部結腸を通過するときである.前述したように多様な手技が報告されている.理想的には直線的にS状・下行結腸を通過することが望ましいが,

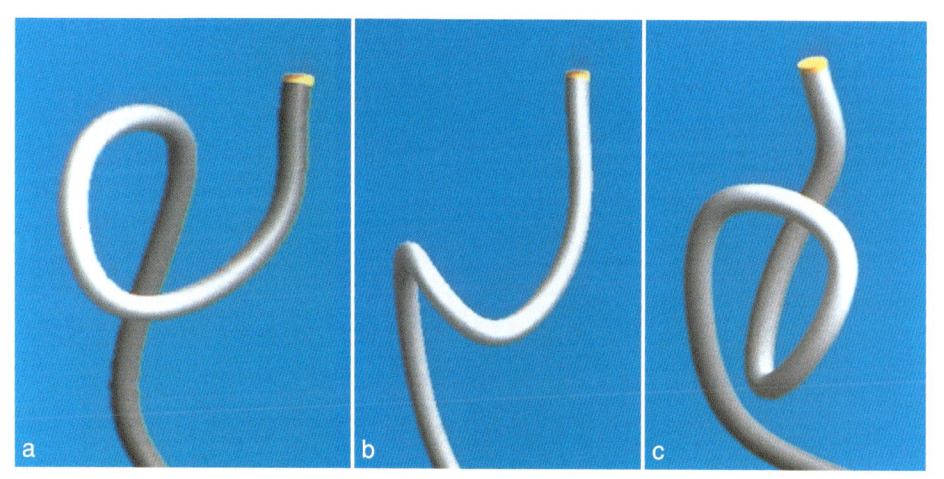

図3-8 S状・下部結腸を通過するときに生じるループ
a：αループ，b：Nループ，c：γループ．

表3-4 スライディングチューブ(ST)使用上のメリット

① S状・下行結腸の直線固定化
　S状・下行結腸移行部を通過し腸管のループを直線化した後，さらに深部へスコープを進める際，同部位は直線のまま保たれていることが望ましい．そのための補助用具として活用される．
② 脱気目的
　過伸展された腸管内の空気や腸管洗浄液を体外へ抜く．
③ 多発ポリープ切除後の回収
　多発した深部大腸に発生したポリープを切除するとき，STを腸管内に留置しておき，切除ポリープを回収した後，スコープをSTを介して挿入し，次々とポリープを切除しては回収する．

多くのケースではαループ，Nループ，γループなどを形成しながら挿入される（図3-8）．熟練医は，S状結腸に形成したループ形状を予測できるが，初心者はX線コントロールまたは挿入形状観測装置（いわゆるコロナビ）を用いたほうが確実，安全である[67,78]．

これらのループを直線化しなければ，横行結腸以遠の深部大腸への挿入は困難になる．下行結腸または結腸脾彎曲部付近に到達した後，S状結腸ループを解除して直線化する．腸管のループ解除にあたって多くの場合はスコープにひねりを加えなければならないが，コロナビを用いると確実にできる．

③ スライディングチューブ(ST)使用

次いでST[61]を挿入し，直線化したループを保持する．STを用いるメリットは表3-4のとおりである．ST内側に潤滑油（オリーブ油）を塗って滑りをよくしておく．STを捻るように回転させながら，ゆっくりと下行結腸中部まで挿入する．少しでも抵抗があればSTを少し引き抜いて，腸管が一直線になっていることを確認してから挿入を試みる．特に下腹部手術を受けた既往のある人，S状結腸憩室が密に存在する人では，腸管癒着の可能性があるため，粗暴な挿入を行ってはならない．

STの挿入が中途半端であると，S状結腸に再びループが形成され，深部挿入が困難になる．確実に下行結腸まで挿入しなければならない．

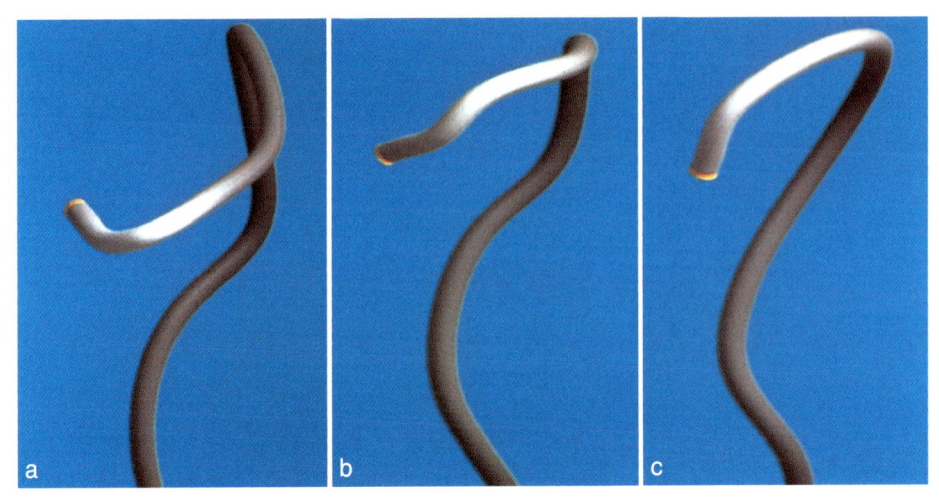

図3-9 横行結腸の通過
スコープが横行結腸の中部を越えた時点で，スコープを引き抜くと先端は結腸肝彎曲部に近づく．

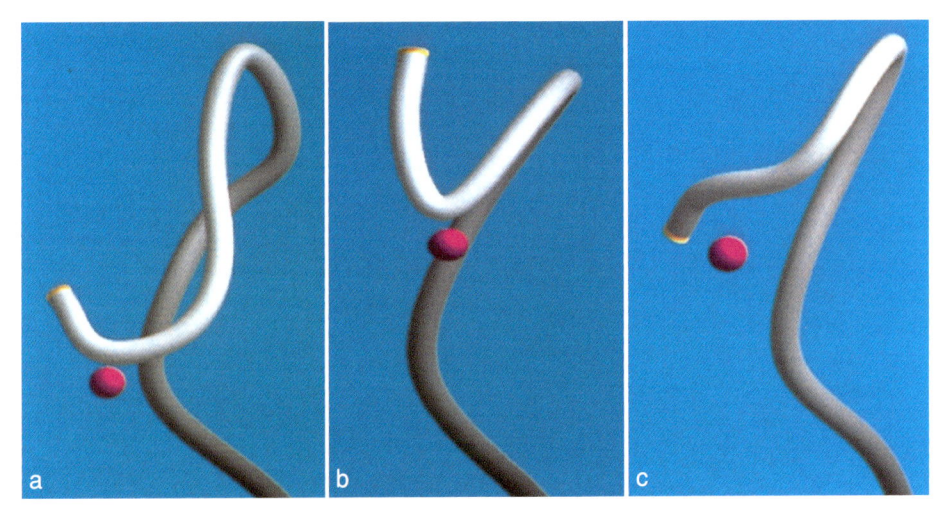

図3-10 用手圧迫による横行結腸下垂防止
横行結腸のVループが大きい場合，下垂するスコープの下方から用手圧迫してループ形成を防止する．

硬度可変式スコープが開発[79]されたので，必要に応じてスコープ軟性部の硬さを変更することによって，STを用いなくてもループ形成を防止できるという意見もある．

④横行結腸の通過

横行結腸を通過する場合，被検者の体位は背臥位でも左側臥位でもよい．スコープが横行結腸の中部（Cannon点のあたり）を越えた時点で，同部位に大きく下垂するVループを形成しそうになった場合，スコープを少しずつ引き抜くと先端は逆に深部へ進み結腸肝彎曲部に近づく（釣竿現象，図3-9）．スコープを抜去する際，吸引によって空気を脱気して腸管を縮めておくと操作しやすい．

このような手技を試みても，横行結腸に生じるVループを防止できない場合，助手が経腹壁的に横行結腸を片手で押さえて，腸管が下方へ下垂するのを防止する（用手圧

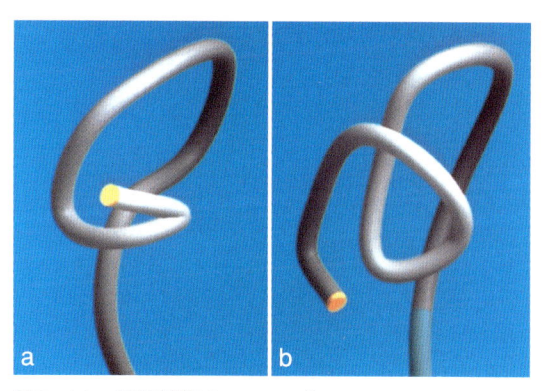

図3-11 横行結腸のαループ

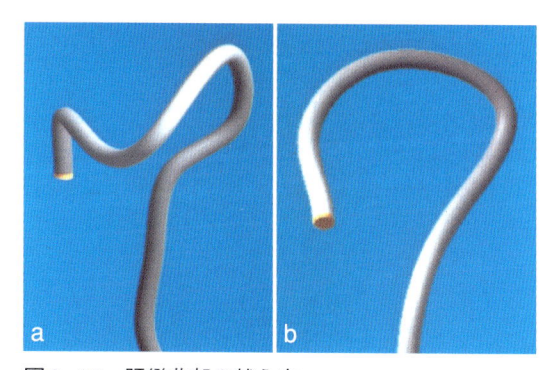

図3-12 肝彎曲部の越え方
横行結腸のVループのためスコープを押す力が先端部に伝わらない状態に陥れば，先端部を肝彎曲部に引っ掛け，スコープを引き戻すとループが解除される反動で上行結腸に挿入できる．

迫，図3-10）．被検者の体位を変換させると，横行結腸内の空気も移動して挿入が容易になることもある．

横行結腸にαループが形成された場合，このループを解除することは容易ではない．スコープを結腸脾彎曲部あたりまで抜去してから再挿入を試みるが，たいていの場合では同じループが形成される．αループで同部位を通過する場合，結腸肝彎曲部の屈曲角がなだらかになり，上行結腸への挿入も容易になるので，敢えてループを解除せずに，そのまま深部挿入を行ってもよい（図3-11）．

⑤上行結腸から回盲部への挿入

結腸肝彎曲部では胆嚢や肝臓が青く透見され，スコープの位置を知るうえの目安になる．肝彎曲部は腹壁に固定された部位であり，進行方向は一定しているので，スコープを左方向へ押し進めると上行結腸の広い管腔が現れる．さらにスコープを押すと盲腸へ到達できる．

回盲弁が遠方視されるものの，スコープを押しても盲腸に近づかない場合は，横行結腸にVループを形成し，スコープを押す力が先端部に伝わらないためである．スコープ先端部を肝彎曲部に引っ掛けるような状態からスコープを引き戻すと，横行結腸のループが解除される反動で先端部は上行結腸に滑り込む（図3-12）．この操作がうまくいかない場合には，前述した用手圧迫で横行結腸の下垂を防止する．

3 炎症性疾患に対する内視鏡の位置づけ

腸管の炎症性疾患の場合は腫瘍ほど簡単ではない．疾患の種類は多様であり，類似した病像を呈する病変はあまりにも多く，画像診断だけでは確実に鑑別診断はできない．治療にもかかわらず治癒が遷延したり再発することがある．手術を行っても再発することが多いので安易な診療では済まされない[80～85]．

診断手順

内視鏡検査で炎症の強弱，病変範囲などの診断はできても，細菌の有無・同定はな

しえない．したがって，炎症性腸疾患の鑑別診断にあたって，糞便の細菌学的検査は診断の第一歩である．

臨床検査成績の解析は重要であり，除外・鑑別診断のための検査（糞便中の細菌学的検査）や補助検査（便潜血検査，血液，血清学的検査）が行われる．腹部単純X線検査も腸管ガス像の状況，横隔膜下の遊離ガス像（free air）の有無，腹水の有無などを診断し，次の画像検査へのステップとする．腸結核との鑑別が問題になるようなケースでは，胸部X線検査やツベルクリン反応も参考になる．

1）疫学を知ることの意義

腸管の炎症性疾患の診断にあたって，増加している疾患と減少しているものを知っておくことは重要である．わが国で減少が著しい炎症性腸疾患は腸結核，細菌性赤痢やアメーバ赤痢に代表される一部の感染性腸炎である．しかしアメーバ赤痢はSTD（sexually-transmitted disease）として注目されている．また新しい腸炎として，MRSA腸炎も注目されているが，その発生には少なからず社会的背景や医療事情も関係しているし，細菌・ウイルス培養技術の進歩も新しい疾患の発見に寄与している．

潰瘍性大腸炎やCrohn病が漸増している．これは大腸癌やポリープの増加傾向の時期と同じであり，日本人の食生活や生活環境の変化が原因していることが推測される．

虚血性腸病変も同様に増加傾向がみられるが，わが国の高齢社会への移行に一致しているとは断定できない．なぜなら本症患者は高齢者とは限らず，壮年者にも頻度が高いからである．急性腹症として来院する人に対して，従来までは原因不明のまま症状の自然緩解によって放免されていたケースが，積極的な緊急内視鏡検査によって診断できるようになったことが大きい．

抗生物質起因性腸炎は減少している．本症を惹起する危険性のある抗生物質が明らかになり，その投与が避けられているからである．

2）背景因子と臨床症状

炎症性疾患に対する内視鏡検査以前に知っておくべき事項は多い．まず患者の臨床症状を分析すること，既往歴，家族歴，誘因などの背景因子を探る．次に身体的所見を把握したうえで，臨床検査成績を参考にしながら画像診断による鑑別診断の手掛りを探っておく（表3-5）．

腸管の炎症性疾患に罹患した場合，便通異常（下痢，血便，粘血便，粘液便など），腹痛，蠕動不穏などの腹部症状，発熱，食欲不振，体重減少などの全身症状を伴うものである．また口腔内アフタ，肛門部病変などの関連症状，腸管外合併症としての眼症状，関節痛，皮膚症状などを伴うこともある．炎症の病期，重症度，罹患範囲によって症状の現われ方に差がある．

発病の誘因を探ることが重要である．例えば，生ものを食べたあとに急性に発症していないか，集団発生はないか（感染性腸炎），抗生物質や特殊な薬剤の投薬がされていないか（薬剤性腸炎，抗生物質起因性腸炎），放射線治療の有無（放射線腸炎），高度の便秘（宿便性潰瘍），動脈硬化や循環器障害（虚血性腸炎）など，誘因を知ることによっていくつかの疾患が除外できる．

また好発年齢，地域差なども鑑別診断の参考になる点が多い．

炎症性腸疾患に対する診療に際して，問診に続いて腹部触診，腸蠕動音の聴取など

表 3-5 内視鏡検査以前に知っておくべき背景因子と臨床症状

- **臨床症状や背景因子の問診**
  便通状態，血便，腹痛，悪心・嘔吐，蠕動不穏などの腹部症状
  発熱，食欲不振，体重減少などの全身症状
  誘因の有無
  好発年齢，地域差
  集団発生の有無
- **身体所見の把握**
  腹部触診，腸蠕動音の聴取
  腸管外合併症の有無
  肛門部病変の有無
- **臨床検査の成績の解析**
  糞便の細菌学的検査，便潜血検査，血液・血清学的検査
  腹部単純X線検査，胸部X線検査，ツベルクリン反応など

表 3-6 発症様式からみた炎症性腸疾患の鑑別診断

- **突然に発症する**
  感染性腸炎（細菌性赤痢，腸チフス，エルシニア腸炎，カンピロバクター腸炎），寄生虫感染（アニサキス），薬剤性腸炎（急性出血性大腸炎，KCl潰瘍），宿便性潰瘍，虚血性腸炎など
- **緩徐に発症する**
  感染性腸炎（腸結核，アメーバ赤痢），薬剤性腸炎（偽膜性大腸炎），腸管Behçet病，虚血性腸炎の一部，非特異性多発性小腸潰瘍症など

の診察が行われるが，同時に口腔内アフタ，陰部潰瘍，肛門部病変などの腸管内外の合併症の有無についても確認する．特に肛門部病変の有無は，炎症性疾患の鑑別に重要な指標を与えてくれる．口腔内アフタは種々の炎症性腸疾患に合併するが，なかでもBehçet病では難治性，有痛性のアフタ様病変が再発をきたしやすい．陰部潰瘍もBehçet病に好発する症状であるが，Crohn病でもまれにみられる．結節性紅斑，壊疽性膿皮症などの合併は潰瘍性大腸炎，Crohn病，Behçet病などでまれにみられるが，針反応はBehçet病に特徴的である．

3）発症様式

突然（急性）に発症したものか，緩徐に起こったものかを知ることによって，急性腸炎と慢性炎症に区別できる（表3-6）．

前者では急性症状が短期間で改善ないし消失する場合と持続する場合があり，疾患名はかなり絞り込まれる．一過性・急性炎症の場合，炎症の経過が早いため，発症後速やかに内視鏡検査を行わなければ特徴的な炎症パターンは看過される．前処置はなくても，とにかく早期に検査を試み，急性の変化・病像を把握しておく．

後者では，1回だけの検査では確定診断はできず，経過観察することによってようやく診断に至る場合も少なくない．例えば血便を訴えた患者の直腸にわずかなアフタ様びらんが観察される場合，種々の疾患を考慮しておかなければならない．しかし一度だけの検査では感染性腸炎であるのか，潰瘍性大腸炎の初期像なのか，Crohn病の直腸病変であるのか，診断は困難である．生検によっても必ずしも特異的な所見がえら

れる保証はない．そこでしばらく経過をみて，時には治療を行いながら，再度行う検査時に特徴的な炎症パターンに進展していないか，逆に治療が効を奏して炎症が消退していないか，観察する手順が必要である[86~88]．

◆ 内視鏡検査と X 線検査の優劣

　これらの問診事項の解析，臨床検査成績の把握の後，積極的に炎症性腸疾患を診断する手段として，X 線や内視鏡検査によって炎症パターンの解析が行われる．ここで注意すべき点は，病変部局所の炎症パターンのみならず，病変範囲，炎症の連続性などを把握することである．内視鏡では炎症の局面を"点"として捉えることに優れている．小病変や色調の変化を診断するうえで有効であり，微細病変の診断に適している．しかし，その連続性を捉えるためには不向きなことも多い．X 線検査では腸管と周辺臓器との関係も含めて，病変全体を連続的に"面"として広く捉えることに優れている．炎症性腸疾患の鑑別診断上ポイントとなる"腸管の変形"の要素を診断するのに優れている[52~55, 89]．

　また画像診断にあたって，炎症が急性炎症であるのか，遷延する慢性のものであるのかによって，その対応の仕方，用いる検査法の選択にも若干の違いがある．例えば細菌による感染性腸炎に代表される急性腸炎の場合，糞便の細菌学的検査成績が判明するまでに治療にかからなければならないケースもあるが，潰瘍性大腸炎か否かの鑑別が基本になる．そこで前処置を簡略して行える内視鏡検査は，治療方針の目安を得るうえに重要である．しかも急性感染性腸炎では炎症の経過は速やかであり，速やかに画像診断がなされなければ特徴的な炎症像を見失うから，簡便にできる内視鏡検査は有利である．

　慢性の腸炎に対して，鑑別診断や治療方針の決定，治療効果判定などの目的として，内視鏡検査は積極的に活用されるべき手段である．X 線検査とどちらを優先するべきか，時間的に余裕があるだけに個々のケースで吟味すればよい．いずれにせよ両検査法には一長一短があり，実際の鑑別診断にあたって両検査法の特徴を理解したうえで活用しなければならない（表3-7）．両検査を併せて実施すれば，炎症所見をより的確に把握でき鑑別診断は容易になる．

　画像診断を行うにあたって，炎症が急性炎症であるのか，遷延する慢性のものであ

表3-7　炎症性腸疾患の診断における注腸 X 線検査と内視鏡検査の優劣

	注腸 X 線検査	内視鏡検査
前処置	必要	なくてもよい
炎症の拡がりの把握	全体像を把握できる	局所病変を点として把握する
炎症の深さの把握	瘻孔，狭窄，偽憩室などを把握できる	劣る
限局性小病変の把握	難しい	容易である 色調の変化がわかる
生検診断	不可能	可能

るのかによって，その対応の仕方，用いる検査法の選択にも若干の違いがある．例えば細菌による感染性腸炎に代表される急性腸炎の場合，炎症の経過は速やかであるから，可及的速やかに画像診断がなされなければ，その特徴的な炎症像を見失う．下痢がある場合，簡単な前処置でも内視鏡検査では診断に耐えられるから，必要であれば速やかに内視鏡観察を行うべきである．

■ 参考文献

1) 蜂須賀喜多男，中野哲：小腸疾患の診断と治療．医学図書出版，東京，1980
2) 八尾恒良，他（編）：小腸疾患の臨床．医学書院，東京，2004
3) 平塚秀雄：小腸内視鏡検査の現況とその臨床的応用．日医大誌 46：227-33，1979
4) Tada M, Kawai K：Small-bowel endoscopy. Scand J Gastroenterol 19(suppl 102)：39-52，1984
5) 多田正大，清水誠治，岡田博子，他：小腸内視鏡検査法の進歩―諸方法とその適応．胃と腸 20：723-31，1985
6) Lewis BS, Waye JD：Small bowel enteroscopy in 1988. Am J Gastroenterol 83：799-802, 1988
7) Morris AJ, et al, ed：Enteroscopy (Gastrointestinal Endoscopy, Clinics of North America). WB Saunders, Philadelphia, 1999
8) 多田正大，清水誠治，川井啓市：小腸内視鏡検査の歴史．胃と腸 40：1463-73, 2005
9) 中村裕一，谷啓輔，中村勁，他：経ゾンデ法による小腸X線検査．胃と腸 9：1461-9, 1974
10) 小林茂雄，西沢護，小野幸一，他．小腸のレントゲン検査法．臨放 19：619-25, 1974
11) 政信太郎，西俣寿人，有沢速雄：小腸X線検査法の変革と現況．胃と腸 17：837-47, 1982
12) Sellink JL, Miller RE：Radiology of the small intestine. Martinus Nijhoff Pub. Hague, 1982
13) Chen MYM, Zagoria RJ, Ott DJ, et al：Radiology of the small intestine. Igaku-Shoin, New York, 1992
14) 八尾恒良：小腸X線検査法．多田正大，他（編）：胃と腸ハンドブック．pp186-94, 医学書院，東京，1992
15) 平塚秀雄，長谷川光輝，後町浩二，他：小腸内視鏡診断．胃と腸 7：1679-85, 1972
16) Deyhle P, Jenny S, Fumagalli J, et al：Endoscopy of the whole small intestine. Endosc 4：155-7, 1972
17) 川上富邦，白川和夫，中山隆，他：小腸疾患の内視鏡診断．胃と腸 11：167-74, 1875
18) 上野恒太郎，和田潤一，坪井正夫，他：Sliding tubeによる小腸ファイバースコープの新挿入法．Gastroenterol Endosc 22：47-56, 1980
19) Shimizu S, Tada M, Kawai K：Development of a new insertion technique in push-type enteroscopy. Am J Gastroenterol 82：844-7, 1987
20) 三田正紀：小腸（空・回腸）の内視鏡検査．Gastroenterol Endosc 14：177-8, 1972
21) 多田正大，加藤三郎，竹田彬一，他：小腸fiberscopeの開発に関する試み―ゾンデ式小腸fiberscopeの臨床評価．胃と腸 9：1313-8, 1974
22) 多田正大，鹿嶽研，川井啓市，他：Sonde式小腸fiberscope(SSIF)による小腸内視鏡検査法．Gastroenterol Endosc 21：836-51, 1979
23) Tada M, Shimizu S, Kawai K：A new transnasal sonde type fiberscope (SSIF type VII) as a pan-endoscope. Endoscopy 18：121-4, 1986
24) 多田正大，清水誠治，磯彰格，他：小腸クローン病の内視鏡的経過観察．Gastroenterol Endosc 31：83-9, 1989
25) 多田正大，清水誠治，大塚弘友，他：炎症性小腸疾患の内視鏡的鑑別診断．胃と腸 25：546-56, 1990
26) Yamamoto H, Sekine Y, Satoh Y, et al：total enteroscopy with a nonsurgical steerable double-balloon method. Gastrointest Endosc 53：216-20, 2001
27) 山本博徳，喜多宏一，砂田圭二郎，他：小腸内視鏡検査法．日内誌 93：1189-200, 2004
28) 山本博徳，喜多宏一，砂田圭二郎，他：ダブルバルーン内視鏡を用いた小腸内視鏡検査の有用性．日消誌 101：976-82, 2004
29) 眞紀民明，田中信治，福本晃，他：ダブルバルーン内視鏡を用いた小腸腫瘍性疾患の診断と治療．胃と腸 41：1619-28, 2006
30) 砂田圭二郎，山本博徳，矢野智則，他：ダブルバルーン内視鏡．早期大腸癌 11：197-203, 2007
31) Iddan G, Meron G, Glukhovsky A, et al：Wireless capsule endoscopy. Nature 405：417, 2000
32) 中村哲也，白川勝朗，中道子，他：カプセル内視鏡の現況と展望．日消誌 101：970-5, 2004
33) 白川勝朗，中村哲也，山岸秀嗣，他：カプセル内視鏡による小腸病変の診断．胃と腸 40：1483-90, 2005
34) 榊信廣，他（編）：カプセル内視鏡．南江堂，東京，2006
35) 長廻紘，長谷川かおり，飯塚文瑛，他：大腸腺腫・早期癌診断における内視鏡の立場．胃と腸 21：259-69, 1986

36) 小西文雄：大腸癌診療マニュアル．医学書院，東京，1998
37) Mitooka H, Fujimori T, Ohno S, et al：Chromoscopy of the colon using indigocarmine dye with electrolyte lavage solution. Gastrointest Endosc 39：373-4, 1992
38) 小西文雄：大腸腺腫に関する知見．武藤徹一郎，他（編）：大腸疾患のX線・内視鏡診断と臨床病理．pp88-98, 医学書院，東京，1999
39) 武藤徹一郎：大腸ポリープ・ポリポーシス．医学書院，東京，1993
40) 工藤進英：早期大腸癌（平坦・陥凹型へのアプローチ）．pp90-92, 医学書院，東京，1993
41) 三戸岡英樹：高性能コロノスコープ．長廻紘，他（編）：大腸癌．pp102-7, 医薬ジャーナル社，東京，1997
42) Nagasako K, Fujimori T, Hoshihara Y, et al：Atlas of Gastroenterologic Endoscopy by High-Resolution Video-Endoscopy. Igaku-Shoin, Tokyo, 1998
43) 丹羽寛文，他（編）：色素・拡大内視鏡の最前線．日本メディカルセンター，東京，1998
44) 五十嵐正広：早期大腸癌の診断．西元寺克禮（編）：消化器癌の診断と内視鏡治療．pp118-31, 医学書院，東京，1998
45) 工藤進英（編）：大腸 pit pattern 診断．医学書院，東京，2005
46) 国立がんセンター内視鏡部（編）：国立がんセンター大腸内視鏡診断アトラス．医学書院，東京，2004
47) 山野泰穂，工藤進英：表面型早期大腸癌の診断．飯田三雄（編）：大腸癌，大腸ポリープ．p58-77. メジカルビュー社，東京，2001
48) 田尻久雄，他（編）：消化管拡大内視鏡診断の実際．金原出版，東京，2004
49) 清水誠治：EUSによる早期大腸癌の深達度診断．Gastroenterol Endosc 45：1017-23, 2003
50) 清水誠治，富岡秀夫，多田正大，他：下部消化管超音波内視鏡の手技と読影の要点．Gastroenterol Endosc 48：2664-73, 2006
51) 清水誠治，福田亘，三原美香，他：非上皮性腫瘍の臨床診断と治療の進め方．早期大腸癌 12：19-24, 2008
52) 丹羽寛文：腸疾患のX線診断．中外医学社，東京，1973
53) 伊原孝志，江平俊雄，土器屋貴：これだけは知っておきたい注腸法の予備知識．注腸検査法マニュアル，pp1-28, 医学書院，東京，1999
54) 牛尾恭輔：大腸疾患診断の実際．医学書院，東京，1989
55) 多田正大：やさしい注腸X線検査．日本メディカルセンター，東京，2002
56) Provenzale L：Original method for guided intubation of the colon. Gastrointest Endosc 16：11, 1969
57) 平塚英雄：腸紐誘導式結腸ファイバースコープの挿入法ととくに回盲部観察成績について．日消誌 67：686-96, 1970
58) 丹羽寛文：大腸ファイバースコープの臨床．Gastroenterol Endosc 12：202-7, 1970
59) 田島強，戸田聖一：Colonofiberscope を中心とする大腸粘膜の撮り方．胃と腸 5：1429-35, 1970
60) Nagasako K, Takemoto T：Fibercolonoscopy without the help of fluoroscopy. Endoscopy 4：209-12, 1972
61) 牧石英樹，北野厚生，小林絢三：スライディングチューブを用いた新しい大腸ファイバースコープ挿入法の考案．Gastroenterol Endosc 14：95-101, 1972
62) Deyhle P：A plastic tube for the maintenance of the straightening of sigmoid colon during colonoscopy. Endoscopy 4：224-6, 1972
63) Sakai Y：Practical fiberoptic colonoscopy. Igaku-Shoin, Tokyo, 1981
64) Shinya H：Colonoscopy (Diagnosis and treatment of colonic diseases). Igaku-Shoin, Tokyo, 1982
65) 岡本平次：プラクティカルコロノスコピー（第2版）．医学書院，東京，2002
66) 工藤進英：大腸内視鏡挿入法．医学書院，東京，1997
67) 多田正大：コロナビを用いた新大腸内視鏡テクニック．医学書院，東京，2000
68) 伊原治，倉本秋，黒坂判造，他：大腸内視鏡検査（挿入手技から診断，治療まで）．ベクトルコア，東京，1990
69) 光島徹：スコープの挿入法（一人法）．多田正大，他（編）：胃と腸ハンドブック．pp231-8, 医学書院，東京，1992
70) 中西弘幸：大腸内視鏡挿入法．永井書店，大阪，2002
71) 五十嵐正広，他（編）：大腸内視鏡挿入トレーニング．日本メディカルセンター，東京，2007
72) 神保勝一（編）：大腸内視鏡の前処置と挿入．中山書店，東京，2003
73) 吉村平：現場で役立つ大腸検査の前処置．永井書店，大阪，2004
74) Nagasako K：Contraindication, complication and hazards. Colonoscopic Interpretation. pp6-7, Igaku-Shoin, Tokyo, 1998
75) Herman FN：Avoidance of sedation during total colonoscopy. Dis Colon Rectum 33：70-2, 1990
76) 佐竹儀治：大腸内視鏡における鎮静剤使用の可否．鈴木博昭（編）：消化器内視鏡のコツと落し穴・下部消化管．p12, 中山書店，東京，1997
77) 佐々木巌，岡崎幸一郎，猪又義光，他：大腸内視鏡時の意識下鎮静法（Conscious sedation）の検討．Gastroenterol Endosc 39：33-41, 1997
78) 多田正大，草場元樹：挿入観測装置の開発．丹羽寛文（編）：大腸内視鏡検査ハンドブック．pp107-

8，日本メディカルセンター，東京，1999
79) 多田正大，陶山芳一，田中義憲，他：大腸 fiberscope の硬さに関する検討(第2報　硬度可変式大腸 fiberscope(CF-VS)の臨床評価)．Gastroenterol Endosc 25：413-20，1983
80) 武藤徹一郎：炎症性大腸疾患のスペクトル．医学書院，東京，1986
81) 多田正大：炎症性腸疾患の分類と鑑別診断．Medical Practice 11：1696-1707，1995
82) 長廻紘：大腸炎の内視鏡診断総論．内視鏡的大腸病学．pp169-85，医学書院，東京，1999
83) 武藤徹一郎，他(編)：炎症性腸疾患．医学書院，東京，1999
84) 朝倉均，他(編)：炎症性腸疾患の臨床(改訂第2版)．日本メディカルセンター，東京，2001
85) 清水誠治，他(編)：腸疾患診療―プロセスとノウハウ．医学書院，東京，2007
86) 川崎厚，飯田三雄，平川雅彦，他：アフタ様潰瘍のみで発症し，典型例に進展した Crohn 病の2例．Gastroenterol Endosc 33：607-13，1991
87) 八尾恒良：Crohn 病―診断基準と診断の進め方．胃と腸 32(増刊号)：317-26，1997
88) 清水誠治：潰瘍性大腸炎か Crohn 病か腸結核か？武藤徹一郎，他(編)：大腸疾患のX線・内視鏡診断と臨床病理．pp175-81，医学書院，東京，1999
89) 西沢護，狩谷淳：大腸X線診断．文光堂，東京，1974

腫瘍性疾患の内視鏡所見のよみ方と鑑別診断

第4章

腸管の疾患は腫瘍と炎症に大別できることを述べたが，実際に内視鏡観察された病変が腫瘍なのか炎症なのか，判断に迷う症例も経験する．例えば代謝性疾患であるアミロイドーシスのAL型は，腫瘍と炎症の両方の所見を有するから診断上やっかいである．まれなマラコプラキアやcap polyposisについても，炎症とも腫瘍とも断定できないような内視鏡像を呈する．また腫瘍を有する患者にたまたま炎症性疾患が合併することもある．潰瘍性大腸炎に合併する大腸癌(いわゆるcolitic cancer)に至っては通常の大腸癌とはまるで異なる形態をとることが少なくない．下部消化管疾患の鑑別診断にあたって，まず腫瘍か炎症かの鑑別からスタートしなければならないものの，それすらも迷うケースに遭遇することは少なくない．そのような場合にどのように対処するべきか‥‥，残念ながら妙案があるわけではない．生検は不可欠であり，診断を補完できることもあるが，役立たないこともある．

ともあれ腫瘍の多くは，隆起性病変として発見されることが多い．小腸や大腸に隆起を発見したときには，それが上皮性か非上皮性かを鑑別することからスタートする．それには腫瘍の全体像を把握するとともに，表面性状(pit patternも含む)，病変の立ちあがり方(辺縁の状態)なども読み取る．本章と次章では典型像，あるいは少し典型例から外れた症例を多数提示するので，これらをよく記憶しておいて欲しい．消化管の画像診断上達のコツは，より多くの典型例を経験することに始まる．

1 小腸腫瘍の種類と分類

小腸腫瘍を内視鏡診断するにあたって，その種類を知っておくことが基本である[1]．小腸腫瘍の組織学的分類の基本は，大腸腫瘍と同じである．しかし頻度の点で差があり，小腸では非上皮性腫瘍が上皮性腫瘍よりも多いことが特徴である[2〜4]．

また消化管に発生する非上皮性腫瘍の間葉系腫瘍のうち，KITレセプターを発現する病変をGIST(gastrointestinal stromal tumor)と呼称する概念が導入されている[5〜8]．GISTの肉眼型は粘膜下腫瘍の形態を呈し，大きい病変では頂上部に潰瘍を形成することが多い．組織学的には紡錘形細胞型の細胞がみられる場合が多いが，上皮細胞に類似する腫瘍やこれらの混合形の細胞成分からなる腫瘍もまれにみられる[8]．GISTの発生部位別にみると胃に発生頻度が高く(50〜60%)，次いで小腸に好発する(20〜30%)．GISTの予後は悪いことが多いが，それを規定するのは腫瘍の大きさと細胞分裂数である．かつてHE染色で平滑筋腫，平滑筋肉腫，神経鞘腫などと診断されてきた腫瘍について，KITレセプター免疫染色やCD34染色を追加したうえで見直し，そのうえで発生頻度などを再検討する必要がある[3]．

2 小腸腫瘍の内視鏡所見のよみ方と鑑別のポイント

◆ 形態からみた鑑別診断

小腸腫瘍を鑑別するにあたって，病変の形態とともに環周度(大きさ)を把握するこ

2. 小腸腫瘍の内視鏡所見のよみ方と鑑別のポイント

大きさ (cm)	Ⅰ型	Ⅱ型	Ⅲ型	
			Ⅲa型 片側性	Ⅲb型 全周性
〜1.9	⊘ ⊘ ◎ △	○ ◎ ⊠ ⊠		
2.0〜3.9	◉	○ ○ ◎ △ △ ⊠	□ □ □ ●	● ● ● ● ◉
4.0〜9.9		○ ◉ ◉	◉ ■ □ □	● ● ■ ■
10.0〜	▲		⊠ □ □	◉ ◪

● 癌(n=8)　　◉ 悪性リンパ腫(n=6)　　■ 平滑筋肉腫(n=3)　　▲ 血管外皮細胞腫(n=1)
◪ 悪性絨毛上皮腫(n=1)　□ 平滑筋腫(n=10)　⊠ 神経線維腫(n=3)　⊘ 脂肪腫(n=2)
○ Peutz-Jeghers症候群(n=4)　◎ 腺腫(n=3)　△ 炎症性線維性ポリープ(n=3)

図4-1 小腸腫瘍の内視鏡的形態分類
(多田正大, 伊藤義幸, 藤田欣也, 他:小腸癌の内視鏡診断. 消化器癌 2:471, 1992 より転載)

とが基本である．壁外性の発育をしているか，管腔内への発育をしているかを知ることもポイントであるが，内視鏡ではこれらの情報を得ることは必ずしも容易ではない．なぜなら小腸腫瘍は，少なからず壁外性に大きく発育することがある．管腔側にはほんの一部しか露出しないので，氷山の一角を垣間見るにすぎないからである．いきおい超音波検査，CT, MRI, 血管造影など，他の画像診断法の助けが必要である．

ともあれ小腸腫瘍の内視鏡所見はⅠ〜Ⅲ型に分類できる[9](図4-1)．Ⅰ型はくびれのない隆起，Ⅱ型はくびれや茎のある隆起，Ⅲ型は中心に潰瘍形成のある病変である．さらにⅢ型はⅢa型(片側性に浸潤するもの)，Ⅲb型(亜全周性ないし全周性に浸潤する病変)に細分類できる．

主な小腸腫瘍の形態分類と大きさ，病理組織学的所見を対比してみると，上皮性腫瘍である癌はいずれもⅢb型であり，全周性の発育をして狭窄を呈する．小腸癌は発見が遅れることが多く，いずれも進行した状態で発見されるためである[10]．極めてまれに文献報告された早期小腸癌では，限局性の表面隆起型腫瘍として記述されている[11]から，基本的には大腸癌と同様の発育形式を辿ることが推測される．Peutz-Jeghers症候群にみられるポリープはⅡ型である．bridging foldを伴う粘膜下腫瘍としての形態(Ⅰ型)を呈するのは脂肪腫，悪性リンパ腫や平滑筋肉腫などの悪性多発性病巣のうちの小さい病変である．平滑筋腫のうち小さい病変はⅡ型であるが，大きい病変では表面に潰瘍が形成されⅢa型の形態を呈することが多い．しかし片側性の発育をして，全周性のもの(Ⅲb型)はみられない．平滑筋肉腫もⅢa型を呈する場合では平滑筋腫との鑑別診断が難しいが，Ⅲb型になると悪性腫瘍と確定診断できる．悪性リンパ腫は急速

表4-1 発生個数からみた小腸腫瘍の鑑別診断

1. 単発ないし数個
   腺腫，平滑筋腫，リンパ管腫，血管腫，神経系腫瘍，異所性膵，異所性胃粘膜，炎症性線維性ポリープ，リンパ濾胞性ポリープ，原発性小腸癌，平滑筋肉腫，GIST，カルチノイド腫瘍，脂肪腫，悪性リンパ腫
2. 多発
   大腸腺腫症，Peutz-Jeghers症候群，若年性ポリポーシス，Cronkhite-Canada症候群，Cowden病，続発性小腸癌，悪性リンパ腫（MLP），ATL（adult T-cell leukemia）

に増殖するため，種々の形態を呈することが特徴であり，II型からIII型までの形態を呈する．しかしIIIb型であっても癌ほど狭窄は著しくなく，病変範囲は小腸の長軸方向に沿って長く広がり，健常粘膜との境界も不明瞭である点が癌との鑑別の指標である．悪性リンパ腫でII型を呈する場合は回盲部に発生した腫瘍であることが多く，腸重積を起こすこともまれではない．なおこの形態分類は，GISTの概念が臨床病理に導入される以前の分類であるが，基本的な考え方に大差はない．

発生個数からみた鑑別診断

腫瘍が単発性であるのか，多発しているかの情報を知ることも鑑別のポイントになる（表4-1）．しかし中間もあるし，悪性腫瘍では進行度によっては壁内転移による多彩な多発性病変をきたすこともあるので，数だけでは断定できないこともある．要するに発生個数に加えて，他の因子，例えば好発部位，多発病変の個々の病変の形状（形，色，硬度，基部の立ち上がり方，可動性など）に注目することも鑑別のポイントである．例外は必ず存在するから，いろいろな情報を総合的に判断しなければならない．

3 大腸腫瘍の種類と分類

小腸の場合と同様，大腸腫瘍を診断するにあたっても，その種類を知っておくことが基本である．「大腸癌取扱い規約（第7版）」[12]によれば，大腸腫瘍は組織学的に表4-2のように分類されている．

またMorson・武藤[13]は大腸ポリープを組織学的由来，発生個数，そして遺伝性か否かによって区別している（表4-3）が，鑑別診断にあたって理解しやすい分類である．

4 大腸腫瘍の内視鏡所見のよみ方と鑑別のポイント

今日では，大腸腫瘍に対する内視鏡治療の手技が確立されている．適正な内視鏡治療を行うためには，性状診断（腫瘍か非腫瘍か，腫瘍なら良性の腺腫か悪性の癌か）を行うとともに，癌なら深達度を正しく診断し，治療の適応を決定することが要求される．

表 4-2　大腸腫瘍の病理組織学的分類

1. 良性上皮性腫瘍
    1) 腺腫 adenoma
        管状腺腫 tubular adenoma
        管状絨毛腺腫 tubulovillous adenoma
        絨毛腺腫 villous adenoma
        鋸歯状腺腫 serrated adenoma
    2) 家族性大腸腺腫症 familial adenomatous polyposis coli
2. 悪性上皮性腫瘍
    1) 腺癌 adenocarcinoma
        乳頭腺癌 papillary adenocarcinoma (pap)
        管状腺癌 tubular adenocarcinoma (tub)
            高分化 well differentiated type (tub1)
            中分化 moderately differentiated type (tub2)
        低分化腺癌 poorly differentiated adenocarcinoma (por1, por2)
        粘液癌 mucinous adenocarcinoma (muc)
        印環細胞癌 signet-ring cell carcinoma (sig)
    2) 内分泌細胞癌 endocrine cell carcinoma
    3) 腺扁平上皮癌 adenosquamous carcinoma
    4) 扁平上皮癌 squamous cell carcinoma
    5) その他
3. カルチノイド腫瘍 carcinoid tumor
4. 非上皮性腫瘍
    1) 平滑筋性腫瘍 myogenic tumor
    2) 神経性腫瘍 neurogenic tumor
    3) GIST (gastrointestinal stromal tumor)
    4) 脂肪腫および脂肪腫症 lipoma and lipomatosis
    5) 脈管性腫瘍 vascular tumor
    6) その他
5. リンパ腫 lymphoma
    1) B細胞性リンパ腫 B-cell lymphoma
        MALTリンパ腫 MALT lymphoma
        濾胞性リンパ腫 follicular lymphoma
        マントル細胞リンパ腫 mantle cell lymphoma
        びまん性大細胞型B細胞性リンパ腫 diffuse large B-cell lymphoma
        Burkittリンパ腫 Burkitt lymphoma
        その他のリンパ腫 others
    2) T細胞性リンパ腫 T-cell lymphoma
    3) Hodgkinリンパ腫 Hodgkin lymphoma
6. 分類不能の腫瘍
7. 転移性腫瘍
8. 腫瘍様病変
    1) 過形成性(化生性)ポリープ hyperplastic (metaplastic) polyp
    2) 過形成結節 hyperplastic nodule
    3) 若年性ポリープ juvenile polyp
    4) Peutz-JeghersポリープおよびPeutz-Jeghers型ポリープ Peutz-Jeghers (type) polyp
    5) Cronkhite-Canada症候群 Cronkhite-Canada syndrome
    6) Cowden症候群 Cowden syndrome
    7) 良性リンパ濾胞性ポリープ benign lymphoid polyp
    8) 炎症性ポリープ inflammatory polyp
    9) 粘膜脱症候群 mucosal prolapse syndrome
    10) Cap polyposis
    11) 子宮内膜症 endometriosis
    12) 偽脂肪腫 pseudolipoma
    13) inflammatory fibroid polyp
    14) その他

〔大腸癌研究会(編)：大腸癌取扱い規約(第7版).金原出版,東京,2006より引用〕

大腸癌の肉眼分類と大きさの計測の基本

1) 肉眼型分類

　大腸癌取扱い規約[12]によれば,大腸癌の肉眼型は表4-4のように分類される.癌以外の腫瘍もこの分類に沿って呼称されることが多く,大腸腫瘍の基本的な肉眼型分類として定着している.

　このうち早期癌の肉眼型(表在型,0型)は隆起型(Ⅰ型),表面型(Ⅱ型)に分類できる.隆起型は茎のある有茎性(Ⅰp),無茎性(Ⅰs),および中間の亜有茎性(Ⅰsp)に細分され,表面型は表面隆起型(Ⅱa),表面平坦型(Ⅱb)および表面陥凹型(Ⅱc)に区別する[14~16].これらの分類の基本は早期胃癌肉眼型分類に準じるが,大腸腫瘍ではⅢ型早期胃癌に相当する病変はいまだ報告されていない.

　表在型腫瘍の肉眼型は内視鏡所見を基に判定する.なぜなら小さい腫瘍をX線検査

表4-3 大腸ポリープの病理組織学的分類

	単発〜数個	多発（ポリポーシス）	
		非遺伝性	遺伝性
腫瘍性	腺腫 　腺管腺腫 　腺管絨毛腺腫 　絨毛腺腫 　鋸歯状腺腫		腺腫症 　家族性ポリポーシス 　Gardner症候群 　Turcot症候群など
過誤腫性	若年性ポリープ Peutz-Jeghers型ポリープ		若年性ポリポーシス Peutz-Jeghers症候群 Cowden病
炎症性	炎症性ポリープ リンパ濾胞性ポリープ	炎症性ポリポーシス リンパ濾胞性ポリポーシス	
その他	過形成性ポリープ	過形成性ポリポーシス Cronkhite-Canada症候群	

（武藤徹一郎：大腸ポリープ・ポリポーシス．p123, 医学書院，東京，1993を一部改変のうえ転載）

表4-4 大腸腫瘍の肉眼型分類

```
0型 ： 表在型
       Ⅰ型（隆起型）   Ip（有茎性）
                      Isp（亜有茎性）
                      Is（無茎性）
       Ⅱ型（表面型）   Ⅱa（表面隆起型）
                      Ⅱb（表面平坦型）
                      Ⅱc（表面陥凹型）
1型 ： 隆起腫瘤型
2型 ： 潰瘍限局型
3型 ： 潰瘍浸潤型
4型 ： びまん浸潤型
5型 ： 分類不能
```

〔大腸癌研究会（編）：大腸癌取扱い規約（第7版）．金原出版，東京，2006より引用〕

で描出することは困難なことが多い．また内視鏡治療で得られた標本にせよ，手術材料にせよ，切除標本では腸管の伸展度によって形態が著しく変化する．そこでX線像や切除標本所見は参考にとどめることにして，内視鏡所見で肉眼型分類を判定する．すなわち肉眼型分類というものの，表在型腫瘍に限っては内視鏡分類である．その際，判定が難しい形態の病変については，適正量のインジゴカルミン色素撒布を行い，かつ多方向から正面像，側面像として観察して決定することが望ましい．送気量も多すぎず，少なすぎず，腸管腔が自然に伸展された状態で観察することが基本である．

この肉眼型分類の認識がしっかりしていなければ，診断の土台は大きくゆらぐ．有茎性病変は悪性であってもたかだかsm癌であるが，まれに"太い茎のある有茎性病変

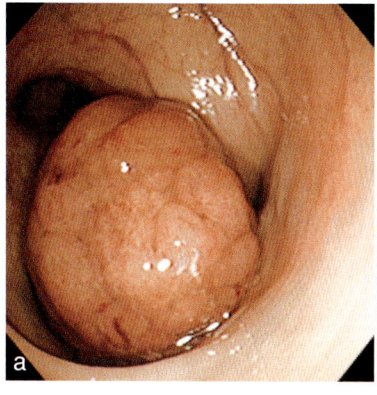

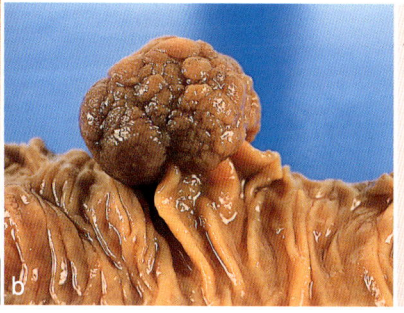

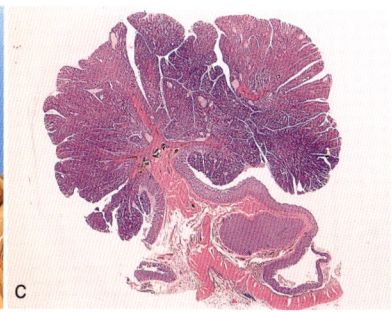

図4-2　pseudopedicle を有する病変
a：大きい広基性・亜有茎性の腫瘍であるが，内視鏡所見では茎の成り立ちが不明である．
b：切除標本では亜有茎性の腫瘍であることが確認できる．
c：切除標本に割を入れるとき，方向を誤ると有茎性のようなプレパラート標本ができる．

に進行癌があった"というレポートがある．pseudopedicle（偽茎）の概念を理解していないからである．体積・重みのある大きい腫瘍は，体位や観察角度によっては，一見，有茎性に見える．また病理組織のための切り出しにあたって，腸管の長軸方向に割を入れると見事な有茎性の標本ができる．これらは広基性の亜有茎性病変として取り扱うべきである[13]（図4-2）．

　隆起型と表面型の違いを腫瘍の背丈で区別することが一般的である．背丈が2～3 mm以下の平坦な病変を表面型（IIa）と呼称し，それ以上に盛り上がったものを隆起型（Is）とすることが一般的である[14]．しかし内視鏡観察時の腸管内の空気量，切除標本の伸展度によって，背丈は著しく左右される．特に腫瘍径が5 mm以下の小病変は，観察時の諸因子の影響を受けやすいので，客観的に形状を把握することは難しい．そこで大腸癌研究会・表在型大腸腫瘍プロジェクト研究班では背丈を厳密に定義せず，内視鏡観察時の病変の全体像としての所見を重視して，おおまかに隆起型，表面型とすることを提唱している[15, 16]．腸管内腔に向かって（垂直方向）突出しているものは隆起型，あまり背が高くなく広基性で横に向かって（水平方向）成長しているものを表面型と呼ぶ．表面型の表現として「ドーム型」ともいわれるが，ドーム球場を想像すれば理解しやすいであろう．

　肉眼型分類にあたって，組織発生，癌部と非癌部の違いなどを考慮せずに，病変全体の内視鏡所見をとらえて判定する．例えば病理診断では，癌は陥凹部（IIc）にとどまり，周辺に非癌の隆起部（IIa）が存在する場合，内視鏡所見では癌と非癌を区別せずに，見えたままの全体像としてIIc+IIaと記載する．この表現法は，早期胃癌の肉眼型分類と同じである．

　また複合的な形態の病変では，内視鏡観察上，目立つほうを最初に記載する．例えば病理診断では，陥凹型由来であっても，内視鏡上は癌であれ非癌であれ，隆起部が目立つ場合にはIIa+IIcとする．

　特に表面陥凹型（IIc）の定義が混乱しやすいのが現状であるが，内視鏡で観察した所見を重要視して，表面が周辺粘膜より明らかに窪んでいる場合をIIcとする．IIcの周

囲にわずかな隆起成分（Ⅱa）を伴っていても，陥凹が病変の主体と判断される場合は，それを無視して全体をⅡcと表現する．またⅡaの一部にわずかな陥凹を伴っていても，それが目立たないときには無視してⅡaとする．無視できないほどの明らかな陥凹があるときにはⅡa＋Ⅱcと呼称する．要するに多少の凹凸は無視することにして，腫瘍形の表現はできるだけ単純にするべきである．この考え方は，基本的に早期胃癌肉眼型の呼称に関する習慣に準じる．食道，胃，大腸などの各臓器ごとに別々な表現を用いるよりも，可能な限り共通の定義をしたほうが混乱が少ないからである．

　結節集簇様病変，creeping tumor（水平発育型腫瘍），LST（側方発育型腫瘍）などの特殊な形態を呈する病変も多数発見されるようになっており，かつて大腸癌取扱い規約でも「特殊型」として分類されていた．しかし，これらもⅡaないしⅡa＋Ⅰsとして表現することが可能であるので，大腸癌取扱い規約（第7版）[12]では，特殊型は除外されている．分類・用語は単純で，数が少ないほうが使いやすいからである．もちろんニックネーム的にこれらの呼称を用いることを否定するものではないが，公式な論文を作成する場合には大腸癌取扱い規約の記述に従う表現が望ましい．

2）大きさの計測

　腫瘍の大きさの計測にあたって，切除標本で行う（図4-3, 4）．Ｘ線像や内視鏡所見では腫瘍の大きさを正確に計測できないからである．ただし，小さい病変の場合には標本を伸展させる度合いによって，大きさに差が生じる．できるだけ内視鏡観察時に近い状態にして，標本を十分に伸展させた状態で計測する．

　「大きさ」とは，腫瘍と非腫瘍を含めた病変部全体の大きさを意味する．そもそも肉

　　　　　　　　　　　　　　:腫瘍の大きさの測定法：a×b（mm）
　　　　　　　　　　　　　　:腫瘍の腸管環周率の測定法：a/c×100（％）

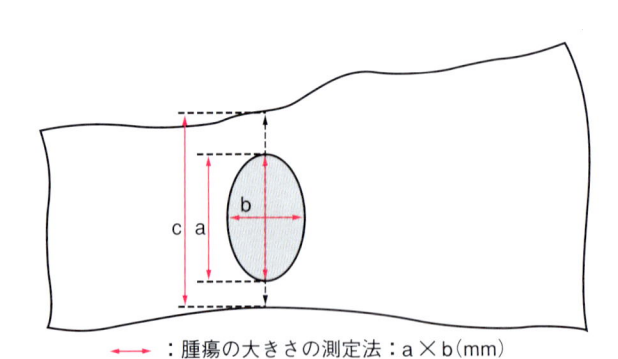

図4-3　大腸腫瘍の計測
〔大腸癌研究会（編）：大腸癌取扱い規約（第7版）．金原出版，東京，2006より改変のうえ引用〕

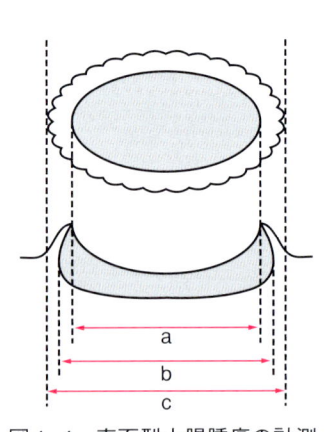

図4-4　表面型大腸腫瘍の計測
腫瘍の大きさは切除標本上で計測する．大きさとは腫瘍と非腫瘍を含めた病変部全体の大きさとする．図のように腫瘍の表面での露出部の大きさはa mmであるが，非腫瘍部の下に腫瘍が潜り込むような発育を遂げた場合，病変部全体の大きさ（c mm）を腫瘍の大きさとして計測するが，同時に組織学的な腫瘍の大きさ（b mm）も（　）内に併記し，c mm（b mm）と記載する．

眼型分類は腫瘍と非腫瘍を含めた病変全体を表現するから，計測も同様にすべきである．ただし図4-4のような非腫瘍部に下に腫瘍が潜り込むような発育を遂げた場合には，組織上での計測値を（　）内に併記する．

適正な切除標本が得られなかった場合には，X線や内視鏡所見から計測することはやむを得ない．その場合には「X線上」あるいは「内視鏡上」とことわったうえで記載する．

◆ SM癌浸潤度分類の意義

早期大腸癌の治療方針を決定するためには，さまざまな要素を考慮しなければならないが，なかでも癌浸潤度が重要である[17～19]．癌が粘膜層（M）にとどまる場合にはリンパ節転移がないので，内視鏡治療で病変が完全に摘除できれば腺腫と同様に取り扱うことができる．粘膜下層（SM）に浸潤した癌の場合には条件次第で取り扱いが異なる．

SMへの癌浸潤の程度を評価する方法として，既にいくつかの提案がなされてきた．工藤[20]は粘膜筋板と固有筋層の間を3等分して，癌浸潤が浅層の1/3にとどまる場合はsm_1，2/3まで達するときをsm_2，2/3以上に深く浸潤するのをsm_3とすることを提案

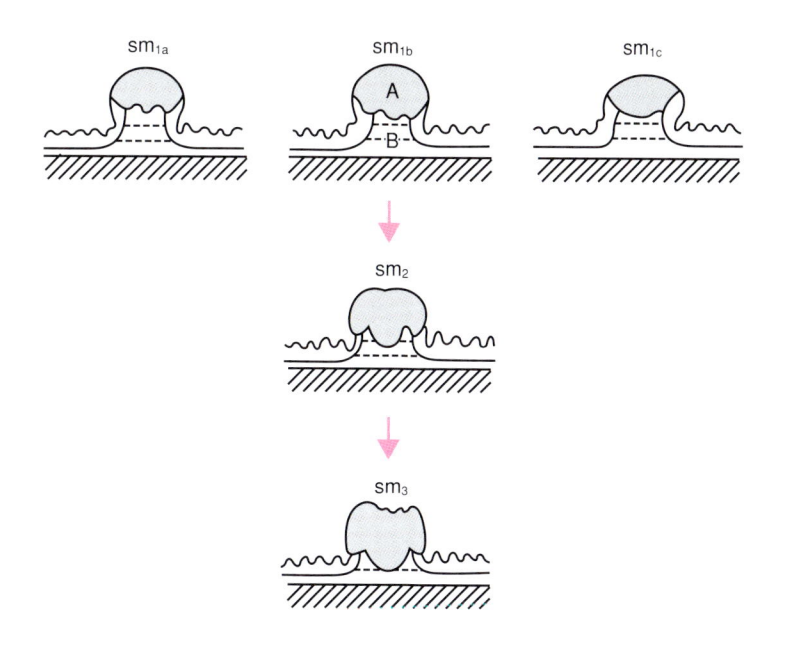

図4-5　sm浸潤度分類
sm_{1a}：粘膜下層の癌の深達程度が上1/3にとどまり粘膜部の癌の拡がり（A）と粘膜下層の癌の拡がり（B）の割合（B/A）が1/4の場合
sm_{1b}：癌の拡がりの割合が1/4～1/2
sm_{1c}：癌の拡がりの割合が1/2以上
sm_2：粘膜下層の癌の深達程度が中1/3
sm_3：粘膜下層の癌の深達程度が下1/3
（工藤進英，曽我淳，下田聡，他：大腸sm癌のsm浸潤度の分析と治療方針．
胃と腸 19：1349-57，1984より引用）

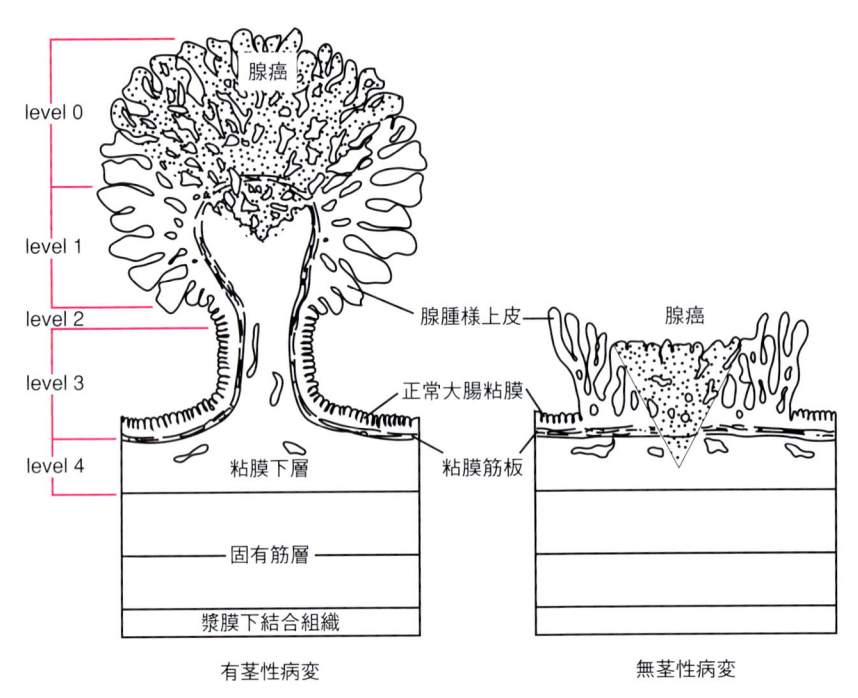

図4-6 sm浸潤度分類
(Haggitt RC, Glotzbach RE, Soffer EE, et al : Prognostic factors in colorectal carcnimomas arising in adenomas : implications for lesions removed by endoscopic polypectomy. Gastroenterology 89 : 328-36, 1985より引用)

した(図4-5). さらに, sm_1 は横の拡がりを考慮してさらに a～c に分類するとしている. この分類は隆起型早期癌のみならず, 表面型癌でも応用できる. しかしこの分類の欠点として, ①粘膜下層の厚さは切除標本の伸展の状況によって変化する, ②病変の形状(無茎性か有茎性か)や発生部位(ひだの上か谷間か)によって左右される, ③水平方向への癌浸潤度は同じであっても, 粘膜内の癌の量によって縦の浸潤度が左右される, ④内視鏡治療された標本では固有筋層が必ずしも採取できないことがあり, 正確に3等分できない, などが指摘された[21].

有茎性病変の浸潤度分類として Haggitt 分類[22]があり, level 0～4 に区別されている(図4-6). これも単純明快な分類であるが, ①広基性腫瘍や陥凹型病変では level 4 に過大評価される, ②有茎性病変では癌浸潤量が多くても level 1 として過小評価されるなどの欠点がある.

そこで武藤[23]は工藤分類, Haggitt 分類の長所と短所をふまえたうえで, SM 癌を level 1～3 に3等分する単純明快な分類(図4-7)を提唱した. 工藤分類の sm_1 を細分せずに分類する提案であり, sm_1～sm_3 に合致するわかりやすいものである. この分類に従って12施設, 857例のSM癌を集計した結果, ①組織型では低分化腺癌や中分化腺癌, ②SM浸潤度として level 2～3, ③脈管侵襲陽性, ④切除断端陽性などが転移率が高いとした. この分類は基本的に多くの臨床医や病理研究者から指示され, これを基にしたSM癌の転移率が検討された[24].

松田[25]は11施設, 1,662例のSM癌症例を集積し, 22項目に及ぶ臨床的, 病理学的事項を統計学的に解析して, 転移リスクファクターを求めた(表4-4). それによると

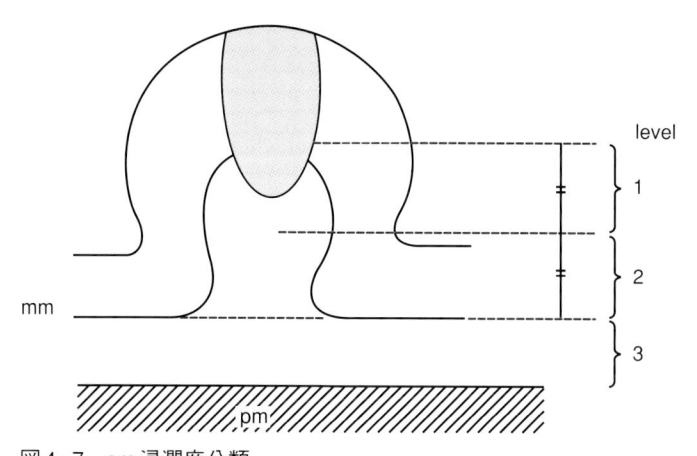

図4-7 sm浸潤度分類
(武藤徹一郎，西澤護，小平進，他：大腸 sm 癌アンケート集計報告—sm癌の転移リスクファクターを求めて．胃と腸 26：911-8, 1991 より引用)

単変量解析では，①ly(+)，②v(+)，③中分化腺癌，低分化腺癌または粘液癌，④SM 浸潤度として $SM_{2,3}$，⑤大きさ 15 mm 以上，⑥腺腫成分が共存しない，⑦NPG，などが転移リスクファクターとして挙げられた(表4-5)．これらの 7 条件のうち 1 条件が陽性である場合には，転移率は 9.9〜17.8％であるが，2 条件がある場合には 11.4〜25.2％になり，3 条件が陽性のときには 14.4〜33.3％にもなるとしている．7 項目のいずれかが陽性の場合には，頻度の違いはあるにせよリンパ節転移があり，項目数が多いほど危険性も大きいという結論である．逆に①〜④がない場合には，リンパ節転移率はないので内視鏡治療で根治できる．すなわち SM_1 までの浸潤度であって，高分化腺癌であり，脈管浸潤がない場合には，内視鏡治療で根治できる，内視鏡治療後の追加手術は不要であるという貴重な成績である．

工藤分類，Haggitt 分類，武藤分類は相対値分類と呼称されている[21]．相対分類は手術材料の評価には単純で理解しやすい分類であるが，内視鏡治療された標本では固有筋層が取れていないので，正確に 3 等分できない欠点がある．そこで SM 浸潤量の絶対値を計測することによって浸潤度分類を試みる提唱もされた(絶対値分類)[26,27]．大腸癌研究会・SM 癌取扱いプロジェクト研究班では，多施設から多数の SM 癌を集積して検討した結果，高分化腺癌で浸潤距離が 1,000 μm 以内に留まる場合にはリンパ節転移がないことを証明した[7,27]．したがって，相対値分類（SM_1 以内の癌）よりも内視鏡治療の適応範囲が広げられる結果となった．癌浸潤距離を測定する方法として，大腸癌取扱い規約では図4-8のような方法が記載されている[12]．

これらの基礎的検討を踏まえ，今後，内視鏡診断に求められることは，SM 癌 1,000 μm を診断するための指標を捜すことがテーマとなり，その作業は大腸癌研究会・内視鏡摘除の適応プロジェクト研究班で精力的に行われ，その成績の一部は発表された[28,30]．

表 4-5 sm 癌の転移リスクファクターと陽性の場合の転移率

risk factors
① ly(+)　② v(+)　③ moderate/poor/mucinous　④ $sm_{2,3}$　⑤ ≧ 15 mm ⑥ no adenoma component　⑦ NPG

1 条件

条件	リンパ節転移率
①	17.8%
②	17.4%
③	17.2%
④	12.3%
⑤	10.7%
⑥	9.9%
⑦	11.0%

2 条件

条件	リンパ節転移率	条件	リンパ節転移率
①+②	25.2%	③+④	19.5%
①+③	23.9%	③+⑤	20.5%
①+④	19.8%	③+⑥	17.3%
①+⑤	20.1%	③+⑦	21.7%
①+⑥	19.9%	④+⑤	14.4%
①+⑦	21.1%	④+⑥	12.7%
②+③	24.2%	④+⑦	14.4%
②+④	20.1%	⑤+⑥	12.5%
②+⑤	18.1%	⑤+⑦	17.1%
②+⑥	17.7%	⑥+⑦	11.4%
②+⑦	19.1%		

3 条件

条件	リンパ節転移率	条件	リンパ節転移率	条件	リンパ節転移率
①,②,③	31.1%	①,⑤,⑥	22.3%	②,⑥,⑦	19.3%
①,②,④	27.5%	①,⑤,⑦	27.8%	③,④,⑤	23.2%
①,②,⑤	24.2%	①,⑥,⑦	23.1%	③,④,⑥	19.2%
①,②,⑥	24.4%	②,③,④	26.7%	③,④,⑦	23.3%
①,②,⑦	27.4%	②,③,⑤	23.8%	③,⑤,⑥	22.7%
①,③,④	25.4%	②,③,⑥	25.0%	③,⑤,⑦	33.3%
①,③,⑤	27.3%	②,③,⑦	33.3%	③,⑥,⑦	22.2%
①,③,⑥	25.4%	②,④,⑤	20.3%	④,⑤,⑥	15.8%
①,③,⑦	28.6%	②,④,⑥	20.0%	④,⑤,⑦	21.7%
①,④,⑤	22.7%	②,④,⑦	21.7%	④,⑥,⑦	14.4%
①,④,⑥	21.2%	②,⑤,⑥	18.0%	⑤,⑥,⑦	18.0%
①,④,⑦	24.3%	②,⑤,⑦	26.2%		

〔松田圭二：sm 癌の転移率．武藤徹一郎，他（編）：大腸 sm 癌．pp99-116，日本メディカルセンター，東京，1999 より引用〕

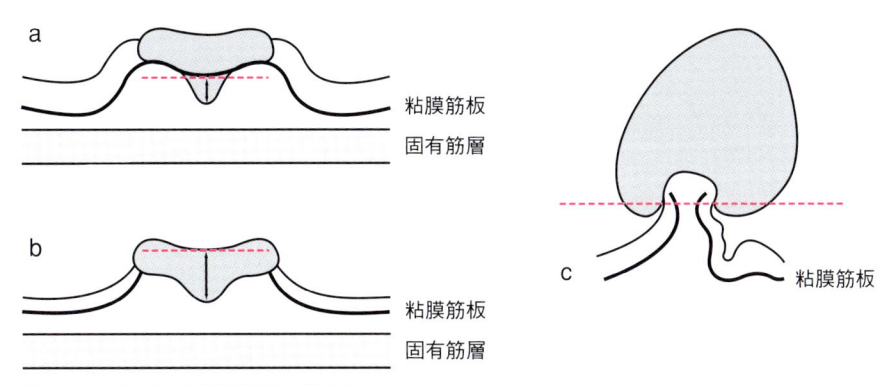

図4-8 SM癌の浸潤距離の測定法
a：粘膜筋板が同定可能，あるいは不明瞭であるが想定可能な病変は，粘膜筋板の最下縁から浸潤最深部までを測定する．
b：粘膜筋板が判定不可能な病変は，粘膜下層が表面に露出し粘膜筋板が消失した病変と判定し，腫瘍の表層部から浸潤最深部までを測定する．
c：有茎型病変において，粘膜筋板が錯綜しているため判定不可能な場合は，頭部と茎部の境に基準線を設ける．多くの場合は粘膜における腫瘍と非腫瘍の境界がこの基準線に一致するが，例外的な症例では頭部と茎部の境界線を優先する．その基準線より浸潤最深部までの垂直距離を浸潤実測値とする．
〔大腸癌研究会（編）：大腸癌取扱い規約（第7版）．金原出版，東京，2006より引用〕

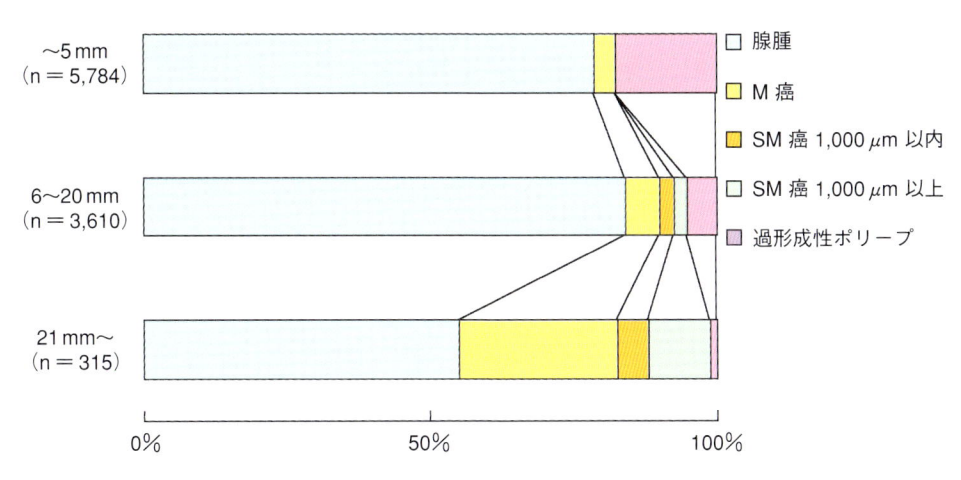

図4-9 大腸腫瘍の大きさと病理組織学的所見の対比

腫瘍径からみた鑑別診断

自験例において，内視鏡治療を行った腫瘍ないし腫瘍様病変について，その径と病理組織学的所見を対比する（図4-9）．外科治療が必要な大きい癌，進行癌は除外している．5 mm以下の小さい病変5,748例中，腺腫78.5％，M癌3.8％，過形成性ポリープ17.7％であり，SM癌は皆無である．小さい病変ではSM癌はもとよりM癌も少ない．それ以上の大きさになると癌が増加する．21 mm以上の病変では癌が43.8％を占める．SM 1,000 μm以上に浸潤する病変は5 mm以下の病変では皆無であるが，6～20 mmの病変では2.3％になり，21 mm以上の大きい病変では10.7％を占める．したがって一応の目安として，腫瘍径が大きい病変ほど悪性（癌）であり，しかもSM

表4-6 大腸腫瘍の形態と病理組織所見

形態		腺腫	M癌	SM癌 1,000 μm	
				以内	以上
Ip	(2,145)	84.9%	12.0	2.0	1.0
Isp	(2,986)	96.7%	2.6	0.4	0.3
Is	(3,104)	97.6%	1.7	0.4	0.3
IIa	(821)	94.7%	3.9	0.9	0.5
IIa＋IIc	(110)	90.0%	7.3	1.8	0.9
IIa＋Is	(38)	23.7%	44.7	18.4	13.2
IIc	(5)	20.0%	40.0	20.0	20.0
IIc＋IIa	(19)	47.4%	26.3	10.5	15.8

表4-7 大腸早期癌・ポリープの鑑別の指標

項目	スコア		
1. 大きさ(cm)	〜0.4	0.5〜0.9	1.0〜
2. 茎の有無	無茎	亜有茎	有茎
3. 表面の凹凸	(−)	(＋)	(＋＋)
4. 分葉の有無	(−)	(＋)	(＋＋)
5. 潰瘍形成の有無	(−)	(＋)	(＋＋)
6. 発赤・びらん	(−)	(＋)	(＋＋)
7. 色調の混濁	(−)	(＋)	(＋＋)
8. 発生部位	R, S, D, T, A, C		
9. 発生個数	単発	1〜5	6〜

鑑別に重要と考えられる多項目をスコア化して、数量化理論第II類で解析する

1,000 μm以上に浸潤する危険性が高くなると判断できる．

形態からみた鑑別診断

自験例において，内視鏡治療ないし外科治療を行った9,228例の大腸腫瘍の肉眼型（早期大腸癌肉眼型分類に基づく）と病理組織像について対比する（表4-6）．SM 1,000 μm以上の病変のなかにはMP浅層に浸潤する進行癌も一部含まれる．隆起型（Ip，Isp，Is）は89.2%であるのに対し，表面型（IIa〜IIc＋IIa）は10.8%であり，隆起型を取り扱う機会が多い．

表面型腫瘍ではIIaが最も多く，次いでIIa＋IIcの頻度が高く，純粋なIIcは少ない．担癌率をみるとIpではM癌12.0%，SM癌3.0%であり，IspやIsよりも多い．この傾向は肉眼型による差よりも腫瘍の大きさの影響を受けている可能性がある．なぜならIpでは大きい病変が多いからである．表面型であるIIaではM癌3.9%，SM癌1.4%であり少ない．IIa＋IIcでも同様の傾向である．大きい腫瘍(結節集簇様病変)が多いIIa＋Isや陥凹が主体のIIcやIIc＋IIaでは担癌率は高くなるし，SM 1,000 μm以上の病変の頻度が高くなる．陥凹のある病変に注意しなければならない[31〜35]．

隆起型腫瘍の性状診断

良性ポリープと早期癌との鑑別が難しい2 cm前後の隆起型病変の形態，表面性状としての凹凸，色調の混濁の程度，びらんの程度などの内視鏡所見など（表4-7）を多変量解析してみると判別適中率は68%にすぎない[33]．これだけ多項目の因子を指標にしてみても，良性ポリープと早期癌とは鑑別は難しいという結論に至る．大腸腫瘍は，糞便の通過によって傷つけられやすいので，色調やびらんなどの所見から鑑別をすることは難しいのであろう．また腫瘍表面は易出血性であるから，内視鏡観察時には出血することもある．いずれにせよ表面性状は修飾を受けやすく，内視鏡像の華々しさが良悪性の診断につながらないことも多い．そこで生検を行ったり，拡大内視鏡によ

るpit pattern診断[36〜38]，超音波内視鏡検査などの別の手段を導入して深達度診断から良悪性を診断しなければならない．

主な内視鏡所見の鑑別のポイントを列挙する．

1）茎の有無

茎の有無は，隆起型腫瘍の良悪性には関係しない．有茎性でも良性であったり，早期癌であることもあるし，無茎性でも同様である．茎の有無は腸管の蠕動運動の強さ，発生部位などにも左右されるものであり，直接，組織学的所見を反映するものではない．ただし有茎性の場合には，癌であってもSM癌にとどまり進行癌ではない．

2）表面の凹凸

腫瘍は腸内腔に突出しているので，糞便による機械的刺激によって凹凸が生じることもあるし，腫瘍の発育過程で均一に増殖しなければ生じる．その見極めが鑑別診断の指標となるが，実際のところは簡単でない．分葉と同じ意味で取り扱われることもあるが，凹凸の激しい病変は大きく脆い腫瘍であり，悪性である可能性は高くなる．

3）分葉

腫瘍は成長していく過程で，均一に増大するのではなく，多少のひずみを生じながら増殖する．その際，隆起成分の谷間の溝によって区画される高まりを分葉と表現する．もちろん分葉のある病変は大きいものであるので，それなりに悪性である可能性はあるが，分葉が直接に組織所見を反映するものではない．ただし分葉の間の溝に陥凹成分（IIc）を有するときには，部分的に悪性化していないか慎重に読影しなければならない[39]．

4）潰瘍，陥凹

明らかに腫瘍の表面に潰瘍ないし陥凹（IIc）がある場合には，悪性が疑われる．このような場合には，他の癌としての所見が出現する．

5）びらん・発赤

びらん・発赤は糞便による機械的刺激によって生じることもあるし，血流の多寡によっても色調は左右される．小さい過形成性ポリープは白色を呈することが多いが，腺腫や癌は多少とも発赤することが多い．

6）色調の混濁

機械的刺激によって良性ポリープであっても色調は影響されるが，SM 1,000 μm以上に浸潤した癌になると，艶が失われてくすんだ色調を呈する（図4-10）．

7）白斑

白点輪とも呼ぶ．大腸腫瘍の近傍に白色の小さい斑点が出現することがある[40]（図4-11）．腺腫でも癌でも出現することがあるので，良悪性の鑑別にはならない．発見が難しい表面型腫瘍では，最初に白斑が発見され，その近傍を注意深く観察することによって，腫瘍が診断できることもある．

8）その他

腫瘍の良悪性，深部浸潤を把握するための所見として，緊満感，壁のつっぱり，壁硬化，ひだ集中などの用語が用いられることがある．粘膜下より深部に癌が浸潤したり，線維化によって生じる所見である[30,41〜43]．しかし観察時の諸条件（角度，空気量，距離など）によって見え方に著しい差が生じる．いわば内視鏡医の観察眼，経験によっ

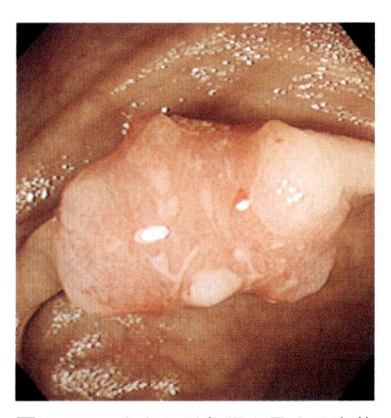

図4-10 くすんだ色調を呈する広基性SM 1,000μm以上に浸潤した癌
大きさ11 mmであるが，表面に結節もみられる．

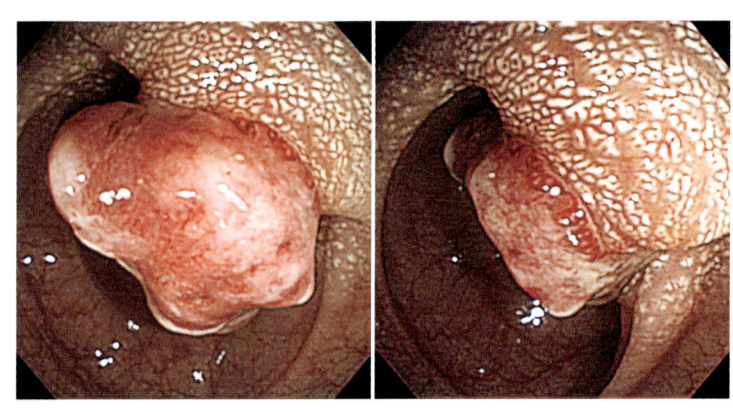

図4-11 亜有茎性腫瘍（NPG由来，1,000μm以上に浸潤したSM癌）の基部にみられる白斑

て左右されがちな要素である．できるだけ客観的に評価できる所見が求められているが，いまだ確定的な所見は見い出されていない．

表面型腫瘍の性状診断

　表面型大腸腫瘍は背丈の低い病変であり，色調も正常粘膜調（正色調と呼ぶこともある）であるので，見つけ出し診断は容易ではない．存在診断のために注意しておくべき内視鏡所見のポイントを列挙する[43]．①腫瘍の側面像のわずかな凹凸の変化をとらえる，②淡い発赤や褪色などのわずかな色調変化として把握する，③腸管を過伸展させた状態で観察すると，微細な変化は看過されやすいので，スコープ挿入時の送気量の少ない段階で発見するように努める，④少しでも異常な所見を発見できれば，ためらわずに色素を撒布して，さらに詳細な情報を読み取る，などである．

　主な内視鏡所見の鑑別のポイントを列挙する．

1）陥凹面の形状

　1 cm前後の大きさで，腫瘍に陥凹のないIIa型の場合は癌であることは少ないことを前述した．しかし陥凹面を有する表面型腫瘍（IIa＋IIc，IIc＋IIa，IIc）では癌の頻度が高い．したがって，表面型腫瘍の陥凹の有無を観察することがキーポイントである．

　陥凹面の形は棘状，星芒状，面状に区別できる[34]（図4-12）．その形態と病理組織像を対比すると（図4-13），IIa＋IIcで棘状を呈するのは組織学的にはいずれも腺腫である．また星芒状を呈する場合はIIa＋IIcやIIc＋IIaであり，前者の多くは腺腫，後者は癌である．面状はIIcまたはIIc＋IIaであり，陥凹面がさらに広い病変であるが，多くは早期癌，一部は腺腫である．癌のほうが陥凹面積が広い．陥凹面に凹凸がある場合は癌でも深達度が深いことを意味する重要な所見である．したがって表面型腫瘍を発見した場合，色素撒布によって陥凹面の形態を詳細に識別する作業は不可欠である．

　柏木ら[36]は腫瘍先進部（陥凹部と辺縁部の境界）にzig-zag pattern（図4-14）が確認でき

	棘状 (n=9)	星芒状 (n=32)	面状 (n=15)
IIa+IIc	○○○○○ ○○○○	○○○○● ○○○○○ ○○○○○ ○○○○○ ○○○○○ ○○○	
IIc+IIa		●●	○○ ●●●●●
IIc			●●●●

棘状　　星芒状　　面状

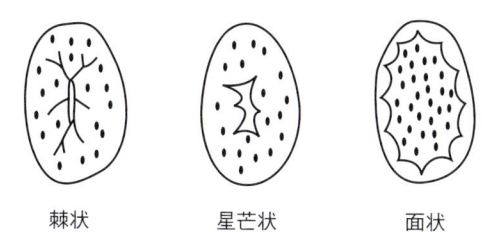

図4-12　表面型腫瘍の陥凹面の形態

○ 腺腫 (n=40)
● 早期癌 (n=16)

図4-13　表面型腫瘍の陥凹面の形態と病理組織像の対比
(多田正大:表面陥凹型早期大腸癌.内科学会誌87:150, 1998より転載)

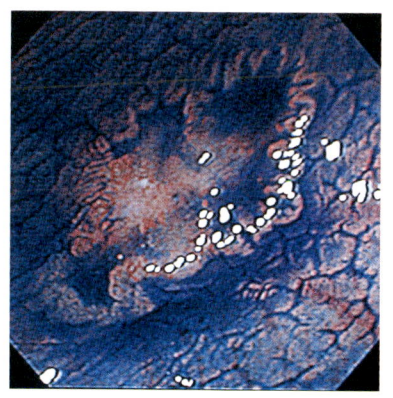

図4-14　表面陥凹型腫瘍のzig-zag pattern

る場合は，癌がSM浸潤している指標であるとしている．陥凹面と辺縁との境界がシャープで，しかもギザギザしている場合には深達度が深いことを意味する[43]．

2) 辺縁隆起部の形状

IIa+IIcにせよIIc+IIaにせよ，辺縁隆起部(IIa)の形状も鑑別診断の指標として重要である．この部分が正常粘膜の過形成であるのか，腫瘍成分であるのかの鑑別が重要である．腫瘍なら高さ，不規則な凹凸や結節状所見，不透明感のある混濁した色調，ひだ集中，などの有無を鑑別しなければならない．腺腫，M癌であれば左右対称性の

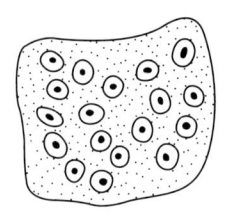

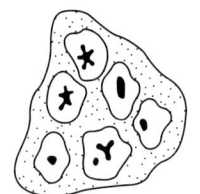

I型 pit：円形 pit　　II型 pit：星芒状 pit　　IIIL型 pit：管状型 pit　　IIIs型 pit：小型類円形 pit　　IV型 pit：樹枝状，脳回転状 pit

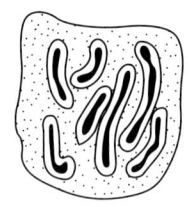

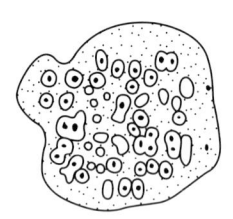

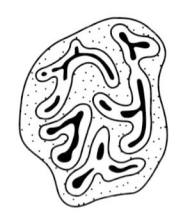

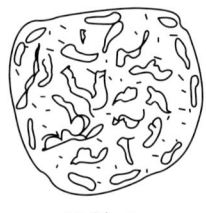

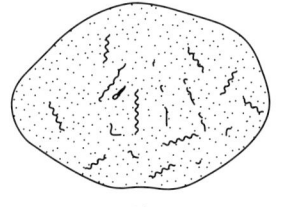

VI型 pit　　VN型 pit

図4-15　大腸腫瘍の pit pattern 分類
〔工藤進英（編）：大腸 pit pattern 診断．pp8-10，医学書院，東京，2005より引用〕

あるおだやかな形状であるが，SM癌であればそれなりに非対称性が観察される．

3）pit pattern 診断

　腫瘍表面の pit pattern より良悪性の診断をする試みは古くから行われている．病理組織検査は腸壁の垂直方向の所見を観察して，構造異型，細胞異型を判定するものであるが，内視鏡像は病変の表面，すなわち水平方向の所見から診断するものである．消化管の pit pattern 診断として，切除材料を染色して実体顕微鏡下に拡大視する試みが行われてきた．その後，拡大内視鏡の開発とともに，生体内でもその微細構造を詳細に識別することが可能になり，大腸腫瘍の性状診断，炎症性腸疾患の粘膜面の重症度診断に活用されてきた[38]．

　pit pattern を解析するためには拡大スコープがあると便利である[44,45]が，最近の高画素の電子スコープであれば，解像力も良好であるし近接もできるので，敢えて拡大鏡を用いなくても対応できる．専用の拡大スコープがなければ，pit pattern 診断はできないわけではない．要は内視鏡医が微細な pit に注目する姿勢を持っているか否かである．

　pit pattern 分類については，さまざまな場で討論されてきており，時代とともに微妙な変貌を遂げているが，大筋では I～V 型に分類する工藤分類を提示する（図4-15）[38]．I型とII型は腫瘍（腺腫）にせよ非腫瘍（正常粘膜，過形成性ポリープ）であるにせよ，良性である．IIIs型は表面型腫瘍によくみられる所見であるが，腺腫でも癌でもありうる．III型とIV型も腺腫でも癌でもみられる pit pattern である．V型は VI 型と VN 型に亜分類されるが，ほとんどが癌の所見である．VI 型よりも表面の破壊が進んだ VN 型のほうが癌深達度が深くなる．

　表面が傷つきやすい隆起型腫瘍では pit pattern が修飾されやすいが，表面型腫瘍の場合は表面破壊が少ないので有効である．

　pit pattern 診断も腫瘍の性状診断の一応の目安とはなるが，絶対的な指標ではなく，常に border line の症例があることに注意しておかなければならない．また微細所見に

表4-8 発生個数からみた大腸腫瘍様病変の鑑別診断

- 単発ないし数個
  腺腫，絨毛腫，若年性ポリープ，Peutz-Jeghers 型ポリープ，カルチノイド腫瘍，脂肪腫，平滑筋腫，リンパ管腫，血管腫，神経系腫瘍，リンパ濾胞性ポリープ，大腸癌，平滑筋肉腫，悪性リンパ腫，GIST
- 多発
  大腸腺腫症，Peutz-Jeghers 症候群，Cronkhite-Canada 症候群，Cowden 病，炎症性ポリポーシス，〔Turcot 症候群，過形成性ポリポーシス，リンパ濾胞性ポリポーシス，悪性リンパ腫(MLP)，ATL(adult T-cell leukemia)，若年性ポリポーシス〕

〔　〕は頻度の低い疾患

表4-9 主なポリポーシスの鑑別のポイント

ポリポーシス	組織所見	好発部位	内視鏡所見	随伴症状
大腸腺腫症(Gardner 症候群)	腺腫	胃，小腸，大腸	多発する腺腫	骨腫，軟部腫瘍
Peutz-Jeghers 症候群	腺管の過形成と分岐する粘膜筋板	胃，小腸，大腸	散在性ポリープ	口唇・指の色素斑
若年性ポリポーシス	若年性ポリープ	主に大腸	散在性ポリープ	種々の先天性奇形
Cronkhite-Canada 症候群	腺管の囊胞状拡張	胃，小腸，大腸	発赤した扁平隆起	脱毛，爪甲萎縮 低蛋白，色素沈着
Cowden 病	粘膜過形成	食道〜大腸（大腸では下部大腸）	小さい扁平隆起	内外中胚葉由来臓器の過形成，丘疹
MLP (multiple lymphomatous polyposis)	悪性リンパ腫	胃，小腸，大腸	無茎性ポリープ	

拘泥するあまり，病変の全体像を見失うことがあってはならない．「猟師山を見ず」の諺があるが，「樹の葉」の微細構造(pit pattern)に注目するあまりに，樹(腫瘍)はおろか，森，山の全体像(患者の全身状態)を見失うことがあってはならない．

発生個数からみた鑑別診断

小腸と同様，発生数を正確に把握することが鑑別診断の基本であるが，内視鏡の場合，X線と比較して数を正確に把握することは必ずしも容易ではない(表4-8)．多発する場合には消化管ポリポーシスを鑑別しなければならないが，個々のポリポーシスの鑑別上のポイントを知っておくことは重要である[46](表4-9)．

PG と NPG

大腸癌の肉眼型として，癌の粘膜内病変部が辺縁の正常粘膜より明らかに背丈が高くなっているものをPG(polypoid growth)，癌の粘膜厚が辺縁の過形成粘膜と同等かむしろ陥凹しているものをNPG(non-polypoid growth)として呼称することが提案されて

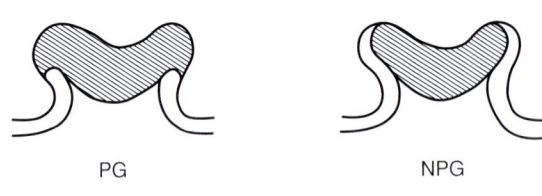

図4-16　PGとNPGの違い

いる[47〜49]（図4-16）．NPGは表面型癌に由来し，腺腫成分がないことが特徴であり，PGよりも小さくても深部浸潤しやすいことが多いとされている．したがってNPGは，小さい病変であっても内視鏡治療の適応ではないことがある．大腸腫瘍を発見した場合，それがPGかNPGかによって，臨床的取り扱いも異なる．深達度診断にあたっても，NPGでは若干深く読影する必要がある[47,48]．

もちろん腫瘍が大きく成長した場合には，組織学的に検討してもPGとNPGの鑑別がつかないケースもまれではない．実際の内視鏡診断にあたって，腫瘍と正常粘膜との境界部に着目して，NPGの特徴を有してはいないか読影することが重要である（図4-17）．

大腸癌の深達度診断

早期大腸癌の内視鏡治療の適応をめぐって，問題となるのはSM癌である．多数の研究成果から，高分化腺癌でSM浸潤距離から1,000 μm以内にとどまる場合は内視鏡治療の適応であるが，それ以上に浸潤するSM癌はリンパ節転移の危険性があるので適応外とされている．したがってSM浸潤度が1,000 μmであるか否かを内視鏡診断することが重要である．前述した良悪性の鑑別のための内視鏡所見ですら，絶対的な指標が存在しなかったが，早期大腸癌の深達度診断でも同様である[29,30]．それでも実際の臨床現場では，内視鏡治療の適応であるか否かを直ちに診断しなければならず，科学的とはいえないが，内視鏡医のヒラメキ，直感に頼るところも大きい．そのカンを働かすためには，とにかく多数の症例を経験することである．

1）内視鏡所見の解析

SM浸潤度が1,000 μm以上のケースでは，腫瘍の表面の光沢が失われ，左右対称性が失われ不規則な凹凸や結節様隆起が出現する．そうなると内視鏡治療の適応ではないばかりか，進行癌との鑑別が必要になる．表面陥凹型腫瘍では，前述したように陥凹面の凹凸が顕著になるし，陥凹面と辺縁との段差が明らかになる．ひだ集中が確認されると，SMに大量の浸潤があることを意味しており，内視鏡治療の適応ではない．これらの所見を見抜けるかどうかは，注目すべきポイントを理解したうえで注意深い内視鏡観察ができるか否かである．

SM 1,000 μm以上に浸潤した癌では，腫瘍の基部につっぱりが出現する[41]．この所見はX線像や内視鏡像でも伸びの悪さとして識別できる．空気を十分に入れても腫瘍基部やその周辺が伸展されないときには深達度が深いことが予測できる．内視鏡観察下に送気量を変化させ，「空気変形の有無」を見ることもこの理論に基づく[31,32]．

生検鉗子で腫瘍を押してみた感触（鉗子感触）で，抵抗が大きいときには浸潤度が深

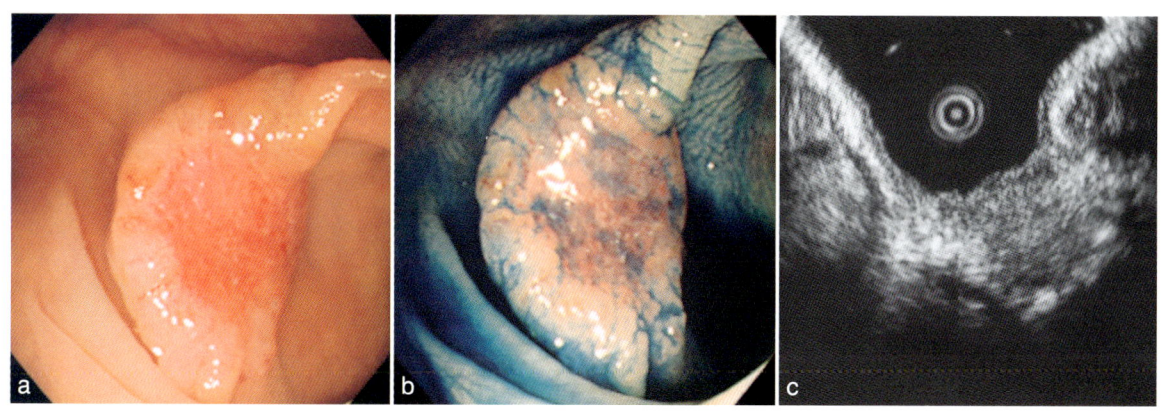

図4-17 NPGの発育をとげた表面型早期大腸癌(1,000 μm以上に浸潤したSM癌)
a：大きさ14 mmの病変であるが，通常内視鏡像では中心部に発赤がみられるⅡa＋Ⅱc病変として観察される．
b：色素撒布によって陥凹部の境界が明瞭になり，陥凹部はくすんだ色調のびらんで構成されていることがわかる．
　ここで内視鏡治療の適応ではないsm癌であることが診断できる．
c：超音波内視鏡でもsm層に深く浸潤する病変であることが確認できる．

い，抵抗も少なくよく可動するときには癌でも浅いと判断できる．ただしSM層の線維化によっても同様の変化が生じるので，その見極めが大切であるが，実際のところは絶対的指標がない．そこで，とりあえず摘除できそうな病変に対して内視鏡治療を試み，病理診断の結果で追加手術の適応を検討しようという立場も現実には少なくない．

2) non-lifting sign

腫瘍の基部に生理食塩水またはブドウ糖を局注して，病変部が十分に挙上するか否かを判断する[42]．挙上しない場合(non-lifting sign 陽性)には，癌がSM層に深く浸潤しているので，内視鏡治療の適応外である(図4-18)．簡単な診断手技であり，次のEMRに繋がるステップと考えるなら，積極的に試みる診断法である．不十分な挙上しか得られないのに無理してEMRを行うと，腫瘍が遺残してしまい，結局，追加手術が必要になる．

3) 超音波内視鏡検査

超音波内視鏡検査(endoscopic ultrasonography；EUS)は消化管内から超音波断層像をみることによって，病変範囲，深達度，性状診断を行うことができる．注腸X線や内視鏡検査は消化管の内側から粘膜面を診断するものであり，粘膜下層より深部や，消化管外の情報を知ることは難しいが，EUSではこれらの情報を得ることは容易である[50〜53]．

大腸癌診断におけるEUSの意義として，①深達度を知ること，②リンパ節転移の有無を知ること，などが挙げられる．EUSによる大腸癌の深達度診断の指標は，癌浸潤による層構造の菲薄化と不整な断裂像である．腫瘍の肉眼型別に若干の違いがあるにせよ，代表的なパターンを認識しておけばEUS診断は難しいものではない．

基本的にはM癌と腺腫のEUS像は同じであるが，第3層が保たれていることが診断根拠となる．SM癌では第3層(粘膜下層)の不整，菲薄化，断裂が診断根拠となる

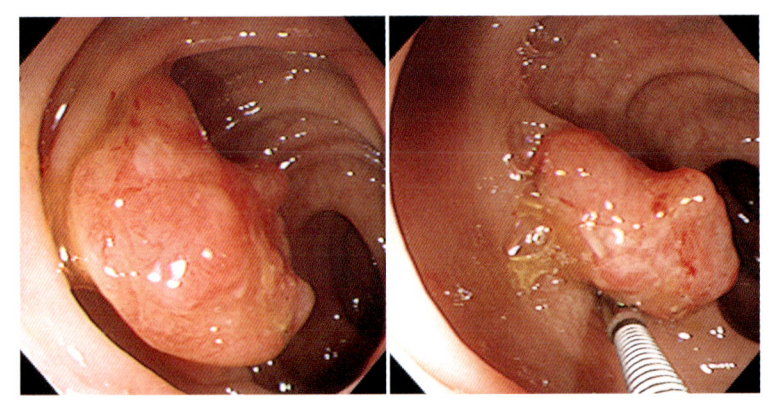

図4-18 non-lifting sign 陽性の1,000μm以上に浸潤したSM癌
十分な量のブドウ糖を基部に注入しても、腫瘍はEMR可能なまでに盛り上がらない．

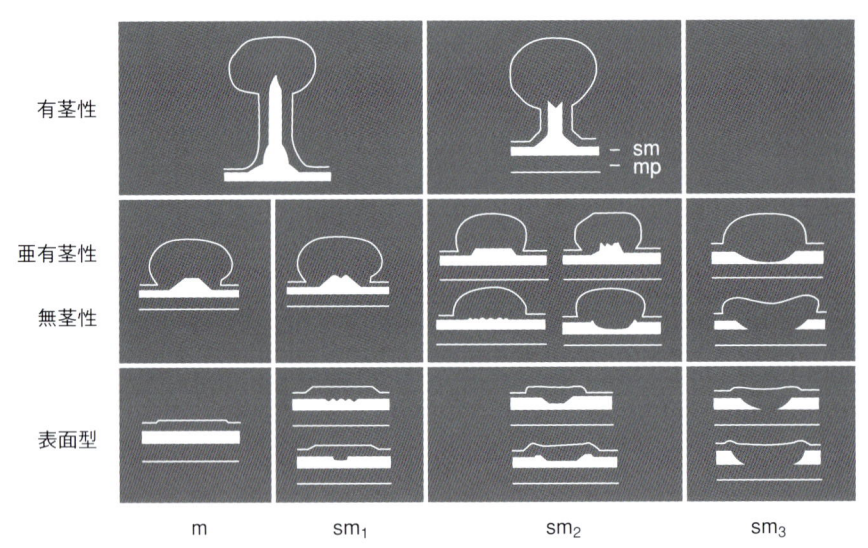

図4-19 EUSによる早期大腸癌の深達度診断の指標
腫瘍の形状、深達度によって画像に違いがあるので、その基本パターンを理解しておかなければならない．（sm_1：SM浸潤距離＜1,000μm，sm_3：固有筋近傍までの浸潤，sm_2：sm_1とsm_3の中間）

が、浸潤する癌の量によってEUS像にも差がみられる．EUS所見はSM癌浸潤度の相対値分類をよく反映するものであり、これらの所見の解析によって内視鏡治療の適応を決定する際に貴重な情報が得られる．図4-19に肉眼型・浸潤度別にみた早期大腸癌のEUS像の基本パターンを示す．

隆起型腫瘍ではエコー減衰があって、層構造が詳細に読影できないことがあるが、表面型腫瘍では良好に捉えることが可能である．特に内視鏡像からは深達度診断が難しい表面型腫瘍の診断において、EUSは大きい威力を発揮する．

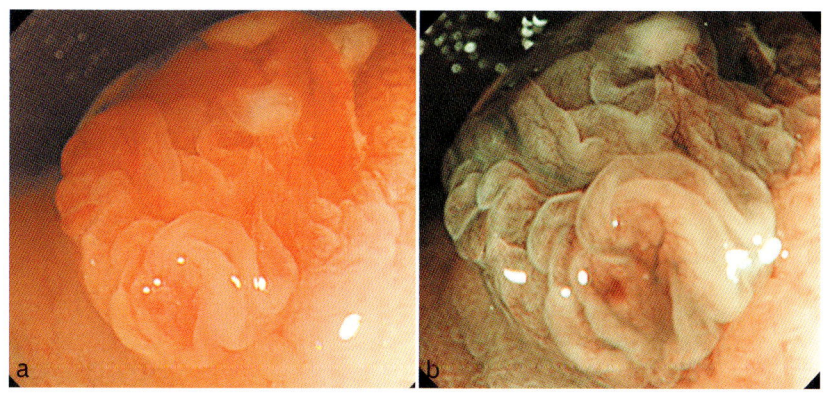

図4-20　NBIを用いた大腸炎症性ポリープの表面構造
a：通常内視鏡像，b：NBI像．NBIを用いると微細血管が明らかになるとともに，表面構造が強調される．

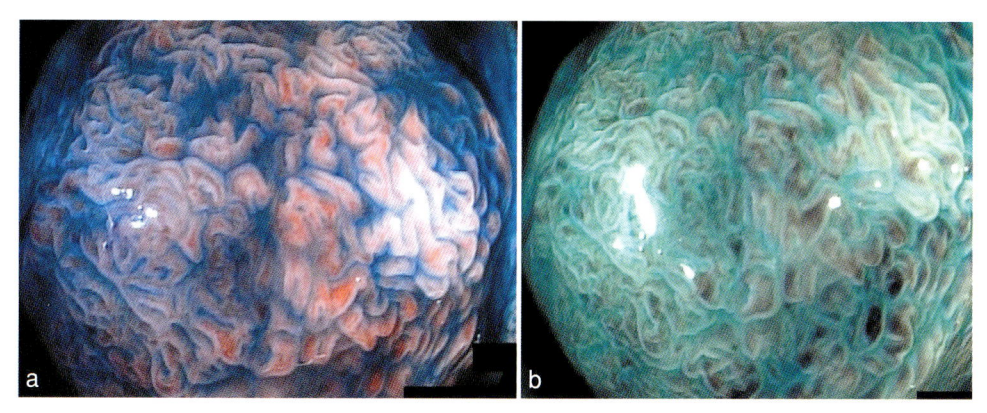

図4-21　FICEを用いた大腸腺腫の表面構造
a：色素内視鏡像，b：FICE像．FICEを用いると色素像と同様の効果が得られ，pit patternが明瞭になる．

大腸癌診断のための補助診断

　胃癌や大腸癌を診断するための手段として，特殊光(蛍光，赤外線，紫外線など)を用いた内視鏡診断が試みられてきた．しかし特殊な装置を必要としたり，得られる画像が暗いため一般臨床に普及するには至らなかった．さらに電子内視鏡像を画像処理(強調処理)することによって，診断能を向上させる試みも数多くなされてきた．

　その一環として，内視鏡観察光の分光特性を変更することで，主に粘膜表面の血管の強調処理を行う手技〔NBI(Narrow Band Imaging)〕[54]や分光内視鏡画像処理〔FICE(Fuji Intelligent Color Enhancement)〕[55]が開発され，大腸癌や炎症性腸疾患に対する新しい内視鏡診断への可能性を探る試みも行われている．その画像は従来の見馴れたものとは異次元のものであり，その有用性についても未知な点が多いが，それだけに新しい診断学が確立される期待は大きい(図4-20, 21)．

第4章　腫瘍性疾患の内視鏡所見のよみ方と鑑別診断

■ 参考文献

1) 松井敏幸, 八尾恒良：小腸腫瘍(疫学と分類). 臨牀消化器内科 10：197-205, 1995
2) 八尾恒良, 日吉雄一, 田中啓二, 他：最近10年間(1970～1979)の本邦報告例の集計からみた空・回腸腫瘍(悪性腫瘍). 胃と腸 16：935-41, 1981
3) 八尾恒良, 八尾建史, 真武弘明, 他：小腸腫瘍—最近5年間の本邦報告例の集計. 胃と腸 36：871-81, 2001
4) 渡辺英伸, 岩淵三哉, 岩下明徳, 他：原発性の空, 回腸腫瘍の病理. 胃と腸 16：943-57, 1981
5) Rosai J：Gastrointestinal tract. Juan R, ed：Surgical Pathology. pp616-66, Mosby, New York, 1996
6) 渕上忠彦, 岩下明徳, 大重要人, 他：小腸非上皮性腫瘍の分類と画像診断. 胃と腸 36：914-22, 2001
7) 藤盛孝博：消化管の病理学. 医学書院, 東京, 2004
8) 廣田誠一：GISTにおけるc-kit遺伝子の機能獲得性突然変異と分子標的治療. 日消誌 100：13-20, 2003
9) 多田正大, 伊藤義幸, 藤田欣也, 他：小腸癌の内視鏡診断. 消化器癌 2：471-6, 1992
10) 多田修治, 上原正義：小腸癌. 八尾恒良, 他(編)：小腸疾患の臨床. pp326-31, 医学書院, 東京, 2004
11) 尾関豊, 土谷春仁, 鈴木雅雄, 他：術前診断できた早期回腸癌の1例. 胃と腸 29：1207-13, 1994
12) 大腸癌研究会(編)：大腸癌取扱い規約(第7版). 金原出版, 東京, 2006
13) 武藤徹一郎：大腸ポリープ・ポリポーシス. 医学書院, 東京, 1993
14) 特集：Ⅱ型早期大腸癌肉眼分類の問題点. 胃と腸 34：1999
15) 多田正大, 斉藤裕輔, 藤盛孝博, 他：表在型大腸腫瘍の形態分類(案). 消化器内視鏡 14：1920-25, 2002
16) 多田正大, 斉藤裕輔, 藤盛孝博, 他：表在型大腸腫瘍の肉眼型分類をめぐるコンセンサス. 武藤徹一郎, 他(編)：大腸疾患NOW2004. pp43-8, 日本メディカルセンター, 東京, 2004
17) 長廻紘, 五十嵐達紀, 大原昇, 他：表面型早期大腸癌粘膜下浸潤様式. 日消誌 88：2101-06, 1991
18) 長廻紘：大腸sm癌の内視鏡診断と治療・予後. 長廻紘(編)：早期大腸癌. pp91-104, 医学書院, 東京, 1993
19) 田中信治, 春間賢, 永田信二, 他：大腸sm癌に対する内視鏡治療の適応と限界. 大腸肛門誌 52：1089-93, 1999
20) 工藤進英, 曽我淳, 下田聡, 他：大腸sm癌のsm浸潤度の分析と治療方針. 胃と腸 19：1349-57, 1984
21) 味岡洋一, 渡辺英伸, 小林正明, 他：大腸sm癌の細分類(浸潤度分類)とその問題点. 胃と腸 29：1117-25, 1994
22) Haggitt RC, Glotzbach RE, Soffer EE, et al：Prognostic factors in colorectal carcinomas arising in adenomas：implications for lesions removed by endoscopic polypectomy. Gastroenterology 89：328-36, 1985
23) 武藤徹一郎, 西澤護, 小平進, 他：大腸sm癌アンケート集計報告—sm癌の転移リスクファクターを求めて. 胃と腸 26：911-8, 1991
24) 小林正明, 渡辺英伸, 前尾征吾, 他：大腸sm癌の新しいsm浸潤度分類からみた組織異型度・発育先進部簇出像と脈管侵襲・リンパ節転移との相関. 胃と腸 29：1151-60, 1994
25) 松田圭二：sm癌の転移率. 武藤徹一郎, 他(編)：大腸sm癌. pp99-116, 日本メディカルセンター, 東京, 1999
26) 西正孝, 森安史典：早期大腸癌のsm浸潤度および組織学的分類の再評価に関する臨床病理学的検討. 日消誌 98：769-78, 2002
27) 喜多嶋和晃, 藤盛孝博, 藤井茂彦, 他：sm浸潤度の規定はそうあるべきか？. 武藤徹一郎, 他(編)：大腸疾患NOW2004. pp49-59, 日本メディカルセンター, 東京, 2004
28) 長廻紘, 藤盛孝博, 石黒信吾, 他：大腸sm癌の取扱い—大腸癌研究会sm癌プロジェクトアンケート：病理報告を中心に. 胃と腸 37：1636-8, 2002
29) 斉藤裕輔, 多田正大, 工藤進英, 他：通常内視鏡による大腸sm癌垂直浸潤距離1,000 μm の診断精度と浸潤所見. 胃と腸 40：1855-8, 2005
30) 斉藤裕輔, 多田正大, 工藤進英, 他：内視鏡治療の適応決定のための診断基準. 武藤徹一郎, 他(編)：大腸疾患NOW2007. pp101-7, 日本メディカルセンター, 東京, 2007
31) 工藤進英, 林俊一, 三浦宏二, 他：平坦・陥凹型早期大腸癌の内視鏡診断と治療—微小癌の内視鏡像を中心に. 胃と腸 24：317-29, 1989
32) 工藤進英, 三浦宏二, 高野征雄, 他：微小大腸癌の診断—実体顕微鏡所見を含めて. 胃と腸 25：801-12, 1990
33) 多田正大, 清水誠治, 大塚弘友, 他．大腸腫瘍診断と治療の新しい展開. 内科 77：204-10, 1996
34) 多田正大：表面陥凹型早期大腸癌. 内科学会誌 87：155-60, 1998

35) 倉本秋，伊原治，大原毅：平坦な腺腫と早期大腸癌．臨牀消化器内科 3：1563-9, 1998
36) 柏木亮一，田畑文平，藤盛孝博：ピットパターン・拡大．長廻紘，他（編）：大腸癌．pp126-32, 医薬ジャーナル社，東京，1997
37) 鶴田修：pit pattern による質および深達度診断．武藤徹一郎，他（編）：大腸 sm 癌．pp56-65, 日本メディカルセンター，東京，1999
38) 工藤進英（編）：大腸 pit pattern 診断．医学書院，東京，2005
39) 小泉浩一，風見明，半田隆義，他：肉眼型による深達度診断（有茎性隆起）．早期大腸癌 2：389-94, 1998
40) 長廻紘：白斑．内視鏡的大腸病学．pp77-8, 医学書院，東京，1999
41) 津田純郎，帆足俊男，松井敏幸，他：大腸 sm 癌の深達度診断．早期大腸癌 2：427-33, 1998
42) 宇野良治：大腸 sm 癌の"non-lifting sign"．胃と腸 27：910, 1992
43) 長廻紘，屋代庫人，五十嵐達紀，他：陥凹型早期大腸癌の成因と内視鏡像に関する検討．胃と腸 25：801-12, 1989
44) 三戸岡英樹：高性能コロノスコープ．長廻紘，他（編）：大腸癌．pp102-7, 医薬ジャーナル社，東京，1997
45) 三戸岡英樹，白川勝朗，入江一彦，他：拡大電子内視鏡による大腸腫瘍の診断は真に有用か．胃と腸 34：1665-73, 1999
46) 特集：消化管ポリポーシス 2000．胃と腸 35：2000
47) 下田忠和，池上雅博，鄭鳳鉉，他：早期大腸癌の病理学的検討．胃と腸 22：967-76, 1987
48) 池上雅博：PG，NPG 分類の意義．藤盛孝博（編）：大腸の臨床分子病理学．pp70-5, メジカルビュー社，東京，1998
49) 藤盛孝博：癌遺伝子および癌抑制遺伝子異常からみた表面型癌の特異性について．長廻紘（編）：早期大腸癌．pp207-18, 医学書院，東京，1993
50) 清水誠治：EUS による早期大腸癌の深達度診断．Gastroenterol Endosc 45：1017-23, 2003
51) 清水誠治，富岡秀夫，多田正大，他：大腸癌の EUS 診断．臨牀消化器内科 20：1525-30, 2005
52) 清水誠治，富岡秀夫，多田正大，他：下部消化管超音波内視鏡の手技と読影の要点．Gastroenterol Endosc 48：2664-73, 2006
53) 清水誠治，斉藤隆也，北村千都，他：sm 浸潤度細分類に基づく早期大腸癌の EUS 深達度診断．胃と腸 29：1271-8, 1994
54) 田尻久雄（編）：特殊光による内視鏡アトラス．日本メディカルセンター，東京，2006
55) Osawa H, Yosizawa M, Yamamoto H, et al：Optimal band imaging system can facilitate detection of changes in depressed-type early gastric cancer. Gastrointest Endosc 67：225-34, 2008

所見からみた診断へのアプローチ

	所見		頁	
1	有茎性の病変	（1）分葉がある病変	70	腫瘍性疾患
		（2）軽度の凹凸がある病変	74	
		（3）発赤・びらんがある病変	78	
		（4）頭部が崩れた病変	82	
		（5）表面が平滑な病変	86	
		（6）茎が太い病変	90	
2	亜有茎性の病変	（1）分葉がある病変	94	
		（2）分葉がない病変	98	
		（3）発赤・びらんがある病変	102	
		（4）頭部が崩れた病変	106	
		（5）表面が平滑な病変	110	
		（6）多発する病変	112	
3	無茎性・広基性の病変	（1）分葉がある病変	114	
		（2）分葉がない病変	118	
		（3）二段隆起	122	
		（4）表面が平滑な病変	126	
		（5）小さい半球状の病変	132	
		（6）陥凹・浅い潰瘍がある病変	136	
		（7）深い潰瘍がある病変	140	
		（8）絨毛状の外観を呈する病変	144	
		（9）多発する無茎性病変	146	
4	表面型病変	（1）扁平な病変	150	
		（2）わずかな陥凹がある病変	154	
		（3）広い陥凹がある病変	156	
		（4）陥凹を主体とする病変	160	
5	特殊型病変	結節が集簇し，側方に発育する病変	164	
6	狭窄のある病変		168	
7	病変部位・分布	（1）直腸・肛門部の病変	170	
		（2）回盲部の病変	174	
		（3）虫垂の病変	180	
		（4）吻合部の病変	182	
8	大腸炎関連大腸癌		184	

(1) 分葉がある病変

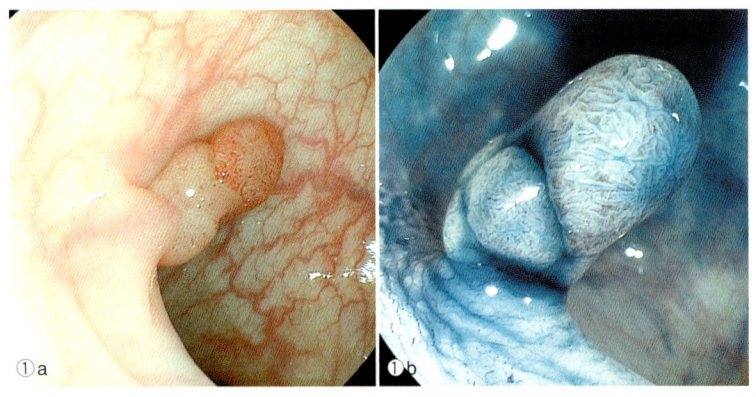

S状結腸，10 mm
- 頭部に分葉のみられる病変．
- 色素撒布後，分葉と規則的なⅢL型 pit pattern が明瞭となる．

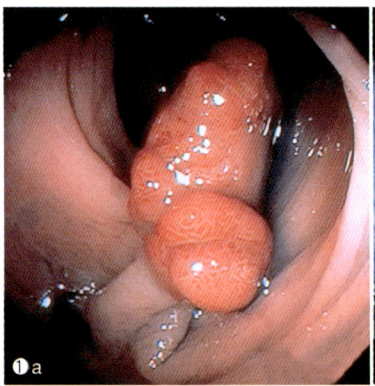

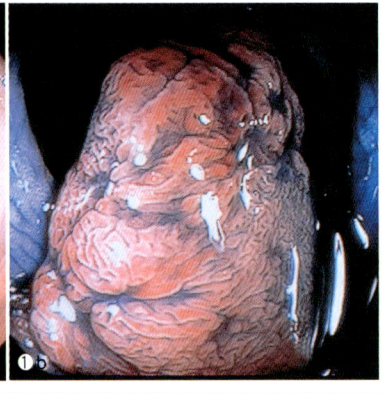

S状結腸，20 mm
- 頭部に分葉のみられる有茎性病変である．
- 頭部の所々に発赤が認められるが，明らかな崩れはない．
- インジゴカルミン色素撒布により脳回状（Ⅳ型）および管状（ⅢL型）の pit pattern が認められる．

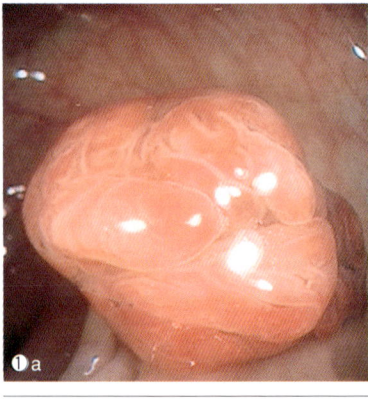

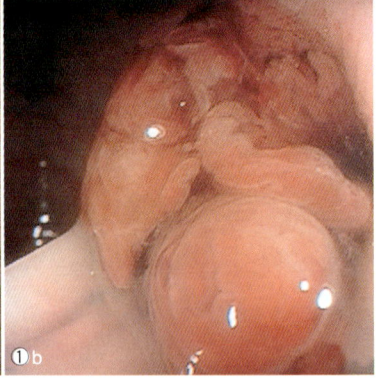

S状結腸，25 mm
- 頭部に分葉のみられる茎の細い有茎性病変である．
- 松かさ様（鱗様）の表面構造を呈する．

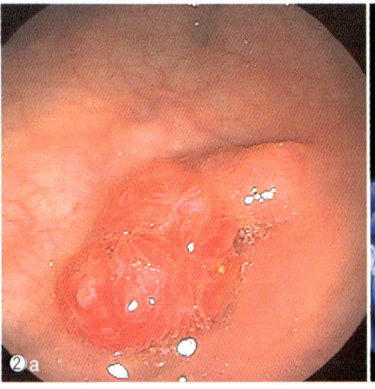

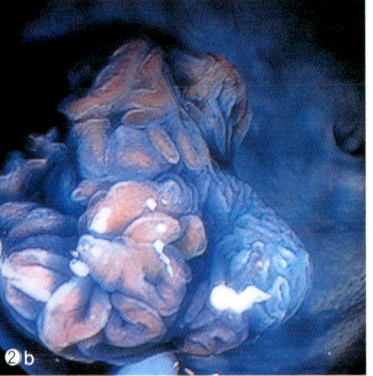

S状結腸，9 mm
- 多少の分葉がみられ，赤色調で緊満感のない軟らかい腫瘍である．
- 絨毛状の pit pattern が認められる．

管状腺腫 tubular adenoma

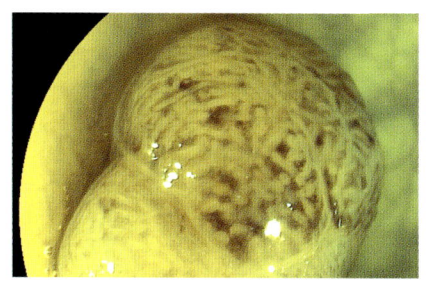

- 大腸にできるポリープの約 80% は腺腫が占める．
- 腺腫は管状腺腫，管状絨毛腺腫，絨毛腺腫，鋸歯状腺腫に分類されるが，大きさ 2 cm 以上になると癌化している可能性が高くなる．
- 拡大観察（FICE 画像解析）により ⅢL 型の pit pattern が確認できる．
- 内視鏡治療適応病変．

拡大画像解析（FICE）では規則的な ⅢL 型 pit pattern が明瞭に描出される

鑑別診断のポイント　ⅢL 型の pit pattern

管状絨毛腺腫 tubulovillous adenoma

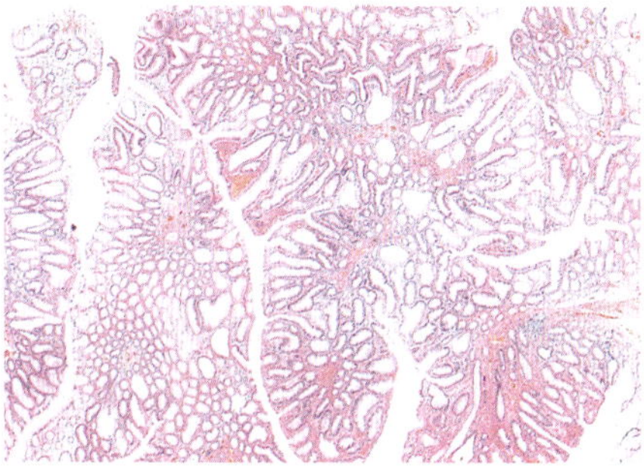

- 大腸腺腫には組織学的に管状腺腫，管状絨毛腺腫，絨毛腺腫，鋸歯状腺腫の 4 種類がある．
- 頭部が分葉し凹凸を有するが，茎の太さは頭部に比べ太くない．
- 拡大観察では全体に脳回状から管状の規則的な pit pattern が認められ，腺腫または腺腫内癌（M）と診断可能で，内視鏡治療の適応と判断できる．

管状構造と絨毛構造が混在している

鑑別診断のポイント　分葉はあるが崩れのない頭部，ⅢL 型の pit pattern

鋸歯状腺腫 serrated adenoma

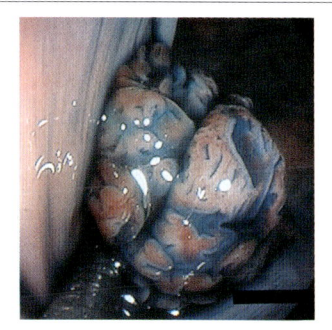

- 組織学的に過形成性ポリープと同様の鋸歯状の腺管構造を有している．
- 腺底部から表層部に至るまで核がやや腫大して濃染し，増殖帯が表層部まで認められるのが特徴である．
- 約 10% において病変内に癌を認めたとの報告もあり，通常の腺腫と同様の取扱いが必要である．
- 内視鏡像としては，(1) 過形成性ポリープに類似する病変，(2) 絨毛状構造がみられる病変，(3) 両者が混在する病変が存在する．
- この 2 例は絨毛状構造を有する典型例であり，松かさ様や絨毛状の表面構造が観察される．

肥大した松かさ様の pit pattern

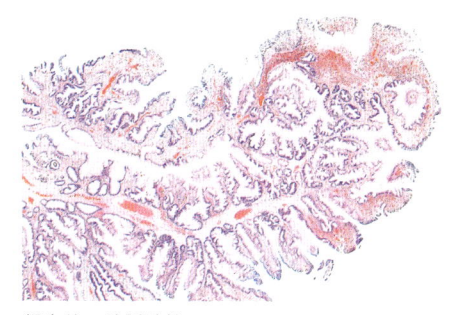

鋸歯状の腺腫腺管

腫瘍性疾患 ― ① 有茎性の病変 (1) 分葉がある病変

腫瘍性疾患 ― ① 有茎性の病変

(1) 分葉がある病変

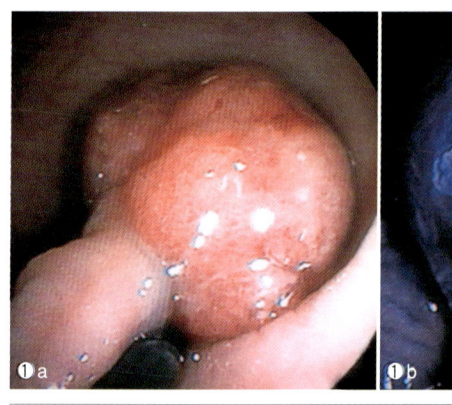

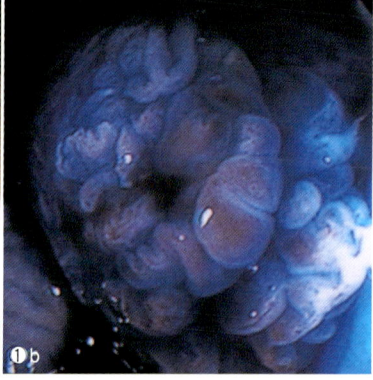

S状結腸，23 mm
- 表面にわずかなびらんがあり，不規則な分葉がみられる．
- 易出血性があり，生検鉗子で押すと緊満感のある硬い腫瘍である．
- 密に集合した脳回状 pit pattern（Ⅳ型）が観察される．

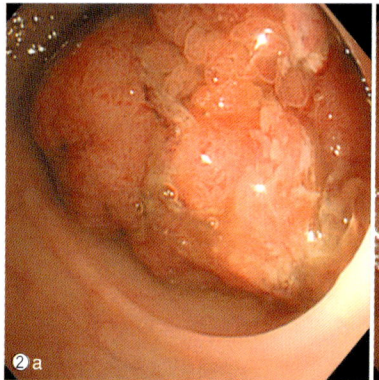

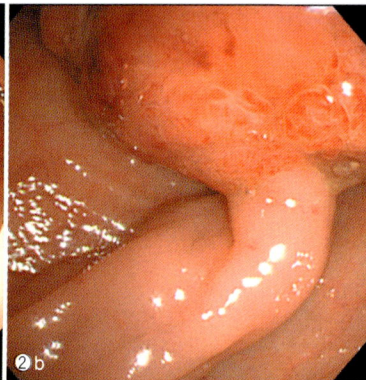

S状結腸，35 mm
- 腸管腔をほぼ占居する大きい腫瘍．
- 体位変換によって腫瘍の位置が変わり，有茎性であることがわかる．
- 表面は結節様に分葉する．

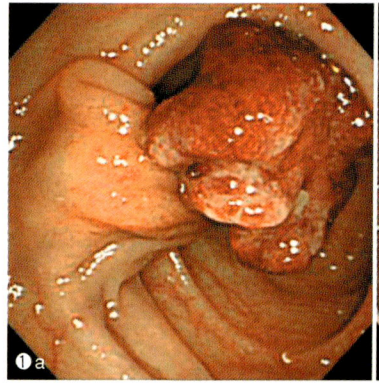

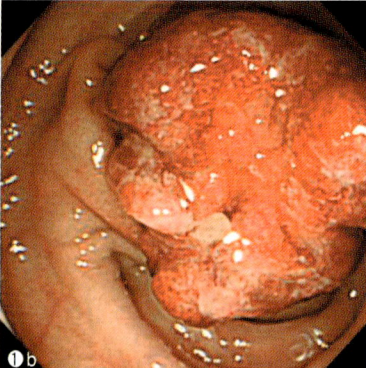

S状結腸，20 mm
- 太い茎を有する病変で可動性は良好である．
- 頭部は発赤が強く，不揃いで粗大な分葉を示す．
- ①b では中央部にやや褪色した陥凹面がみられている．

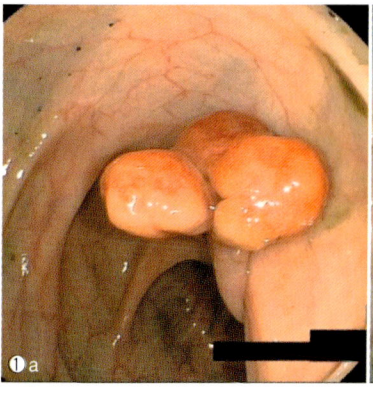

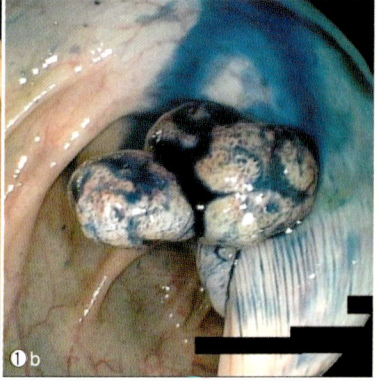

肝彎曲，20 mm
- 発赤調の分葉する頭部を有する有茎性病変で茎は細い．
- 色素撒布後の拡大観察では，特徴的な規則的で粗な円形の pit pattern が認められる．

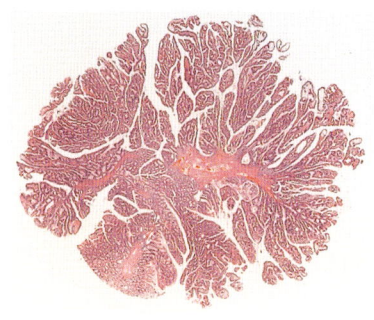

早期癌（M） early carcinoma（M）

- ともに管状絨毛腺腫を母地として発生した腺腫内癌（carcinoma in adenoma）である．
- 大きい大腸腫瘍は著しい分葉がみられたり，糞便の通過によって損傷することが多く，表面構造が破壊されることが少なくない．したがって内視鏡所見から良悪性を鑑別することは難しいこともある．
- 腫瘍の大きさが鑑別の拠り所となることが多い．
- ①の症例では頭部の易出血性は異型度の高いことを表している．
- 表面構造は規則的で密なⅣ型の pit pattern を呈しており，頭部に比べそれほど太くない茎を有していることから早期癌であっても内視鏡治療可能であると診断できる．
- ②の症例では高異型の腺腫の一部に高分化腺癌が認められたが，粘膜下層や茎部への浸潤はなかった．
- 脈管侵襲もなく（ly0, v0），内視鏡治療で根治できた．

管状絨毛腺腫内に高分化腺癌を認める

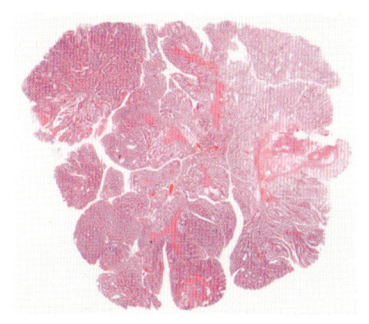

管状絨毛腺腫内に高分化腺癌を認める

鑑別診断のポイント　頭部の易出血性，規則的で密なⅣ型 pit pattern
鑑別すべき疾患　腺腫，SM癌

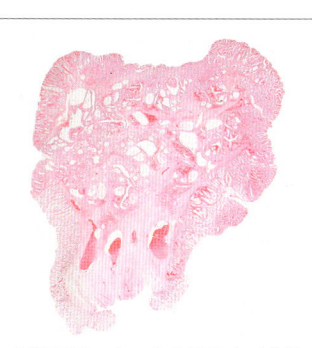

早期癌（SM ≧ 1,000 μm）
early carcinoma（SM ≧ 1,000 μm）

- 頭部の変形，発赤（暗赤色），自然出血などの所見と頭部に比し太い茎を認めるため，SM深部浸潤癌の診断は比較的容易である．
- 頭部の変形は偏側性に生じることもあり，可能な限り反転観察や鉗子を利用して全体観察を試みるべきである．
- リンパ節転移の可能性のある外科的切除適応病変．

粘膜下層に高〜中分化腺癌が多量に浸潤している

鑑別診断のポイント　頭部の変形，脆弱性，太い茎

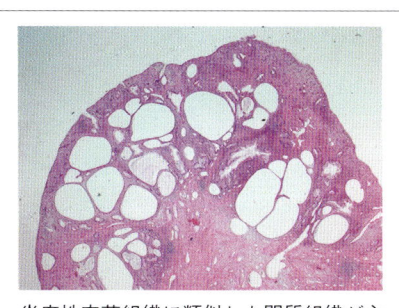

若年性ポリープ juvenile polyp

- 小児期に発生するが，成人にもみられる．
- 消化管の粘膜の非腫瘍性ポリープで過誤腫性ポリープに分類され癌化することは極めてまれである．
- 小腸または大腸に発生するが，臨床的に発見されるのはS状結腸から直腸が多い．表面に発赤，びらんが認められ有茎性，亜有茎性が多い．
- ポリープ表面のびらんが原因で血便を生じ発見されることが多いが，自然脱落することもあり検査時に基部のみが残っていることがある．

炎症性肉芽組織に類似した間質組織が主体で，少なからず炎症細胞浸潤を伴っている．これらの間質中に囊胞状に拡張した腺管が分布している

鑑別診断のポイント　表面の発赤，びらん，規則的で粗な円形の pit pattern

腫瘍性疾患—①有茎性の病変（1）分葉がある病変

(2) 軽度の凹凸がある病変

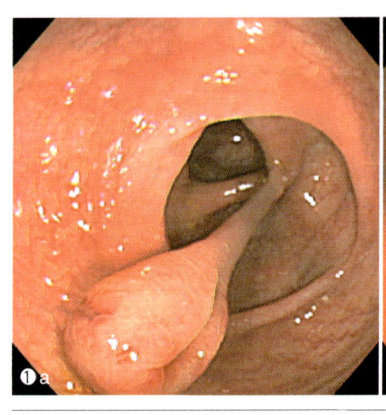

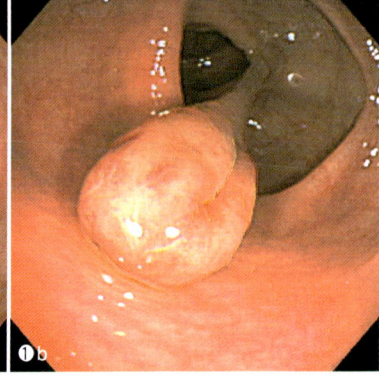

下行結腸, 10 mm
- 細長い茎を有する有茎性病変である.
- 頭部は比較的平滑であるが, 縦の溝がみられ, わずかに凹凸している.
- 表面には発赤が部分的にみられる.

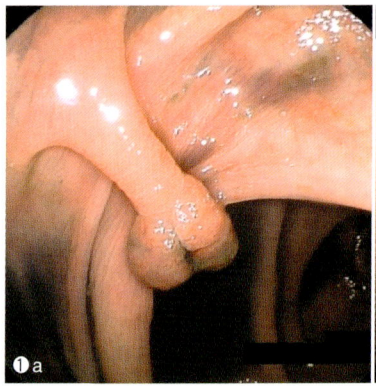

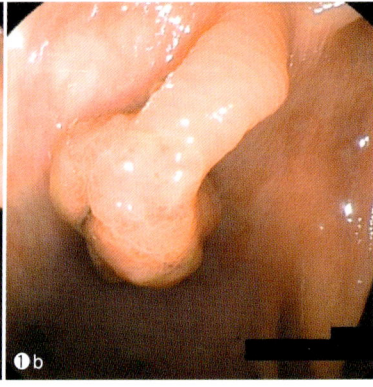

S状結腸, 10 mm
- 長い茎を有する有茎性病変である.
- 頭部にはわずかな凹凸があり縦に走る溝が認められる.

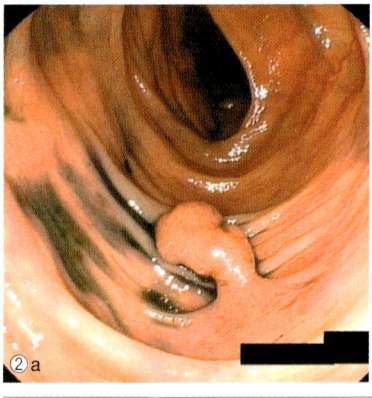

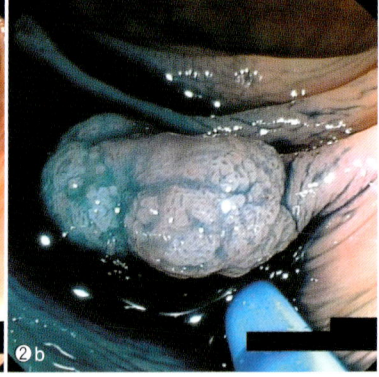

下行結腸, 14 mm
- 短い茎を有し頭部に軽度の凹凸を有する有茎性病変である.
- 色素撒布後の拡大観察では頭部全体に III$_L$ 型の pit pattern が認められる.

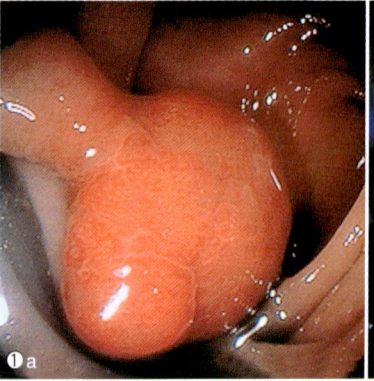

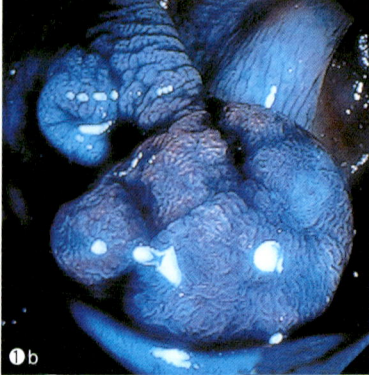

S状結腸, 11 mm
- 赤色調で, 頭部の凹凸不整や分葉ははっきりしない有茎性病変である.
- 色素撒布によって管状 (III$_L$ 型) の pit pattern が明らかになる.

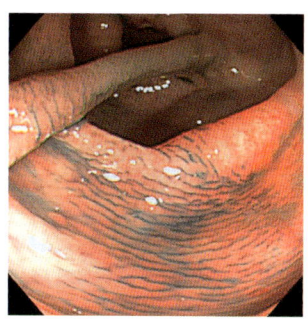

腫瘍性疾患――① 有茎性の病変 (2) 軽度凹凸がある病変

colonic muco-submucosal elongated polyp (CMSEP)

- 眞武（胃と腸 29：1330, 1994）が粘膜と粘膜下層からなる長い茎を有するポリープとして報告した．
- 組織学的には表面は正常粘膜で覆われ，粘膜下層は静脈とリンパ管の拡張を伴う浮腫状の結合組織からなる細長い有茎性ポリープである．
- 好発部位は特になく，全結腸にみられる．
- 細長い茎を有し，表面が正常粘膜に覆われていることが内視鏡的な特徴である．

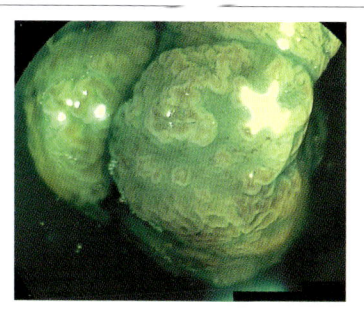

茎は周囲粘膜と同様の性状である

管状腺腫 tubular adenoma

- 大腸ポリープとは大腸粘膜から隆起した病変を意味する名称であり，広い意味では上皮性腫瘍のみならず非腫瘍性病変の粘膜下腫瘍も含まれる．
- 大腸ポリープの中で腺腫は上皮性の良性腫瘍であり，隆起型と表面型に大別されるが，隆起性の形態を示すことが多い．
- 管状，樹枝状の規則的な pit pattern から，腺腫もしくは腺腫内癌と診断できる．
- 年齢的に 40 歳以降に多くみられ，発生部位は全大腸に分布する．
- 長い茎では太い血管が内在することが多く，切除後の結紮スネア，クリップ縫縮が望ましい．

FICE（画像解析）画像：管状および樹枝状の pit pattern がより明瞭に認識される

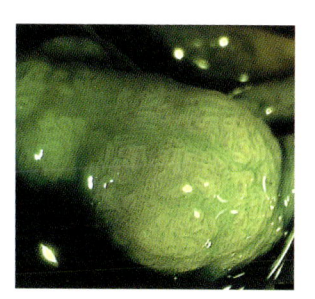

FICE（画像解析）画像：ⅢL 型 pit pattern がより明瞭に認識される

鑑別診断のポイント　管状・樹枝状の規則的な pit pattern

管状絨毛腺腫 tubulovillous adenoma

- 腺腫内に明らかな癌が発生する現象は adenoma-carcinoma sequence といわれており，腺腫は癌発生母地と考えられる．
- 頭部に比し茎が細く，頭部に崩れや明らかな凹凸不整がないこと，規則的な pit pattern が認められることから，腺腫もしくは腺腫内癌と診断できる．

(2) 軽度の凹凸がある病変

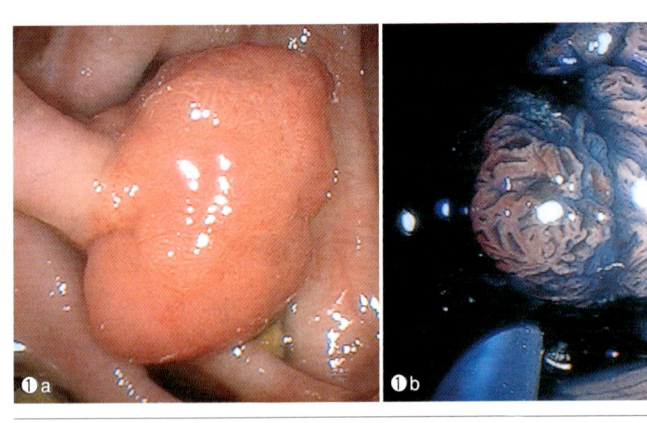

S状結腸，15 mm
- くすんだ発赤調，分葉のはっきりしない有茎性病変である．
- 左右対称に乏しく一部に小結節が認められる．
- 頭部に比し茎は細く，可動性が良好であり，悪性を疑わせる所見は乏しいが，頭部に緊満感が認められる．
- 色素撒布により，管状，脳回状（ⅢL＋Ⅳ型）の pit pattern が観察される．

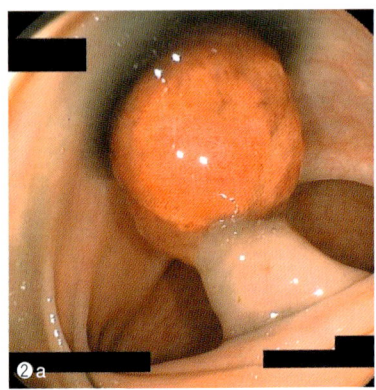

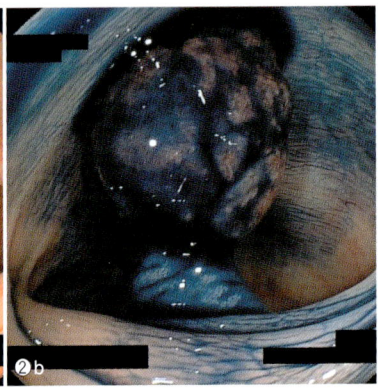

S状結腸，15 mm
- 頭部は発赤調でありわずかな凹凸を有する有茎性病変．
- 色素撒布によりⅣ型の pit pattern が観察される．

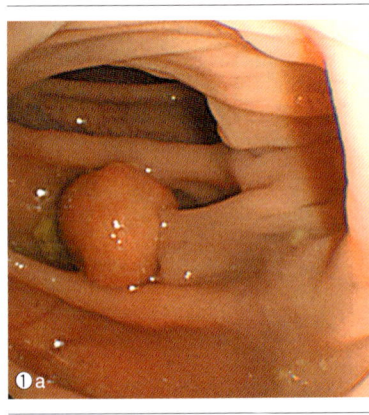

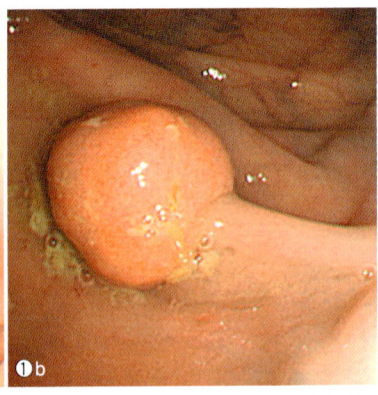

上行結腸，10 mm
- 短い茎を有する．
- 発赤は強くなく，びらんも少ない．
- 表面に多少の凹凸があり，pit pattern は明瞭でない．

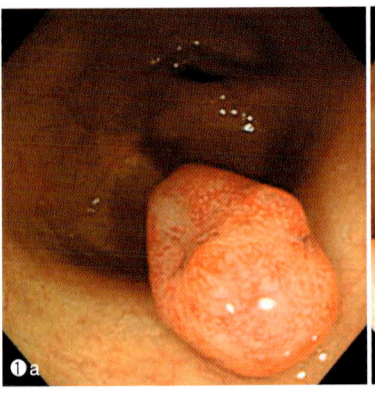

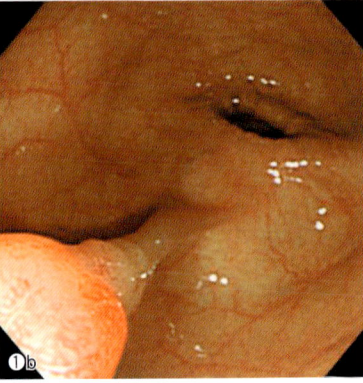

S状結腸，12 mm
- 細い茎を有するポリープである．
- 頭部はやや発赤し，概ね平滑であるが，所々に浅い陥凹を伴っている．
- 通常観察ではあるが，Ⅱ型 pit pattern に対応すると考えられる表面模様が観察される．

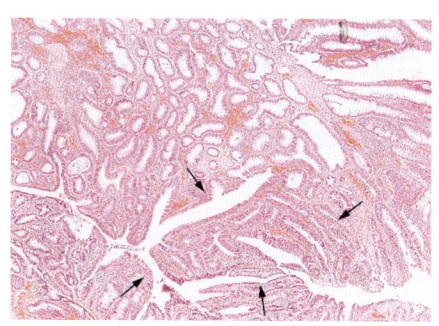

管状絨毛腺腫内に一部高分化腺癌を認める

早期癌（M） early carcinoma（M）

- 頭部の変形は乏しく，拡大観察でⅢL+Ⅳ型の pit pattern が認められるが腺腫との鑑別は困難．
- 比較的大きな病変であることが多く，頭部全体の観察は容易でない場合があるが，反転観察や鉗子を利用し試みるべきである．
- 腺腫と同様に内視鏡的加療により完治可能であり，腫瘍を遺残させない確実な切除が必要である．
- 長い茎では太い血管の内在することが多く，切除後のクリッピングが望ましい．

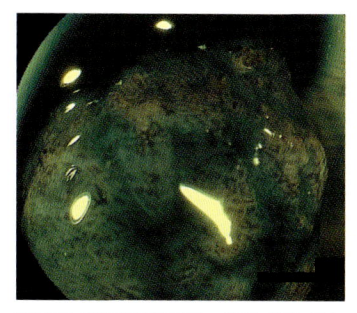

FICE（画像解析）画像：粘液付着があるもⅣ型 pit pattern がより明瞭に認識される

鑑別診断のポイント 良好な可動性

若年性ポリープ juvenile polyp

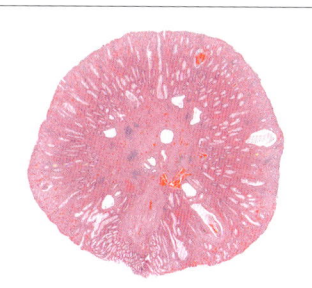

- 若年性ポリープは発赤の強い病変であることが多く，軽度の凹凸があっても分葉は少ない．
- 本例でも凹凸はあるが，おとなしい表面構造を呈する．
- 腺腫との鑑別のポイントは pit pattern であり，若年性ポリープでは大型の円形の pit が疎にみられることが多い．
- ポリープには粘膜筋板が入り込んでいないため，自然脱落することがある．

炎症細胞浸潤を伴う幅広い間質と拡張した腺管がみられる

鑑別すべき疾患 有茎性の腺腫や早期癌との鑑別

Peutz-Jeghers 型ポリープ
Peutz-Jeghers type polyp

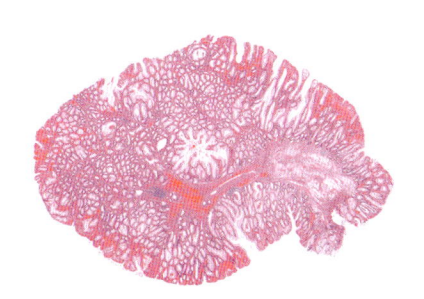

- 皮膚粘膜色素沈着を伴わず，P-J 症候群にみられるポリープと組織学的に同じ性質のポリープが消化管に発生した場合 P-J 型ポリープと呼ぶ．
- 大腸では，S 状結腸，直腸に好発し，亜有茎性から有茎性の形態をとり，過形成性ポリープに類似した内視鏡像を呈する．

鑑別診断のポイント 規則的で粗な円形 pit pattern を呈するが発赤，びらんを認めることはまれ．

鑑別すべき疾患 過形成性ポリープ，若年性ポリープ

分岐した粘膜筋板と過形成腺管がみられる

腫瘍性疾患——① 有茎性の病変 (2) 軽度の凹凸がある病変

(3) 発赤・びらんがある病変

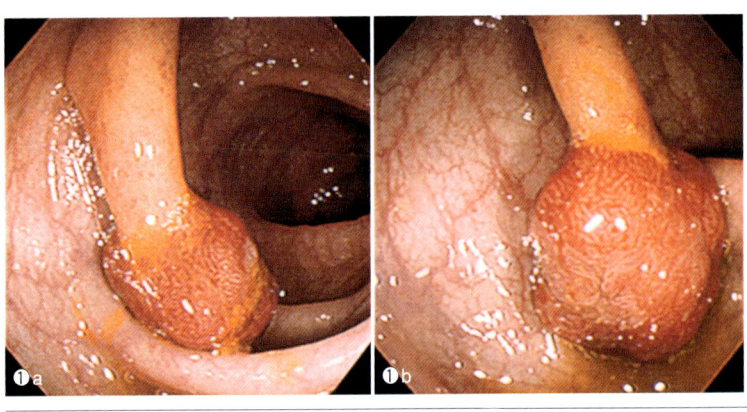

S状結腸，10 mm
- ほぼ球形で発赤が顕著な有茎性病変である．
- 可動性はよい．
- 表面に分葉や明らかなびらんはみられない．

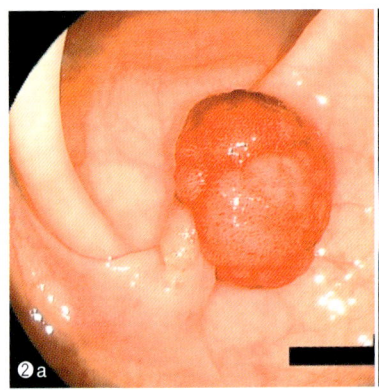

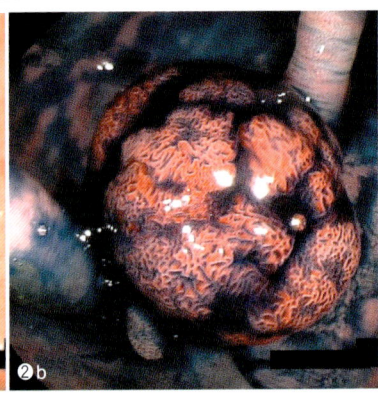

S状結腸，13 mm
- 発赤調の頭部を有する有茎性病変である．
- 茎はやや太めであるが可動性は良好である．
- 色素撒布により規則的に配列するⅢL型 pit pattern が認められる．

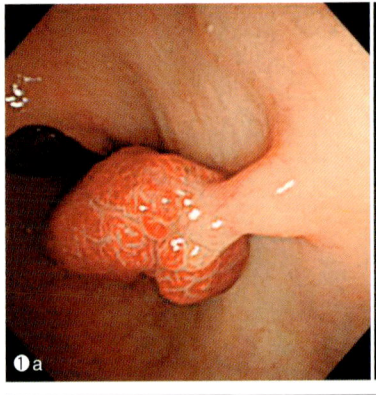

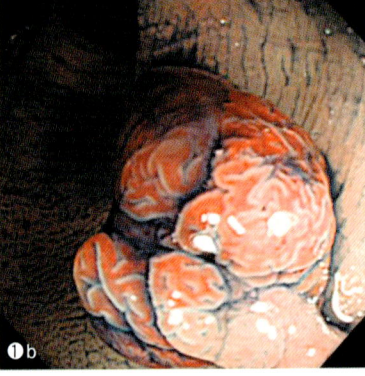

S状結腸，15 mm
- 頭部が軽度の分葉を示す有茎性ポリープである．
- 頭部表面は発赤が強い．
- ⅢLとⅣ型の pit pattern が観察される．

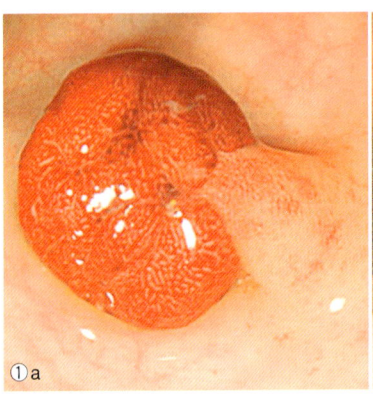

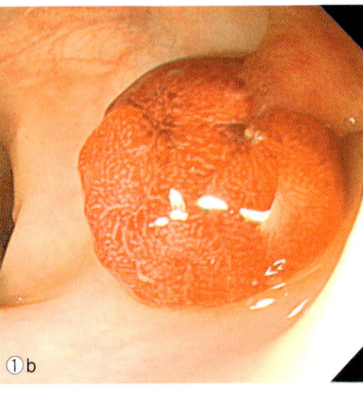

S状結腸，12 mm
- 発赤が強い有茎性ポリープ．
- 表面に多少の分葉もみられるが，ほぼ平滑な病変である．
- pit pattern はⅢsないしⅢLを呈する．

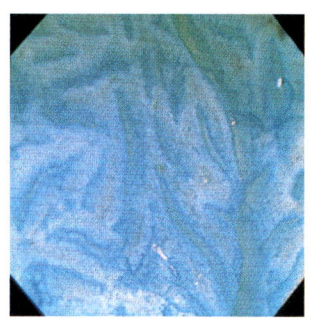

腫瘍性疾患 ― ① 有茎性の病変 (3) 発赤・びらんがある病変

管状腺腫 tubular adenoma

- 腺腫の中で最も頻度が高く，全体の約8割を占める．
- 小さいものでは無茎性であることが多く，大きくなるにつれ亜有茎性，有茎性のものがみられるようになる．
- ある程度の大きさになると，本例のように発赤調を呈することが多い．

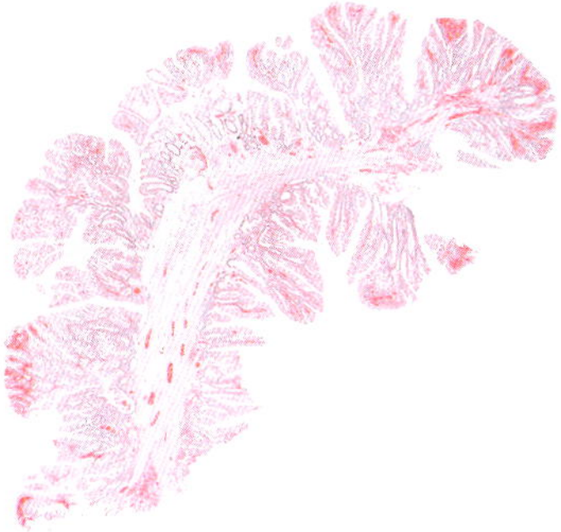

ⅢL型 pit の拡大像

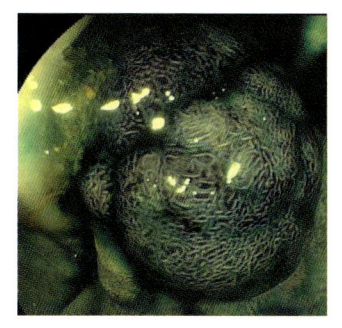

FICE（画像解析）画像：ⅢL型 pit pattern が認識される

鋸歯状腺種 serrated adenoma

- 構造的には過形成性ポリープ同様の鋸歯状の腺管内腔面の構造を有し，腺底部から表層部に至るまで核がやや腫大して濃染しており，増殖帯が表層部にまで認められる腺腫の亜型である．
- 内視鏡像は，(1)過形成性ポリープに類似したもの，(2)絨毛腺腫に類似したもの，(3)両者の中間から混在したもの，が特徴である．
- 頻度は低いが癌化するものもある．

鋸歯状の腺管構造がみられる

鑑別すべき疾患 過形成性ポリープ，絨毛腺腫

早期癌（M） early carcinoma (M)

- 本例は，管状腺腫を母地として発生した腺腫内癌で，深達度 M である．
- 頭部に比べて茎が細く，はっきりとした陥凹がなく，規則的な pit pattern を示しているため，腺腫か腺腫内癌と診断できる．

(3) 発赤・びらんがある病変

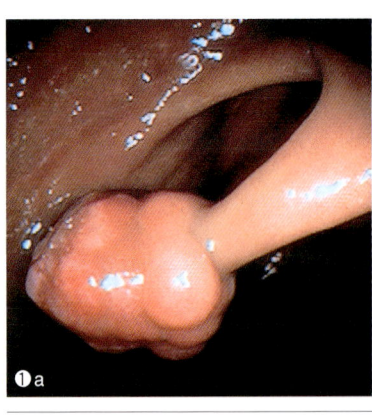

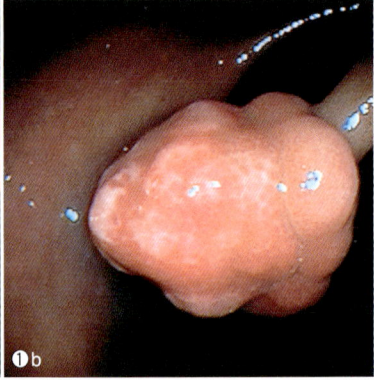

腫瘍性疾患 ― ① 有茎性の病変

横行結腸，17 mm
- 長い茎を有し，表面に軽度の凹凸がみられる．
- 発赤と褪色が混在している．
- 粘液付着のため pit pattern は明らかでない．

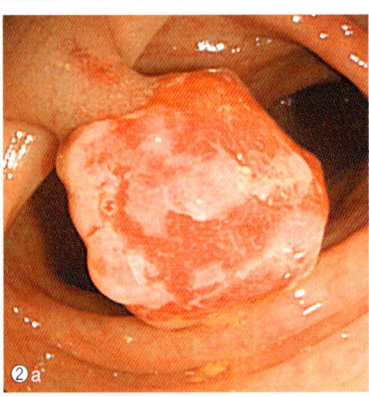

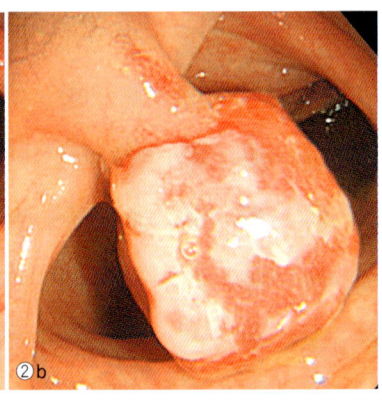

上行結腸，15 mm
- 発赤が強い有茎性ポリープ．
- ポリープの表面に白苔が付着する．
- 炎症が強い病変であるが，pit pattern は確認できない．

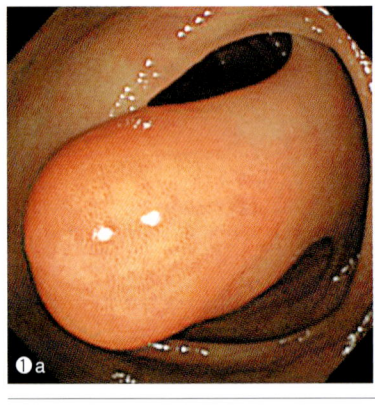

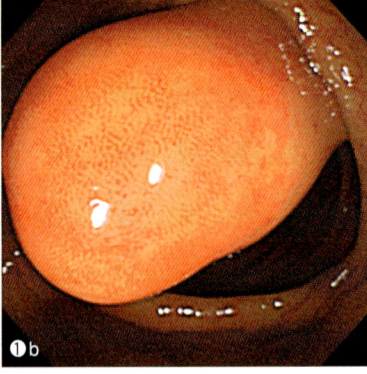

上行結腸，20 mm
- 上行結腸に幅広い茎を持つ表面平滑な病変がみられる．
- 頭部は発赤しているが，びらん・潰瘍はみられない．
- 頭部と茎部の境界は不明瞭である．
- 鉗子で触れると，軟らかく可動性に富む．

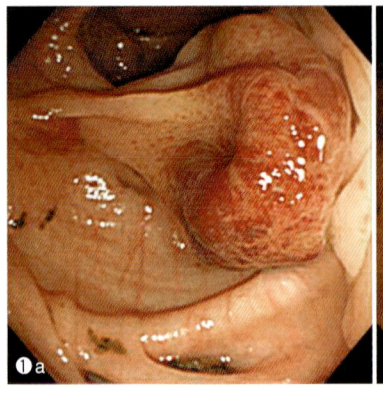

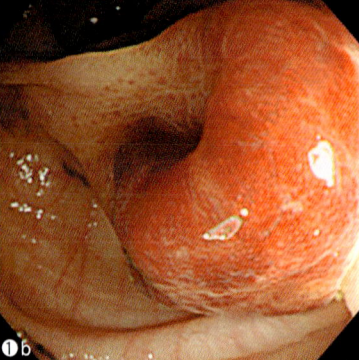

S 状結腸，10 mm
- 憩室が多発する腸管に表面が平滑な有茎性ポリープがみられる．
- 病変の頭部は発赤が強い．
- 頭部と頸部はなだらかに移行し，境界は不明瞭である．

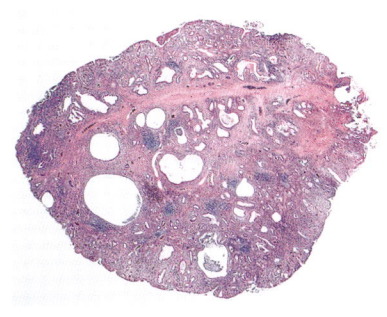

若年性ポリープ juvenile polyp

- 小児にみられることが多いが，成人にもみられる．
- 形態としては有茎性，亜有茎性が多く，大きくなっても分葉しないことが多い．
- ポリープは表面平滑で，高度の発赤，びらん形成，粘液付着を認める．
- 大型で円形の pit が粗に配列する．
- 組織学的には非腫瘍性で，過誤腫または炎症性ポリープと考えられており，囊胞状に拡張した腺管が散在してみられ，間質に富む．
- 癌化のリスクははとんどないが，貧血の原因となりうるため内視鏡摘除の適応となる．
- ポリープの自然脱落例の報告もある．

表面にびらんが著しく，豊富な間質と囊胞状に拡張した腺管がみられる

鑑別診断のポイント　小児の血便

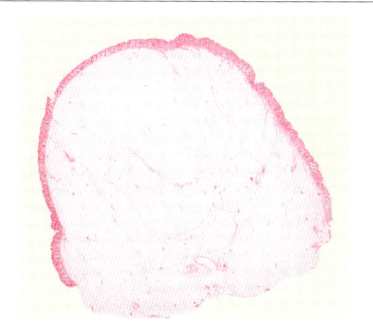

脂肪腫 lipoma

- 脂肪腫の典型例は黄色調で軟い粘膜下腫瘍である．
- 右側結腸，特に回盲弁周囲に好発する．
- 腸蠕動で牽引されると有茎化することがあり，うっ血をきたすと表面が発赤調を呈することがある．
- 機械的刺激や重積を繰り返すことによって，表面にびらん，潰瘍，顆粒状変化をきたすこともある．

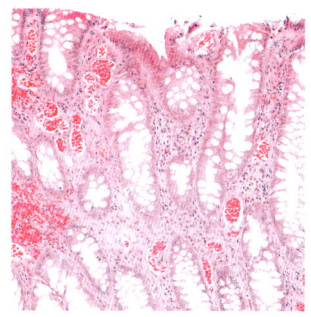

粘膜下に脂肪織の増生がみられる

結腸憩室症に合併した粘膜脱症候群
mucosal prolapse syndrome in colonic diverticulosis

- 蠕動に伴い大腸粘膜が牽引されることによって生じる．
- 憩室が群発する腸管にみられることが多い．
- 発赤を伴うなだらかな小隆起から，葉状ないし有茎性の病変まで形態はさまざまであるが，表面は発赤調である．
- 組織学的に粘膜固有層内の線維筋症（fibromuscular obliteration）が特徴的である．

過形成腺管の粘膜固有層に線維筋症がみられる

腫瘍性疾患 ― ① 有茎性の病変 (3) 発赤・びらんがある病変

(4) 頭部が崩れた病変

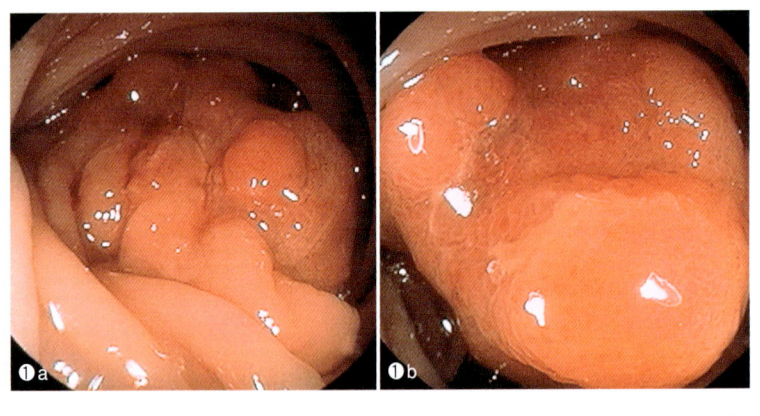

S状結腸，20 mm
- 茎の太い有茎性病変がみられる．頭部は崩れ，不整な陥凹を認め，通常観察でもこの部に不規則な表面構造が認められる．
- 色素撒布により陥凹部に不規則なpit pattern（Ⅵ型）が認められるが，辺縁には樹枝状pit pattern（Ⅳ型）が認められる（①c）．
- 近接他部位では規則的な管状pit pattern（ⅢL型）の認められる部位も存在する（①d）．

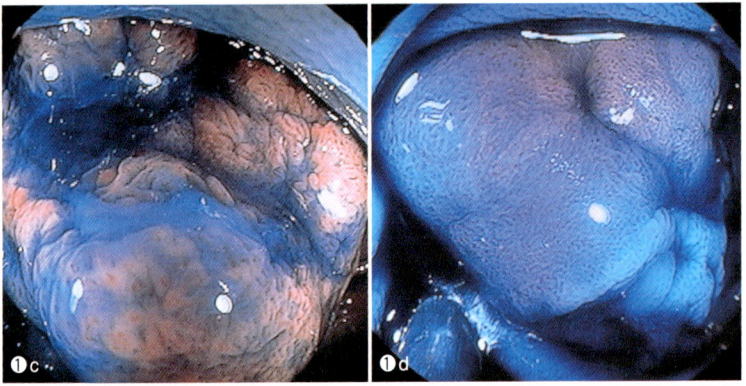

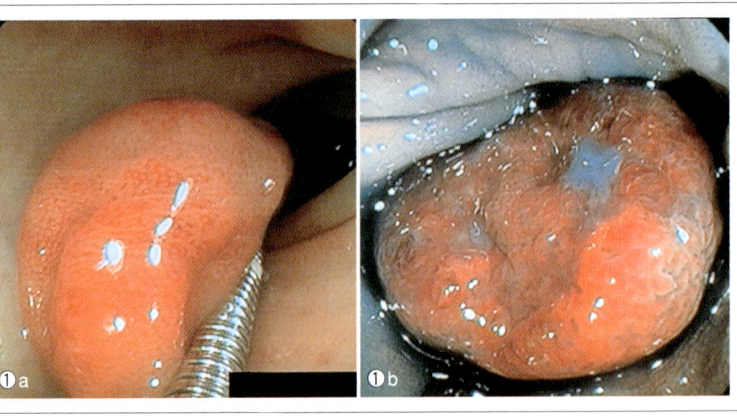

S状結腸，10 mm
- 鉗子で押すと腫瘍の立ち上がり（有茎性）が明瞭になる（①a）．
- インジゴカルミン撒布により凹凸が明瞭になり，頭部に局面を有する，一部に青染された白苔の付着を認める（①b）．
- 陥凹面にはpit patternは認められない（VN型）（①b）．

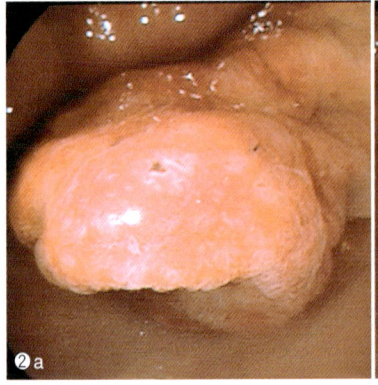

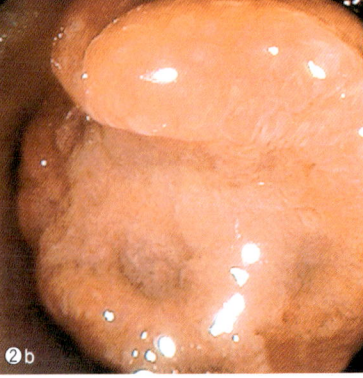

S状結腸，13 mm
- 太く長い茎を有する病変で，頭部に下掘れのある不整形陥凹が認められる．
- 腫瘍の可動性はよい．
- 陥凹部にはpit patternは認められない（VN型）（②b）．

腫瘍性疾患 ― ① 有茎性の病変

腫瘍性疾患 — ① 有茎性の病変 (4) 頭部が崩れた病変

早期癌（M） early carcinoma（M）

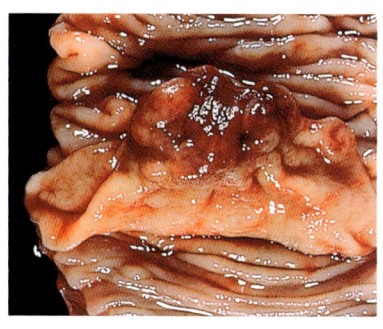

- 太い茎を有し，頭部が崩れていることから当初，粘膜下浸潤癌と診断し，外科的切除を施行したが腺腫内癌であった．
- 有茎性病変であるにもかかわらず，頭部に陥凹部を形成し，不規則な pit pattern を呈していた理由は，以下のように考えられる．
- 腸管の運動によって頭部が機械的な刺激を受け，本病変の形成に関与していたことが推測される．

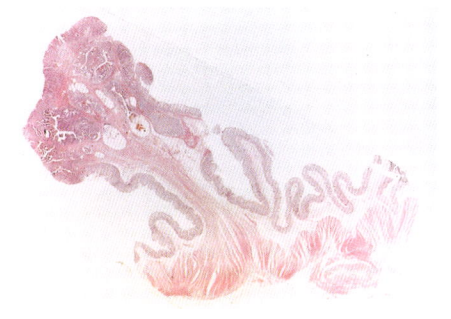

太い茎を有し，頭部は不整で崩れている

管状腺腫内に癌を認め，外部からの機械的刺激により粘膜筋板は複雑に走行している

鑑別診断のポイント　隆起型の pit pattern 診断

早期癌（SM ≧ 1,000 μm）
early carcinoma（SM ≧ 1,000 μm）

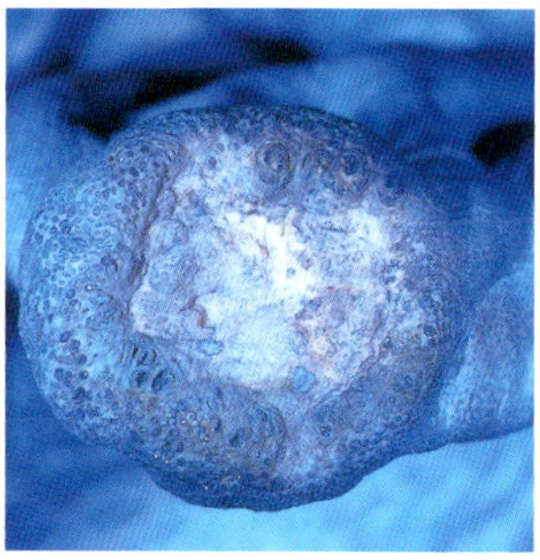

- 有茎性腫瘍の場合，腺腫や M 癌は頭部が球形であるが，SM 癌になると，癌が茎部に浸潤するにしたがって頭部の中心部が崩れ，陥凹を呈する．同時に茎が太くなる．
- したがって，SM ≧ 1,000 μm に深部浸潤した有茎性の癌は，(1) 頭部の大きさに比べて茎が太い，(2) 頭部の形態が崩れたり，陥凹を有する，などの特徴がある．
- 頭部の凹凸不整，白苔の存在などの所見から，SM ≧ 1,000 μm 深部浸潤癌と診断することは容易であるが，陥凹部に無構造（V_N 型）を確認できればさらに診断は確実となる．
- これらの症例では，SM ≧ 1,000 μm 深部浸潤癌と診断，外科的切除を施行したが，リンパ節転移は認められなかった．

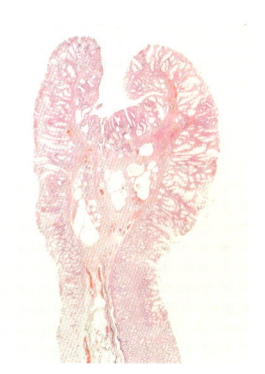

alcian blue-hematoxylin 染色（切除標本）

粘膜下に深く囊胞状に浸潤する癌

鑑別診断のポイント　頭部の明らかな陥凹，陥凹面の V_N 型 pit pattern

（4）頭部が崩れた病変

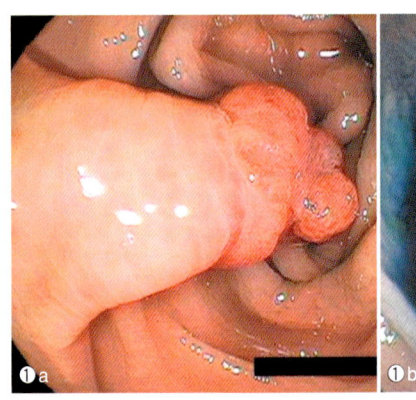

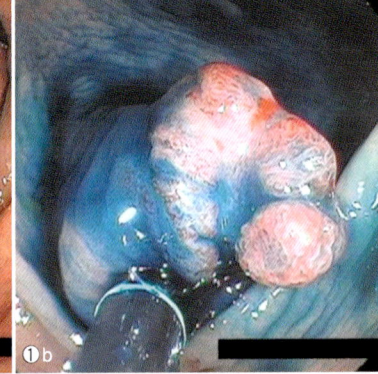

S状結腸，9 mm
- 頭部が崩れ，不整形な陥凹を有する有茎性病変である．
- 頭部に比し太い茎を有している．
- 色素撒布により V_I〜V_N 型 pit pattern が頭部に認められる．

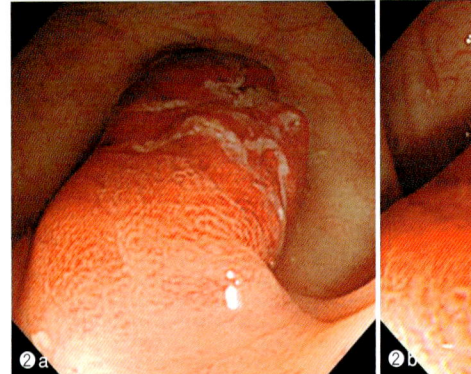

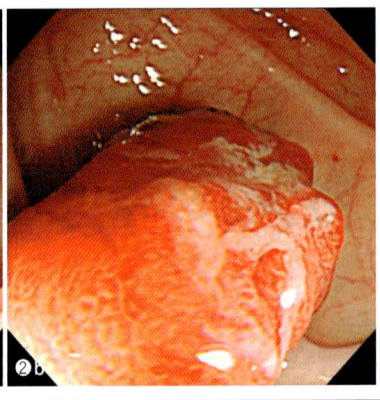

S状結腸，9 mm
- 短く太い茎を持つ病変であり，頭部と茎の境界は不明瞭である．
- 頭部は茎よりも径が小さく，軽度の凹凸とびらんを伴っている．

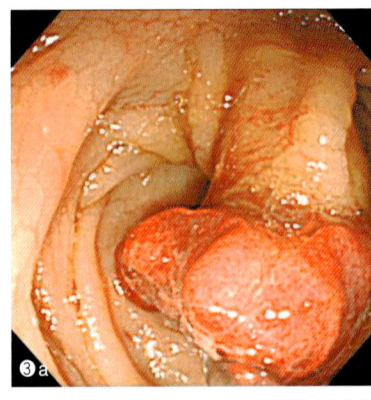

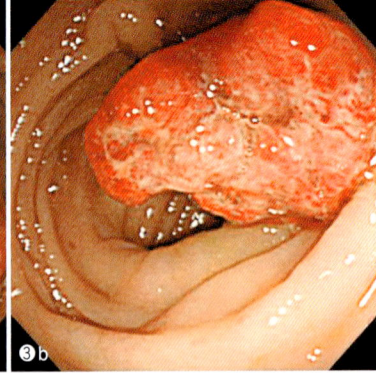

S状結腸，20 mm
- 茎は太く，頭部側でさらに太くなっている．
- 頭部は幅が広い割には丈が低い．
- 頭部の辺縁部は発赤が強い．
- 頂部には凹凸があり境界不明瞭な広いびらん面がみられる．

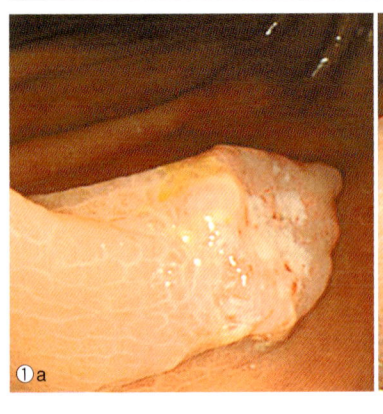

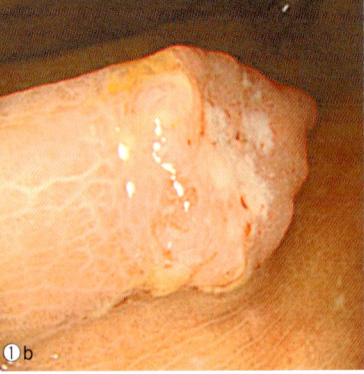

上行結腸，8 mm
- 大腸黒皮症が背景にある有茎性病変である．
- 頭部が崩れて浅い潰瘍を形成している．
- 鉗子で押しても可動性には乏しい．

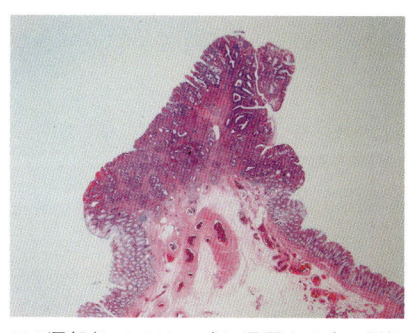

早期癌（SM ≧ 1,000 μm）
early carcinoma（SM ≧ 1,000 μm）

- 有茎性の早期癌で，癌の浸潤が茎に及ぶとしばしば頭部に潰瘍やびらんを形成し扁平化，矮小化をきたす．
- 症例①，②では頭部が茎とほとんど同じサイズになっており，症例③では頭部の潰瘍形成と扁平化がみられる．
- いずれの病変でも分化型癌が線維化を伴ってSM層に1,000 μm以上の浸潤をきたしている．
- 組織学的な確診を得るために内視鏡摘除する場合には，断端陽性を避けるため，茎の中央部付近にスネアをかけることが大切である．
- 頭部所見の観察が重要であり，肛門側だけでなく口側からの観察も試みる必要がある．

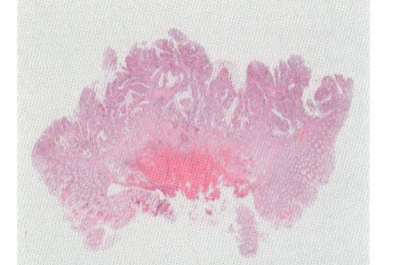

SM深部（≧ 1,000 μm）に浸潤する癌，脈管侵襲陽性，リンパ節転移は陰性

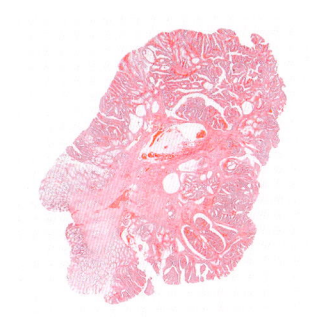

粘膜下に分化型腺癌の浸潤がみられる

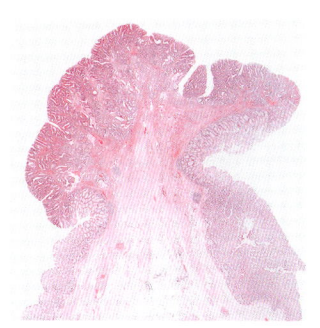

粘膜下に多量に浸潤する分化型腺癌と著明な線維化がみられる

進行癌（MP） advanced carcinoma（MP）

- 頭部に癌性びらんが認められ，有茎性ではあるが深達度が深いことが推測される．
- 心疾患を合併した高齢者であり，とりあえずポリペクトミーで腫瘍の摘出を計った．MP層に軽度浸潤する高分化腺癌であった．
- 鉗子で押した感触，可動性が乏しいことから深達度診断は難しくない．

MP層に高分化腺癌が軽度浸潤する

鑑別診断のポイント 著しい頭部の崩れがあり，深く浸潤した悪性腫瘍であることが推測される．

腫瘍性疾患 ― ① 有茎性の病変 (4) 頭部が崩れた病変

(5) 表面が平滑な病変

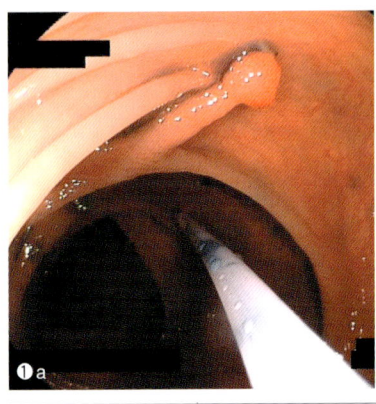

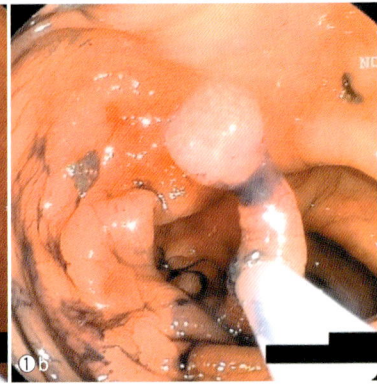

腫瘍性疾患 — ① 有茎性の病変

脾彎曲, 5 mm
- 表面平滑で茎と色調差のない頭部を有する有茎性病変である.
- 頭部に類円形の pit pattern が認められる.

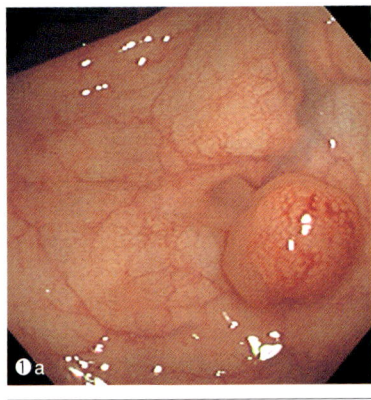

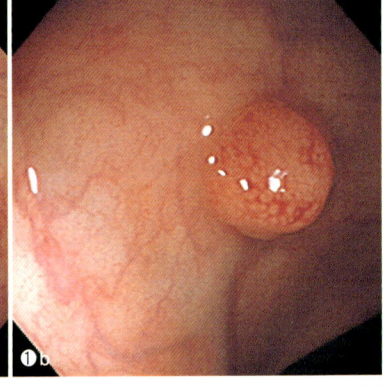

直腸, 7 mm
- 上部直腸に短い茎を有する球形の病変を認める.
- 体位を変えると茎が隠れてみえなくなる.
- 表面は平滑で発赤調である.
- 円形の pit（Ⅱ型）が観察される.

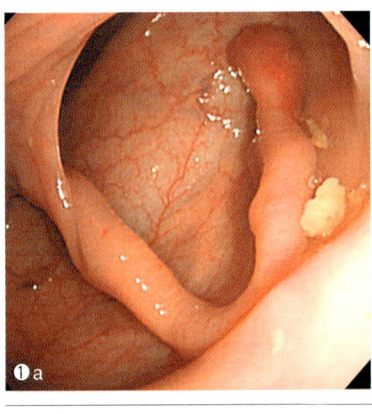

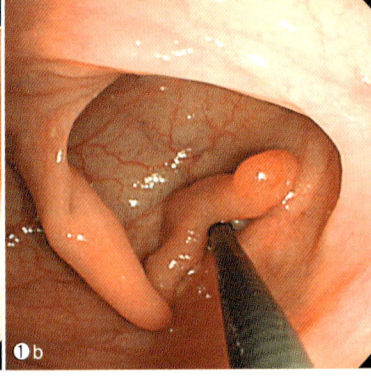

結腸脾彎曲部, 35 mm
- 太紐のような細長い可動性に富むポリープ.
- 頭部にわずかなくびれがあるが, 全体的に均一な太さである.
- 色調は正色調である.

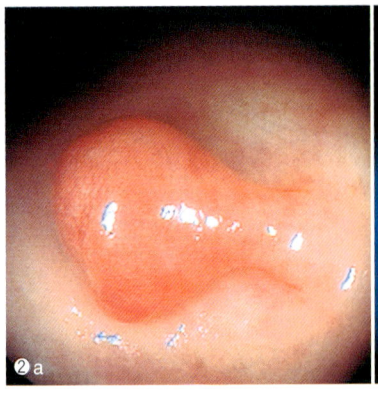

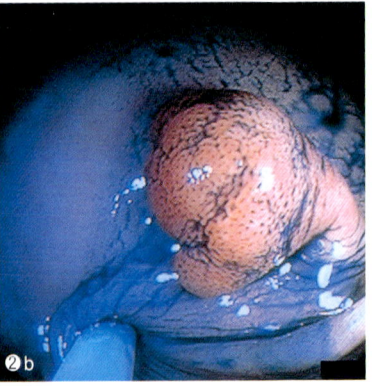

S状結腸, 6 mm
- 病変全体がやや赤みを帯びている（②a）.
- 規則的な正常粘膜の pit pattern（Ⅰ型）がみられる（②b）.

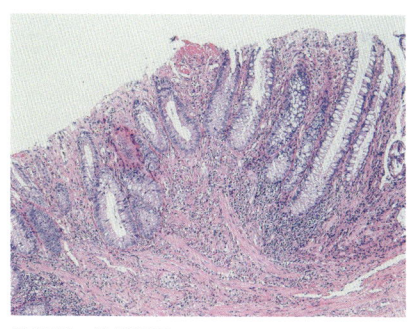

管状腺腫 tubular adenoma

- 腺腫では発赤調であったり，分葉を呈する病変が多いが，本例のごとく表面平滑で茎部と色調の差が認められない病変もまれに存在する．
- 蠕動の強い大腸区域に存在したため茎が長くなったと推測される．
- 頭部の pit pattern は規則的な類円形であり管状腺腫として矛盾しない．

低異型の管状腺腫

鑑別すべき疾患　過形成性ポリープ，CMSEP

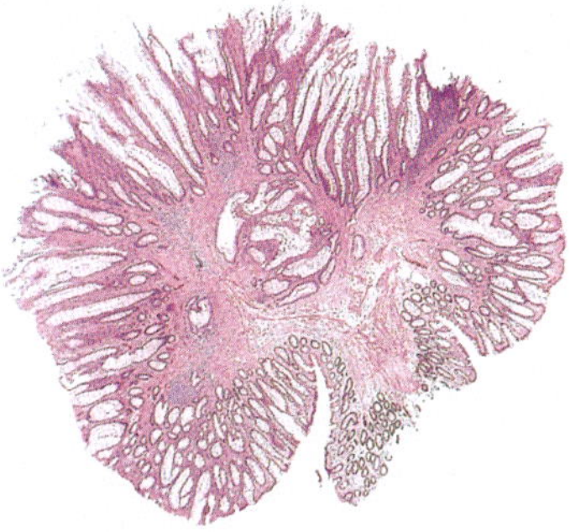

過形成性ポリープ hyperplastic polyp

- 過形成性ポリープは，腺管の過形成によるもので腫瘍性ではない．
- 過形成性ポリープは無茎性であることがほとんどであるが，まれに有茎性の形態をとる．
- 表面平滑な有茎性病変であるが，円形(Ⅱ型)pit pattern がみられれば過形成性ポリープと診断できる．

腺管の過形成がみられる

鑑別診断のポイント　Ⅱ型 pit pattern

colonic muco-submucosal elongated polyp (CMSEP)

- 成因は不明であるが，何らかの原因で粘膜，粘膜下層が限局性に隆起し，腸管運動によりそれが引き伸ばされた結果として生じる．
- ポリープ全体が正常粘膜に覆われているため色調変化に乏しいが，時には機械的刺激によって多少の発赤を呈することもある．
- 色素撒布によって，正常の pit pattern(Ⅰ型)を確認することは診断の手助けとなる．

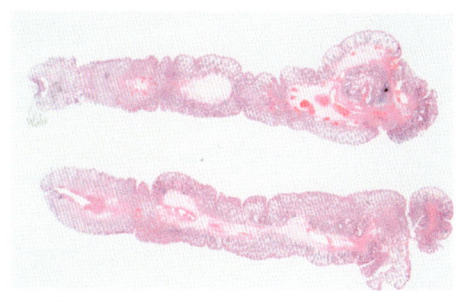

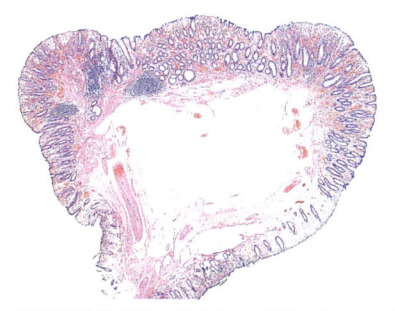

正常粘膜に覆われた細長いポリープで，腫瘍成分がみられない

表面は正常粘膜で覆われ，粘膜下層は静脈とリンパ管の拡張を伴う浮腫状の疎性結合織からなる

鑑別診断のポイント　正常粘膜に覆われた有茎性ポリープ

腫瘍性疾患 — ① 有茎性の病変 (5) 表面が平滑な病変

腫瘍性疾患 ― ① 有茎性の病変

(5) 表面が平滑な病変

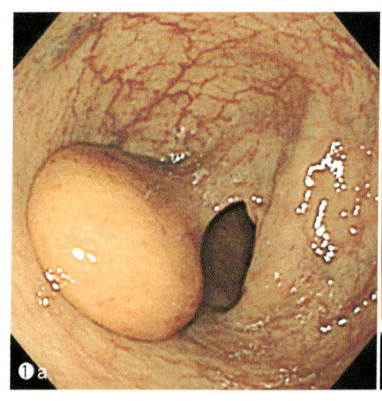

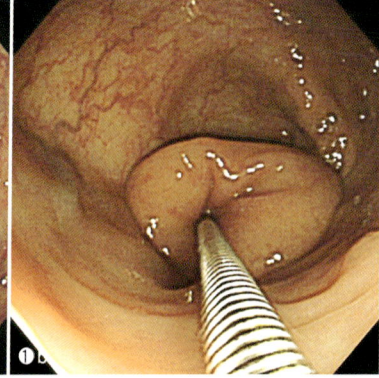

横行結腸，30 mm
- 横行結腸に，表面平滑な有茎性病変がみられる．
- 黄色調であり軟らかい．
- 表面に発赤やびらんはみられない．
- 鉗子で押すと容易に窪む cushion sign がみられる（①b）．

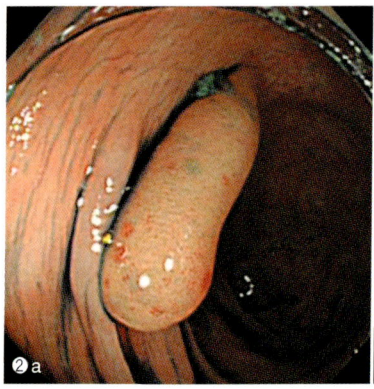

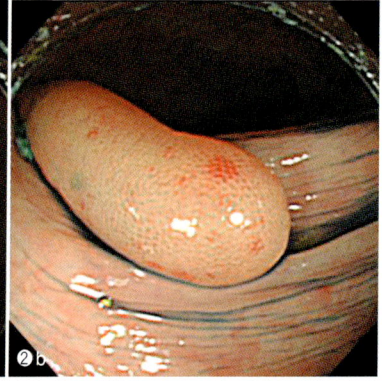

上行結腸，15 mm
- 表面が平滑な棍棒状の病変である．
- 色調はやや黄色調である．
- 小発赤斑が散在性にみられる．
- 病変全体に正常の pit pattern が観察される．

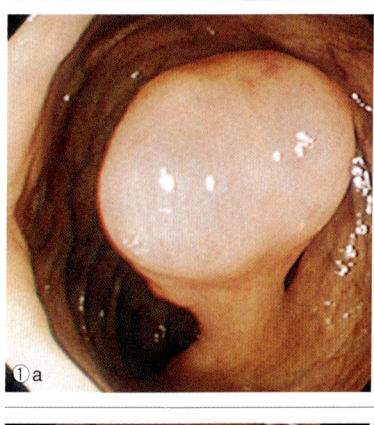

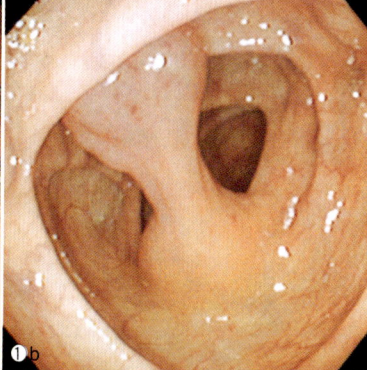

回盲弁，30 mm
- 回盲弁上唇に起始部を有する有茎性病変である．
- 表面は平滑で透明感があり，所々に小発赤斑がみられる．
- 非常に軟らかく，体位変換や鉗子圧迫で容易に変形する．

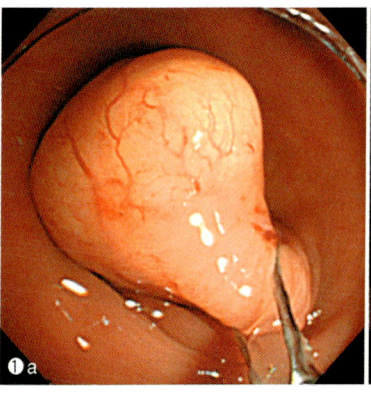

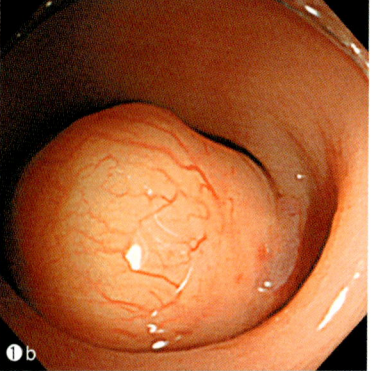

直腸，15 mm
- 直腸 Ra の短い茎を有する病変で可動性は良好である．
- 頭部は茎からなだらかに移行し，頂部にいくに従い口径を増す．
- 色調は黄白色調であり，頭部には血管が透見される．
- 鉗子で触れると弾性硬の腫瘤である．

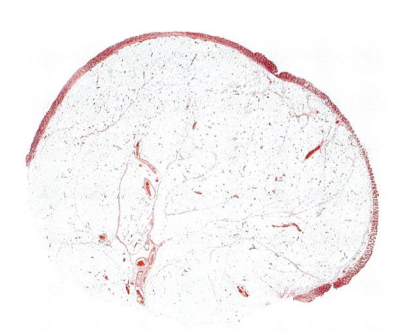

腫瘍性疾患 ― ① 有茎性の病変 (5) 表面が平滑な病変

脂肪腫 lipoma

- 成熟した脂肪細胞の増殖により形成される病変であり，悪性化はない．
- 右側大腸に好発し，特に回盲弁は好発部位である．
- 無症状で発見されることが多いが，牽引痛，腸重積による腹痛，粘血便，便通異常，腫瘤触知で発見されることもある．
- 内視鏡所見としては，黄色調，表面平滑で，光沢を有する無茎性から有茎性の腫瘍であり，軟らかく弾力性に富む．
- 軟らかい粘膜下腫瘍としてリンパ管腫が鑑別対象であるが，脂肪腫では透光性はなく弾力性に富む点で区別可能である．
- これらの病変はいずれも組織学的に典型的な脂肪腫であったが，症例②のように細長く棍棒状を呈した場合にはCMSEPとの鑑別が必要である．

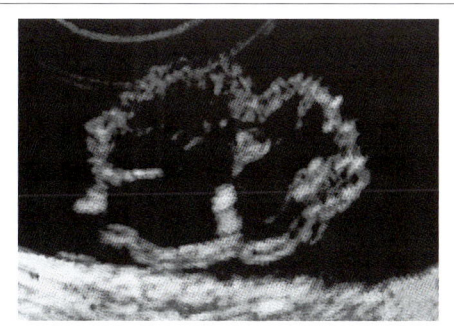

粘膜下に成熟した脂肪組織の増生を認める

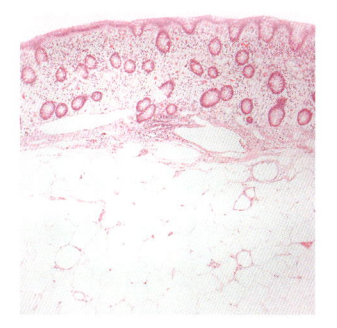

正常な粘膜の下に成熟した脂肪織の増生がみられる

リンパ管腫 lymphangioma

- 多くは先天的なリンパ管系組織の奇形と考えられている．
- 無症状で偶然発見されることがほとんどであるが，腹痛や出血，下痢，蛋白漏出，腸重積をきたすこともある．
- 内視鏡所見としては，表面平滑で軟らかい腫瘍であり，色調は正常粘膜と比べてやや蒼白ないし灰白色調で，透光性を有する．
- 体位変換で変形し，波動を有し，頂部に小発赤斑を伴っていることが多い．
- 局注針で穿刺吸引するとリンパ液が排液される．

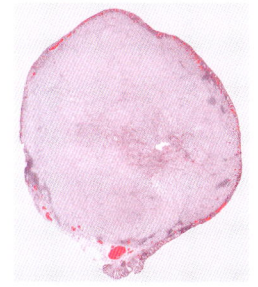

隔壁を有する囊胞として描出される

平滑筋腫 leiomyoma

- 平滑筋腫の大腸における好発部位は直腸である．
- 発生母地は粘膜筋板ないし固有筋層であるが，粘膜筋板から発生した病変は，亜有茎の形態をとることが多いが，大きい病変では有茎性病変を形成することがある．
- 表面は平滑で，色調は正色調である．
- 鉗子で触れると弾性硬であり，cushon signはみられない．

粘膜下に紡錘形細胞の密な増殖がみられ，desmin陽性，S-100蛋白陰性，c-kit陰性である

鑑別診断のポイント 表面平滑，周囲粘膜と同色調，硬い
鑑別すべき疾患 脂肪腫，リンパ管腫

(6) 茎が太い病変

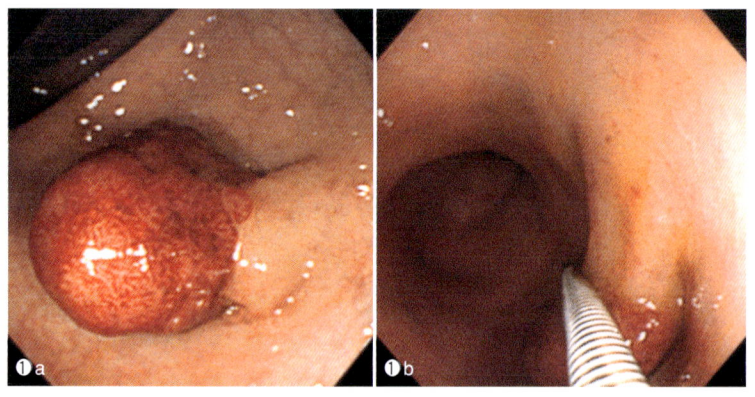

S状結腸，12 mm
- 茎の太い有茎性病変を認める．
- 腫瘍はほぼ球形であり，色調は発赤調である．
- 通常観察でも，管状のⅢL型pit patternが認められる．

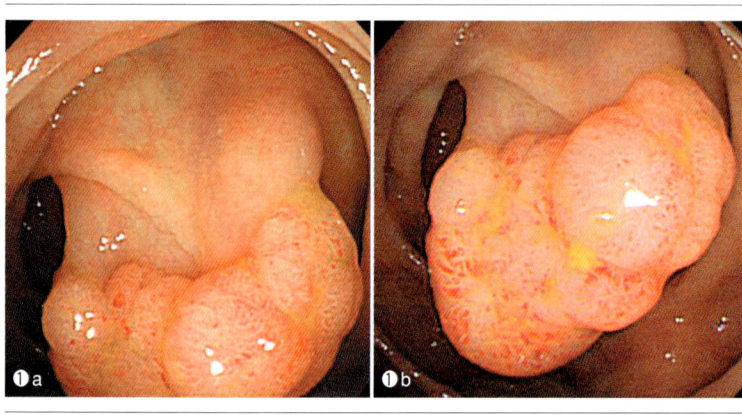

上行結腸，18 mm
- 幅広い茎を持つ有茎性病変である．
- 頭部は粗大結節状に分葉し，わずかに発赤調を呈する．
- 表面の模様は均一であり，陥凹やびらんはみられない．
- 病変の可動性はきわめて良好である．

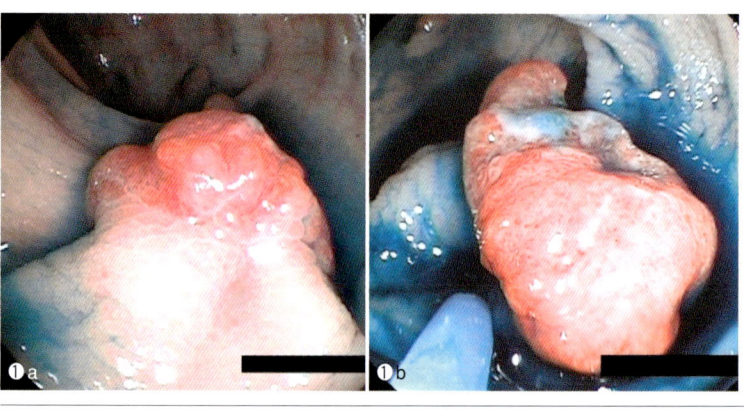

S状結腸，14 mm
- 頭部にびらんを有する太い茎の有茎性病変である．
- 頭部全体は発赤調でびらん部に粘液付着がみられる．
- 病変の可動性は良好である．

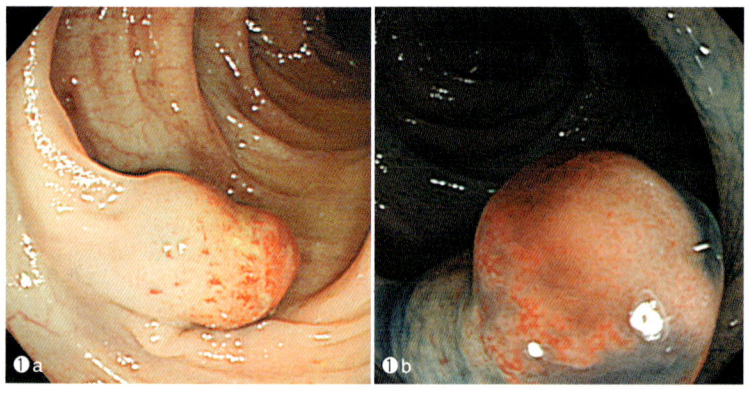

S状結腸，15 mm
- S状結腸にだるま状の隆起を認める．発赤した頭部より白色の茎が太くなっているが有茎性のポリープである．
- 頭部の一部は陥凹しており，不整である．
- 茎の部は鉗子で触ると硬く，腫瘍が浸潤していると診断し，内視鏡的切除は行わず，手術とした．

腫瘍性疾患 ― ① 有茎性の病変

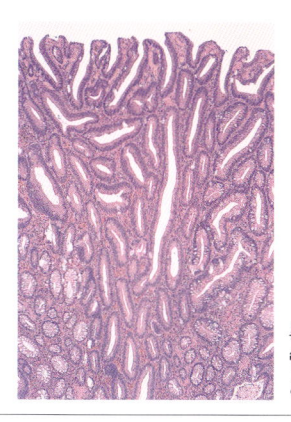

管状腺腫 tubular adenoma

- 管状腺腫は腺腫の中で最も頻度が高く，全体の約8割を占める．
- 小さいものでは無茎性であることが多く，大きくなるにつれ亜有茎性，有茎性のものがみられるようになる．
- 有茎性のものでは細い茎を持つことが多いが，本例のように太い茎を持つこともある．
- 茎への偽浸潤により太い茎を呈することもある．

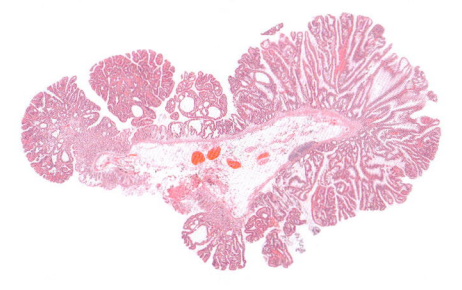

異型を示す腺腫性管状腺管の増殖がみられる

早期癌（M） early carcinoma（M）

- 元々，広基性に発育した腫瘍が病変自体の重みや腸蠕動で牽引された結果，幅広い茎を伴うようになった病変と考えられる．
- 病変頭部の表面は粗大結節状に分葉しているが，陥凹や潰瘍はみられずSM浸潤を示唆する所見はみられていない．
- 茎の部分が軟らかく可動性が良好であることもSM浸潤を否定する根拠である．
- EMRを行った結果，病変の大部分は管状絨毛腺腫で構成され，一部に高分化腺癌を伴った腺腫内癌（M）であった．

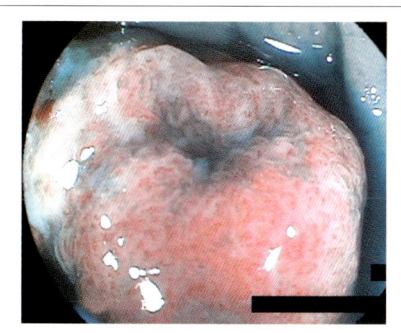

大半が管状絨毛腺腫であり，一部に高分化腺癌がみられる

早期癌（SM < 1,000 μm）
early carcinoma（SM < 1,000 μm）

- 頭部に比し太い茎を有しているが，幅のわりに厚さのない茎であり，その点有茎性のSM深部浸潤癌（SM ≧ 1,000 μm）の茎と鑑別可能である．
- 頭部にびらんを伴う陥凹を有し癌が疑われる．
- 頭部全体の観察が非常に重要で，反転観察や鉗子を利用し試みるべきである．

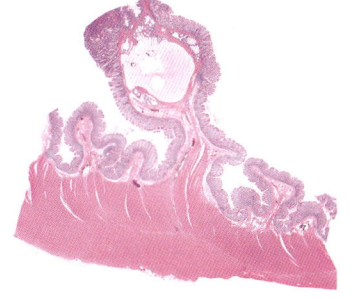

近接すると頭部に不整な陥凹が認められる

早期癌（SM ≧ 1,000 μm）
early carcinoma（SM ≧ 1,000 μm）

- 一般的に，有茎性早期癌で癌が粘膜下層へ浸潤すると，粘膜下層の癌量が増えるに従って，茎は太く短くなる．
- 本例では茎への浸潤により頭部に匹敵する大きさとなり，だるま状の形態を示していた．明らかに茎への浸潤と診断可能である．
- 組織では，茎への浸潤部は粘液癌で粘液の貯留により茎が太くなっていた．

ルーペ像：茎の部分に癌細胞が浮遊する粘液を認める

腫瘍性疾患 — ① 有茎性の病変 （6）茎が太い病変

(6) 茎が太い病変

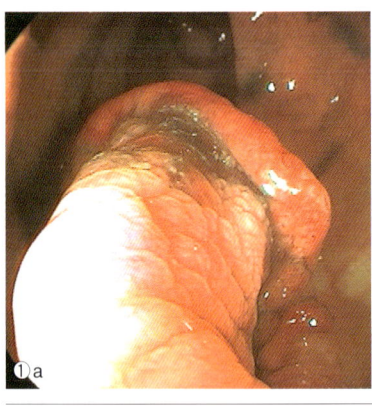

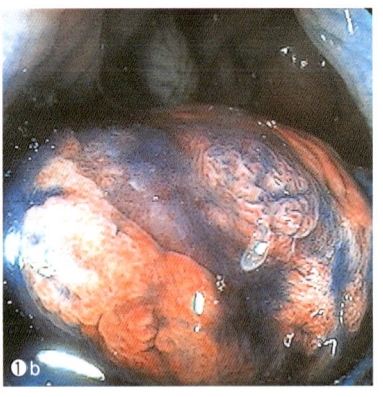

S状結腸，15 mm
- 比較的平坦な頭部の中央に，陥凹局面がみられる．
- 頭部に比べ茎は非常に太く，茸様を呈する（①a）．
- 陥凹面の境界は明瞭で，不規則なVI型 pit が認められる（①b）．

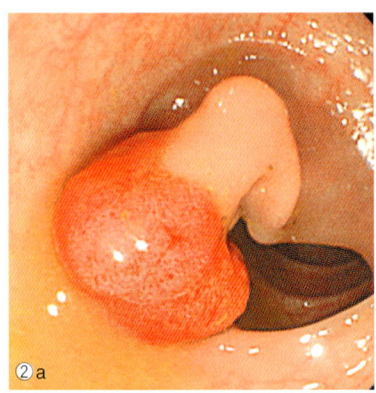

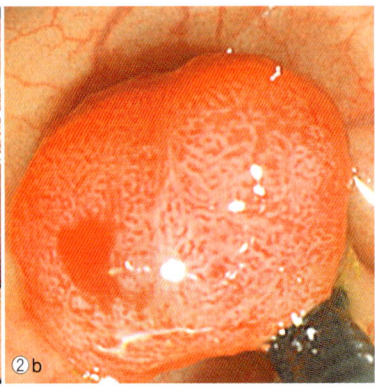

S状結腸，14 mm
- 太い茎を有するポリープであるが，可動性も良好である．
- 腫瘍の pit pattern はⅢLを呈する．
- 悪性であっても深部に浸潤しているとは考え難いのでポリペクトミーで摘除した．

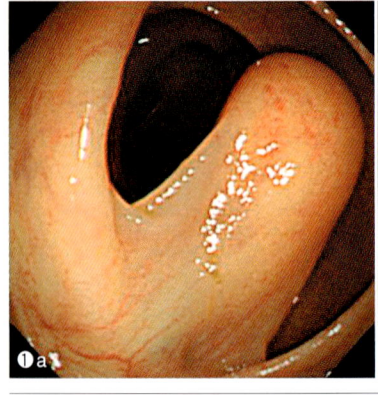

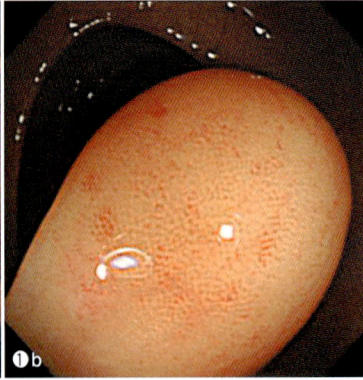

上行結腸，15 mm
- 幅広く厚みのない茎を持つ病変である．
- 表面は平滑でおおむね正色調であるが，頭部がやや黄色調を帯びている．
- 腫瘤は軟らかく可動性に富む．

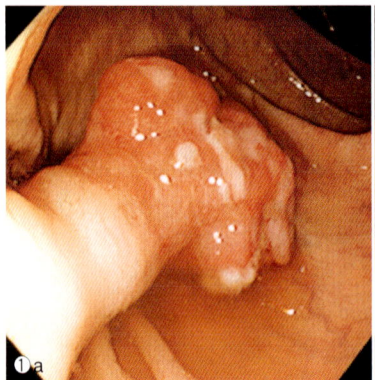

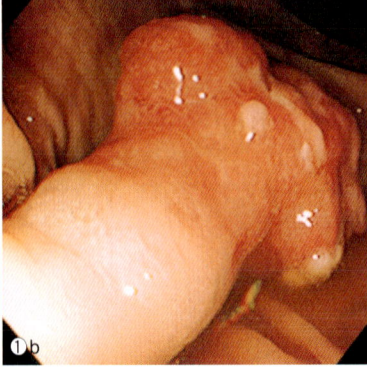

上行結腸，20 mm
- 太い茎を有する有茎性病変を認め，可動性がよい．
- 病変頭部は発赤調で凹凸を伴い，白色調の粘液付着がみられる．
- 頭部と茎部の境界は不鮮明である．

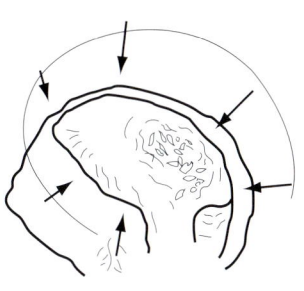

内視鏡（①b）のシェーマ：陥凹面に規則性の失われたpit pattern（Ⅵ型）が認められる

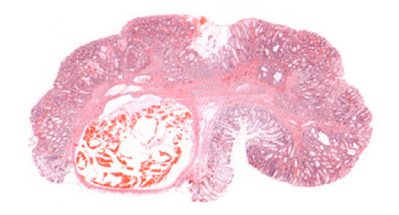

粘膜下に印環細胞癌が浮遊した粘液結節を認める

早期癌（SM ≧ 1,000 μm）
early carcinoma（SM ≧ 1,000 μm）

- ①は平坦な頭部の中央に陥凹を有し，かつ頭部に比べ太い茎を示す所見はSM ≧ 1,000 μmの深部浸潤癌を示唆する．
- 陥凹面に規則性の失われたpit patternを確認すると，SM ≧ 1,000 μmの深部浸潤癌と診断できる．
- ②はポリープの大部分は高分化腺癌であったが，一部の部位で印環細胞癌が存在しており，そこでSM深部に浸潤していた．
- 振り返って内視鏡所見を読影しても，印環細胞癌の部位を同定できないし，SM ≧ 1,000 μmであるとは診断できない．
- ②のような特殊なケースもあることを念頭に置き，切除ポリープの確実な回収を行う必要がある．

鑑別診断のポイント　平坦で中央に陥凹のある頭部，太い茎，陥凹面のpit pattern

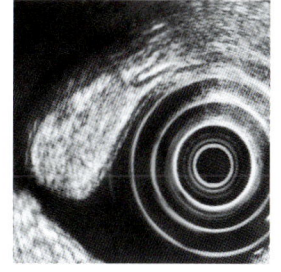

EUSでは粘膜下に高〜比較的高エコーの充実性腫瘤が描出される

脂肪腫 lipoma

- 脂肪腫は黄色調の軟らかい粘膜下腫瘍であり，右側結腸，特に回盲弁周囲に好発する．
- 腸蠕動により有茎化することが多いが，頭部と茎部の移行がなだらかで境界不明瞭である．
- 茎は幅広いが，通常厚みはない．

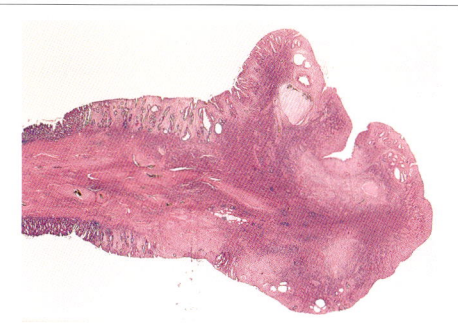

線維性間質，豊富な毛細血管増生，炎症性細胞浸潤が特徴的である

炎症性線維性ポリープ
inflammatory fibroid polyp（IFP）

- 大腸ではまれな病変である．
- 有茎性ないし亜有茎性であることが多い．
- 表面平滑，粘膜下腫瘍様の外観，亀頭様が，本症の特徴的所見であるが，本例のように表面が発赤し，凹凸がみられる場合には癌，腺腫との鑑別が問題になる．

鑑別すべき疾患　癌，腺腫

腫瘍性疾患—① 有茎性の病変 (6) 茎が太い病変

腫瘍性疾患 ── ② 亜有茎性の病変

(1) 分葉がある病変

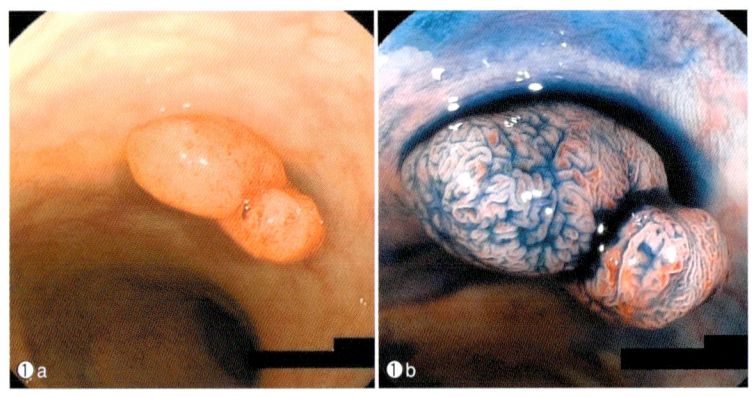

S状結腸, 8 mm
- 分葉がみられる亜有茎性病変である.
- びらん, 潰瘍は認められない.
- 色素撒布によりⅢL〜Ⅳ型 pit pattern が認められる.

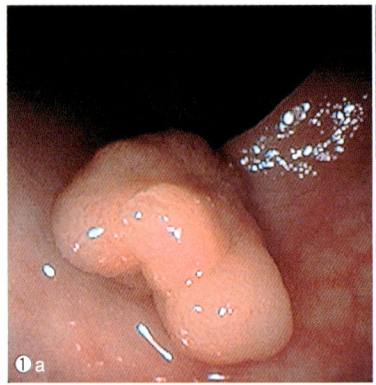

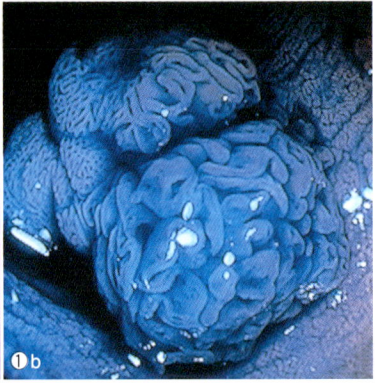

直腸, 9 mm
- 褪色調で, 表面に不規則な分葉のみられる亜有茎性ポリープである.
- 緊満感はなく, 軟らかいポリープである.
- 腫瘍の一部に脳回状の pit pattern (Ⅳ型) がみられる (①b).

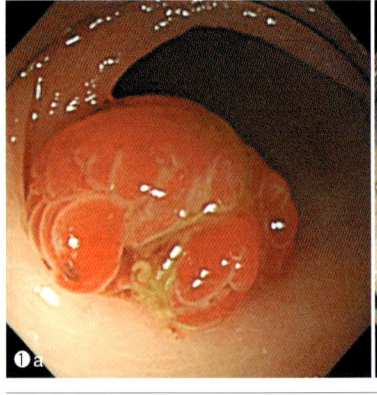

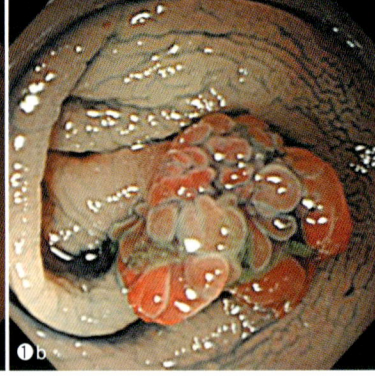

直腸, 8 mm
- 発赤が強く光沢のある亜有茎性ポリープである.
- 細かな分葉により, 松かさ様 (鱗様) 模様がみられる.

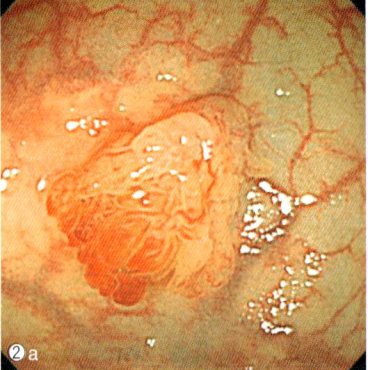

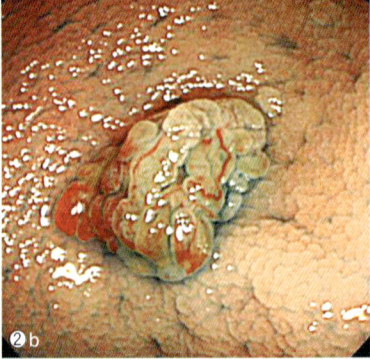

直腸, 8 mm
- とさか状の亜有茎性ポリープであり, 細かく分葉している.
- 先端部分に発赤がみられる.
- 一部に拡張した血管が観察される.
- 体位変換や送水によって形態が容易に変化する.

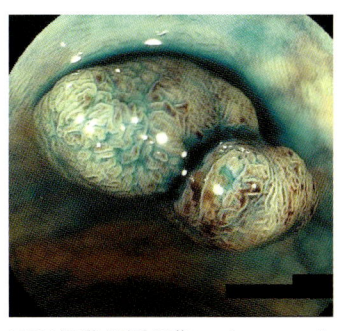

管状腺腫 tubular adenoma

- 腺腫は異型性を有する腫瘍腺管が増殖して生じる．管状腺腫，管状絨毛腺腫，絨毛腺腫，鋸歯状腺腫の亜型に分類されるが，小さな管状腺腫を除いて純粋に1つの亜型のみからなるものは少なく，大きくなると2つ以上の亜型の混在が認められることが多い（鋸歯状腺腫は除く）．
- 色素撒布後の拡大観察，画像解析（FICE）によりⅢL型のpit patternが明瞭に観察される．

FICE（画像解析）画像：pit patternと血管がより明瞭に認識される

鑑別診断のポイント ⅢL型 pit pattern

管状絨毛腺腫 tubulovillous adenoma

- 腺腫は，組織学的に管状腺腫，管状絨毛腺腫，絨毛腺腫の3種類として表現されるが，鋸歯状腺腫の概念も提唱されている．大部分が管状腺腫，次が管状絨毛腺腫で，絨毛腺腫，鋸歯状腺腫はわずかにすぎない．
- 一部にやや肥大した脳回状の表面構造，一部に管状のpit patternが観察されるが，これらの所見は管状絨毛腺腫の特徴である．
- 管状腺腫と管状絨毛腺腫の2つの成分の腺腫が入り混じっており，分葉が目立ったものと推定される．

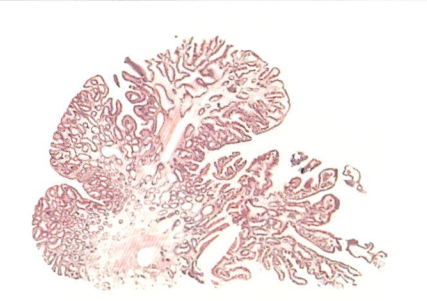

左半分に管状腺腫，右半分に絨毛腺腫の組織像を呈する

鑑別診断のポイント 脳回状，管状の pit pattern

鋸歯状腺腫 serrated adenoma

- 構造的には過形成性ポリープ同様の鋸歯状の腺管内腔面の構造を有し，腺底部から表層部に至るまで核がやや腫大して濃染しており，増殖帯が表層部にまで認められる腺腫の亜型である．
- 以前は mixed hyperplastic adenomatous polyp と呼ばれていたが，LongacreらによりserratedadenomaとLongacreらによりserrated adenomaと命名された．
- 内視鏡像は(1)過形成性ポリープに類似したもの，(2)絨毛腺腫に類似したもの，(3)両者の中間から混在したもの，が特徴である．
- ①②の症例は絨毛腺腫に似た像を呈しているが，松かさ様ないし絨毛状 pit pattern で鋸歯状腺腫に特徴的で診断は容易である．
- 頻度は低いが癌化するものもあるため，内視鏡的切除の適応になる．

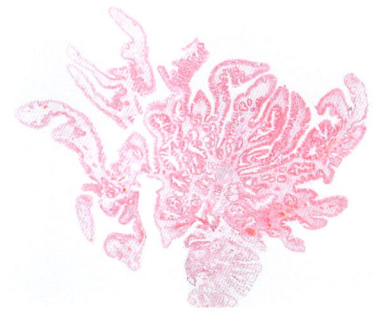

絨毛状の病変で，上皮には鋸歯状の配列を示す

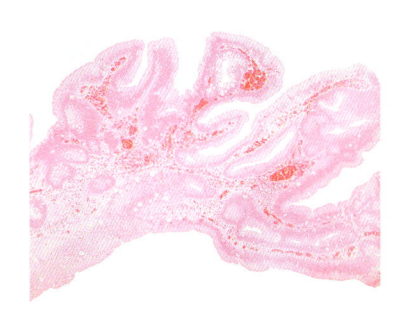

病変は組織学的に鋸歯状腺管の増生よりなり，杯細胞に乏しい

鑑別すべき疾患 過形成性ポリープ，絨毛腺腫

腫瘍性疾患―② 亜有茎性の病変（1）分葉がある病変

（1）分葉がある病変

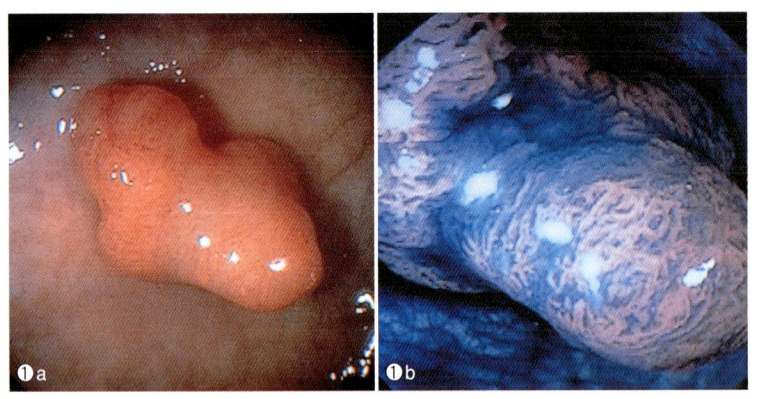

S状結腸，16 mm
- 不規則な分葉，結節状で緊満感を伴う盛り上がりのある亜有茎性病変がみられる．
- くすんだ発赤調を呈する（①a）．
- 腫瘍の右下にVI型pitが認められる（①b）．

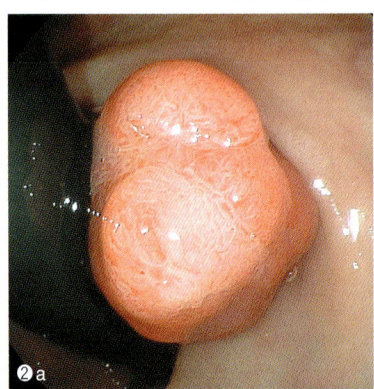

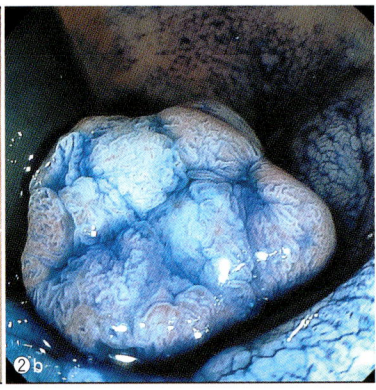

直腸，13 mm
- 直腸反転観察により分葉が認められた亜有茎性病変である．
- 潰瘍，びらんは認められないが，やや不整な形態を呈している．
- 色素撒布により規則的なIIIL型とIV型pit patternの混在を認める．

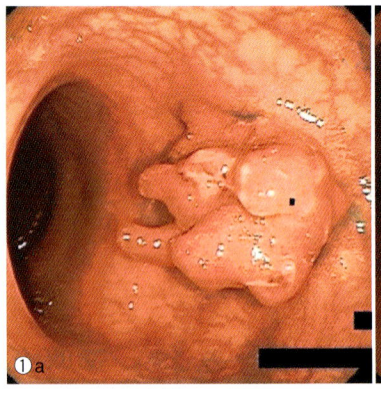

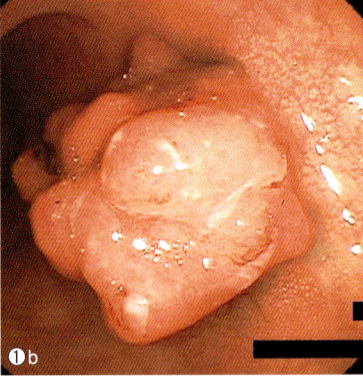

S状結腸，20 mm
- 角が出たような分葉がみられる亜有茎性病変である．
- 形は不整であるが明らかなびらん，潰瘍は認められない．
- ひだ集中所見は認められない．

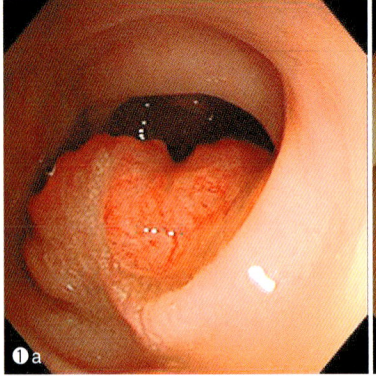

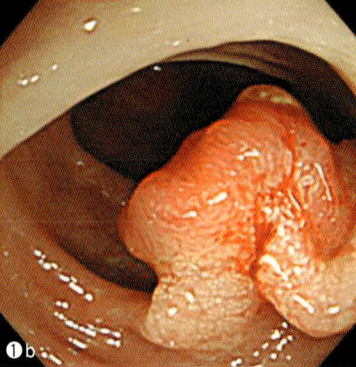

S状結腸，20 mm
- 頭部が不規則に分葉した亜有茎性病変である．
- 頭部は発赤しており易出血性がみられる．
- 起始部でひだが病変側に引き込まれている．
- 病変の可動性は不良で，病変の頂部を観察することができない．

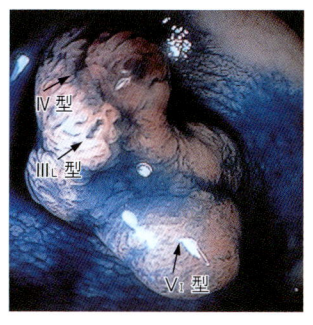

腫瘍性疾患 ― ② 亜有茎性の病変 (1) 分葉がある病変

早期癌（SM＜1,000 μm）
early carcinoma（SM＜1,000 μm）

- ①の症例では腫瘍の左上から右下にかけて連続的に変化するpit patternが観察される．
- 左上のpit patternはⅢLないしⅣ型であり，腺腫と診断される．
- 右下に移るにつれてその規則性が失われ，VI型に移行する．この部位に癌が存在することが疑われる．
- 深達度は深くないと推測され，SM＜1,000 μmまでの癌と診断しEMRを行った．
- ②の症例では同様にⅢLとⅣ型pit patternの混在を認めるが，癌の存在を示唆する不整なpit patternは認められない．
- 拡大観察および画像解析（FICE）により口径不同を示す微細血管が観察され癌が強く疑われる．
- pit patternと血管所見からSM＜1,000 μmまでの癌と診断しEMRを行った．

VI型の部位でSM＜1,000 μmに浸潤している

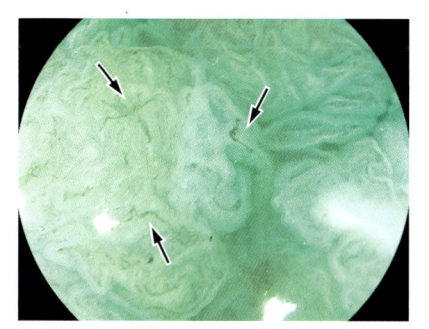

近接拡大観察（FICE）で口径不同を呈する微細血管が認められる

鑑別診断のポイント　VI型 pit pattern，口径不同を示す微細血管

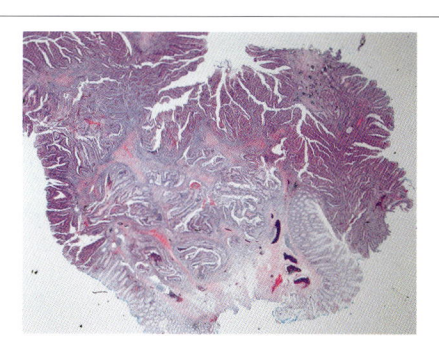

早期癌（SM≧1,000 μm）
early carcinoma（SM≧1,000 μm）

- 角を出したような変形した頭部を有する病変で癌が疑われる．
- 色素撒布後のpit patternはⅣ型であった．
- non-lifting signは認められず，EMRを行った．
- 高分化腺癌，SM≧1,000 μmであったが追加外科切除でリンパ節転移は認められなかった．

SM≧1,000 μmに浸潤する高分化腺癌

鑑別診断のポイント　角を出したような変形した頭部所見

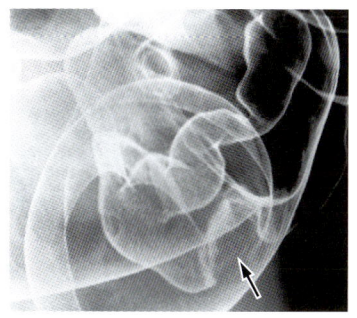

進行癌（MP） advanced carcinoma（MP）

- 病変は凹凸不整で，赤みが強く，易出血性がある所見から癌と診断することは容易である．
- 可動性に乏しく，ひだが病変に向かって引き込まれた所見は進行癌を示唆する所見である．

注腸X線での側面像で台形状の変形を認める

鑑別診断のポイント　凹凸不整，易出血性，ひだ集中

(2) 分葉がない病変

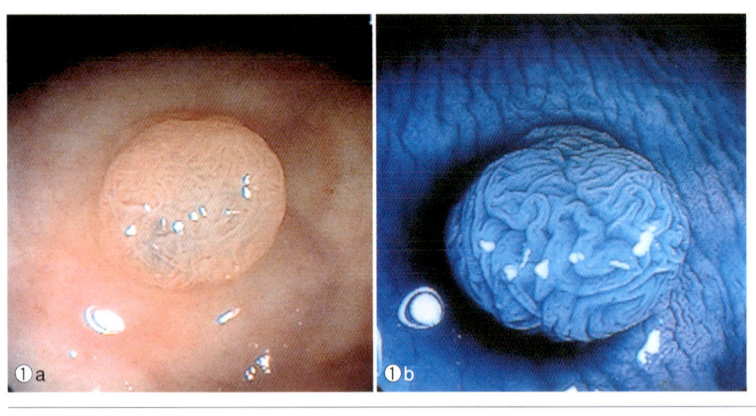

直腸，5 mm
- 多少の発赤を伴う分葉のない亜有茎性病変である（①a）．
- 典型的な脳回状の pit（Ⅳ型）が観察される．

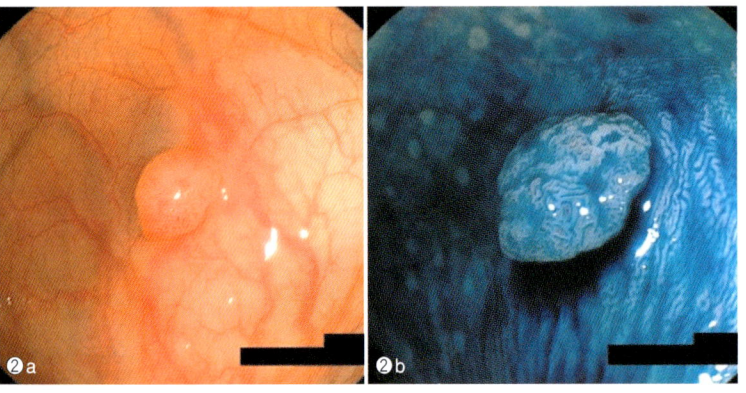

横行結腸，6 mm
- 分葉はないがやや不整形な亜有茎性病変である．
- 色素撒布により ⅢL 型 pit pattern が認められる．

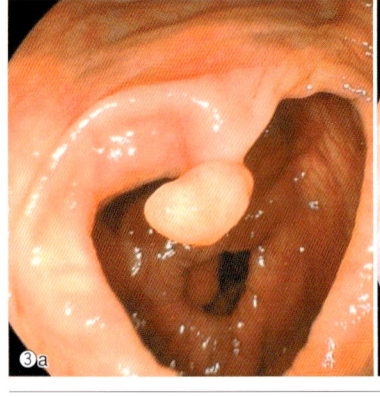

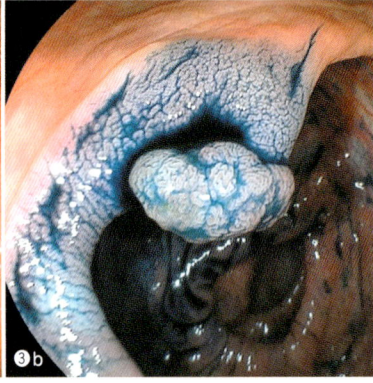

横行結腸，7 mm
- ひだ上に存在する分葉のない頭部を有する亜有茎性病変である．
- 規則的な ⅢL 型 pit pattern が認められる．

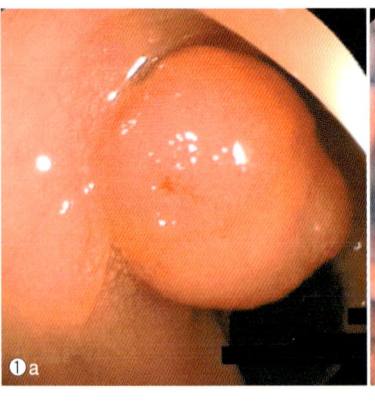

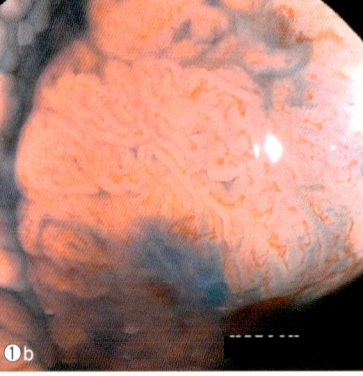

S状結腸，18 mm
- 頭部に分葉はないが緊満感の認められる亜有茎性病変である．
- 近接拡大観察により口径不同を有し屈曲蛇行する微細血管が認められる．
- pit pattern は ⅢL 型であった．

管状腺腫 tubular adenoma

- 大腸腺腫は病理組織所見から管状腺腫，絨毛腺腫，管状絨毛腺腫に分けられる．
- 大きさに関しては管状腺腫，管状絨毛腺腫，絨毛腺腫の順に平均径が大きくなる傾向がある．5 mm 以下の場合ほとんどが管状腺腫である．
- 腺腫の異型度と組織構造のタイプとの関連は管状腺腫，管状絨毛腺腫，絨毛腺腫の順に異型度の高い腺腫の頻度が高くなる傾向がある．腺腫内癌の頻度も同様に管状腺腫，管状絨毛腺腫，絨毛腺腫の順に腺腫内癌の頻度が高くなる傾向がある．
- 管状腺腫は腺腫の組織像として最も一般的な形態であり，病変の表面から深部に向かって管状に伸びる構造を示し，直線的走行あるいは蛇行を示し，しばしば分岐している．pit pattern が ⅢL あるいは Ⅳ 型を呈するのはこのためである．

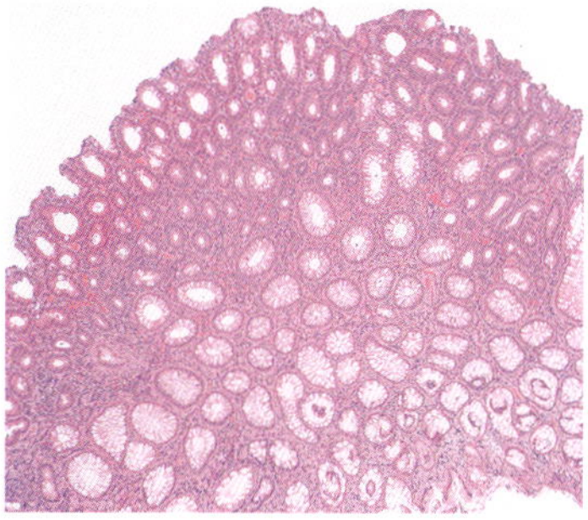

軽度の異型を示す小型の管状腺管の増生がみられる

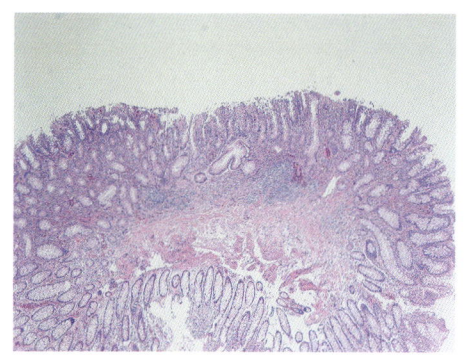

低異型の管状腺腫

鑑別診断のポイント　ⅢL あるいは Ⅳ 型 pit pattern

早期癌（M） early carcinoma（M）

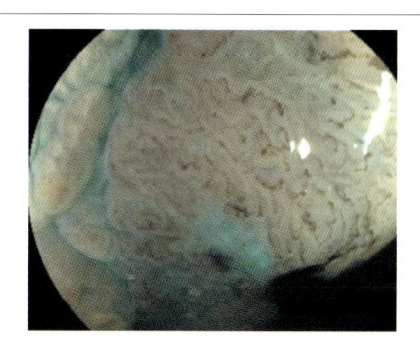

- 通常観察で緊満感の認められる病変．
- 表面構造はⅢL 型 pit pattern で癌の診断はできないが，微細血管模様では口径不同を有し屈曲蛇行する血管が認められ癌が強く疑われる．
- このような所見を認める病変は特に正確な病理診断が必要であり，粘膜下層を含めた検体を確実に採取することを念頭に置いて内視鏡的切除（EMR）を行うべきである．

FICE（画像解析）により血管所見はより明瞭に捉えることができる

鑑別診断のポイント　緊満感，口径不同を有し屈曲蛇行する血管

腫瘍性疾患──② 亜有茎性の病変 (2) 分葉がない病変

(2) 分葉がない病変

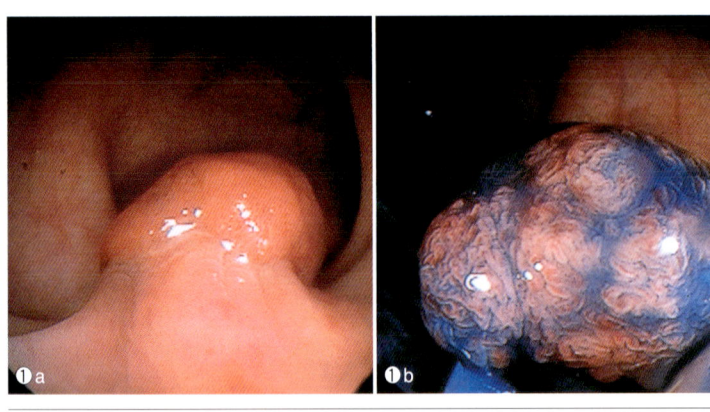

S状結腸，17 mm
- 広基性の病変で，表面の発赤は強くない（①a）．
- 浅い溝があるが，明らかな分葉はない（①b）．
- 密に集合するⅣ型の pit pattern が観察される．
- 生検鉗子で押すと可動性がある．

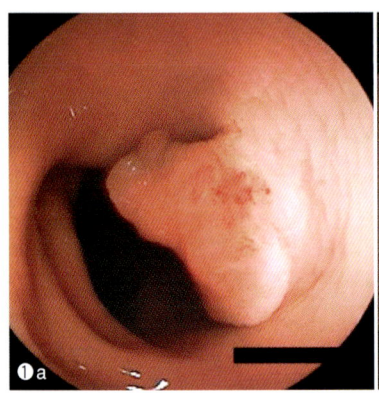

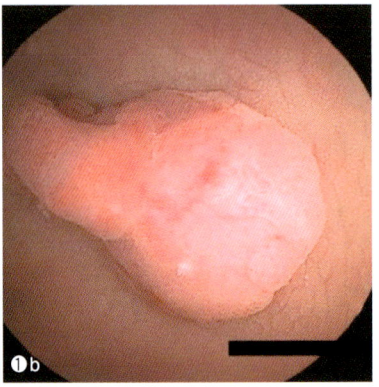

S状結腸，12 mm
- 分葉はなく，一部に発赤を伴った亜有茎性病変である．
- 頭部には太く，屈曲蛇行し，辺縁スムーズで長い異常血管が観察される．
- 亜有茎性にもかかわらず可動性は不良であった．

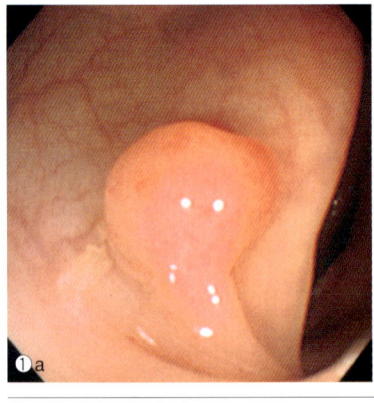

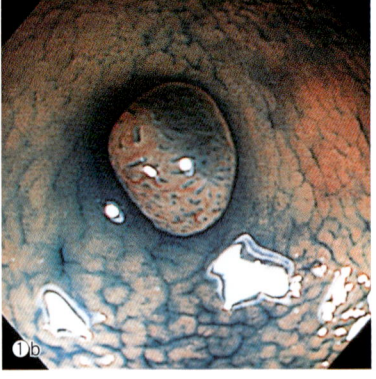

S状結腸，5 mm
- 表面が平滑な亜有茎性ポリープである．
- 正色調を呈する（①a）．
- 色素撒布によって規則的なやや大きめの pit（Ⅱ型）が認められる（①b）．

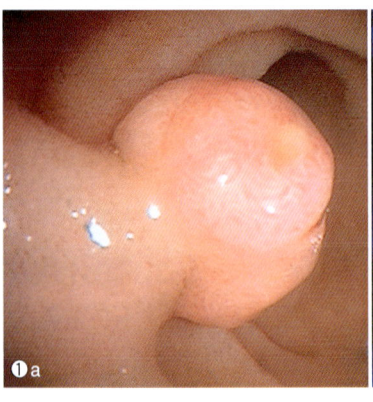

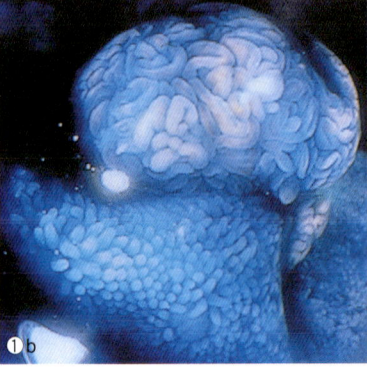

回腸終末部，7 mm
- やや発赤した亜有茎の病変で，頭部にわずかな凹凸が認められるが，分葉はない（①a）．
- インジゴカルミン撒布による拡大観察像では絨毛状の pit が規則的に配列している（①b）．
- 腫瘍の周辺には指状絨毛がみられる（①b）．

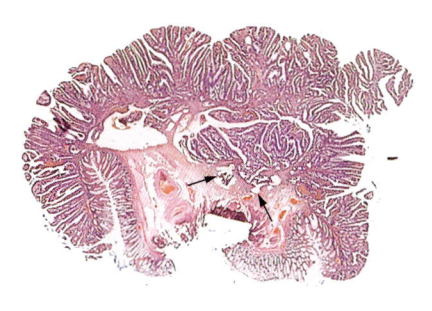

早期癌（SM＜1,000 μm）
early carcinoma（SM＜1,000 μm）

- 腫瘍の全体像を観察し，癌を示唆する所見（左右非対称，崩れ，陥凹の存在，緊満感，不規則な pit pattern など）を有していないかどうかを確認する．
- 本例では頭部に崩れや陥凹は認められず，Ⅳ型の pit pattern であり，腺腫または癌が疑われる．

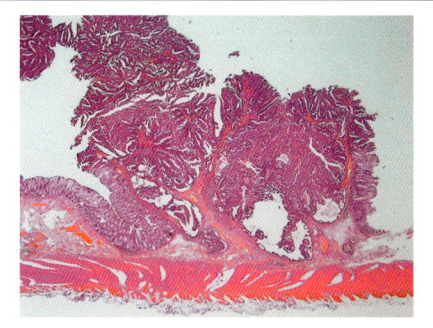

管状絨毛腺腫の中に高分化腺癌が認められ，一部 SM にわずかに浸潤

早期癌（SM≧1,000 μm）
early carcinoma（SM≧1,000 μm）

- 頭部の変形は認められるが，表面構造から SM 深部浸潤を推測することは困難である．太く，屈曲蛇行し，辺縁スムースな長い異常血管の存在が悪性度の高い病変であることを示唆する病変である．
- このような異常血管所見は外科的切除適応病変であることを示しており，実際にリンパ節転移のある病変であった．

SM 深部（≧1,000 μm）に浸潤する癌，リンパ節転移も認められた

鑑別診断のポイント　茎の可動性．

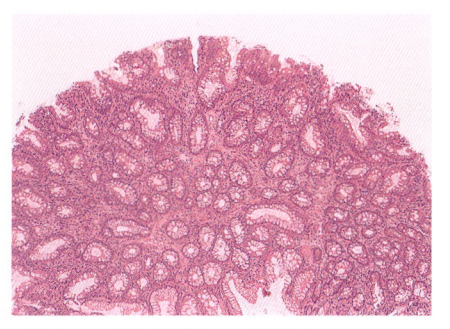

過形成性ポリープ hyperplastic polyp

- 直腸・S 状結腸の下部大腸に好発する．大きさは 5 mm 以下のものが圧倒的に多く，20 mm を超えるものはまれである．
- 内視鏡的に白色調の，分葉のない半球型あるいは扁平隆起型として観察されることが多いが，本例のごとく亜有茎性，有茎性のものもまれに存在する．
- 病理組織学的には，腺管が粘液を多く含み，過形成の状態となって腺腔を形成し，粘膜表面へと発育する．個々の腺管の核は基底側に一列に並び，核の重層化はみられない．
- 癌化の可能性はないと考えられている．

異型のない鋸歯状腺管より構成されている

鑑別診断のポイント　下部大腸，白色調，Ⅱ型 pit

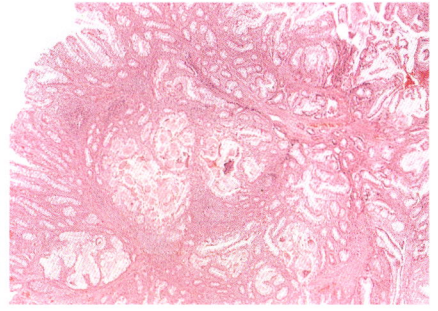

Peutz-Jeghers 型ポリープ
Peutz-Jeghers type polyp

- 皮膚粘膜色素沈着を伴わず，P-J 症候群にみられるポリープと組織学的に同じ性質のポリープが消化管に発生した場合 P-J 型ポリープと呼ぶ．
- 腫瘍の形態，色調，pit pattern はさまざまであり，特徴がなく，腺腫との鑑別は難しいことが多い．
- 本症は過誤腫性と考えられており，malignant potential が高いという証拠はない．しかし，癌化例や P-J 型ポリープを母地にして発生したと考えられる腺腫の報告もある．

粘膜筋板がよく発達し，異型のない過形成を示す腺管よりなる

(3) 発赤・びらんがある病変

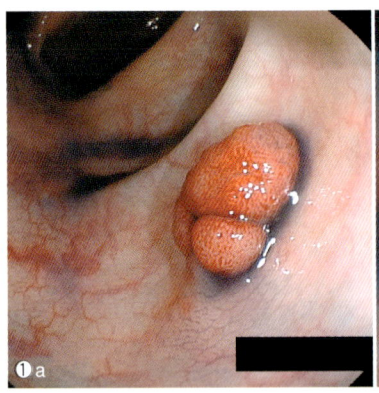

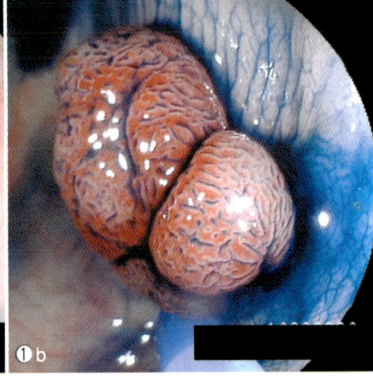

S状結腸，13 mm
- 分葉がみられ，発赤調の亜有茎性病変である．
- 可動性は良好である．
- 色素撒布により，ⅢL型 pit pattern が認められる（①b）．

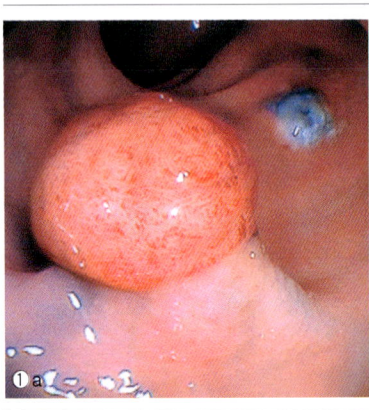

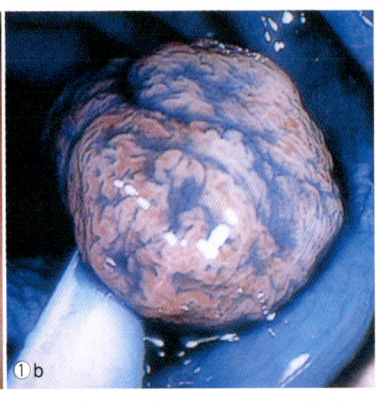

S状結腸，12 mm
- 頭部に凹凸不整や分葉はないが，発赤が強い（①a）．
- 樹枝状，脳回状（Ⅳ型）の pit がみられる（①a）．
- 色素撒布によって，樹枝状，脳回状の pit（Ⅳ型）が明瞭となるが，さらに管状の pit（ⅢL型）も識別できる（①b）．

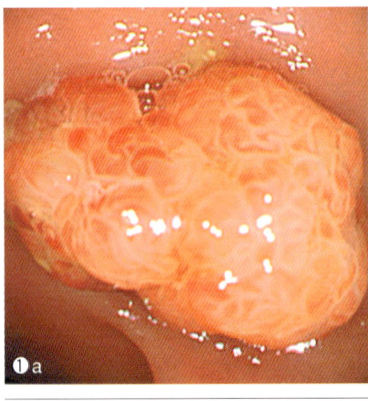

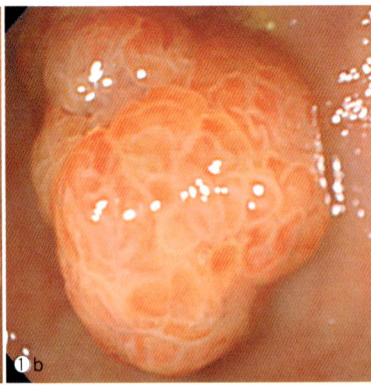

S状結腸，15 mm
- 表面には鱗状の細かい凹凸があり，光沢を伴う．
- 発赤した亜有茎性ポリープである．
- 細かい溝で区分された発赤のある腺管が明瞭に識別できる．

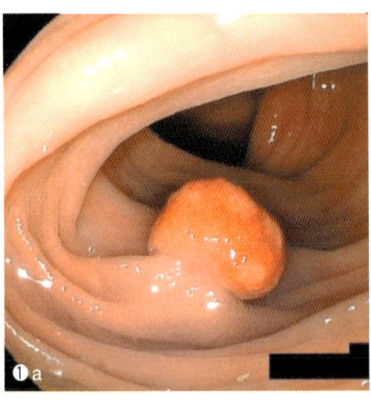

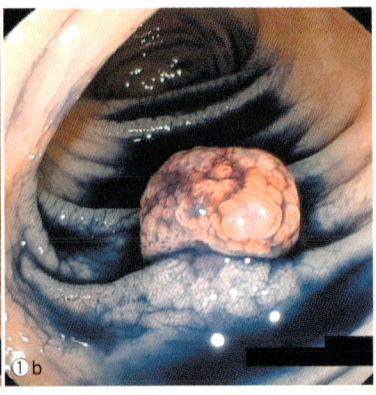

下行結腸，9 mm
- 発赤の強い亜有茎性病変である．
- 滲出物により白色調の部位がある．
- 色素撒布により粗な pit pattern が認められる．

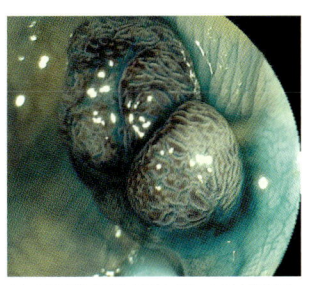

管状腺腫 tubular adenoma

- 分葉とともに発赤が目だつ病変であるが，拡大観察で規則的なⅢL型 pit pattern が認められ良性腺腫と診断できる．
- 拡大画像解析（FICE）所見から規則的なⅢL型 pit pattern がより明瞭となり，発赤は血管の集合から生じていることがわかる．

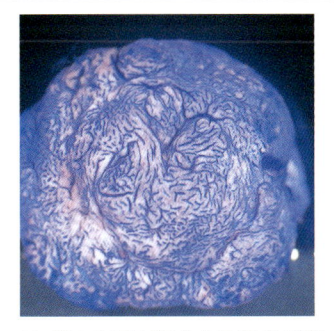

拡大画像解析（FICE）では規則的なⅢL型 pit pattern と微細血管が明瞭に描出される

管状絨毛腺腫 tubulovillous adenoma

- 通常観察で，頭部に崩れや明らかな凹凸不整はないが，発赤が強く，血流に富む腫瘍と考えられる．
- 拡大観察で，規則的な pit pattern が認められることから，腺腫もしくは腺腫内癌と診断可能である．
- ⅢL型とⅣ型の pit が混在することから，管状絨毛腺腫であることが予測できる．

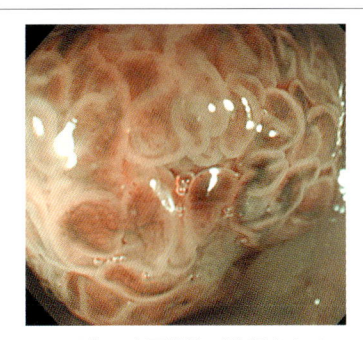

ⅢL型とⅣ型が混在する（実体顕微鏡像）

鋸歯状腺腫 serrated adenoma

- 直腸やS状結腸に好発するポリープ．
- 発赤のある鱗状の細かい凹凸のある表面構造が特徴である．
- NBI画像によってポリープ表面の模様とポリープを構成する毛細血管が強調される．

NBI画像：表面構造が強調される

鑑別診断のポイント　鱗状の表面構造が特徴的

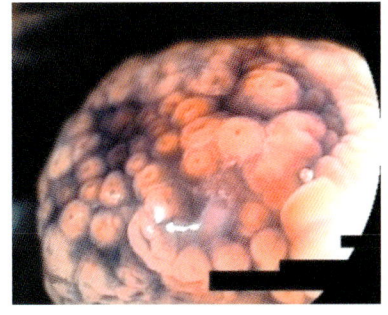

若年性ポリープ juvenile polyp

- 小児にみられることが多いが，成人にも発生することがある．
- 有茎性，亜有茎性が多く，高度の発赤，びらんを伴うことが多いが，滲出物に覆われると白色調を示す．
- 特徴的な pit（粗な円形）を呈する．
- 癌化のリスクはほとんどない．
- 出血しやすいため内視鏡摘除の適応である．

近接拡大観察で典型的な粗で円形の pit pattern を認める

鑑別診断のポイント　発赤，びらん，粗で円形の pit pattern

腫瘍性疾患─② 亜有茎性の病変 （3）発赤・びらんがある病変

(3) 発赤・びらんがある病変

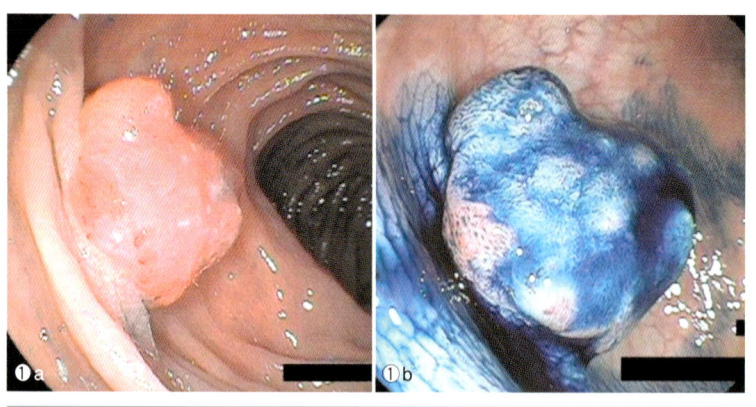

直腸，16 mm
- 頭部にびらんがみられ不整形な形態を呈する亜有茎性病変である．
- 頭部の左上部のみにⅣ型 pit を認めるが他部位はほとんどⅥ型 pit pattern で占められており，一部にⅤN 型 pit を認めた．

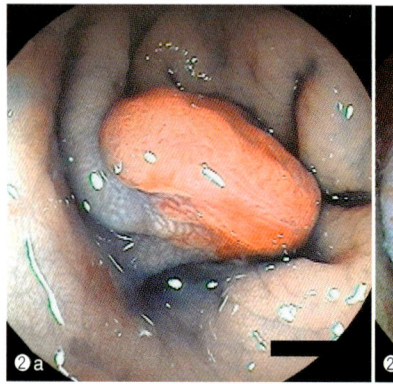

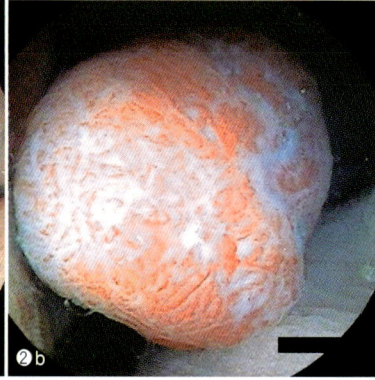

S 状結腸，13 mm
- 発赤の強い亜有茎性病変である．
- 拡大観察により表面の微細血管が発赤の理由とわかる．
- 口径不同を有し屈曲蛇行する微細血管が多数認められる．

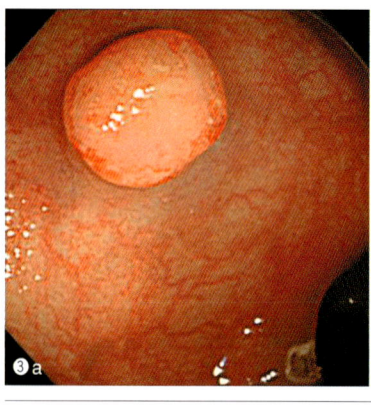

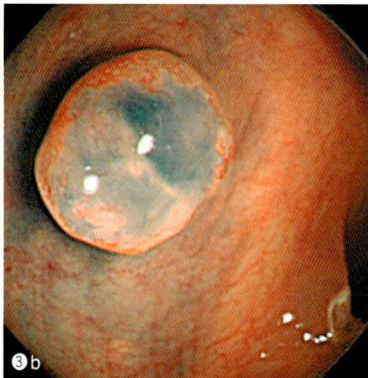

S 状結腸，6 mm
- 辺縁部はやや発赤し，頂部の褪色した亜有茎性病変であり，通常観察では一見，表面が平滑にみえる．
- 色素撒布で不整な辺縁を示す浅い陥凹面が明らかとなる．
- 陥凹内部には口径不同の血管がまばらにみられ，易出血性である．

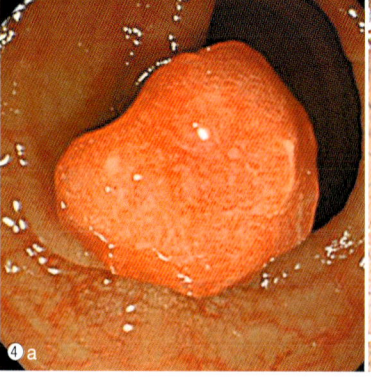

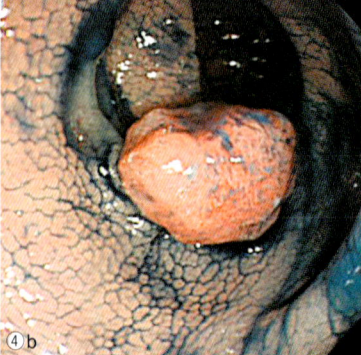

S 状結腸，12 mm
- 発赤の強い亜有茎性病変である．
- 病変口側に浅い陥凹を形成し，非対称な不正像を示す．
- 腫瘍表面には粘液が付着しており，色素の付着が不良である．
- 可動性は良好であり，十分に腸管を伸展させるとひだ集中はみられない．

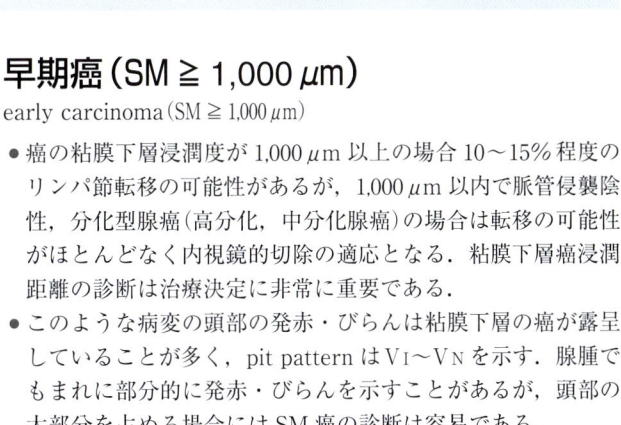

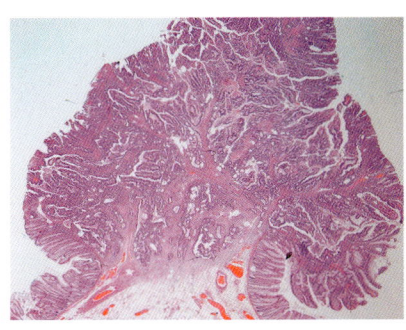

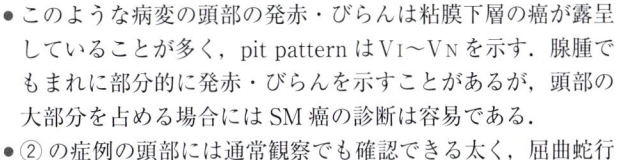

SM 深部（≧ 1,000 μm）に浸潤する癌

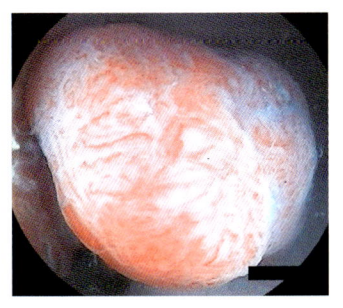

太く，屈曲蛇行し，辺縁スムーズで長い異常血管が観察される

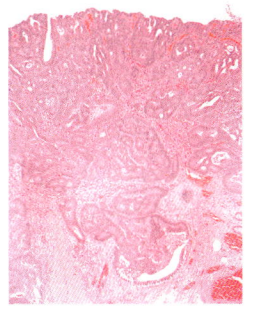

高分化腺癌が粘膜下層深部（3,500 μm）に浸潤している

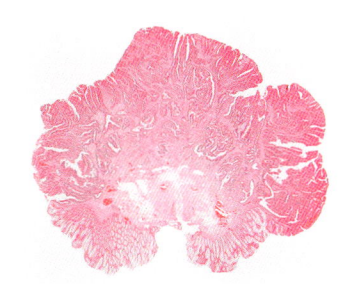

高分化腺癌が間質反応を伴って粘膜下層深部に浸潤している

早期癌（SM ≧ 1,000 μm）
early carcinoma（SM ≧ 1,000 μm）

- 癌の粘膜下層浸潤度が 1,000 μm 以上の場合 10〜15% 程度のリンパ節転移の可能性があるが，1,000 μm 以内で脈管侵襲陰性，分化型腺癌（高分化，中分化腺癌）の場合は転移の可能性がほとんどなく内視鏡的切除の適応となる．粘膜下層癌浸潤距離の診断は治療決定に非常に重要である．
- このような病変の頭部の発赤・びらんは粘膜下層の癌が露呈していることが多く，pit pattern は V_I〜V_N を示す．腺腫でもまれに部分的に発赤・びらんを示すことがあるが，頭部の大部分を占める場合には SM 癌の診断は容易である．
- ②の症例の頭部には通常観察でも確認できる太く，屈曲蛇行し，辺縁スムーズで長い異常血管が観察される．このような血管を示す腫瘍はより悪性度の高い癌（中・低分化腺癌，脈管侵襲陽性，簇出陽性など）であり，外科的切除適応病変である．
- 亜有茎性のため粘膜下層深部浸潤例でも可動性が保たれていることがあり，non-lifting sign 陰性の場合が多い．
- ③の症例は小さい病変であるが頂部の褪色域と発赤調の辺縁部の明らかな違いが癌であることを示唆している．明らかな表面構造変化は癌の特徴である．
- 不整な辺縁を示す浅い陥凹面内の口径不同を示す血管および繁茂する辺縁部の血管が SM 深部浸潤を疑わせる．
- ④の症例では発赤，易出血性がみられる点，病変表面に非対称性の不整像を認める点で SM 深部浸潤癌を強く疑った．
- しかし，十分に送気して観察すると腸管の伸展不良所見がみられず，non-lifting sign も陰性のため EMR を行った．
- 組織学的には高分化腺癌が SM 深部浸潤をきたしていたため，追加腸切除を行ったが，リンパ節転移はみられなかった．

鑑別診断のポイント　頭部の構造変化，異常血管

腫瘍性疾患 —— ② 亜有茎性の病変 （3）発赤・びらんがある病変

(4) 頭部が崩れた病変

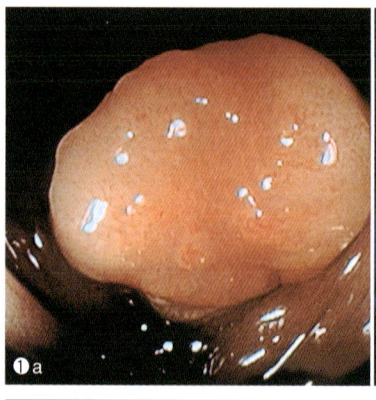

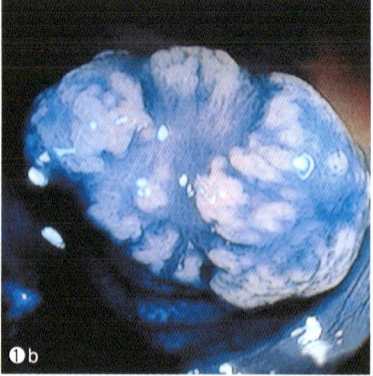

S状結腸，9 mm
- 広基性で亜有茎の形態を呈し，くすんだ発赤調である（①a）．
- 頭部の一部が崩れ凹凸がみられるが，病変全体に緊満感は乏しい（①a）．
- インジゴカルミン撒布により頭部の崩れはより鮮明になる（①b）．

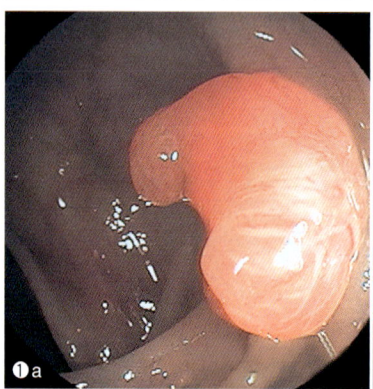

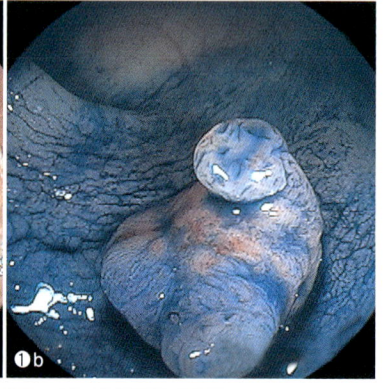

S状結腸，8 mm
- 発赤の強い亜有茎の病変で，頭部が大きく崩れ，一部に角が出たような所見が認められる．
- 角の部分にIIIL型 pit を認めるものの，他部位では規則的な構造が消失している（①b）．

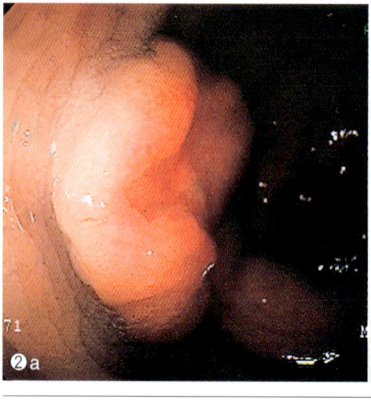

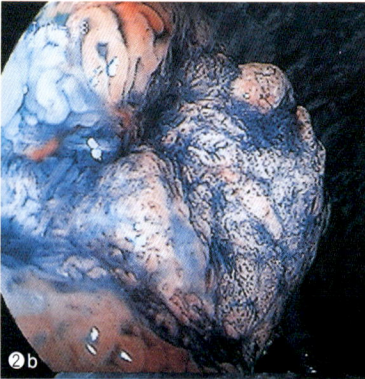

下行結腸，7 mm
- 亜有茎の形態を呈し，基部辺縁に白斑が認められる（②a）．
- 基部につながる辺縁に凹凸は認められないが，頭部は崩れ，不規則な境界を呈し，凹凸不整である（②a）．
- 色素撒布後の頭部の拡大観察で，辺縁に脳回状 pit（IV型），崩れた部位に規則性の失われたVI型 pit を認める（②b）．

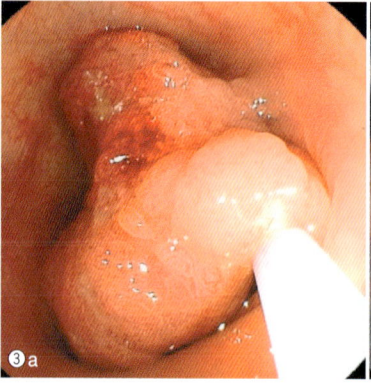

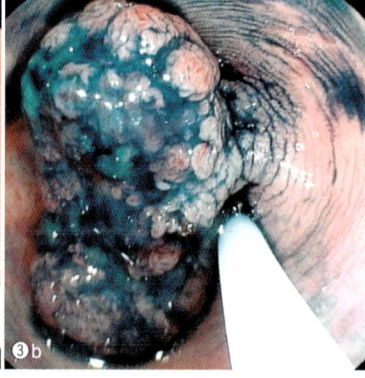

S状結腸，22 mm
- 頭部が崩れ滲出物に覆われている亜有茎性病変．
- 色素撒布により頭部の崩れがより明瞭になり辺縁と構造が異なることが明らかになる．

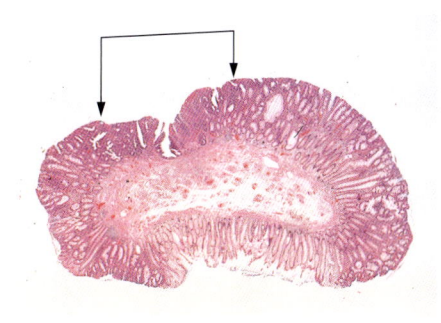

腫瘍性疾患 ― ② 亜有茎性の病変 (4) 頭部が崩れた病変

矢印の部分に高分化腺癌がみられる

早期癌（M） early carcinoma（M）

- 本例は腺腫が癌化した adenoma-carcinoma sequence の典型例と考えられる．
- 病変の頭部に不規則な崩れがあるが，その程度は小さく，緊満感が乏しいことから腺腫と癌との鑑別は必ずしも容易ではない．
- 通常内視鏡所見のみでは腺腫内の局在癌を診断することは困難であるが，pit pattern から腺腫内癌の診断はたやすい．
- 本例は一部に崩れが認められるものの，病変全体の形は保たれており，緊満感に乏しいことから内視鏡摘除適応病変（SM＜1,000 μm まで）と診断し，EMR を施行した．

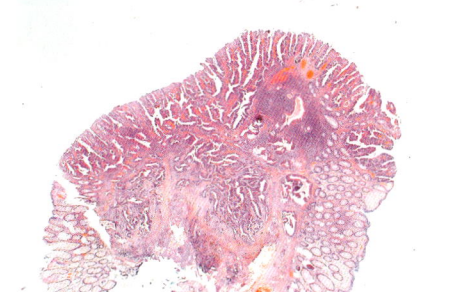

早期癌（SM ≧ 1,000 μm）
early carcinoma（SM ≧ 1,000 μm）

- いずれも小型の亜有茎性病変であるが，頭部の崩れた所見から SM 深部浸潤癌が強く疑われる．
- ①の症例では，隆起の角状の部分でⅢL 型 pit がみられるが，中心の陥凹部分で pit pattern が消失しており，SM 深部浸潤癌と推定できる．外科的手術を行った結果，SM ≧ 1,000 μm の浸潤が確認された．
- ②の症例では，崩れた部分にⅥ型 pit がみられるが，周辺部に規則的なⅣ型 pit がみられることから，腺腫由来の癌であると推定できる．本例では外科的手術の同意が得られないため，やむなく EMR を行ったが，ⅥI 型 pit の部分は SM 深部浸潤癌に，Ⅳ型 pit の部分は腺腫に対応していた．
- ③の症例では頭部の崩れと辺縁部との構造の違いは認識できるが，滲出物に覆われているため pit pattern は不明である．
- 頭部の構造の違いは癌を強く示唆するが，SM 深部浸潤の診断は困難である．
- 鉗子で基部を押すと軟らかく EMR で切除したが，粘膜下層に粘液癌が発生しており外科的切除適応病変であった．

粘膜筋板は破壊され SM に多量浸潤している

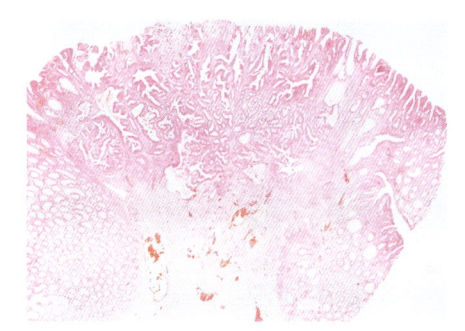

SM 深部に大量に浸潤する高分化腺癌．辺縁の一部に腺腫がみられる

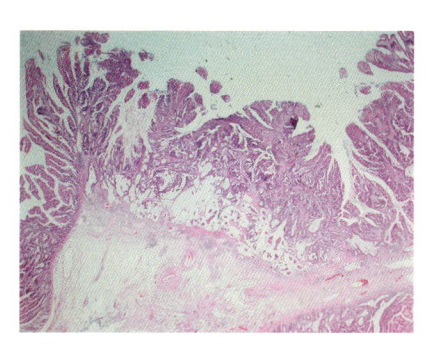

粘膜下層に粘液癌が浸潤している

鑑別診断のポイント　頭部の崩れ，明らかな表面構造変化

(4) 頭部が崩れた病変

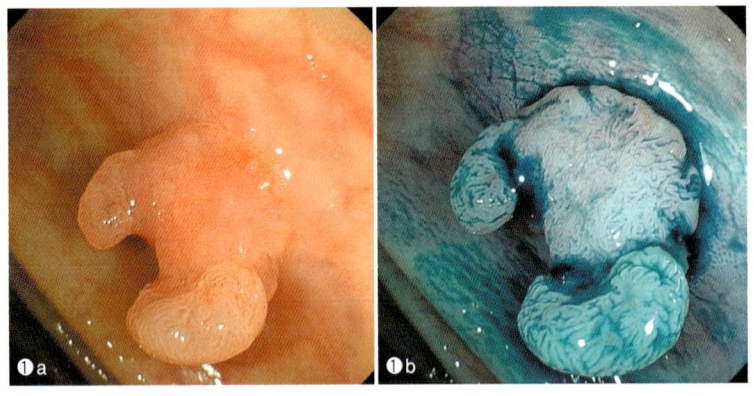

上行結腸，10 mm
- 頭部の崩れた角を出したような形態の亜有茎性病変である．
- 病変の色調に明らかな発赤やびらんはない．
- 色素撒布後，辺縁にⅢL型，中央部にⅥI型 pit pattern が認められる．
- ①d は上行結腸内反転観察像である．

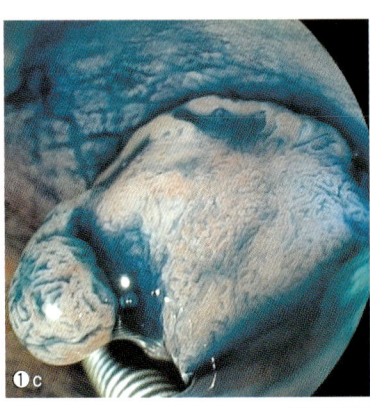

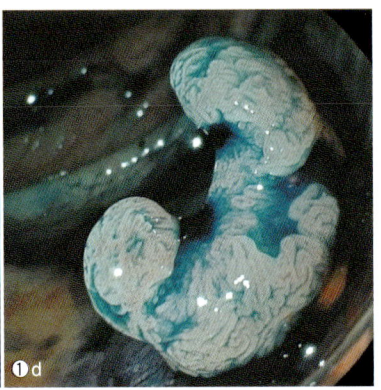

S状結腸，10 mm
- 亜有茎性病変の頂部に陥凹がみられ可動性は不良な病変．
- 一部に白苔の付着が認められる．
- 基部辺縁の一部に色素の貯留する小さな陥凹が認められる（矢印はいわゆる逆噴射所見）．

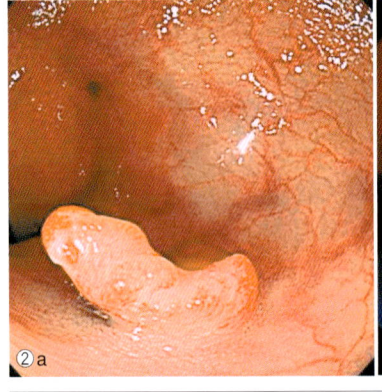

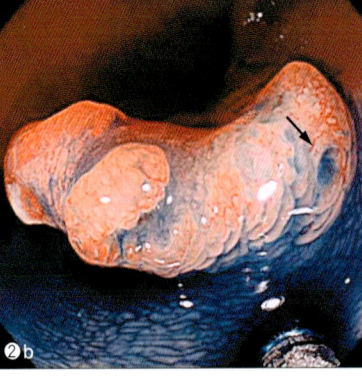

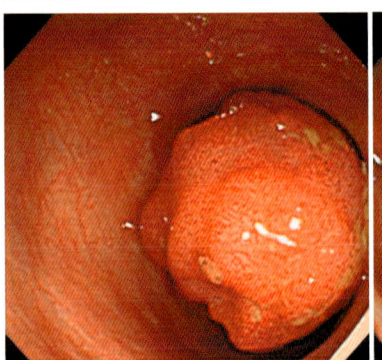

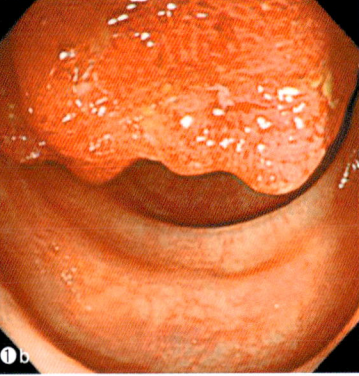

S状結腸，30 mm
- 緊満感のある発赤した隆起であり，可動性は不良である．
- 頂部には凹凸を伴う陥凹がみられる．
- 隆起起始部周辺の粘膜には小白斑が多発している．

腫瘍性疾患 — ② 亜有茎性の病変

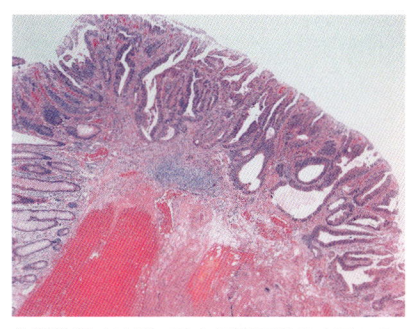

早期癌（SM ≧ 1,000 μm）
early carcinoma（SM ≧ 1,000 μm）

- 頭部の崩れはSM深部浸潤癌の特徴であり，この所見があれば診断は容易である．
- 癌の粘膜下層浸潤度が1,000 μm以上の場合10～15%程度のリンパ節転移の可能性があるが，1,000 μm以内で脈管侵襲陰性，分化型腺癌（高分化，中分化腺癌）の場合は転移の可能性がほとんどなく内視鏡的切除の適応となる．粘膜下層癌浸潤距離の診断は治療決定に非常に重要である．
- ①の症例は辺縁にⅢL型pit patternを残しながら中心部にⅥ型pit patternを示しており，浸潤癌の形態変化の貴重な瞬間がとらえられた症例である．ⅢL部は遺残粘膜病変部をⅥ部は粘膜下層癌の露呈部を示しており，小さい病変であるが，SM深部浸潤癌の診断はたやすい．またこの2つのpit patternの存在は，腺腫-癌相関（adenoma-carcinoma sequence）を強く示唆するものである．
- ①dは反転観察像，それ以外は肛門側からの観察像であるが，肛門側，口側から全体所見を観察する重要性を強調したい．
- ①の症例のように2つの異なった構造が並存する所見は，癌を強く疑うべき所見である．
- ②の症例では頭部の崩れとともに辺縁の一部にいわゆる逆噴射所見が認められSM深部浸潤の診断は容易である．
- 逆噴射所見は癌がSM深部に浸潤後再び粘膜表面に顔を出している所見であり，本例では病理組織学的にも確認された．

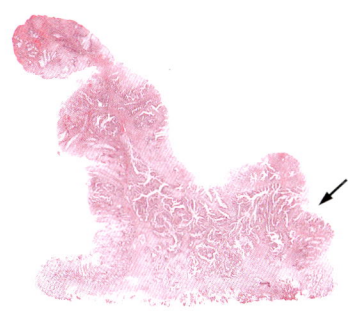

粘膜筋板破壊例で垂直浸潤距離は表層から2,000 μmの脈管侵襲陽性のある高分化腺癌であった

中分化型腺癌，SM深達度3,300 μm，矢印が逆噴射部位

鑑別診断のポイント　pit pattern，逆噴射所見

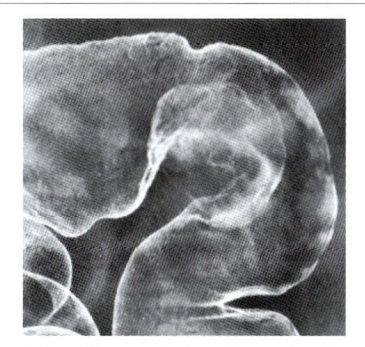

進行癌（MP） advanced carcinoma（MP）

- 固有筋層に浸潤した1型進行癌（高分化腺癌）である．
- 管腔を占居する大型の病変であり，内視鏡では起始部の観察が困難である．
- 頂部の陥凹，病変の緊満感，可動性不良の所見より進行癌を疑ったが，このような病変での深達度診断には注腸X線検査が有用である．

注腸X線での側面像で角状の変形を認める

鑑別診断のポイント　頭部の崩れ，可動性のなさ

(5) 表面が平滑な病変

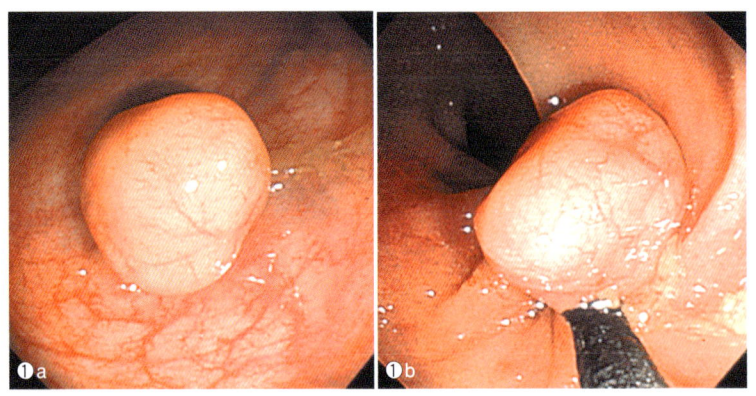

直腸，10 mm
- 直腸 Rb にみられる表面平滑な亜有茎性病変である．
- 表面は正色調であり，健常粘膜で覆われている．
- 鉗子で触れると弾性硬であり，可動性は認められる．

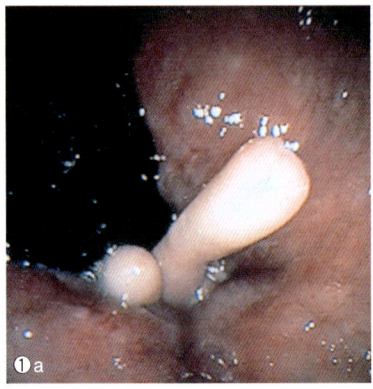

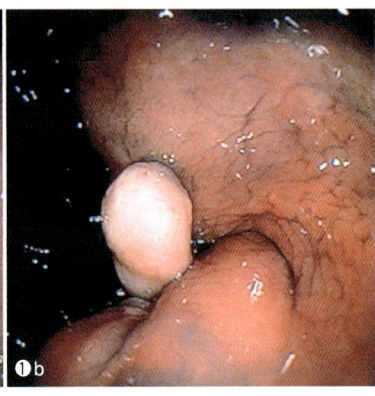

肛門部，10 mm
- 直腸内の反転操作で，歯状線外側（肛門）から発生する細長い隆起性病変が認められる．
- 表面は平滑で，白色調を呈する．

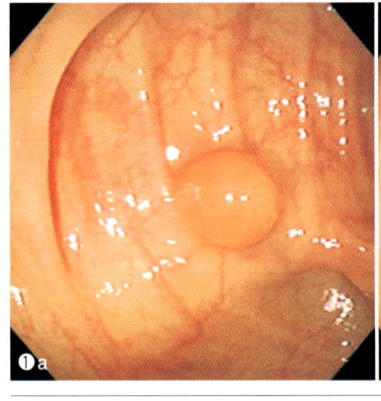

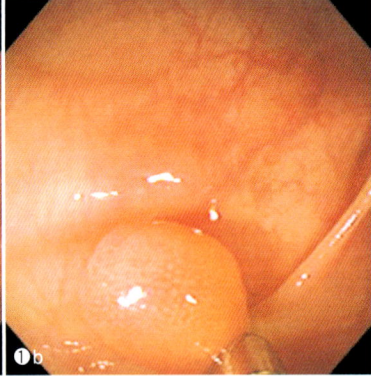

S状結腸，10 mm
- 表面平滑な亜有茎性の隆起がみられ，色調は正色調である．
- 鉗子で触れると硬く，可動性は良好である．

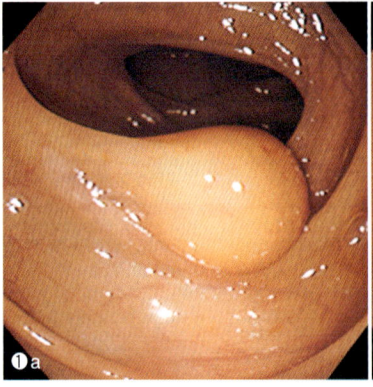

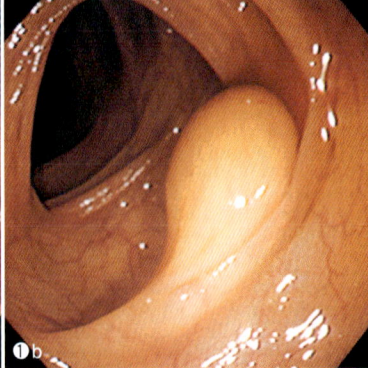

下行結腸，18 mm
- 表面は平滑で，色調は白色調である．
- 可動性があり軟らかく，鉗子で触れると容易に変形する．

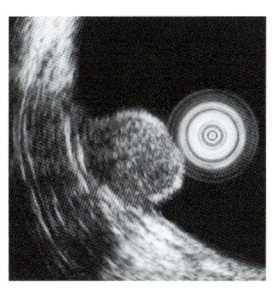

第3層内に比較的低エコーの充実性腫瘤が描出される

カルチノイド carcinoid

- 通常粘膜深層に発生し，主に粘膜下層からより深部に浸潤していくため粘膜下腫瘍の形態をとる．
- 小さい病変は，表面平滑な半球状の隆起性病変で，黄色調を呈し，表面は正常粘膜で覆われている．
- 他の粘膜下腫瘍との鑑別のポイントとして，黄色調であること，硬いことが挙げられる．
- 超音波内視鏡は，カルチノイドの局在を明らかにして内視鏡治療の適応を決めるうえに役立つ．

肛門ポリープ anal polyp

- 肛門管に生じる裂創が，肛門の虚血，内括約筋の収縮，感染などの要因により慢性化し，隆起を生じて形成される．
- 歯状線近傍に，白色で表面平滑な隆起性病変を認めた場合，本症の診断は容易である．

鑑別すべき疾患 色素沈着を伴わない悪性黒色腫

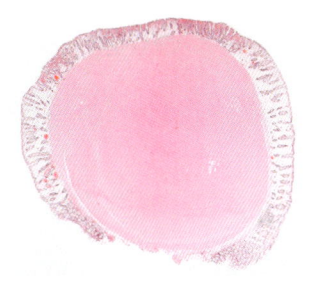

平滑筋腫 leiomyoma

粘膜下に好酸性の胞体を持つ紡錘形細胞の増生を認める

- 小さい病変ではほとんど無症状であり，偶然発見されることが多い．
- 大きくなると，管外型では腫瘤触知，管内型では腸重積，出血，狭窄による症状がみられるようになる．
- 直腸に好発し，次にS状結腸と横行結腸に多い．
- 内視鏡所見としては，小さい病変は正色調の粘膜下腫瘍であること以外に，特徴的所見はみられない．
- 粘膜筋板由来の病変では立ち上がりが比較的急峻であるのに対して，固有筋層由来の病変ではなだらかな立ち上がりを示す傾向がある．

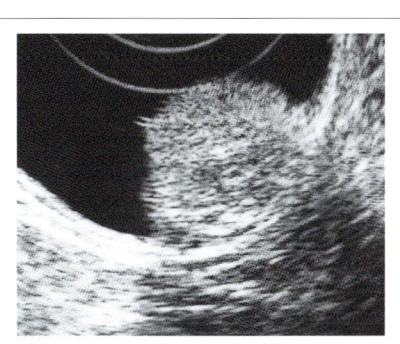

脂肪腫 lipoma

高エコーの腫瘤である

- 成熟した脂肪細胞の増殖により形成される病変であり，悪性化はない．
- 右側大腸に好発し，直腸にはまれである．
- 無症状で発見されることが多いが，牽引痛，腸重積による腹痛，粘血便，便通異常，腫瘤触知で発見されることもある．
- 内視鏡所見としては黄色調であることが多いが，小さいものでは本例のように白色調を呈することがある．表面平滑で，光沢を有する無茎性から有茎性の腫瘍であり，軟らかく弾力性に富む．
- 軟らかい粘膜下腫瘍としてリンパ管腫が鑑別対象であるが，脂肪腫では透光性はなく弾力性に富む点で区別可能である．

腫瘍性疾患―②亜有茎性の病変 (5) 表面が平滑な病変

(6) 多発する病変

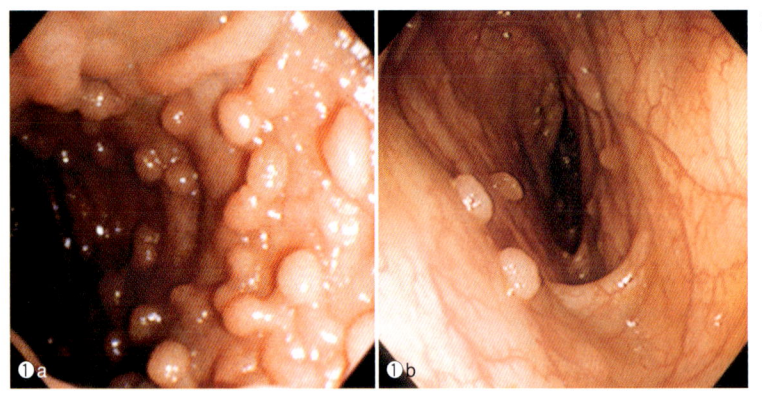

大腸全域，3〜6 mm
- 亜有茎性ポリープが多発している．
- ポリープの分布は密な部位と粗な場所がある．
- 個々のポリープは正色調であり，表面構造は腺腫に合致する．

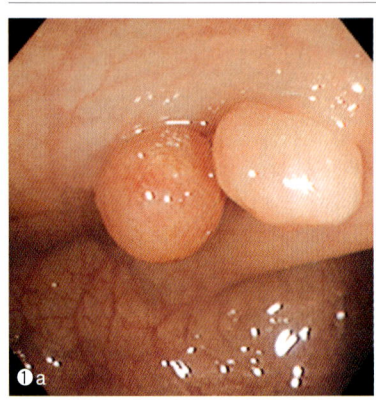

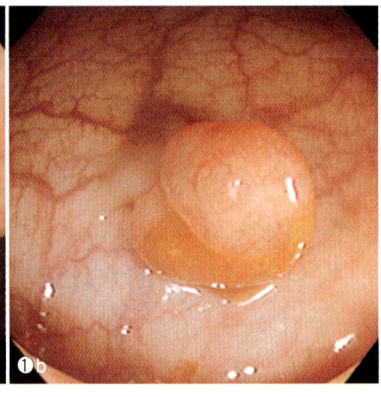

大腸全域
- 亜有茎性から有茎性ポリープが散在性に観察される．
- S状結腸の病変は，正色調の亜有茎性ポリープであり，表面は平滑である．
- 表面に粗な楕円形，ないし小円形の pit pattern がみられる．

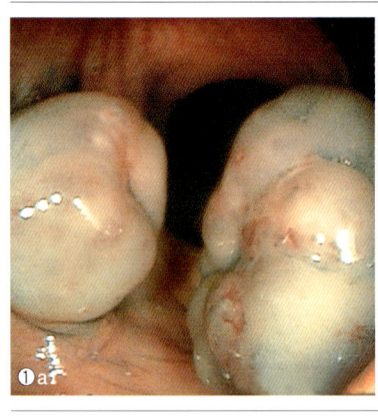

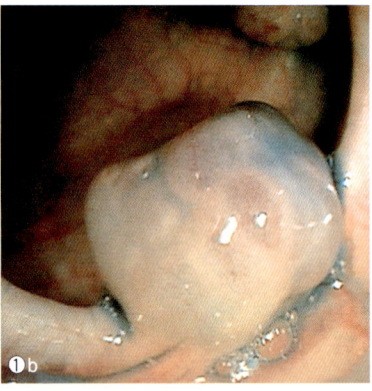

大腸全域
- 広基性で亜有茎性の腫瘍が多発する．
- 腫瘍は，黄白色を主体とし，粘膜下に赤紫色の拡張した血管が透見される．
- 腫瘍の頂上部には浅い陥凹がみられる．
- 弾力性があり，ゴムまりのような感触が得られる．

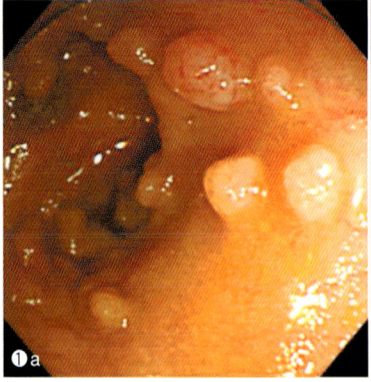

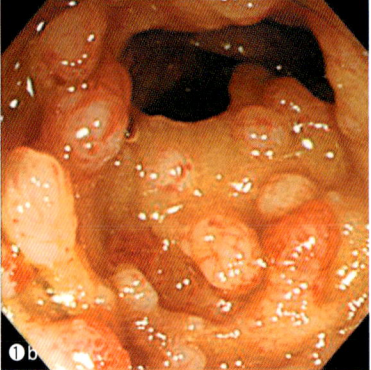

回腸終末部，3〜5 mm
- 回腸終末部に亜有茎性から半球状の小隆起が多発している．
- 小型の病変は正色調からやや白色調であるが，やや大きめの病変の表面には発赤や血管像を認める．

腫瘍性疾患 ― ② 亜有茎性の病変

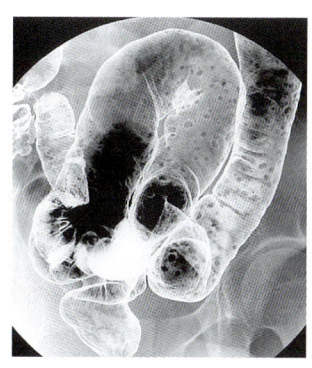

大腸腺腫症 adenomatosis coli

- 常染色体優性遺伝の消化管ポリポーシスである．
- 5番染色体長腕にある APC 遺伝子の変異が本症の原因である．
- 通常100個以上の腺腫を認めることが診断指標になっているが，腺腫の分布密度により，密生型と非密生型に分けられる．
- 大腸癌が高率に合併し，胃，十二指腸，小腸にも腺腫がみられる．
- 胃底腺ポリポーシスを伴うことも多い．

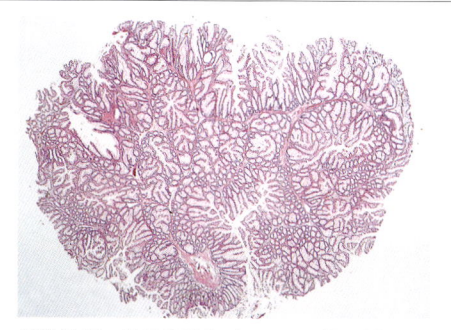

全大腸に多発するポリープ

Peutz-Jeghers 症候群 Peutz-Jeghers syndrome

- 常染色体優性遺伝の皮膚粘膜色素沈着を伴う消化管ポリポーシスである．
- 20歳前後に発症することが多い．
- ポリープは小腸に次いで大腸に多い．
- ポリープの分布は散在性であり，大腸腺腫症のように密在性ではない．
- 形態は亜有茎性であることが多いが，大きくなると有茎性，広基性になる．
- 組織学的には過誤腫性と考えられており，腺管の増生・延長と粘膜筋板の樹枝状増生が特徴的である．

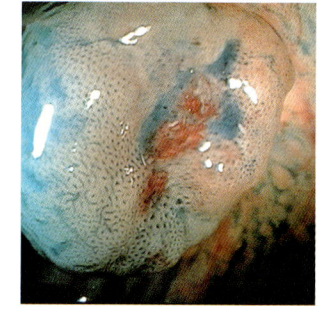

粘膜筋板の樹枝状増生がみられる過誤腫

青色ゴムまり様母斑症候群
blue rubber bleb nevus syndrome

- 皮膚および内臓に出現する血管腫を特徴とするまれな疾患で，大部分の症例で病変は出生時から認められるが，成人後に発症した報告もある．
- 消化管病変は口から肛門までの全消化管に出現するが，大腸よりも小腸に多く，また大腸では右側より左側に多く出現すると報告されている．
- 内視鏡では青色ゴムまり様の弾力性を有する血管腫として認められ，大きさは数mm〜数cm，また個数も単発〜数百個までとさまざまであるが，特徴的所見から診断は容易である．

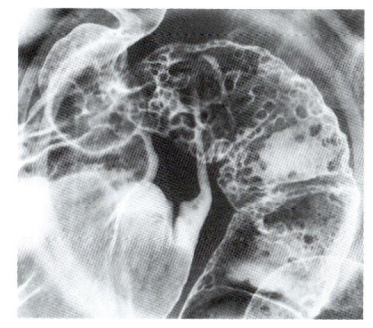

腫瘍の頂上部には毛細血管の集合が確認される

リンパ腫（濾胞性リンパ腫）
follicular lymphoma

- 病気の進行が比較的遅いタイプ（低悪性度）に分類され，年単位でゆっくりとした経過をたどることが多いリンパ腫．
- 症状がほとんどないため発見が遅れ，診断時より病期Ⅲ/Ⅳの進行期が80%以上を占めることを特徴としている．体表部のリンパ節腫脹から診断されることが多い．
- 周囲健常粘膜と同じ色調で多発性隆起性病変と認識されることが多く，リンパ濾胞の過形成との鑑別は困難である．

回盲弁が腫大し，回腸終末部に小隆起が多発している

鑑別診断のポイント　リンパ濾胞の過形成

(1) 分葉がある病変

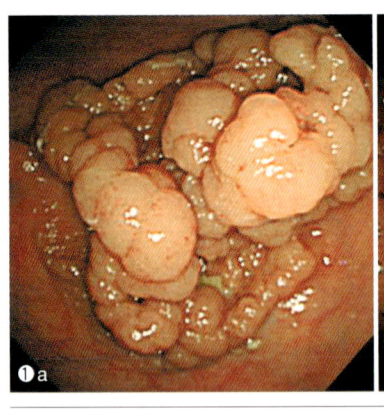

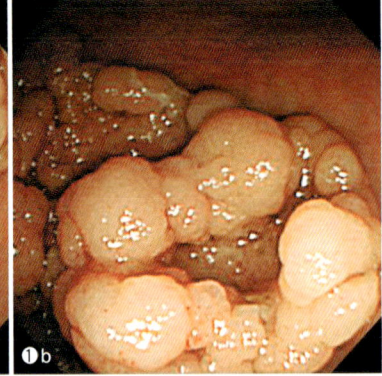

直腸 Ra，45 mm
- 境界が明瞭な広基性病変であり，大小の結節で構成されている．
- 結節が大型の部位では丈が高く，小型の部位では丈が低い．
- 色調は正色調からやや白色調である．
- 結節上に陥凹やびらんはみられない．

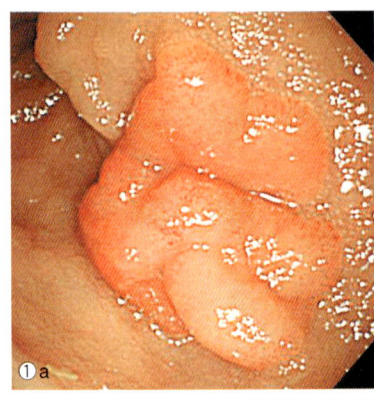

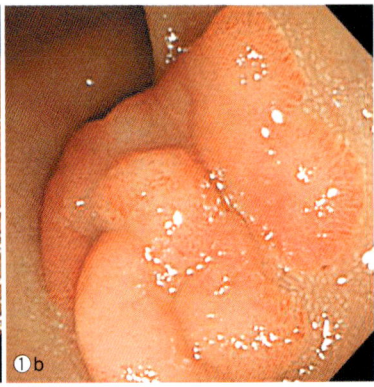

直腸，20 mm
- 脳回状の分葉を示す発赤調の広基性病変である．
- 病変の境界は明瞭である．
- それぞれの結節は均質であり，陥凹やびらんはみられない．

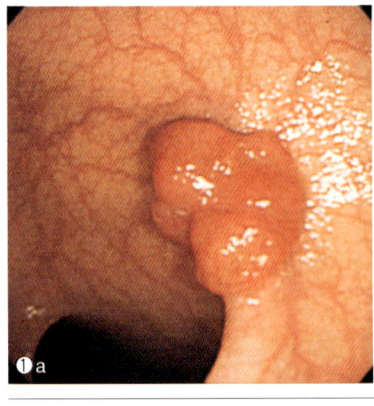

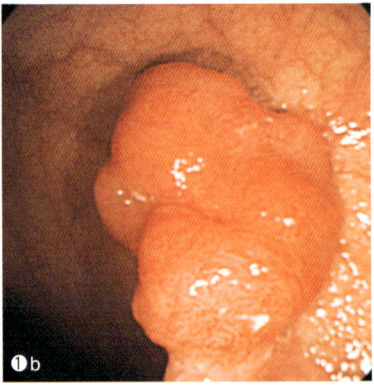

S状結腸，20 mm
- 表面は発赤調で粗大な分葉を示すが，明らかな潰瘍やびらんはみられない．
- 明らかなひだ集中はないが，弧の伸展不良所見がみられる（①a）．

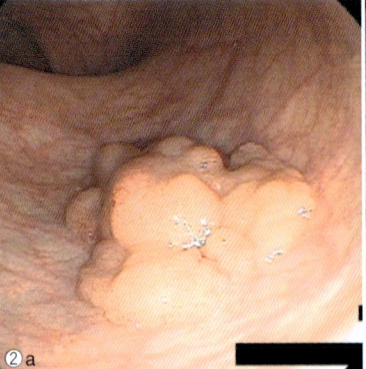

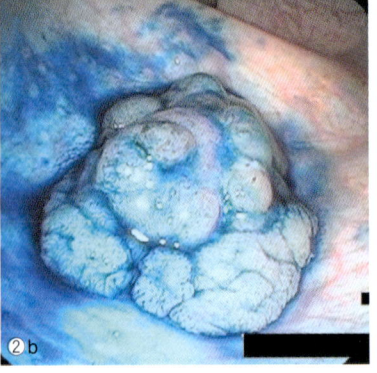

直腸，28 mm
- 比較的小さな分葉が集合した無茎性病変である．
- 色素撒布により腫瘍の中央部を除いてⅣ型の pit pattern が認められるが，中央部には不整なⅤⅠ型 pit pattern が認められた．

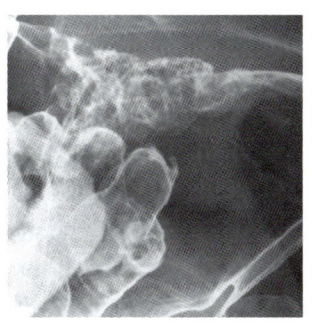

管状絨毛腺腫 tubulovillous adenoma

- いわゆる結節集簇様（またはLST-G）の形態をとった管状絨毛腺腫である．
- 部分的に高異型の領域が散見されるが，明らかな癌と診断される領域はみられない．
- 丈の高い部分では腫瘍腺管が延長し絨毛状を呈しており，低い部分では管状腺腫が主体である．
- SM浸潤癌が合併した場合には，陥凹，びらん，結節状構造の消失などがみられることが多い．

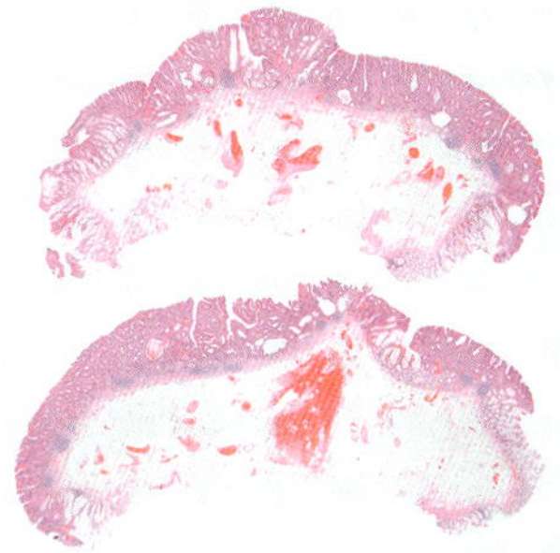

注腸X線での側面像ではほとんど壁変形を認めない

早期癌（M）early carcinoma（M）

- 本例もいわゆる結節集簇様（またはLST-G）の病変であるが，大部分が管状腺腫であり，部分的に高分化腺癌がみられている．
- 病変表面には脳回状の分葉がみられるが，十分な送気により腸管を伸展させると隆起は平低化する．
- このような病変では粘膜内癌を合併することが，内視鏡的にその部位を特定することは難しい．

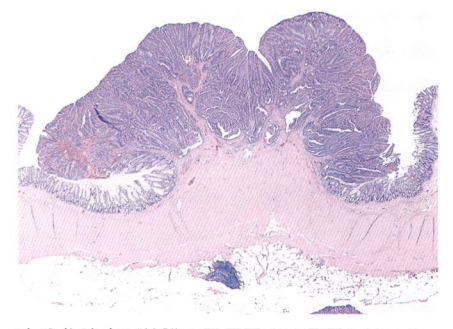

管状腺腫を背景として部分的に高分化腺癌がみられる

早期癌（SM ≧ 1,000 μm）
early carcinoma（SM ≧ 1,000 μm）

- ①の症例はpolypoid growthを示すSM ≧ 1,000 μm 浸潤癌である．
- 潰瘍やびらんを伴っておらず，表面性状からはsm massive 浸潤癌を疑わせる所見はみられない．
- 弧の伸展不良所見からsm massive 浸潤癌が疑われ，内視鏡治療の適応ではないと診断できる．
- ②の症例は通常観察で弧の伸展不良所見なく，潰瘍やびらんを伴っておらず，sm massive 浸潤癌を疑わせる所見はみられない．
- 拡大観察で頂部のみにVI型 pit patternと口径不同を呈する微細血管が認められるが，それ以外は規則的なIV型 pit patternが認められる．
- 癌の診断は容易であるが，sm massive 浸潤癌の診断は困難である．

高分化腺癌が粘膜下層深層まで浸潤している

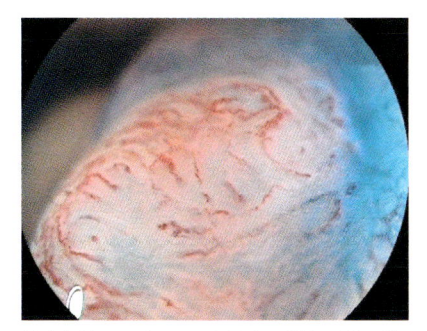

拡大観察で口径不同を呈する微細血管が認められる

鑑別診断のポイント 弧の伸展不良，VI型 pit pattern，口径不同を呈する微細血管

腫瘍性疾患 —③ 無茎性・広基性の病変(1) 分葉がある病変

(1) 分葉がある病変

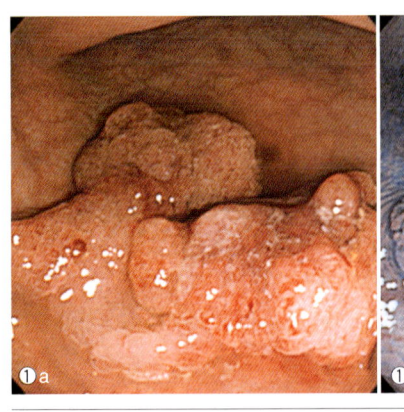

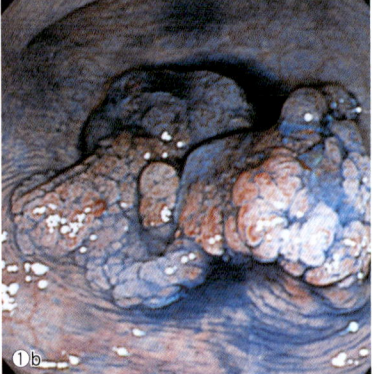

S状結腸，20 mm，15 mm
- 絨毛状の表面性状を有する2個の病変が近接して存在する（①a）．
- 左は有茎性，右は亜有茎性病変で，いずれも発赤調を呈する．
- 亜有茎性病変は表面性状が一様でなく，頂部に境界不鮮明な陥凹と陥凹辺縁部での小結節状隆起が観察される（①b）．

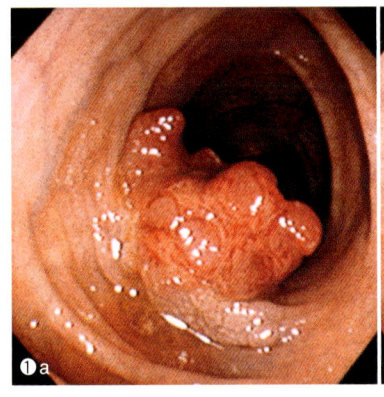

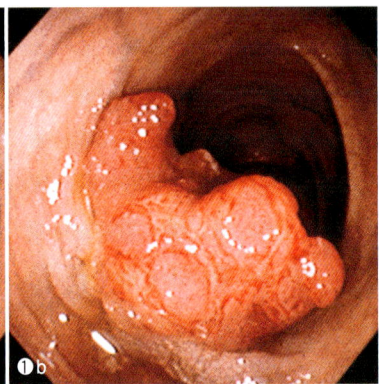

S状結腸，30 mm
- 1/4周性の広基性隆起性病変である．
- 表面は八頭状に分葉する．
- 腫瘍の色調は赤色調である．
- 腫瘍辺縁の壁に伸展不良がみられる．

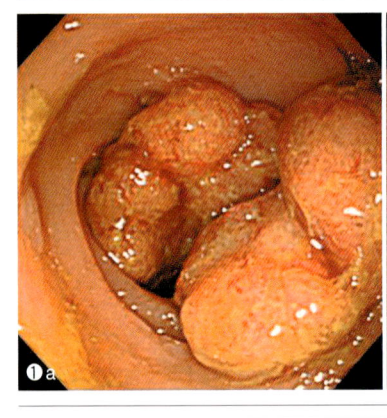

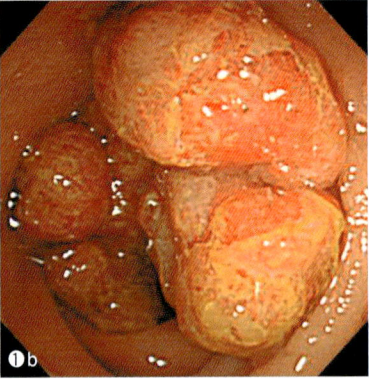

S状結腸，50 mm
- 粗大な分葉を示す腫瘍が管腔を占居している．
- 病変の立ち上がりは明瞭であるが，起始部を十分に観察することができない．
- スコープは狭窄部を通過しないが，潰瘍の所見はみられない．

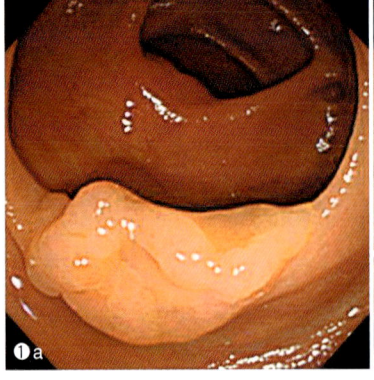

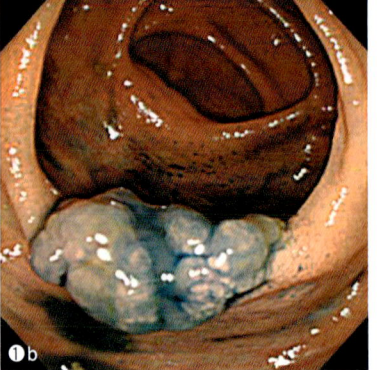

上行結腸，15 mm
- 半月ひだをまたぐように正色調で丈の低い広基性病変がみられる．
- 表面は軽度の分葉を示し，光沢がみられる．
- 壁の伸展不良所見はみられない．

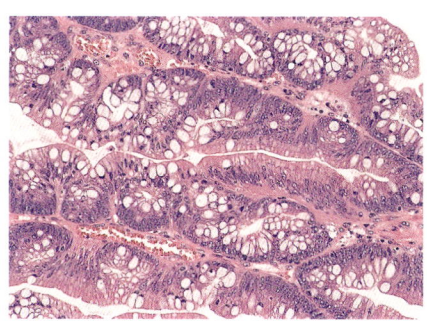

早期癌（SM ≧ 1,000 μm）
early carcinoma（SM ≧ 1,000 μm）
- 鋸歯状腺腫の中には，表面が絨毛状を呈するものがある．
- 亜有茎性病変には陥凹がみられることから，悪性腫瘍の合併が疑われるが，陥凹部に一致して，粘膜下層浸潤癌（SM ≧ 1,000μm）を合併していた．
- 鋸歯状腺腫では約10％に癌を合併すると報告されている．

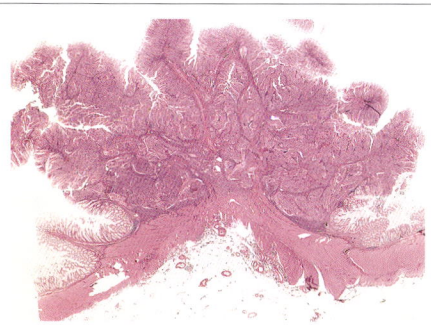

本病変の主体は鋸歯状腺腫である

進行癌（MP）advanced carcinoma（MP）
- 潰瘍を形成せず，不規則な分葉が顕著な1型病変である．
- このような所見は，進行癌の中では比較的深達度の浅いMP癌でみられることが多い．

固有筋層浅層に高分化腺癌が浸潤している

進行癌（SS）advanced carcinoma（SS）
- 病変内部に大きな潰瘍を伴わない1型SS浸潤癌であり，組織学的には高分化腺癌が病変の主体を占めていた．
- 可動性がなく，狭窄をきたしていることで，進行癌の診断は容易である．

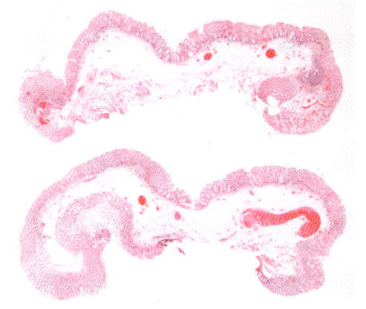

sessile serrated polyp（SSP）
- 同義語として，sessile serrated adenoma（SSA），atypical hyperplastic polypという用語が用いられることがある．
- 女性の右側結腸（盲腸〜脾彎曲）に多い．
- BRAF遺伝子変異やmicrosatellite instability（MSI）による癌化経路が知られている．
- 組織学的特徴としては，大きさ5mm以上（多くは1cm以上）で，腺管底部まで鋸歯状変化がみられ，腺管の歪みや拡張をきたす．また表層部に増殖帯がみられる．
- 内視鏡的には白色調で粘液が豊富な無茎性隆起として観察される．

鋸歯状病変で，陰窩の歪み，拡大，分岐が著明である

腫瘍性疾患 ― ③ 無茎性・広基性の病変（1）分葉がある病変

(2) 分葉がない病変

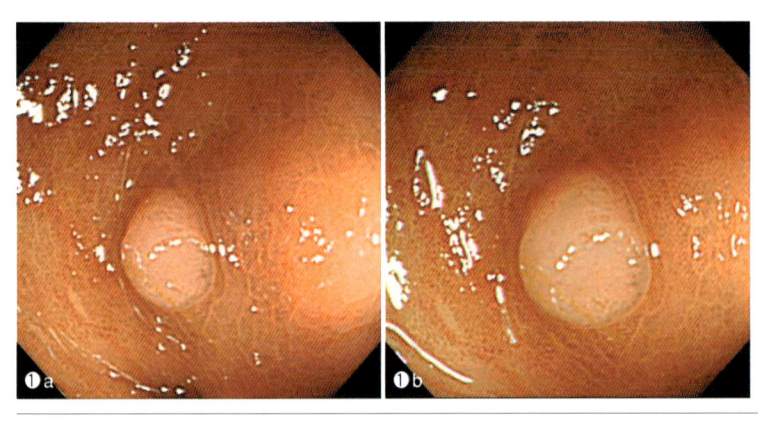

横行結腸, 7 mm
- 背景粘膜に偽メラノーシスがみられるため, 病変は白色調にみえる.
- 表面はほぼ平滑で分葉はみられない.

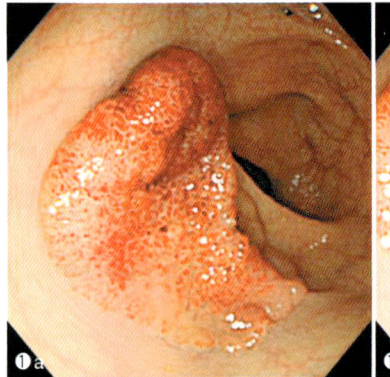

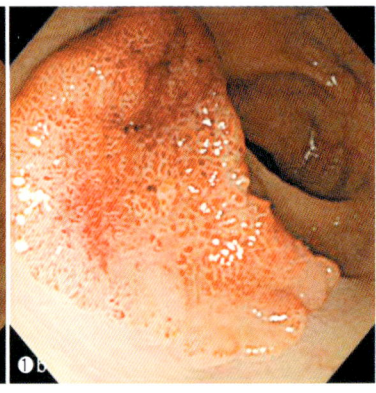

直腸, 20 mm
- 境界明瞭な病変であり, 画面右下の丈の低い部分から左上に丈の高い部分になだらかに移行する.
- 丈の高い領域では絨毛状の表面模様がみられ, 発赤調である.
- 壁の伸展は良好である.

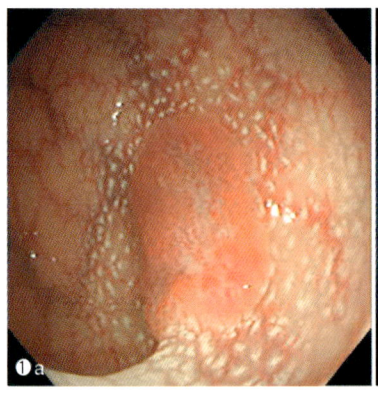

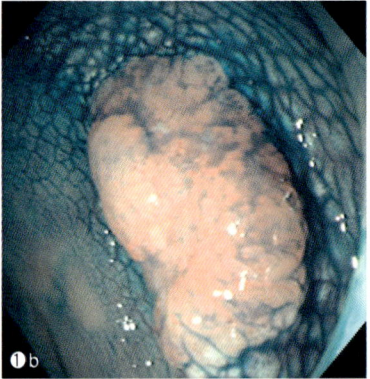

S状結腸, 18 mm
- 比較的平坦な無茎性病変を認める. 表面は平滑にみえるが, 色素撒布では中心部が盛り上がっているのが明らかにあり, 表面は平滑ではない.
- 周囲には著明な白斑がみられる.

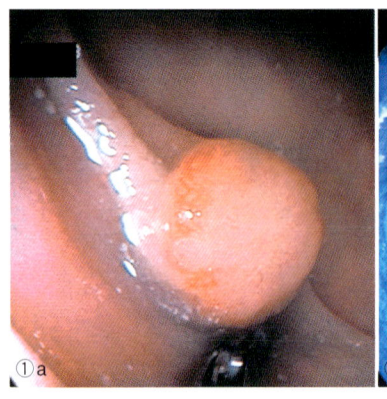

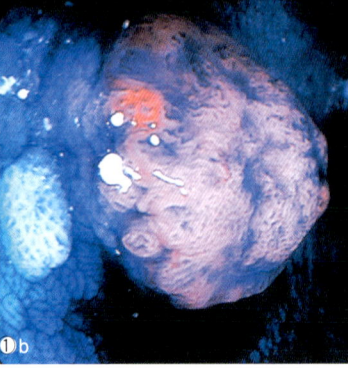

S状結腸, 7 mm
- 表面平滑で分葉がない無茎性病変である.
- 小さい病変であるがひだ集中所見が認められる.
- 色素撒布により不整な pit pattern (VI型) が認められる.

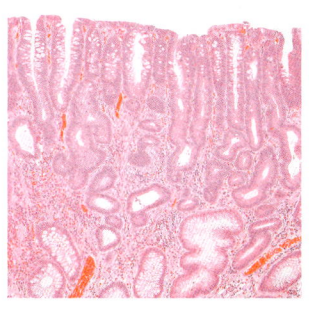

管状腺腫 tubular adenoma

- 通常観察でも認識できる均一な管状型の表面模様（ⅢL型）が観察されており，腺腫と診断することは容易である．また本病変では凹凸や陥凹もみられず，浸潤癌を疑う所見はみられない．
- 無茎性病変の場合，癌であればSM≧1,000μmに浸潤するに従って頭部が崩れ，不整な形態や陥凹，びらん，潰瘍などを呈する．しかしSM＜1,000μm癌や腺腫ではこのような所見は乏しい．
- 腺腫とSM＜1,000μm癌の鑑別はできないが，いずれも内視鏡摘除の適応である．

組織学的に腺腫性管状腺管の増生がみられる

鑑別診断のポイント　pit pattern

早期癌（M）early carcinoma(M)

- 腺腫を母地として発生した癌を腺腫内癌と呼ぶ．病変内に癌と腺腫が共存する．
- 管状腺腫の中に癌が発生した腺腫内癌例．大きな病変であり癌化は推測されるが表面にびらん，潰瘍や変形は認められず，また周辺粘膜の引きつれ所見も認められないことから，癌であっても深達度は浅い（SM＜1,000μm）と診断可能．

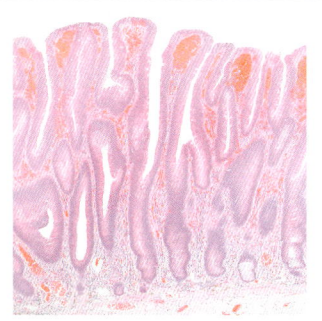

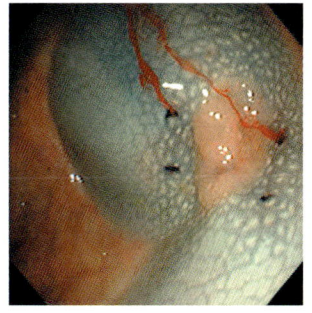

管状絨毛腺腫に高分化腺癌を伴った病変である

早期癌（SM≧1,000μm）
early carcinoma（SM≧1,000μm）

- 本例は一見表面平滑にみえるが，色素撒布では凹凸がみられ，sm浸潤癌も疑われる所見である．しかし，空気による伸展がよいこと，明らかな潰瘍やびらんがないことより，sm深部浸潤の可能性は低いと判断し内視鏡治療を試みた．
- 本例は周囲4箇所に局注しているが，病変は相対的に沈んだようにみえており，non-lifting sign陽性と診断した．
- non-lifting sign陽性は癌がSM層に深く浸潤していることを示しており，内視鏡治療の適応外である．

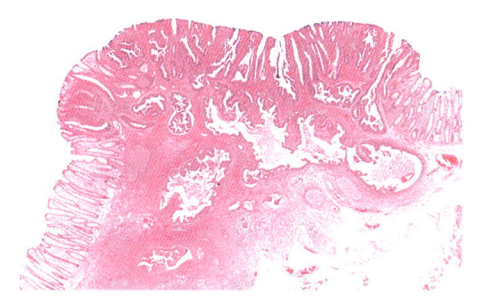

non-lifting sign陽性である

早期癌（SM≧1,000μm）
early carcinoma（SM≧1,000μm）

- 頭部は表面平滑で緊満感を有する．詳細に観察すると病変の基部にzig-zag patternが認められ，色素撒布により不規則なpit pattern（Ⅵ）が認められる．表面型癌が粘膜下層に達し，急速に発育し隆起化したと推測される症例である．
- EUSも有用であるが，本例は詳細な頭部の観察で診断可能である．

SMに大量に浸潤する癌（SM≧1,000μm）を認める

鑑別診断のポイント　基部のzig-zag pattern，Ⅵ型 pit pattern

腫瘍性疾患─③ 無茎性・広基性の病変 ⑵ 分葉がない病変

(2) 分葉がない病変

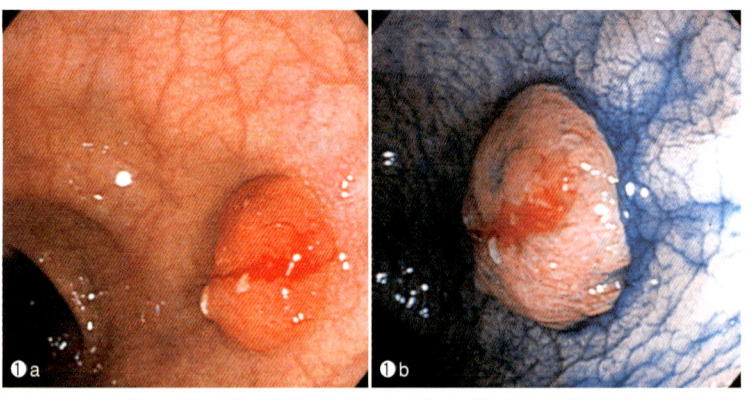

S状結腸, 10 mm
- 立ち上がりは明瞭で, 表面にはほとんど凹凸を認めない.
- 表面を水洗すると, 容易に出血する.
- 発赤が強く, pit pattern は不明瞭である.
- ひだ集中はなく, 弧の変形もない.

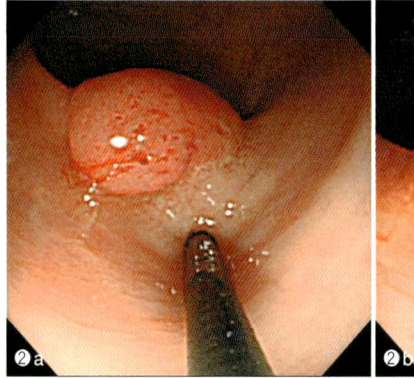

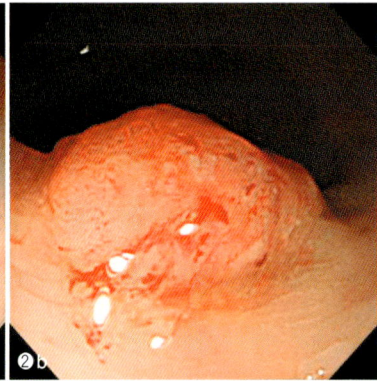

直腸, 10 mm
- ほぼ平滑な無茎性病変であるが, 分葉や陥凹はみられない.
- 表面には粘液が多く, 易出血性もみられる.
- 基部に軽度の伸展不良が疑われる.

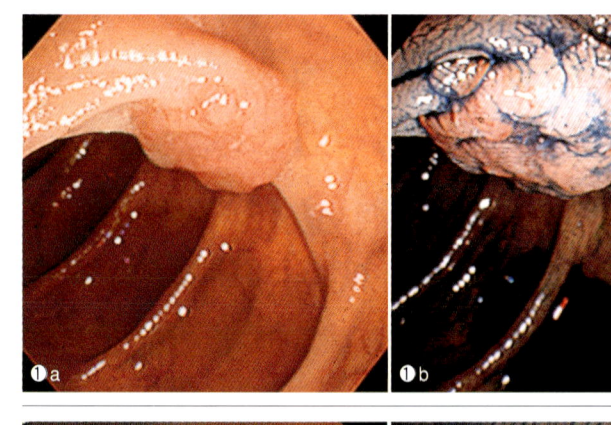

上行結腸, 10 mm
- くすんだ発赤調の無茎性隆起を認める.
- 表面は軽度の凹凸がみられるが, 分葉や潰瘍形成はみられない.
- ひだ集中と著明な壁のひきつれがみられる.

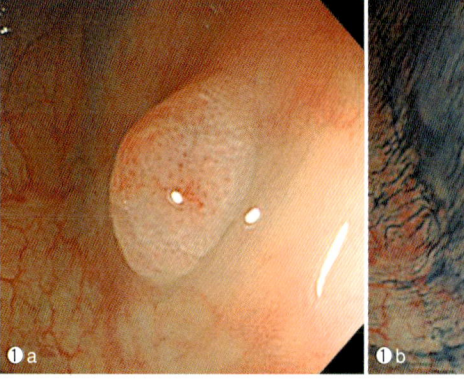

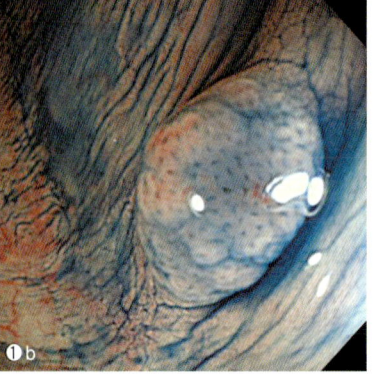

S状結腸, 5 mm
- 小型の無茎性ポリープであり, 軽度白色調を呈する.
- 表面にはやや拡張した類円形の pit (Ⅱ型) が観察される.

早期癌（SM ≧ 1,000 μm）
early carcinoma (SM ≧ 1,000 μm)

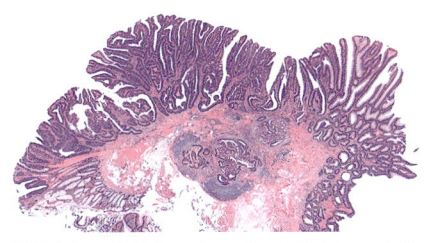

- 粘膜癌部が保たれたまま SM 深部浸潤をきたした Is 型病変である．
- このような病変では表面構造からの深達度診断は難しい．
- SM 深部浸潤を疑う手掛かりとしては易出血性，ひだ集中などの伸展不良所見である．
- これらの症例ではいずれも non-lifting sign がみられなかったため EMR が行われているが，本来外科手術を選択すべき病変である．

粘膜癌部は高分化であるが，浸潤部では中分化である

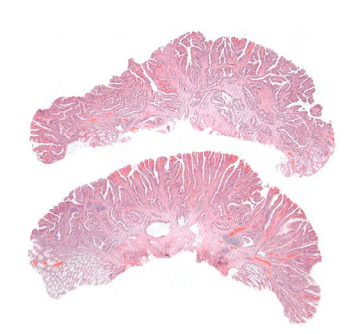

粘膜下に間質反応を伴って高分化腺癌が多量に浸潤している

進行癌（SS） advanced carcinoma (SS)

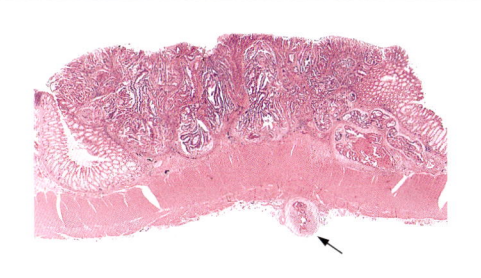

- 本病変は径 10 mm の 1 型 SS 浸潤癌であり，癌巣の大半は粘膜下層に留まっている．
- 軽度の発赤を伴う粗糙な表面性状から癌の診断は容易である．
- 周辺にみられる太いひだ集中は進行癌を疑うべき所見である．

漿膜下層にわずかに癌巣を認める

鑑別診断のポイント ひだ集中，弧の変形

過形成性ポリープ hyperplastic polyp

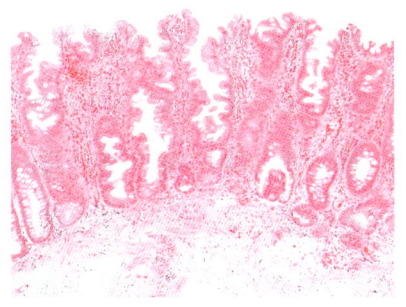

- 過形成性ポリープは非腫瘍性ポリープと考えられている．
- 下部大腸に好発し，加齢に伴い増加する．
- 5 mm 以下の小型の病変がほとんどである．
- 内視鏡的には白色調で分葉がなく，半球状から扁平なポリープとして観察される．
- 近接して観察すれば，表面のやや拡張した類円形の pit（II 型）を容易に観察できる．

異型のない鋸歯状の腺管により構成される病変である

腫瘍性疾患 ― ③ 無茎性・広基性の病変 (2) 分葉がない病変

(3) 二段隆起

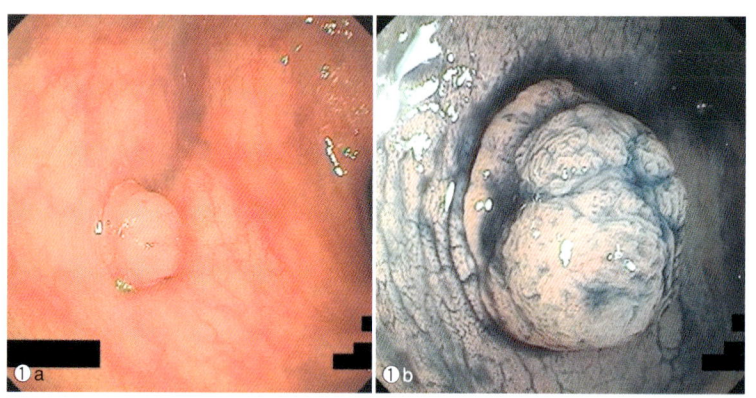

直腸, 9 mm
- 円形の頭部を有し二段の隆起を呈する無茎性病変である.
- 色素撒布により頭部の不規則な VI 型 pit pattern が明らかとなる.
- ひだ集中所見は認められない.

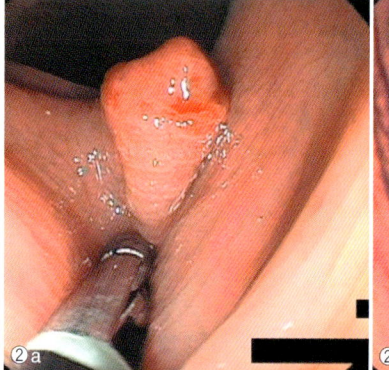

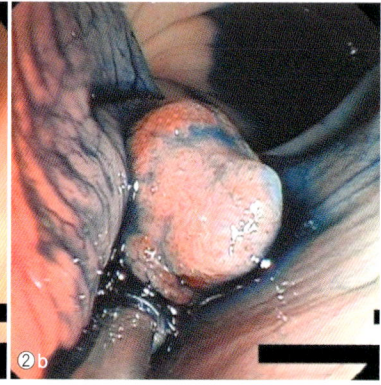

S状結腸, 6 mm
- 二段構造の小さな無茎性病変である.
- 色素撒布後, 二段隆起の基部に明らかな zig-zag pattern は認められない.

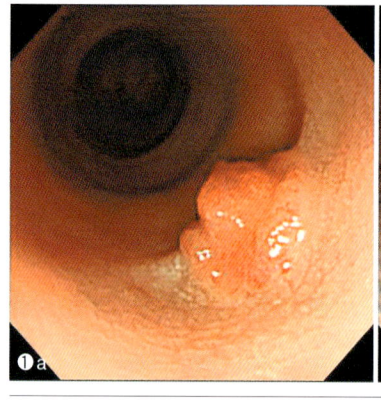

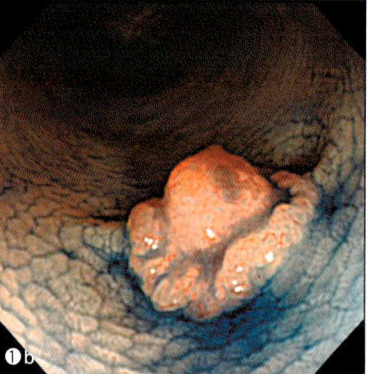

S状結腸, 10 mm
- 辺縁部は境界明瞭で丈の低い隆起であり, その内部に不整な輪郭の陥凹がある.
- さらに陥凹の内部にはのっぺりした半球状の隆起がみられる.
- 半球状隆起の表面には色素は付着せず構造を認識できない.
- 病変の周囲には軽度のひだ集中がみられる.

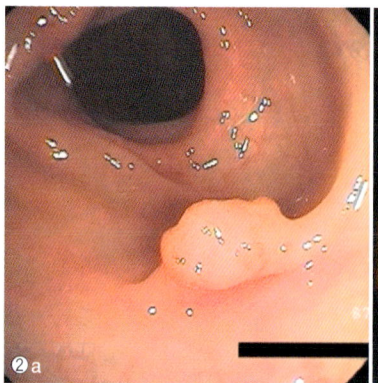

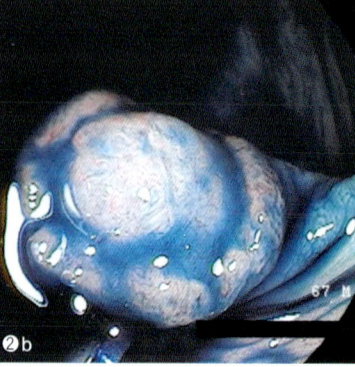

横行結腸, 6 mm
- 二段隆起を呈する無茎性病変.
- 色素撒布により明らかな段差が明瞭になる.
- 頭部に規則的な pit pattern は認められず, 口径不同を呈する微細血管が認められる.

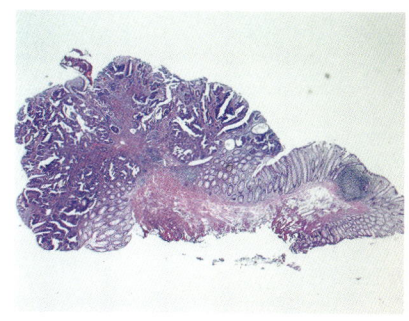

SMにわずかに浸潤する癌（SM＜1,000μm）

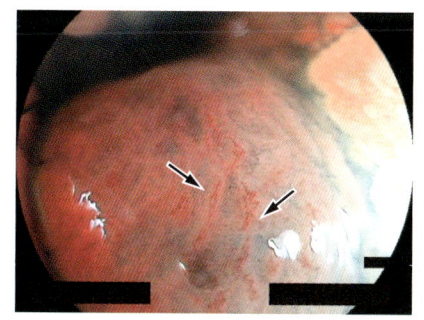

近接拡大観察で口径不同を呈する微細血管が認められる

早期癌（SM＜1,000μm）
early carcinoma（SM＜1,000μm）

- 辺縁と頭部が二段に分かれた隆起性病変．病変全体の構造が辺縁と頭部で明らかに異なる．このように病変内に2つの異なる構造を示す腫瘍はその所見だけで癌と診断できる．
- 頭部の pit pattern は規則性が失われかけているが pit が認められる V_I であり，また外科的切除適応病変（より悪性度の高い癌）を示唆する太く，屈曲蛇行し，辺縁スムーズで比較的長い異常血管も認められないため浅い SM 浸潤癌と診断し内視鏡切除を行った．
- 癌の粘膜下層浸潤度が 1,000μm 以上の場合 10～15％ 程度のリンパ節転移の可能性があるが，1,000μm 以内で脈管侵襲陰性の分化型腺癌（高分化，中分化腺癌）の場合は転移の可能性がほとんどなく内視鏡的切除の適応となる．粘膜下層癌浸潤距離の診断は治療決定に非常に重要である．左の①②はともに内視鏡切除完治例である．

鑑別診断のポイント　V_I 型 pit pattern，異常血管の有無

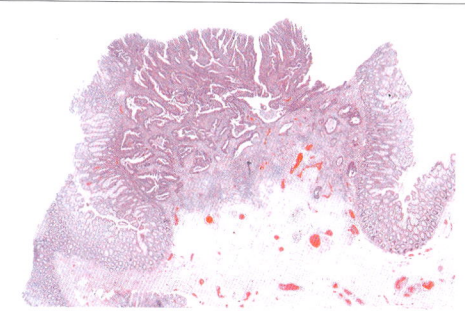

粘膜下に間質反応を伴って高分化腺癌が多量に浸潤している

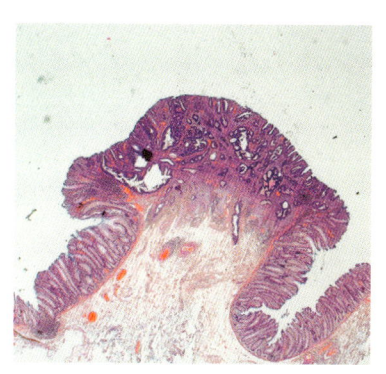

早期癌（SM≧1,000μm）
early carcinoma（SM≧1,000μm）

- 表面型腫瘍で癌が粘膜下層に達し急速に進行すると，急激に表面型以外の形へ形態変化することがある．左の①②はその典型例である．
- 頭部は緊満感を有し，その pit pattern は pit の認識ができない V_N 型であり，頭部と辺縁が分離した二段隆起構造を呈し，辺縁には zig-zag pattern が確認できる．浅い SM 癌（＜1,000μm）との違いは頭部の pit pattern（V_N 型）と辺縁の zig-zag pattern である．
- このような病変では頭部あるいは辺縁，あるいはその両方に太く，屈曲蛇行し，辺縁スムーズで比較的長い異常血管が認められることがあるが，このような異常血管が認められただけで外科的切除適応病変と診断できる．
- リンパ節転移の可能性（10～15％）からともに外科的切除が行われた．

SMに浸潤する癌（SM≧1,000μm）

鑑別診断のポイント　V_N 型 pit pattern，zig-zag pattern，異常血管の有無

腫瘍性疾患──③ 無茎性・広基性の病変 (3) 二段隆起

(3) 二段隆起

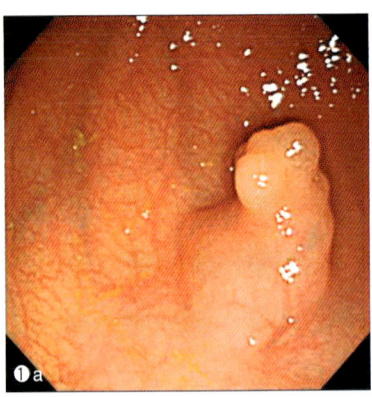

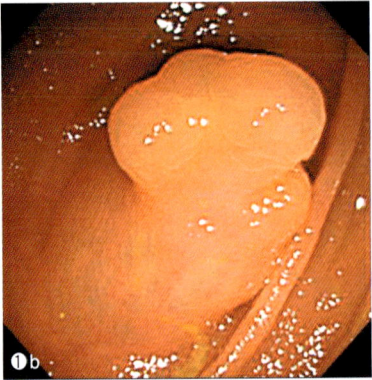

S状結腸，12 mm
- なだらかな立ち上がりを示す表面が平滑な隆起であり，頂部にくびれを形成している．
- 色調は概ね正色調であるが，部分的に透明感がみられる．
- 鉗子で触れると軟らかい．

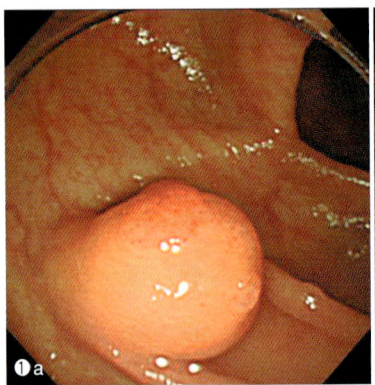

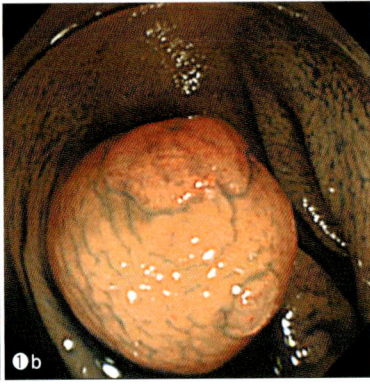

上行結腸，12 mm
- やや黄色調の半球状隆起の上に，さらにやや発赤した丈の低い隆起がみられる．
- 色素撒布でやや発赤した隆起表面とそれ以外の領域では明らかに模様が異なっている．
- 鉗子で触れると，半球状隆起は軟らかい．

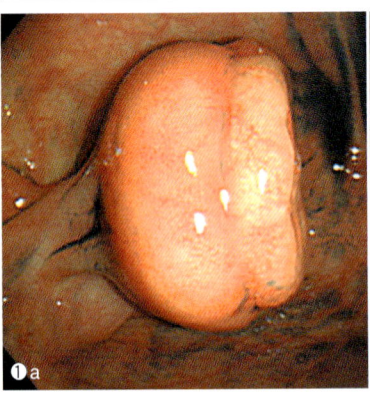

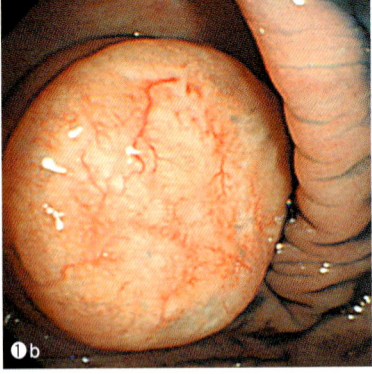

盲腸，16 mm
- 半球状の隆起性病変で，立ち上がりは急峻である．
- 基部の表面は平滑で血管透見所見もあるが，頂上部では黄色調を呈し粗糙である．
- くびれを形成した二段隆起で，頂上部に腫瘍が露出している．
- いわゆる大白歯様の形態をとる．

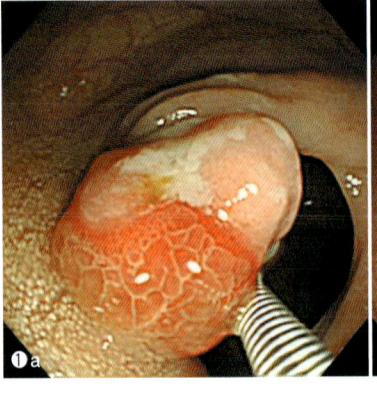

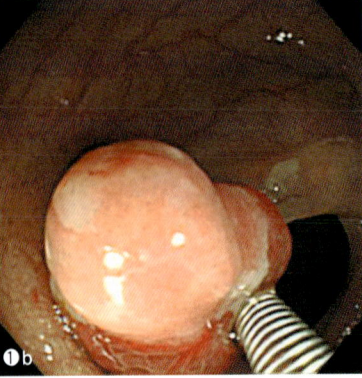

横行結腸，15 mm
- 病変の起始部側は表面平滑で発赤が強い．
- 病変の頂部側は粘膜が脱落し，褪色調で無構造であり，一部には白色の滲出物が付着している．
- 病変の周囲粘膜は浮腫状で小白斑が多発している．

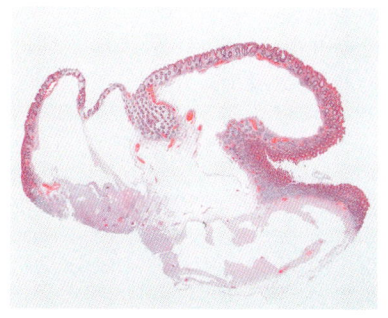

リンパ管腫 lymphangioma

- 囊胞様の軟らかい粘膜下腫瘍で，リンパ管内皮細胞の増殖による腫瘍で海綿状または囊胞状である．
- 単房性と多房性のものがあり，しばしば透光性を有し，右側結腸に比較的多い．
- cushion sign は弱陽性で鉗子生検で被膜を破ると液体が流出する．

正常粘膜の下に多房性囊胞がみられる

鑑別すべき疾患 脂肪腫

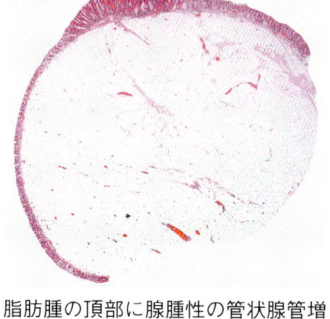

脂肪腫上に発育した管状腺腫
tubular adenoma located on lipoma

- 脂肪腫上に管状腺腫を合併したまれな症例．
- 基部は黄色調が強く cushion sign 陽性から容易に脂肪腫と診断でき，色素撒布後，頭部にⅢL型 pit pattern を示す管状腺腫の存在を診断することは容易である．
- 脂肪腫ではなんらかの方法で粘膜層を取り除いてから腫瘍を圧迫すると，欠損部から脂肪組織が出てくる(naked fat sign)．

脂肪腫の頂部に腺腫性の管状腺管増生がみられる

鑑別診断のポイント 黄色調，cushion sign 陽性，ⅢL型 pit pattern

顆粒細胞腫 granular cell tumor

- 顆粒細胞腫は大腸では比較的まれである．
- 小さい病変は無茎性ないし亜有茎性の形態を呈するが，1 cm 以上に発育すると大臼歯様(二段隆起)になる．
- 粘膜下腫瘍であり，腫瘍表面のすべてが粘膜上皮で覆われており，色調は白黄色調，黄色調，白色調を示し，リンパ管腫や脂肪腫に比べ比較的硬い腫瘍である．
- 免疫染色・S-100 蛋白陽性反応を呈する．

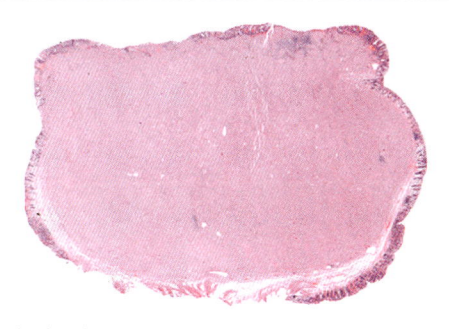

切除標本のルーペ写真

鑑別すべき疾患 リンパ管腫，脂肪腫

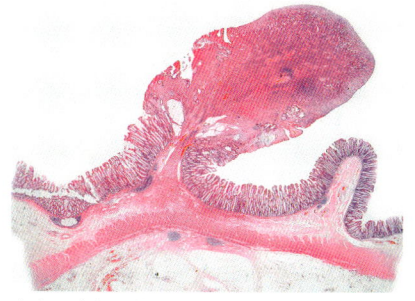

炎症性線維性ポリープ
inflammatory fibroid polyp (IFP)

- 原因不明な反応性の炎症性腫瘤であり，大腸においては非常にまれである．
- 内視鏡的には基本的に粘膜下腫瘍様の所見をとるが，頂部で粘膜が脱落し肉芽組織が露出していることが多い．
- 組織像の特徴は，(1) 線維芽細胞，線維細胞，膠原線維などからなる結合織の増生，(2) 好酸球，リンパ球などの炎症細胞浸潤，ときにリンパ濾胞形成，(3) 細小動脈，毛細血管，リンパ管などの脈管増生・拡張，小血管周囲の線維性結合織の同心円状配列(onion skin 様)である．

病変は肉芽組織の増生よりなり，好酸球・リンパ球浸潤と著明な毛細血管と線維芽細胞の増生がみられる

鑑別診断のポイント 陰茎亀頭状の形態

腫瘍性疾患――③ 無茎性・広基性の病変(3) 二段隆起

腫瘍性疾患 — ③ 無茎性・広基性の病変

(4) 表面が平滑な病変

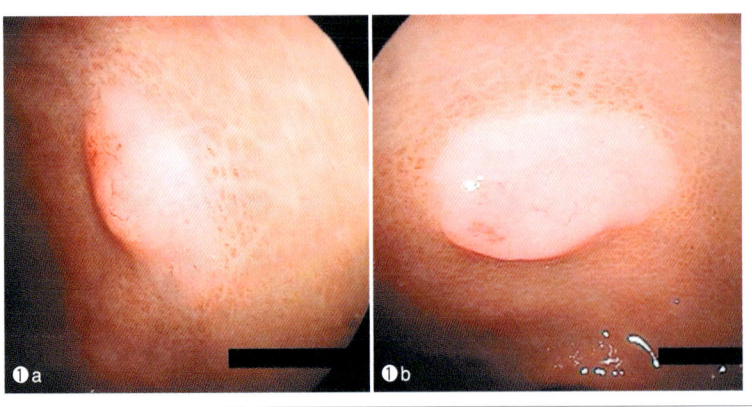

直腸, 15 mm
- 表面平滑で白色調の分葉がない無茎性病変である.
- なだらかな立ち上がりを示し粘膜下腫瘍様である.
- 表面にびらん, 潰瘍は認められない.

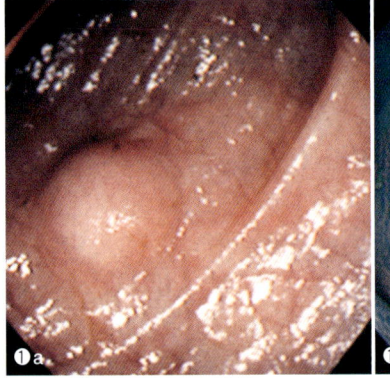

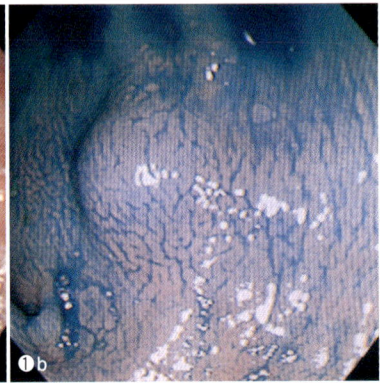

S状結腸, 10 mm
- なだらかに立ち上がる表面平滑な隆起であり, 色調は正色調である.
- 鉗子で触れると硬く, 可動性に乏しい.
- なだらかな形状から病変は固有筋層以深に存在すると推定される.

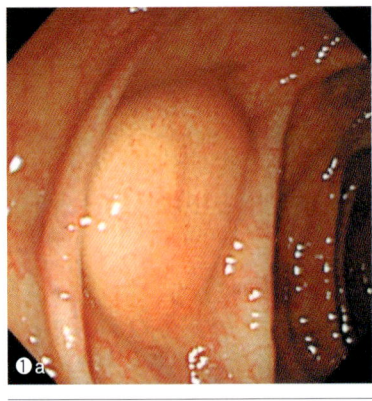

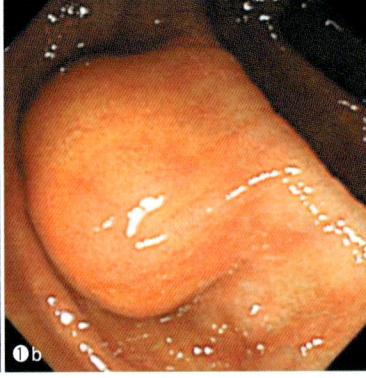

上行結腸, 20 mm
- 半月ひだの間に立ち上がりがなだらかで表面が平滑な隆起がみられる.
- 周囲粘膜と比べてやや黄色調である.
- 体位変換で容易に変形する軟らかい病変である.

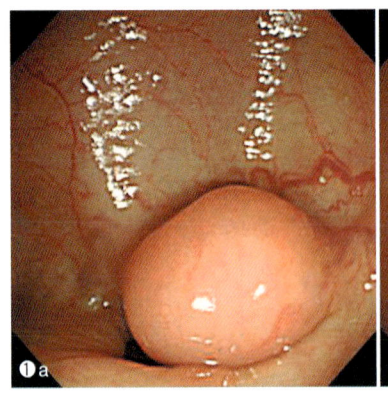

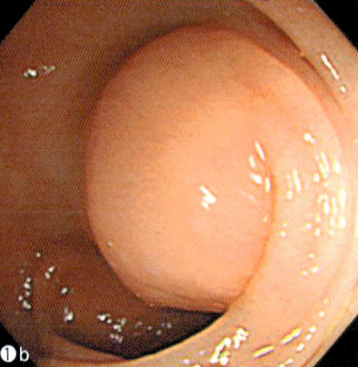

横行結腸, 15 mm
- 表面が平滑な半球状隆起である.
- 色調は周辺粘膜と同色調であり, びらんや潰瘍はみられない.
- 鉗子で触れると弾性硬で, 可動性に乏しい.

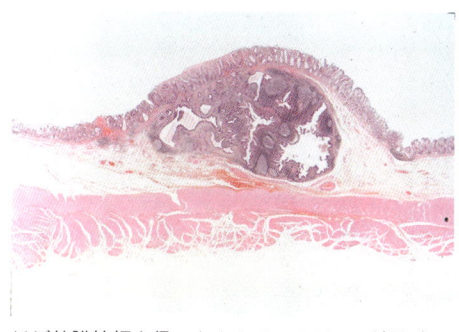

早期癌（SM ≧ 1,000 μm） early carcinoma(SM ≧ 1,000 μm)

ほぼ粘膜筋板を保ったままSMのリンパ濾胞内に浸潤する癌（SM ≧ 1,000 μm）を認める

- 粘膜表層の癌がほとんど残っており，粘膜筋板もほぼ保たれたままで粘膜下層のリンパ濾胞内に癌が多量に浸潤しためずらしい症例．粘膜下腫瘍様に隆起しているが表面は正常粘膜でなく腫瘍腺管によって占められている．
- 送気により隆起は顕著になり（①a），空気量を減らすと逆に明らかでなくなり（①b），粘膜下腫瘍様の隆起の理由が癌浸潤を伴う粘膜下層のリンパ濾胞であることがわかる．
- 診断には超音波内視鏡が有用であった．

鑑別診断のポイント　超音波内視鏡

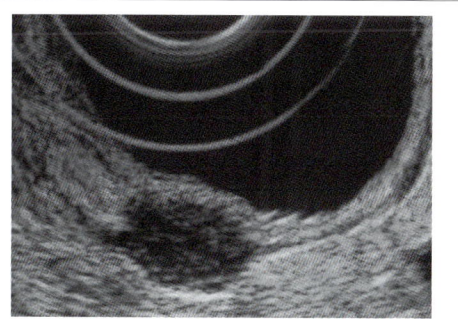

平滑筋腫 leiomyoma

固有筋層と連続する低エコーの腫瘍

- 小さい病変ではほとんど無症状であり，偶然発見される．
- 直腸に好発し，次いでS状結腸と横行結腸に多い．
- 小さい病変は正色調の粘膜下腫瘍であり，特徴的所見はみられない．
- 粘膜筋板由来の病変では立ち上がりが比較的急峻であるのに対し，固有筋層由来の病変ではなだらかになる傾向がある．
- EUSではほぼ均一な低エコーの腫瘤であり，固有筋層との連続性がみられる場合には，EUSのみで筋原性腫瘍の診断が可能である．しかし，大きい病変では出血，壊死，石灰化などにより内部エコーが不均一になることがある．

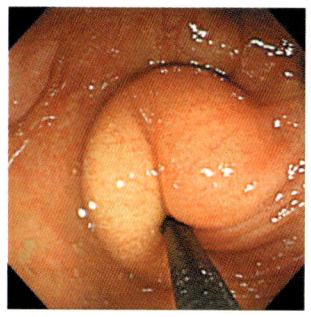

脂肪腫 lipoma

鉗子で圧迫するとcushion signがみられる

- 成熟した脂肪細胞の増殖により形成される病変であり，悪性化はない．
- 右側大腸に好発し，直腸にはまれである．
- 無症状で発見されることが多いが，牽引痛，腸重積による腹痛，粘血便，便通異常，腫瘤触知で発見されることもある．
- 内視鏡所見としては，黄色調，表面平滑で，光沢を有する無茎性から有茎性の腫瘍であり，軟らかく弾力性に富む．
- 軟らかい粘膜下腫瘍としてリンパ管腫が鑑別の対象であるが，脂肪腫では，透光性はなく弾力性に富む点で区別可能である．

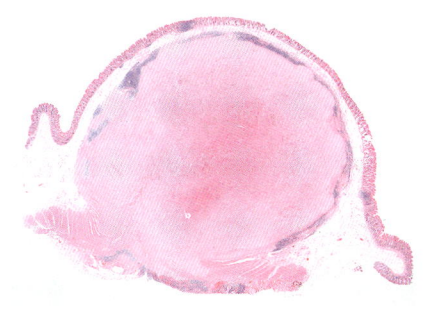

神経鞘腫 Schwannoma

内輪筋と連続した腫瘤がみられ，desmin陰性，S-100蛋白陽性，c-kit陰性である

- 大腸の神経鞘腫はきわめてまれである．
- 発生部位としては直腸が最も多く，次に横行結腸である．
- 潰瘍は約半数にみられており，大型の病変や悪性病変で頻度が高い．
- 無症状で発見されることが多いが，潰瘍を伴う場合には血便を，大型の病変では腸重積をきたすことがある．
- 組織学的にはvimentinおよびS-100蛋白陽性であり，desmin，SMA，CD34，c-kitは陰性である．

腫瘍性疾患——③無茎性・広基性の病変 (4) 表面が平滑な病変

(4) 表面が平滑な病変

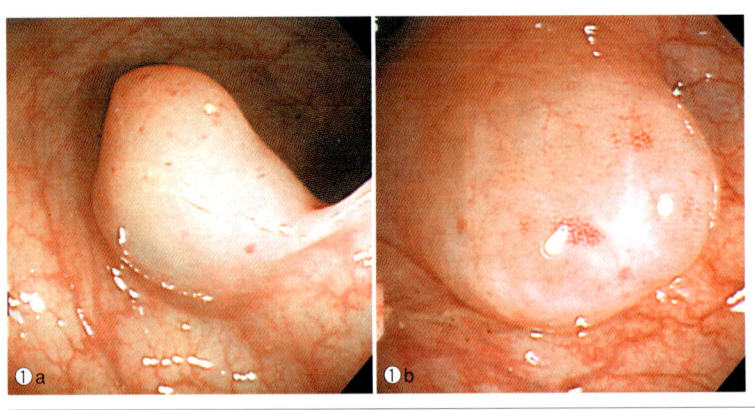

下行結腸，15 mm
- 表面が平滑な広基性病変である．
- 色調は白色調で透明感がある．
- 小発赤斑が散在性にみられる．
- 体位変換で形態が変化する軟らかい病変である．

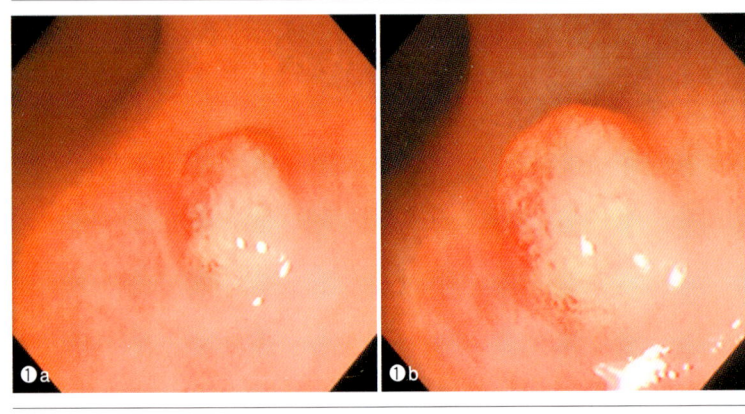

下部直腸，8 mm
- 表面平滑な半球状隆起である．
- やや黄色調であるが，頂部に小発赤斑がみられる．
- 鉗子で触れると硬い．

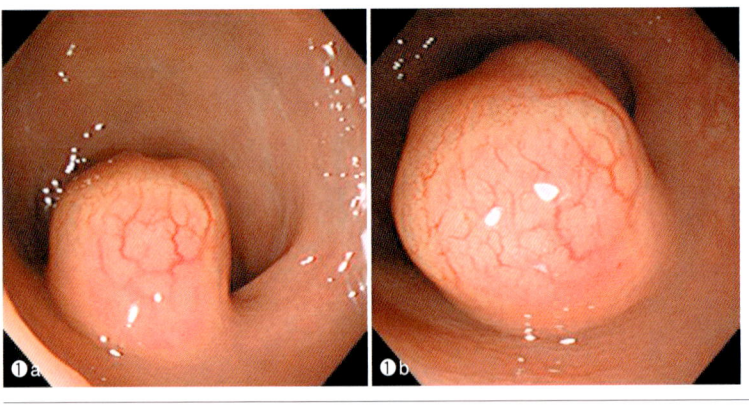

直腸，15 mm
- 急峻な立ち上がりを示し，表面が平滑な隆起であり，緊満感がみられる．
- 色調は正色調であり，血管像が透見される．
- 頂部の輪郭はややいびつであるが，陥凹やびらんはみられない．

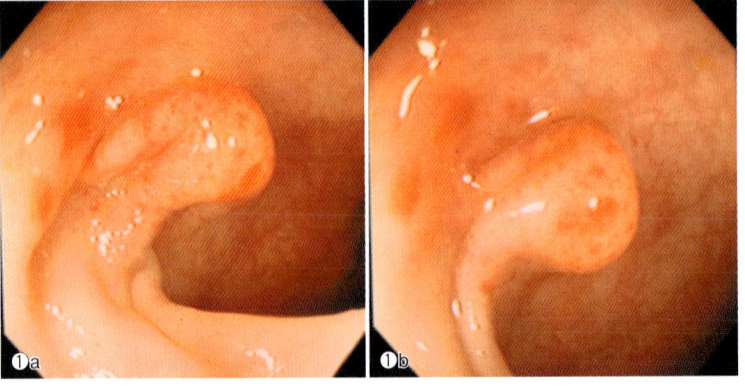

S状結腸，10 mm
- なだらかに立ち上がる表面平滑な隆起性病変である．
- 色調は正色調であるが，発赤斑が散在性にみられる．
- 腫瘍は軟らかく，体位変換で変形する．

リンパ管腫 lymphangioma

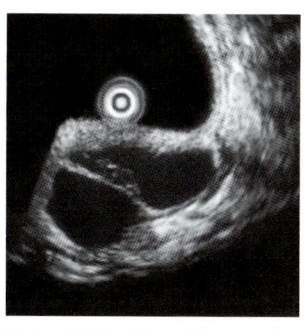

- 多くは先天的なリンパ管系組織の奇形と考えられている.
- 無症状で偶然発見されることがほとんどであるが，腹痛や出血を契機に発見されることもある．まれに下痢，蛋白漏出，腸重積をきたすこともある．
- 内視鏡所見としては表面平滑で軟らかい腫瘤であり，色調は正常粘膜と比べてやや蒼白，ないし灰白色調で透光性を有する．体位変換で変形し，波動を有する．
- 局注針で穿刺吸引するとリンパ液が排液される．

EUS では第 3 層に一致して，無エコー領域と中隔構造がみられる

良性リンパ濾胞性ポリープ
benign lymphoid polyp

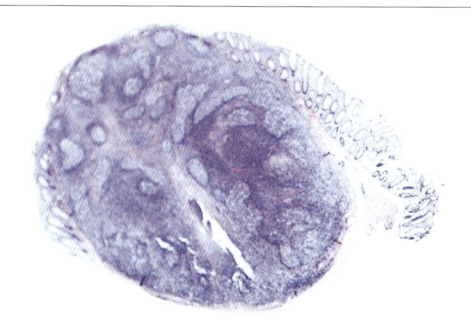

- 良性リンパ腫とも呼ばれ，リンパ組織よりなる粘膜下腫瘤である．
- 大腸全域に発生するが下部直腸に好発する〔直腸扁桃（rectal tonsil）〕．
- 内視鏡所見としては，通常 10 mm 以下の表面平滑で光沢を有する腫瘤であり，やや白色調を呈する．時に頂部にびらん・陥凹がみられる．

濾胞形成を伴うリンパ組織により構成される

鑑別すべき疾患 悪性リンパ腫，カルチノイド，平滑筋腫

カルチノイド carcinoid

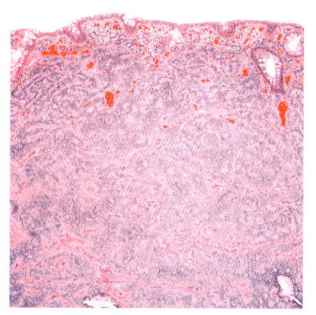

- 偶然に発見されることが多い．血便，腹痛，下痢，肛門部痛を契機に発見されることもある．
- カルチノイド症候群をきたすことはきわめてまれである．
- 小さい病変ではくびれのないなだらかな隆起であることが多いが，10 mm を超えるものでは基部にくびれを伴うことが多い．
- 表面は一般に平滑であるが，大きくなると陥凹やびらん・潰瘍がみられるようになり，2 型癌との鑑別が問題となる．
- 色調は黄色調であるが，正色調のこともある．

粘膜下に充実胞巣状の腫瘍細胞がみられる

血管腫 hemangioma

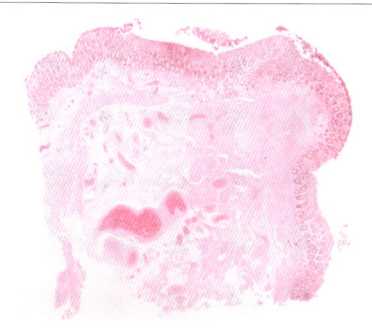

- 血管腫は，海綿状血管腫と毛細血管性血管腫に大別される．前者は腫瘍性増殖であるのに対し，後者は過誤腫であると考えられている．本例は，海綿状血管腫である．
- 出血を契機に発見されることが多いが，腸重積，閉塞症状をきたすこともある．偶然発見されることも多い．
- 内視鏡所見としては，びまん性の海綿状血管腫では暗褐色から紫色で易出血性のある粗大顆粒状，あるいは，一部に著明な充血を伴う灰白色の小隆起の集簇と表現されている．限局性の病変では，黒色，暗赤紫色，白色の無茎から亜有茎性の隆起を呈する．

海綿状血管腫（ルーペ写真）

腫瘍性疾患──③ 無茎性・広基性の病変 ④ 表面が平滑な病変

129

(4) 表面が平滑な病変

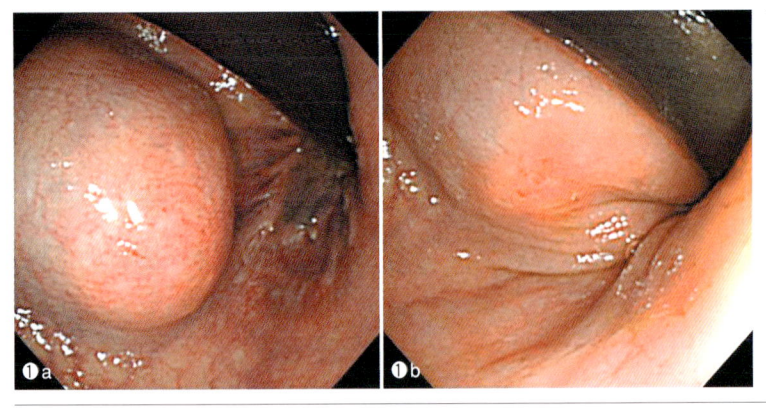

下部直腸，20 mm
- 反転観察で下部直腸に表面平滑な半球状隆起がみられる．
- 隆起の表面には正常粘膜が観察される．
- 送気により腸管を十分に伸展させると隆起は明瞭になり，脱気すると不明瞭化する．
- 鉗子で触れると，腫瘤は弾性硬である．

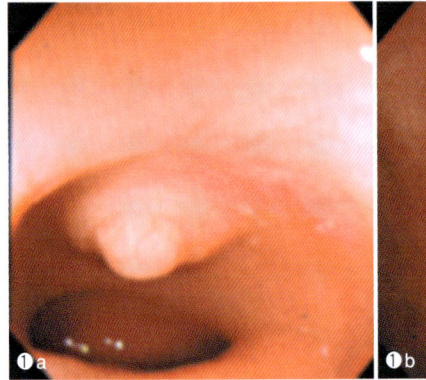

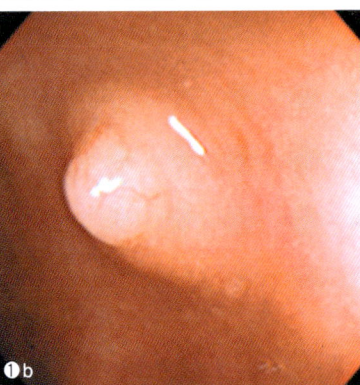

S状結腸，10 mm
- 表面平滑な無茎性病変である．
- 隆起の中央部に，小さい結節様隆起はあるが，ほぼ平滑である．
- やや白色調である．
- 鉗子で触れると硬い．

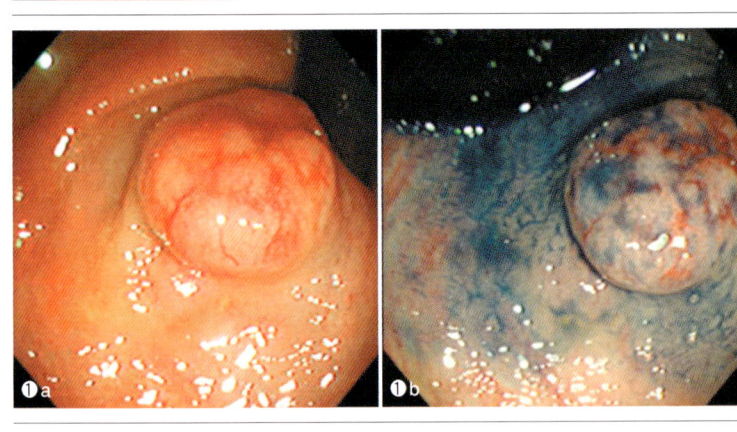

直腸，20mm
- 直腸内反転観察によって，立ち上がりの急峻な無茎性隆起を認める．
- 表面は比較的平滑である．
- 毛細血管が網目状にみられる．

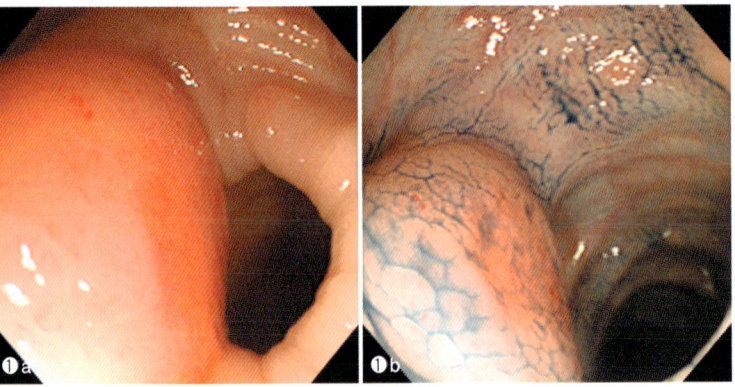

S状結腸，15 mm
- 表面平滑な半球状隆起である．
- 頂部に発赤がみられるが，びらんや陥凹はみられない．
- 下行結腸にもより小型の半球状隆起がみられる．

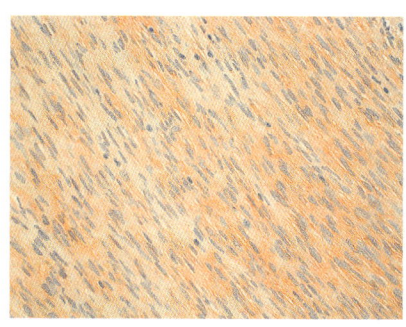

extragastrointestinal stromal tumor (EGIST)

- 狭義の gastrointetinal stromal tumor (GIST) は消化管壁に存在する Cajal の介在細胞 (interstitial cell of Cajal ; ICC) を起源とすると考えられている.
- ICC が存在しないとされている大網, 腸間膜, 後腹膜, 骨盤腔など消化管周囲の軟部組織に, GIST の組織学的特徴を備えた腫瘍が発生することがまれにみられ, Weiss らは extra-gastrointestinal stromal tumor (EGIST) と呼んでいる.
- 壁外に腫瘍が存在する場合, 内視鏡下に腸管を過伸展すると隆起がより明瞭になり, 脱気すると不明瞭化する.

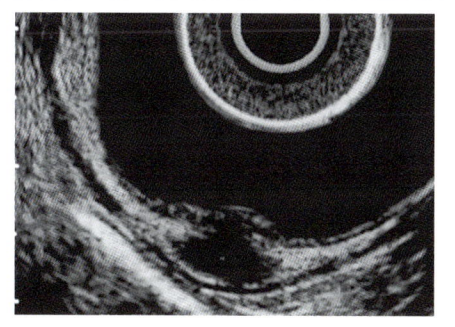

c-kit 陽性である

顆粒細胞腫 granular cell tumor

- Schwann 細胞から発生する神経原性腫瘍と考えられている.
- 下痢, 腹痛, 出血などを契機に発見されることがあるが, ほとんどは偶然に発見される.
- 食道にみられる本症の特徴は大臼歯状の粘膜下腫瘍であるが, 大腸ではこのような所見はむしろまれで, 特徴的な形態的所見には乏しい.

第3層内の低エコー腫瘤として描出される

鑑別すべき疾患 カルチノイド, 平滑筋腫, 良性リンパ濾胞性ポリープ

リンパ腫 (MALT リンパ腫)
mucosa-associated lymphoid tissue lymphoma

- リンパ節外臓器である粘膜関連リンパ装置を発生母地とする低悪性度 B 細胞リンパ腫であり, marginal zone B-cell lymphoma とも呼ばれる.
- 表面平滑で微細血管がみられることから, 粘膜下腫瘍であると診断できる.
- 良性リンパ濾胞性ポリープとの鑑別が問題となるが, 単クローンの免疫グロブリンの証明が, 本症の診断の一助となる.

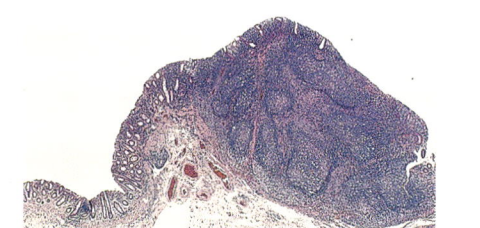

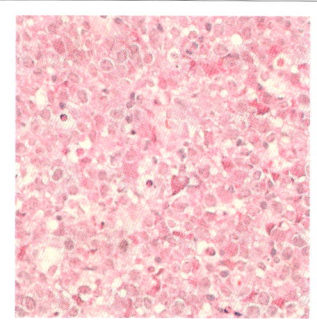

腫瘍は粘膜下層にとどまる

リンパ腫 (びまん性大細胞型 B 細胞性リンパ腫) diffuse large B-cell lymphoma

- 原発性の大腸悪性リンパ腫はまれで, 全消化管の悪性リンパ腫の3〜10%である.
- 組織学的には B 細胞性が最も多く, 本例のようなびまん性大細胞型 B 細胞性リンパ腫 (diffuse large B-cell lymphoma ; DLBL) の他, Burkitt リンパ腫, MALT リンパ腫が多い.
- 隆起, 潰瘍, 巨大皺襞など多彩な表現型を呈するが, 基本的に粘膜下腫瘍の形態を取ることが多い.

大型のリンパ腫細胞がびまん性に発育している

腫瘍性疾患 —③ 無茎性・広基性の病変 ④ 表面が平滑な病変

(5) 小さい半球状の病変

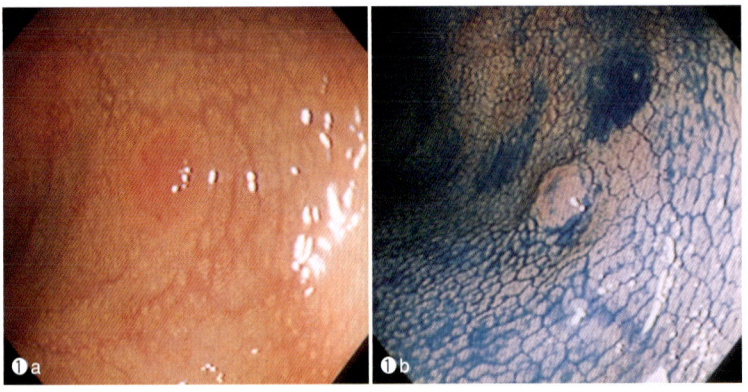

S状結腸，2mm
- 色調はやや発赤調の無茎性ポリープである．
- 境界は，通常観察（①a）では不明瞭であるが，色素撒布（①b）で識別できる．

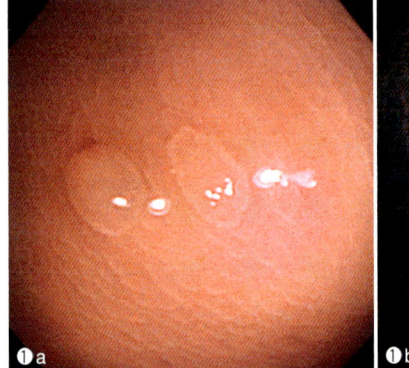

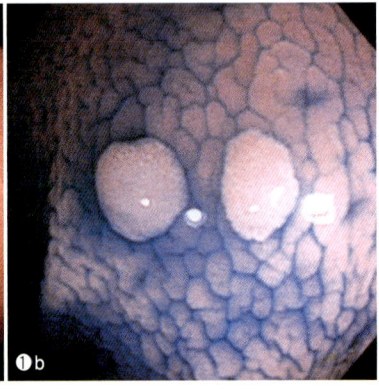

直腸，3mm
- 境界明瞭な，白色調の無茎性ポリープである．
- 表面は平滑である．
- 近接すると均一な小さい円形pit（Ⅱ型）が観察される．

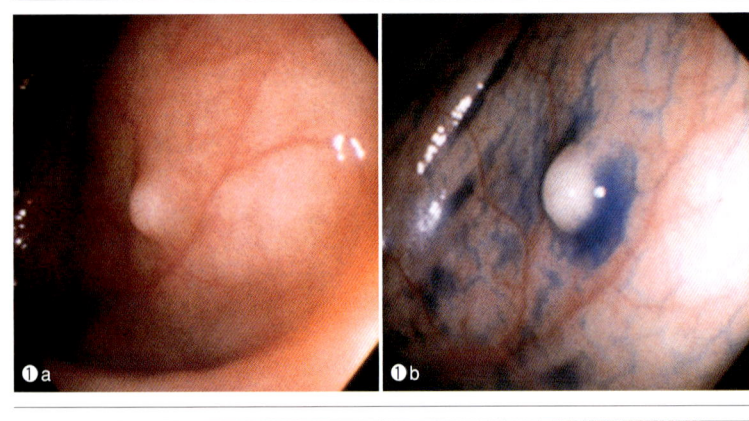

直腸，2mm
- 白色調の無茎性病変が認められる．
- 表面は平滑で，立ち上がりはなだらかである．
- 鉗子で押すと，硬いが可動性はある．

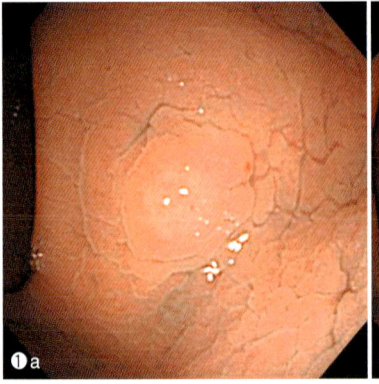

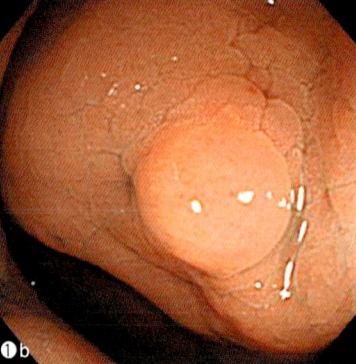

直腸Rb，3mm
- 下部直腸になだらかな立ち上がりの小隆起を認める．
- 空気量を減らすと，半球状の隆起が明瞭になる．
- 隆起の表面は平滑で光沢があり，中心部は黄白色調を呈する．

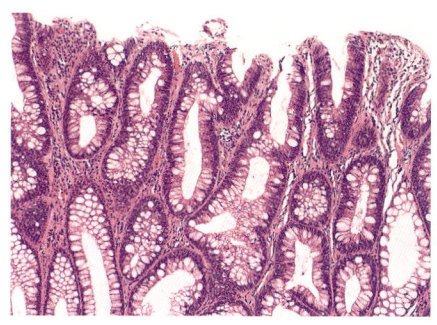

管状腺腫 tubular adenoma

- 小さいものでは無茎性であることが多く，大きくなるにつれ亜有茎性，有茎性のものがみられるようになるが，扁平な病変も珍しくない．
- 小さな腺腫はほとんどが管状腺腫であり，表面は平滑であるが光沢を欠く．
- 色調は，周辺粘膜と比べてくすんだ赤色調を呈することが多い．
- 5mm 以下の小型の腺腫は長期間の経過観察で増大がみられないことが多い．

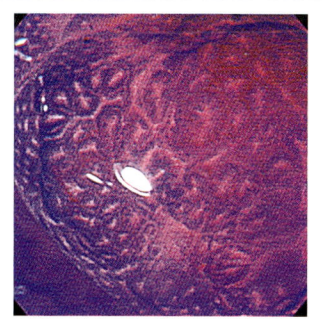

異型のある管状腺管の増生がみられる

過形成性ポリープ hyperplastic polyp

- 過形成性ポリープは腺管の化生によって生じたもので，腫瘍性病変ではない．
- 組織学的には，分岐のほとんどみられない延長した腺管によって構成され，腺管の拡張と鋸歯状所見がみられる．
- 胃における過形成性ポリープと生物学的態度を異にするため化生性ポリープと呼ばれることがある．
- 大半が直腸～S状結腸に好発し，加齢に伴い頻度は増加する．
- 内視鏡所見としては，白色調の半球状ないし扁平隆起として観察され，多発することが多い．
- 5mm 以下の小型のものがほとんどである．

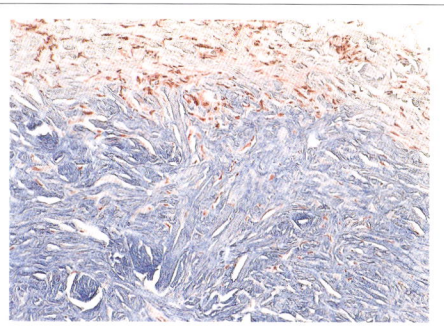

Ⅱ型 pit がみられる

線維腫 fibroma

- 小さいものでは偶然に発見されることが多いが，大きな腫瘍を形成した場合には，他の粘膜下腫瘍と同様に出血や腸重積を起こすことがある．
- 線維腫としての特徴的な内視鏡所見はない．
- 内視鏡所見から粘膜下腫瘍であることは診断できるが，それ以上の質的診断は不可能である．

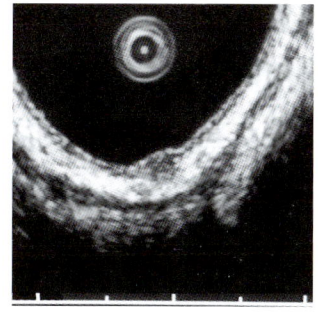

Elastica van Gieson 染色で腫瘍が青染される

カルチノイド carcinoid

- 粘膜深層の幼弱内分泌細胞が腫瘍化したものと考えられており，上皮性腫瘍であるが，粘膜下腫瘍の形態をとる．
- 症状がなく偶然に発見されることが多い．
- 下部直腸にみられる粘膜下腫瘍の中で最も頻度が高い．
- 直腸カルチノイドの約90％は，肛門縁から10cm 以内に存在する．
- 小さい病変では，黄色調の立ち上がりのなだらかな隆起である以外に特徴的所見に乏しい．

EUS では第2層と連続し，第3層に主座を有する比較的低エコーの腫瘤である

腫瘍性疾患──③ 無茎性・広基性の病変 (5) 小さい半球状の病変

(5) 小さい半球状の病変

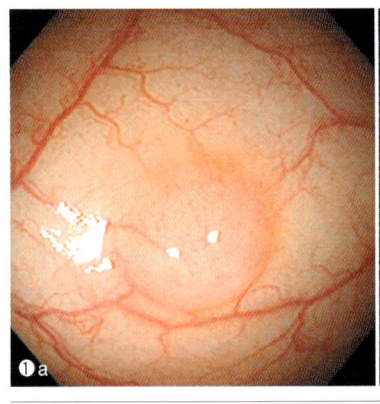

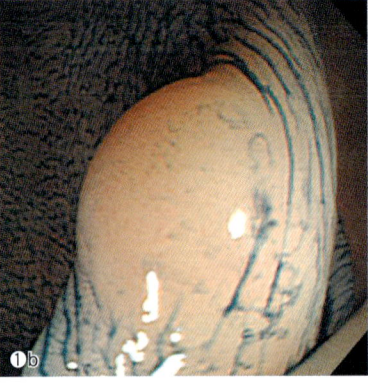

S状結腸, 4 mm
- 立ち上がりのなだらかな正色調の小半球状隆起である．
- 色素撒布では隆起の部分で無名溝が消失している．

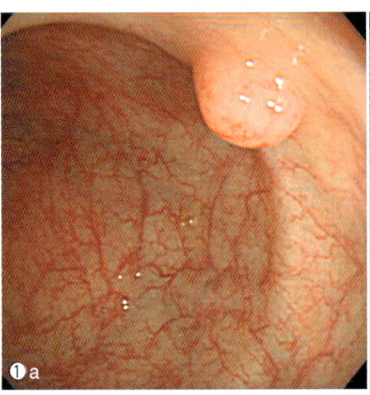

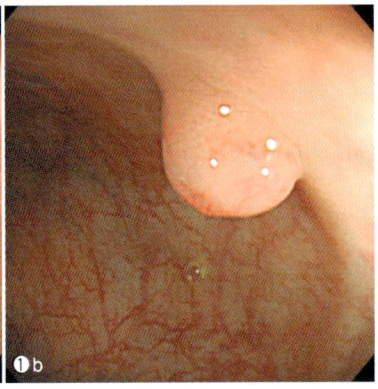

直腸, 5 mm
- 立ち上がりの比較的明瞭な小半球状隆起である．
- 部分的に軽度の発赤がみられるが, 概ね正色調である．

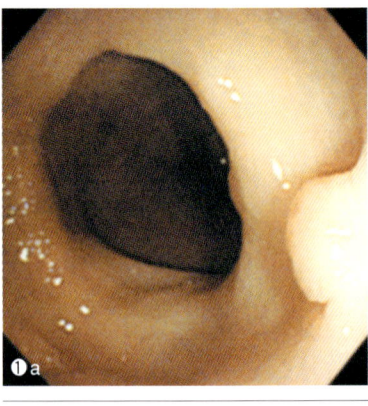

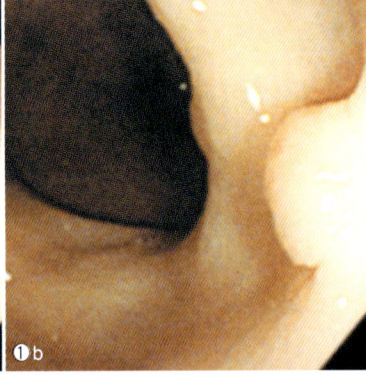

S状結腸, 3 mm
- 正色調の小半球状隆起である．
- 表面は平滑であるが, やや光沢には乏しい．

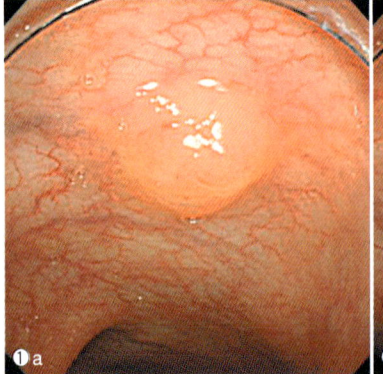

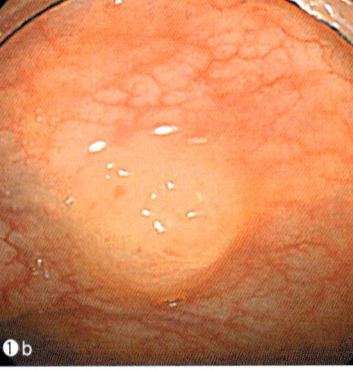

下行結腸, 5 mm
- なだらかな立ち上がりの小隆起で, 色調はやや白色調である．
- 小発赤斑が散在性にみられる．
- 鉗子で触れると軟らかく, 生検により透明な内溶液の流出とともに隆起は平低化した．

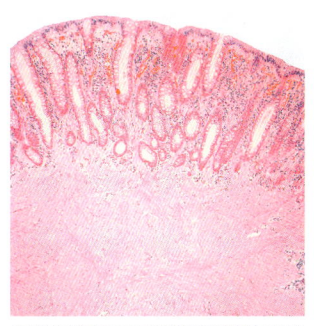

平滑筋腫 leiomyoma

- 小型の病変では症状がなく，偶然に発見される．
- 直腸に好発し，次いでS状結腸と横行結腸に多い．
- 正色調の粘膜下腫瘍である以外に内視鏡的な特徴的所見はみられない．
- 固有筋層由来の病変では立ち上がりがなだらかであることが多いが，粘膜筋板由来の病変では急峻な立ち上がりを示し上皮性腫瘍との鑑別が困難な場合がある．

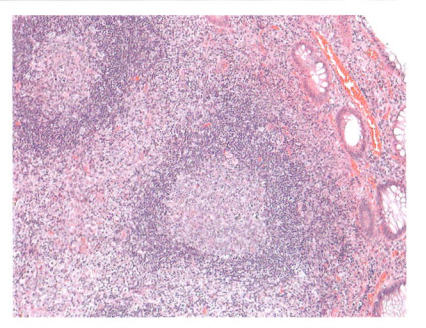

正常の陰窩の下に紡錘形腫瘍の増生がみられ，粘膜筋板は認識できない

良性リンパ濾胞性ポリープ
benign lymphoid polyp

- 良性リンパ濾胞性ポリープはこれまでに良性リンパ腫，直腸扁桃をはじめとする多彩な名称で報告されているが，慢性炎症による反応性の病変と考えられている．
- 下部直腸に後発し単発であることが多いが，自験例のような多発性病変が2～3割にみられる．
- 鑑別すべき疾患としては，MALTリンパ腫，multiple lymphomatous polyposis（MLP），カルチノイドが挙げられる．これらの疾患との鑑別はしばしば困難であり組織学的検査に委ねられることが多い．

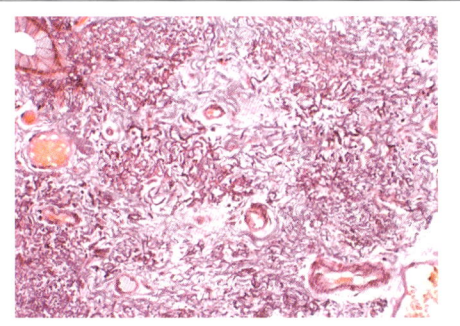

粘膜下に濾胞形成を伴うリンパ組織の増生がみられる

弾性線維腫 elastofibroma

- 1961年にJävi & Saxénにより最初に報告された．反応性変化と考えられている．
- 高齢者，女性，肩甲骨下部と胸壁の間に境界不明瞭な固形腫瘤を形成することが多く，elastofibroma dorsiと呼ばれる．
- 消化管にみられることは極めてまれであり，大腸では下部大腸に大きさ数mmの小半球状隆起として認められる．
- 表面は正色調であり，びらんや陥凹は伴わない．
- Elastica van Gieson染色でフィラメントが染色される．

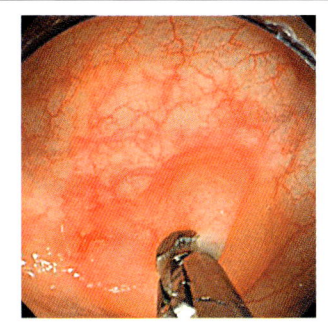

粘膜下にElastica van Gieson染色で染まるフィラメントが認められる

リンパ管腫 lymphangioma

- 先天的なリンパ管系組織の形成異常と考えられており，脂肪腫同様に右側結腸に好発する．
- 蒼白で透明感のある外観を呈する．
- 鉗子で触れると非常に軟らかく，生検すると透明な内溶液が流出し隆起が消失する．

生検により透明な内容液が流出し，隆起が平低化した

腫瘍性疾患 ― ③ 無茎性・広基性の病変 (5) 小さい半球状の病変

腫瘍性疾患 ③ 無茎性・広基性の病変

(6) 陥凹・浅い潰瘍がある病変

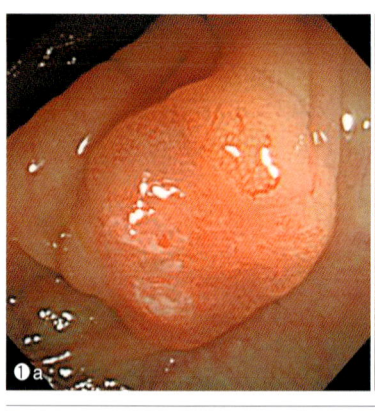

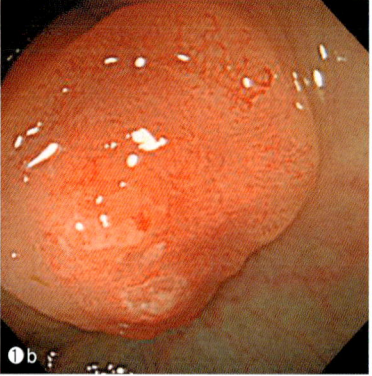

横行結腸, 12 mm
- 発赤調で境界明瞭な丈の低い隆起性病変である.
- 辺縁部は光沢のある健常粘膜で覆われている.
- 頂部にはわずかな陥凹がみられ, その内部に小さなびらん面が認められる.
- ひだ集中の所見もみられる.

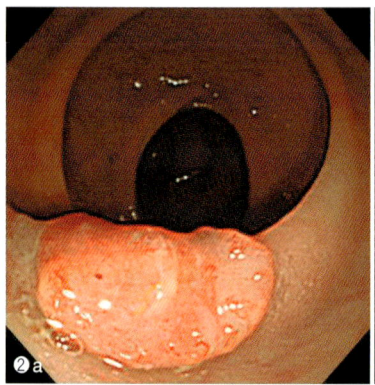

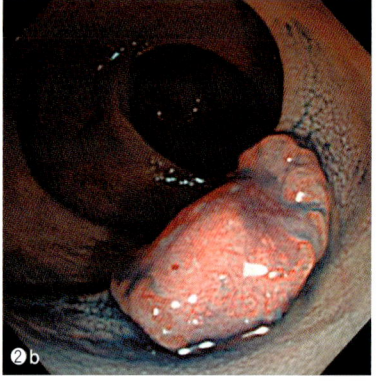

直腸, 15 mm
- 境界明瞭な無茎性病変であり, 中央部で一段丈が高くなっている.
- 丈の低い辺縁部は褪色調であるが, 盛り上がった領域は発赤調である.
- 色素撒布により, 辺縁部に不整な輪郭を持つ陥凹面がみられ, 丈の高い部分は陥凹内部が盛り上がったものであることがわかる.
- 壁の伸展不良所見はみられない.

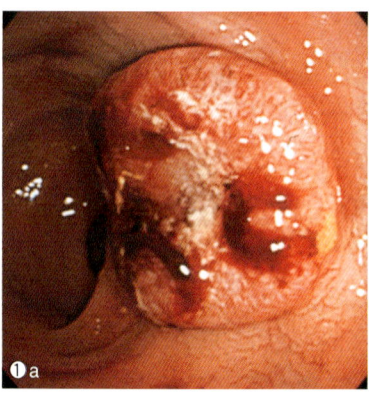

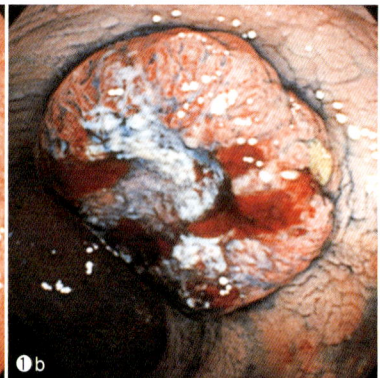

直腸, 30 mm
- 広基性病変で, 病変の立ち上がりは急峻で周囲粘膜との境界は明瞭である.
- 病変の中央部には浅い不整形潰瘍がみられ, 出血を伴っている.
- 可動性は不良である.

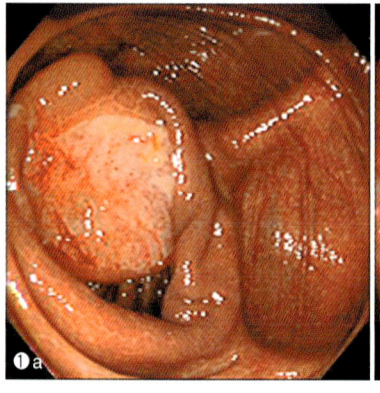

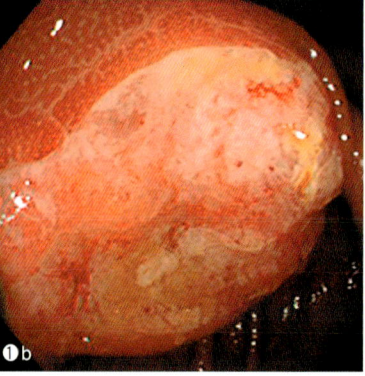

盲腸, 45 mm
- 病変頂部に境界明瞭な浅い潰瘍がみられる.
- 辺縁部は表面平滑な健常粘膜で覆われている.
- 潰瘍面はわずかに凹凸がみられ, 淡赤色と乳白色の領域が混在し一部に出血を認める.

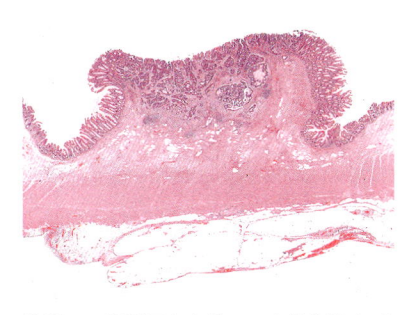

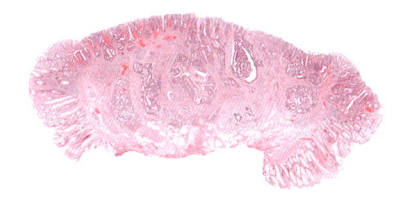

早期癌（SM ≧ 1,000 μm）
early carcinoma（SM ≧ 1,000 μm）

- 無茎性の早期癌で，SM ≧ 1,000 μm 深部浸潤を示唆する所見として，明瞭な陥凹，びらん，潰瘍，いわゆる緊満感，二段隆起（だるま様所見），病変周囲の伸展不良やひだ集中などが挙げられる．
- non-lifting sign をみることも深部浸潤を知る一助となるが，内視鏡像だけでも十分把握できる．
- 症例 ① では近接観察で辺縁部にⅠ型 pit pattern が，内部にびらんを伴う浅い陥凹面がみられており SM 深部浸潤癌を疑う所見である．
- 症例 ② は辺縁部に zig-zag pattern を伴う陥凹境界がみられ，陥凹内部は SM 深部浸潤により押し上げられた病変である．

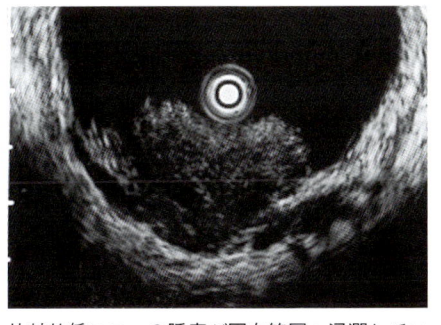

粘膜下に間質反応を伴って高分化腺癌が多量に浸潤している

粘膜下に間質反応を伴って高分化腺癌が多量に浸潤している

進行癌（MP） advanced carcinoma（MP）

- 急峻な立ち上がり，ごつごつとした輪郭，不整型潰瘍の存在から上皮性悪性腫瘍（癌）が疑われる．
- さらに，腫瘍の大きさと潰瘍の存在から進行癌と考えられる．
- 2型に含まれる病変であるが，浸潤が固有筋層にとどまる場合には，潰瘍があっても浅いことが多い．
- 本例は，固有筋層浸潤癌であった．

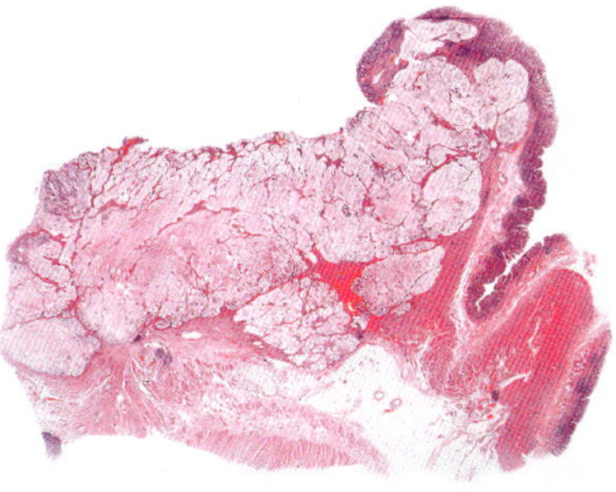

比較的低エコーの腫瘍が固有筋層へ浸潤している

進行癌（SS） advanced carcinoma（SS）

- 腫瘍の立ち上がりは一見，粘膜下腫瘍様の形態をとるが，表面に浅く辺縁不整な潰瘍がみられている．
- 膨張性に発育している点，潰瘍部の乳白色の色調から組織型として粘液癌の可能性が疑われる．
- 本病変では潰瘍の周囲に高分化な粘膜癌部がみられている．

粘液癌を主体とする腺癌が漿膜下層まで浸潤している

腫瘍性疾患──③ 無茎性・広基性の病変

(6) 陥凹・浅い潰瘍がある病変

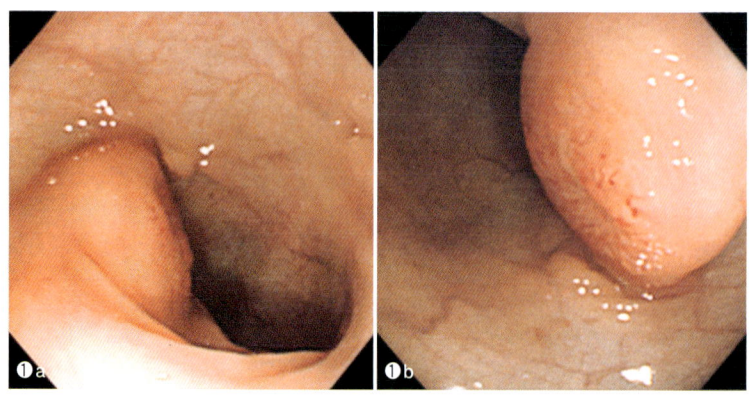

S状結腸，15 mm
- なだらかに立ち上がる無茎性病変である．
- 隆起表面は概ね平滑で，周囲粘膜と同様の色調である．
- 頂部に軽度の発赤とびらんを伴う．

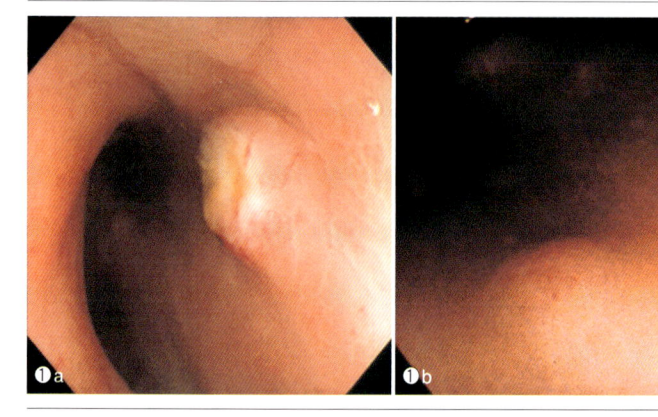

直腸，7 mm，5 mm
- 上部直腸に立ち上がりはなだらかであるが，表面に広いびらん面を有する病変がみられる（①a）．
- やや口側にも立ち上がりがなだらかな低い隆起がみられるが，表面は平滑である（①b）．

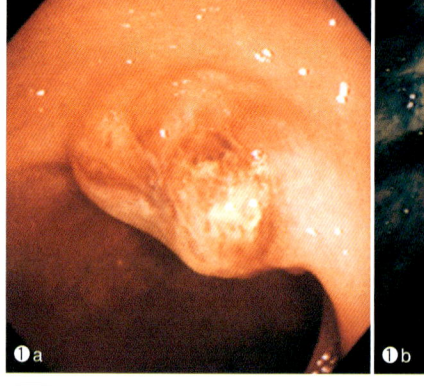

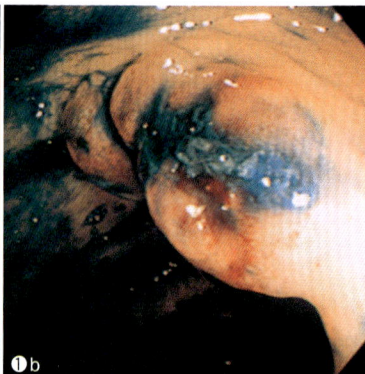

直腸，15 mm
- 立ち上がりのなだらかな隆起性病変がみられる．
- 隆起の表面は，境界不明瞭な潰瘍を伴い，凹凸がみられる．
- 腫瘍周囲の壁にひきつれがある．
- 辺縁部は健常粘膜に覆われている．

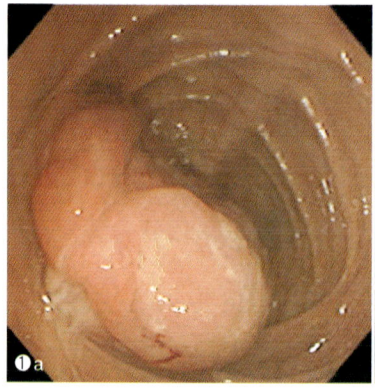

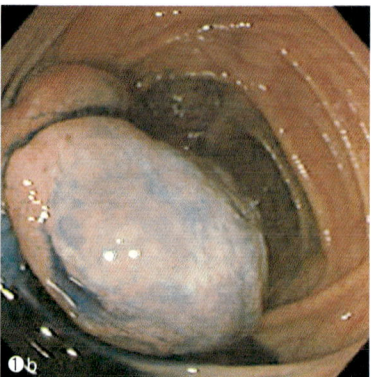

上行結腸，30 mm
- 回盲弁付近に，広基性の大きい腫瘍の突出がみられる．
- 腫瘍の表面に境界明瞭で，浅く大きな潰瘍面がある．
- 周囲は正常粘膜に覆われる．
- 潰瘍底は硬いが，平滑である．

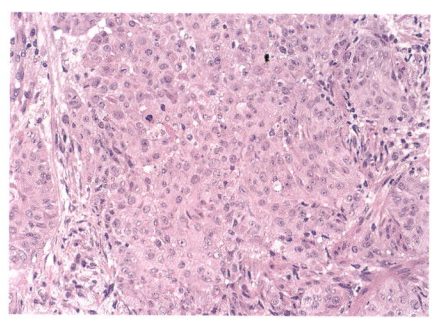

転移性大腸癌（肺原発）
metastatic carcinoma (lung origin)

- 無茎性で正常粘膜に覆われた粘膜下腫瘍である．
- 生検で腫瘍成分を得るためには陥凹部をねらって採取すべきである．
- 本例では，生検で扁平上皮癌が証明され，原発巣検索により肺癌が見出された．
- 転移性大腸癌は，多発することが多く，横行結腸，S状結腸に好発するが，血流量が関与しており，粘膜下層に転移巣が形成されることが多い．

陥凹部よりの生検で扁平上皮癌がみられる

転移性大腸癌（子宮原発）
metastatic carcinoma (uterus origin)

- 本例では，子宮癌の術前検査中に直腸に病変が発見され，転移性大腸癌と診断された．
- 血行性に粘膜下層に転移巣が形成されることが多いため，粘膜下腫瘍の形態をとる．
- 小さい無茎性病変であるが，びらん面が広く，上皮性腫瘍と非上皮性腫瘍との鑑別が難しい．
- 転移性大腸癌の原発巣としては胃癌が最も多く，他には卵巣癌，子宮癌，膵癌，肺癌，乳癌からの転移がみられる．

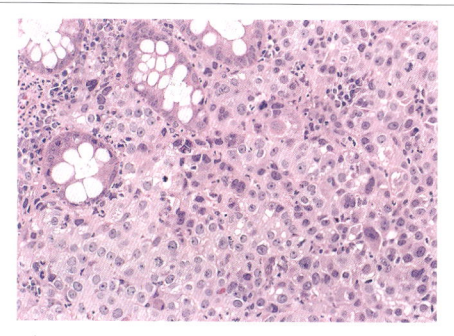

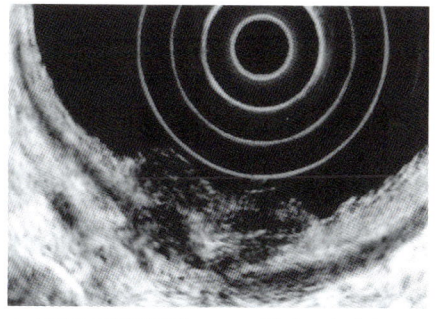

びらんよりの生検で扁平上皮癌がみられる

リンパ腫（MALT リンパ腫）
mucosa-associated lymphoid tissue lymphoma

- 潰瘍を伴う背の低い広基性腫瘍の辺縁に健常粘膜がみられるので，粘膜下に病変が存在すると診断できる．
- 潰瘍の形態より悪性腫瘍が疑われる．
- 大腸のMALTリンパ腫は隆起を形成し，比較的早い時期の病変は粘膜下腫瘍様の形態をとることが多い．
- 多くは単発であるが，多発することもある．

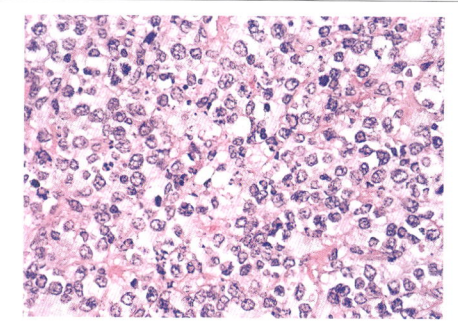

大小不同の類円形低エコーが集合した病変であり，固有筋層に達している

リンパ腫（びまん性大細胞型 B 細胞性リンパ腫）
diffuse large B-cell lymphoma

- 悪性リンパ腫のほとんどは非ホジキン B 細胞リンパ腫であり，盲腸と直腸に好発する．
- 本例は，潰瘍はあるが，浅く，混合型に分類できる．
- 潰瘍底はきれいで，潰瘍辺縁は平滑である点が大腸癌との鑑別上重要である．

異型リンパ球浸潤がみられる

鑑別すべき疾患 大腸癌，単純性潰瘍

腫瘍性疾患 — ③ 無茎性・広基性の病変 (6) 陥凹・浅い潰瘍がある病変

(7) 深い潰瘍がある病変

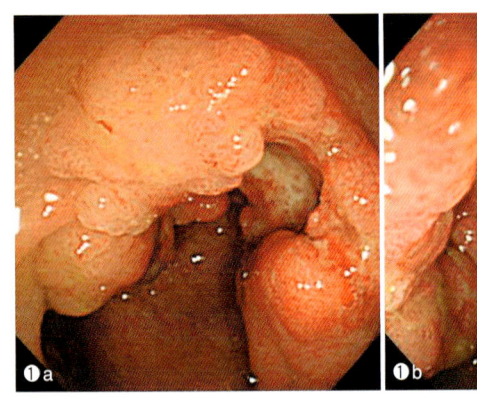

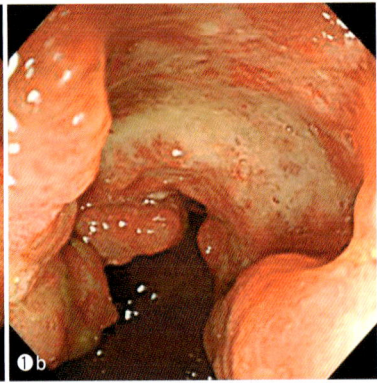

直腸，50 mm
- 直腸 Ra に半周性の立ち上がり明瞭な隆起があり，中央部に深い下掘れ潰瘍がみられる．
- 潰瘍部の白苔は薄く，赤色の底部が露出している．
- 隆起辺縁では壁が引き込まれ伸展不良の所見がみられる．

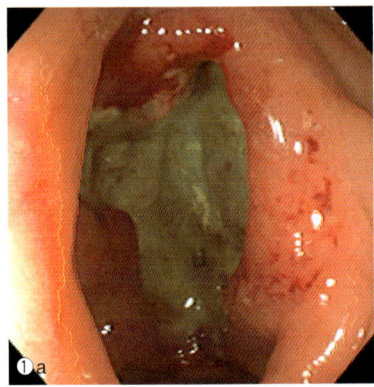

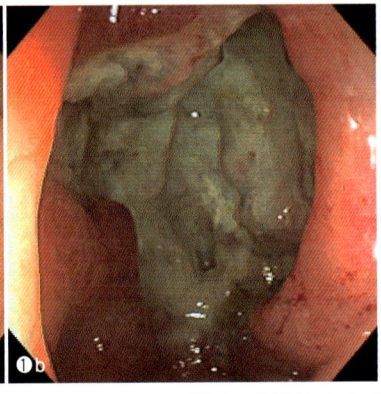

直腸，50 mm
- 深い大きな潰瘍性病変を認める．
- 周囲に隆起は目だたず，潰瘍の下掘れ傾向が強い．
- 潰瘍底は凹凸不整で，汚い白苔が付着している．
- 腸管の伸展性は悪い．

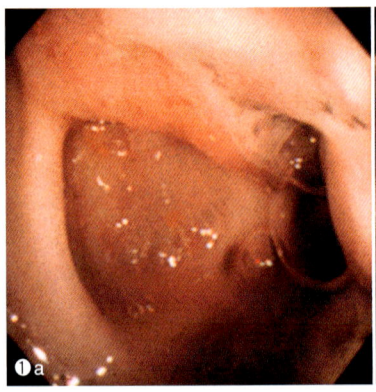

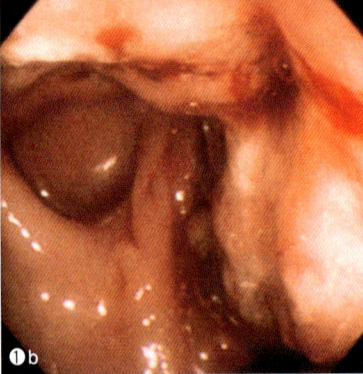

上行結腸，50 mm
- 肝彎曲部に約半周性で摺り鉢状の潰瘍を伴う腫瘍がみられる．
- 腫瘍の立ち上がりは比較的明瞭であるのに対して，潰瘍部の輪郭は不明瞭である．
- 潰瘍底には凹凸があり，出血もみられる．
- 腸管の伸展性は悪い．

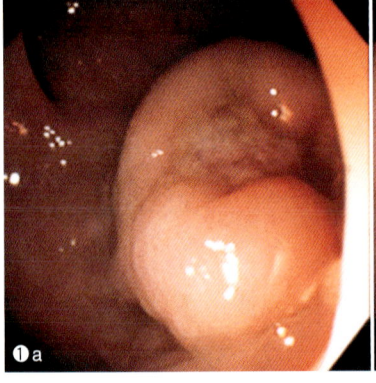

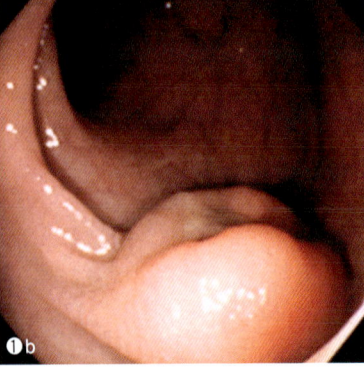

S状結腸，15 mm
- 病変の立ち上がりは比較的急峻である（①a）．
- 中心部に境界明瞭な不整形潰瘍を伴う．
- 潰瘍部以外の腫瘍表面は健常粘膜で覆われている．
- ひだ集中がみられる（①b）．
- 生検鉗子で押すと硬く，可動性は乏しい．

腫瘍性疾患―③ 無茎性・広基性の病変

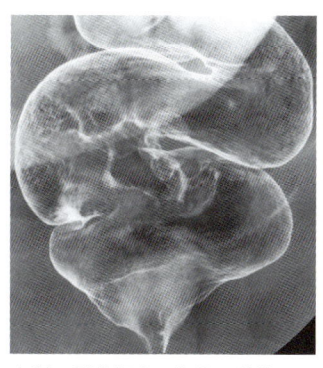

進行癌（SS） advanced carcinoma（SS）

- 大腸癌では胃癌と異なり，純粋に3型を呈する進行癌が非常にまれである．
- 本例は病変周囲に低い周堤隆起がみられるが，深い潰瘍が目立つ2型進行癌である．
- 腫瘍辺縁で粘膜下腫瘍様のなだらかな立ち上がりを示す領域がみられるが，一方で粗大結節状隆起もみられており，癌の診断は容易である．

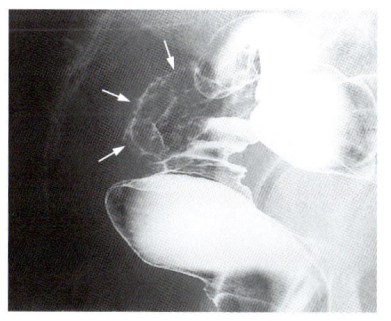

直腸2型進行癌の注腸X線像

他臓器癌の浸潤（子宮原発） invasion of uterus carcinoma

- 二次性大腸癌は転移性と直接浸潤に分類できる．
- 直接浸潤には前立腺癌，卵巣癌，子宮癌，胃癌，膵臓癌，胆嚢癌からのものがある．
- 隆起性病変，潰瘍性病変，平坦病変，狭窄などの形態をとるが，少なくとも一部に粘膜下腫瘍の要素を有する．
- 本例は，再発子宮癌の浸潤であった．

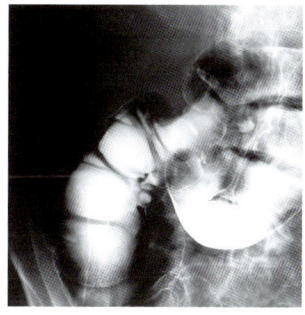

直腸後壁に深い潰瘍がみられ，周辺は狭小化している

転移性大腸癌（肺原発） metastatic carcinoma（lung origin）

- 大きい潰瘍を形成する病変で，その全体像の把握は難しいが，潰瘍の形態より悪性腫瘍が疑われる．
- 本例では，生検で癌を証明できなかった．
- 術前検査で肺癌が発見され，手術の結果，大腸の病変も扁平上皮癌であることが判明し，転移性大腸癌と診断された．
- このように大きな潰瘍を伴う転移性腫瘍では，潰瘍からの生検では壊死組織しか得られず，辺縁からの生検では正常粘膜しか得られないことが多い．診断能を上げるためには潰瘍の辺縁部を狙って生検する必要がある．

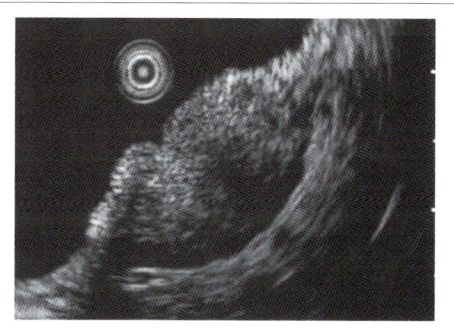

肝彎曲部に径5cmの陰影欠損がみられる

カルチノイド carcinoid

- 内視鏡像から粘膜下腫瘍が疑われる．
- 境界明瞭な潰瘍を形成しており，悪性腫瘍が疑われる．
- 潰瘍部からの生検でカルチノイドが証明されたが，潰瘍を伴う病変では内視鏡治療の適応はない．
- 浸潤度を評価するためには超音波内視鏡検査が有用である．

比較的低エコーの腫瘍が固有筋層へ浸潤しているのが描出される

治療 外科的手術

腫瘍性疾患——③ 無茎性・広基性の病変 (7) 深い潰瘍がある病変

(7) 深い潰瘍がある病変

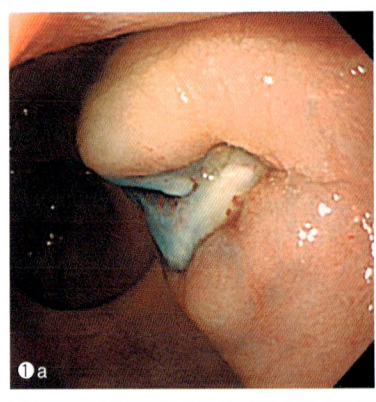

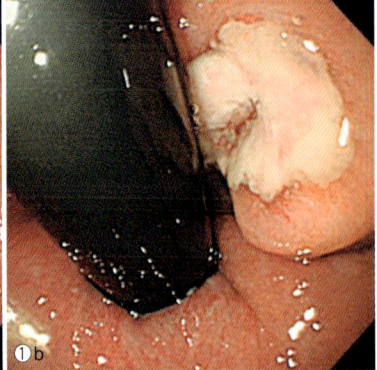

直腸 Rb，30 mm
- 歯状線の直上の前壁側に立ち上がりのなだらかな隆起性病変を認める．
- 辺縁部は正常粘膜で覆われており，中央部に境界明瞭な広い潰瘍がみられる．
- 潰瘍底は厚い白苔で覆われている．

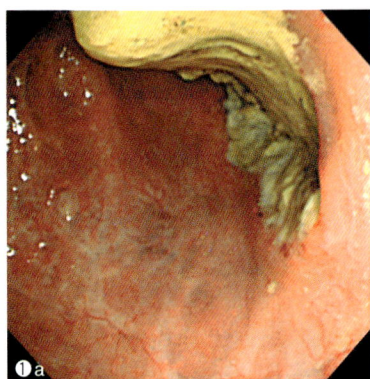

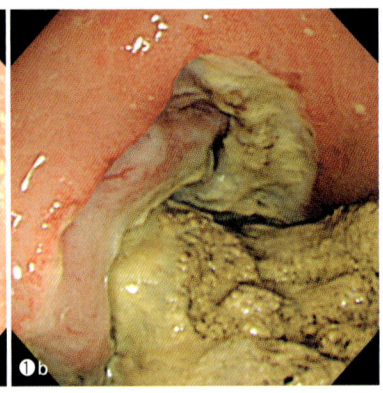

S状結腸，30 mm
- 不整な輪郭の深い潰瘍を認める．
- 明らかな周堤形成はみられない．
- 潰瘍底は，一部に腫瘍が露出していると考えられるやや赤みがかった領域がみられる（①b）．
- 潰瘍がさらに深く白苔で覆われた領域には壊死組織が付着している．

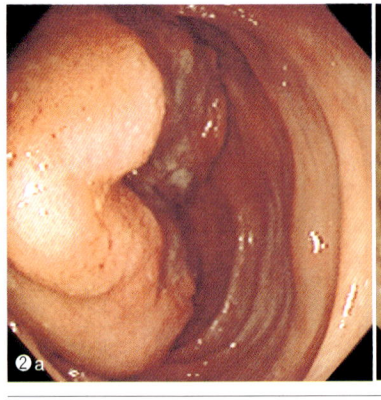

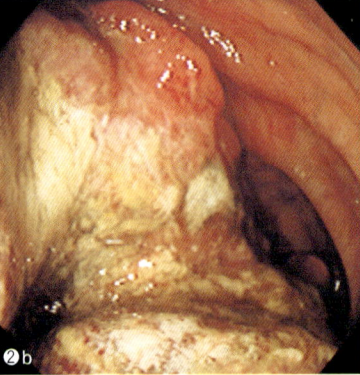

上行結腸～盲腸，50 mm
- 半周性の大きな腫瘍である．
- 腫瘍の中心部に境界不明瞭な潰瘍があり，中心部にいくに従い深くなり，すり鉢状である．
- 腫瘍の外周は，正常粘膜で覆われる．
- 病変が大きいため，腫瘍の立ち上がり部分の観察は困難である．

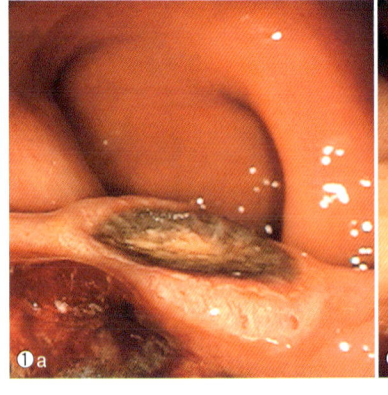

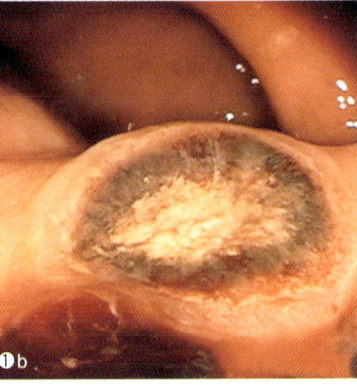

直腸肛門部，10 mm
- 多発性の境界明瞭な円形潰瘍がみられる．
- 潰瘍の周辺はわずかに盛り上がる．
- 潰瘍底の辺縁は黒色調である．
- 潰瘍底は比較的なだらかで凹凸は少なく，血管像もみられる．
- 病変部の伸展は非常に悪い．

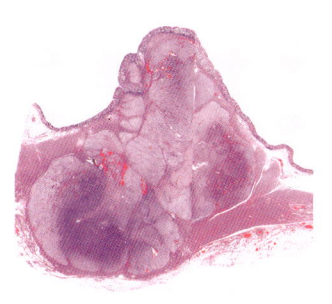

好酸性の胞体を持つ紡錘形細胞が粘膜下層から固有筋層にかけて腫瘤を形成している．腫瘍細胞は特殊染色でc-kit陽性，desmin, S-100蛋白は陰性である

GIST gastrointestinal stromal tumor

- gastrointestinal stromal tumor（GIST）の中でも大腸原発のものは約6%程度であり，大腸GISTはまれな疾患である．
- 大腸の中では直腸，特に下部直腸に多い．
- 症状として血便，肛門痛，排便困難，下痢，腹痛，排尿障害などがみられる．
- 鑑別診断としては平滑筋腫瘍，神経腫瘍などの他の間葉系腫瘍，カルチノイド，粘液癌などが挙げられる．
- 診断においてEUSガイド下 fine needle aspirationの有用性が報告されているが，潰瘍形成があれば潰瘍深部からの生検を行うことで組織の採取が十分可能であると考えられる．

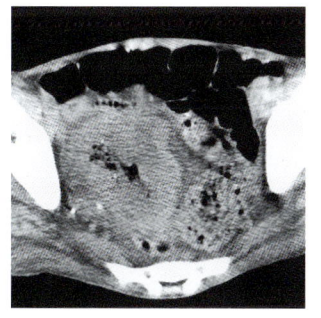

CTでS状結腸に高度の壁肥厚を認める

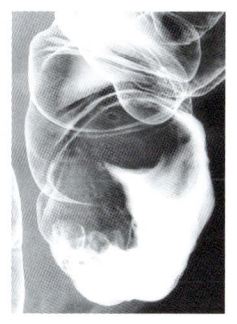

リンパ腫（びまん性大細胞型B細胞性リンパ腫） diffuse large B-cell lymphoma

- 消化管のリンパ腫の大半は非ホジキンB細胞リンパ腫であり，盲腸と直腸に好発する．
- 症例①は潰瘍型の病変であり，組織学的にびまん性大細胞型B細胞リンパ腫であった．本例では，潰瘍が鋭利な円弧状の輪郭である点，周囲に隆起がみられない点，病変が大きい割に管腔の伸展が保たれている点がリンパ腫に特徴的と考えられる．
- 症例②は混合型であり，同様にびまん性大細胞型B細胞リンパ腫であった．癌との鑑別が問題となるが，腫瘍辺縁部に粘膜下腫瘍の特徴を残している点は，よりリンパ腫の診断を支持する．

上行結腸から盲腸にかけて，中心に深い潰瘍を伴う腫瘍が描出される

鑑別すべき疾患　大腸癌，単純性潰瘍

悪性黒色腫 malignant melanoma

- 大腸の悪性黒色腫はまれな疾患であり，大部分は直腸，肛門部に発生する．
- 広基性や無茎性のポリープ様病変を呈する症例が多く，潰瘍形成は比較的少ないとされているが，その黒色調の所見が診断上最も重要である．
- 移行上皮あるいは重層扁平上皮の基底層にある細胞に由来すると考えられており，皮膚の悪性黒色腫と同様，広範囲な血行性およびリンパ行性転移をきたす傾向があり，予後がきわめて不良な疾患である．
- 生検によって転移をきたすおそれがあるので，特徴的な内視鏡像で診断を行う．

腫瘍性疾患──③ 無茎性・広基性の病変 (7) 深い潰瘍がある病変

(8) 絨毛状の外観を呈する病変

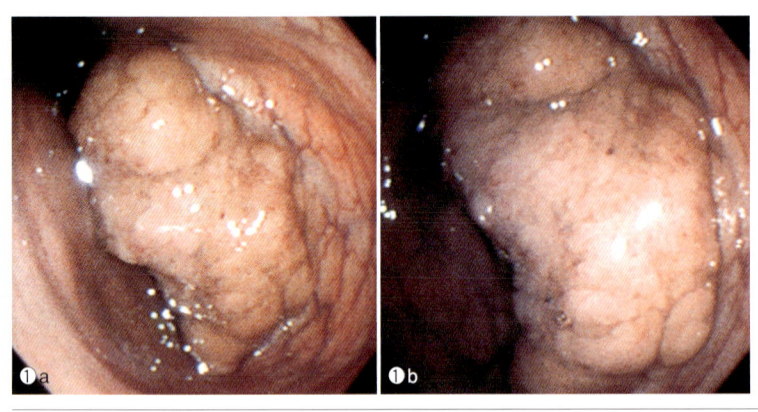

直腸，60 mm
- 粗大な凹凸がみられる大きな広基性腫瘍である．
- 病変の境界は明瞭であり，立ち上がりは急峻である．
- 表面性状はビロード状で，色調は白色調を呈する．
- 表面に粘液が多量に付着している．

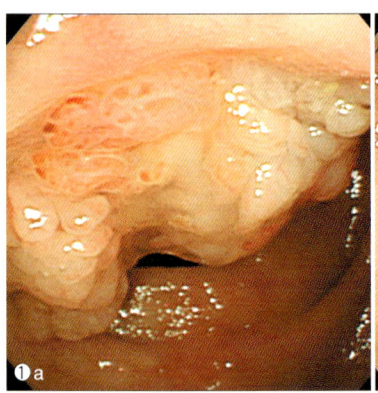

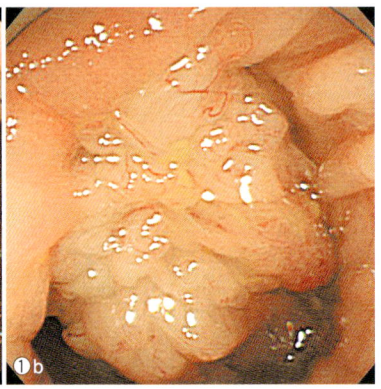

S状結腸，30 mm
- 太めの絨毛状構造がみられる広基性腫瘍である．
- 色調は正色調であり，粘液の付着により光沢がみられる．
- 病変は非常に軟らかい．

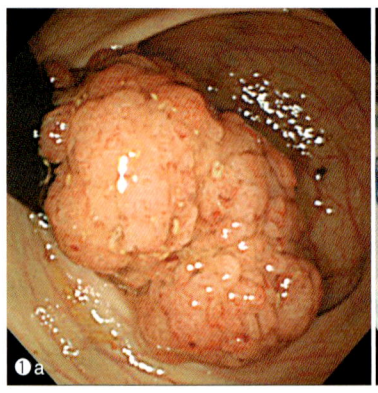

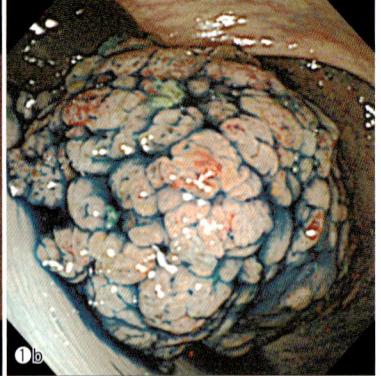

直腸，80 mm
- 下部直腸の粗大な凹凸を示す広基性腫瘍である．
- 辺縁部では平坦な病変が歯状線を越えて肛門管に及んでいる．
- 色調は軽度の発赤調である．
- 表面に多量の粘液が付着し光沢がみられる．
- 全域で一様な鱗状の表面模様（Ⅳ型pit）が観察される．

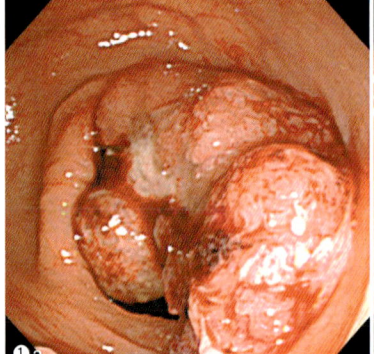

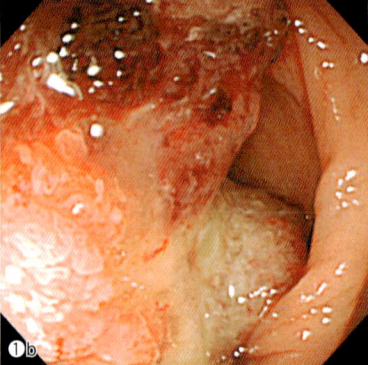

S状結腸，40 mm
- 管腔の約半周を占める正色調から軽度発赤調広基性腫瘍である．
- 周辺部には絨毛状構造がみられる．
- 病変中央部では潰瘍がみられ，厚い白苔と粘液が覆っている．
- 潰瘍部には易出血性がみられる．
- 病変に可動性はみられないが，比較的軟らかくスコープの通過は容易である．

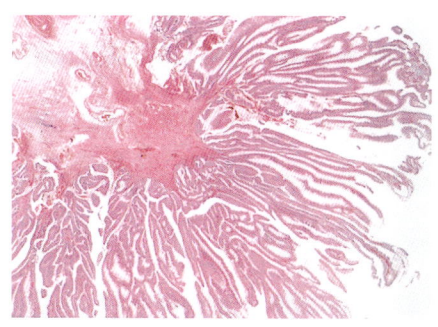

腫瘍性疾患 ― ③ 無茎性・広基性の病変 ⑧ 絨毛状の外観を呈する病変

絨毛腺腫 villous adenoma

- 腺腫の中ではまれな組織型であり，直腸に好発する．
- 組織学的に腺管は絨毛状ないし乳頭状を呈し，粘膜固有層は狭い．
- 大型の病変が多く，表面はビロード状で白色調を呈する．
- 純粋に絨毛腺腫のみで構成される病変はまれであり，管状腺腫や管状絨毛腺腫の成分が混在することが多い．
- 一般に，絨毛腺腫成分が全体の50％以上を占める場合には絨毛腺腫と診断する．

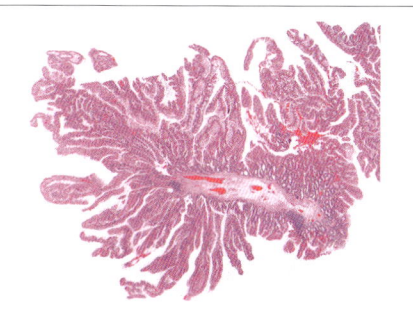

真直ぐに延びた分岐に乏しい腫瘍腺管より構成される

鋸歯状腺腫 serrated adenoma

- 組織学的に過形成性ポリープと同様，腺腔が鋸歯状構造を呈するのが特徴的である．
- 有茎性，亜有茎性の病変では発赤調を呈し，松かさ様ないし脳回状の表面模様がみられることが多いが，扁平な病変では過形成性ポリープとの鑑別が難しいことが多い．
- 表面が絨毛状を呈する病変がみられるが，絨毛腺腫や管状絨毛腺腫に比べて絨毛構造が太めである．
- 本例はEMRで治療可能であった．

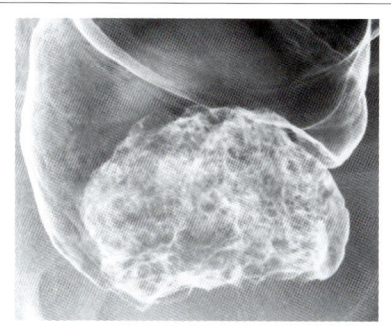

絨毛状を呈する鋸歯状腺腫のルーペ像

早期癌（M；管状絨毛腺腫の癌化）
early carcinoma

- 大型の管状絨毛腺腫は下部直腸にみられることが多い．
- 絨毛状の外観を呈するが，絨毛腺腫に比べると表面模様が明瞭である．
- 大型の病変ではしばしば上皮内癌を合併しているが，内視鏡的に部位を特定することは不可能である．
- 呈示症例は径80mmの大型の病変であったが，表面構造が一様であり，軟らかい病変であったため内視鏡治療の適応と判断しESDで一括切除した．
- 組織診断は高分化腺癌（M）を伴う管状絨毛腺腫であった．

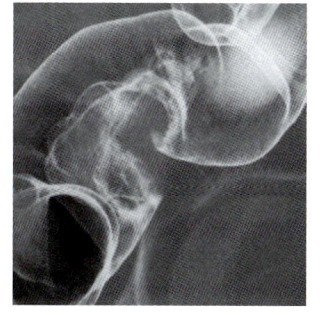

下部直腸の管腔を占居する大型の広基性病変であり，表面は一様に絨毛状である

進行癌（SS；管状絨毛腺腫の癌化）
advanced carcinoma

- 絨毛状の広基性腫瘍は組織学的に，絨毛腺腫，管状絨毛腺腫，鋸歯状腺腫により構成される．
- 上皮内癌を合併しても内視鏡的に部位を特定することはできないが，SM以深の浸潤癌を合併すると領域を持ったびらんや潰瘍を形成し，絨毛構造が消失する．
- 本例は管状絨毛腺腫を背景としたと考えられる深達度SSの進行癌であった．

注腸X線で病変基部に台形状の側面変形を認める

(9) 多発する無茎性病変

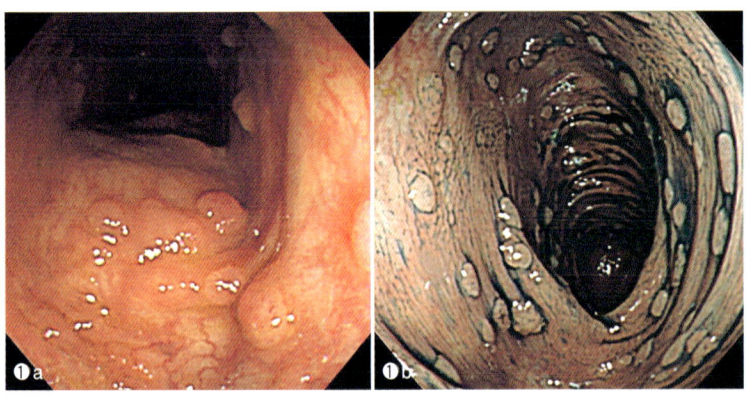

大腸全域，3～5 mm
- 大腸全域に，正色調から軽度発赤調の小さい無茎性病変が多発している．
- 色素撒布により，個々の病変が明瞭になり，さらに通常観察では認識できなかった病変が明らかになる．

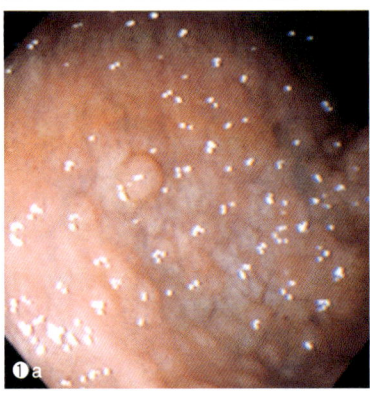

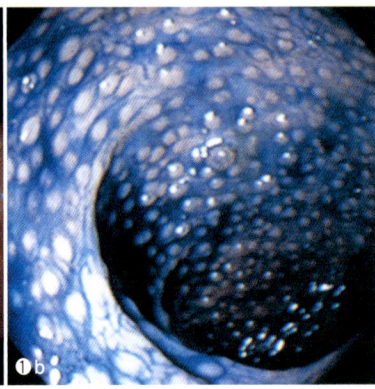

直腸，2～3 mm
- 光沢のある半球状の小隆起が密在する．
- 隆起の表面は平滑で，びらんや発赤を伴わない．
- 個々の隆起の大きさはほぼ均一である．

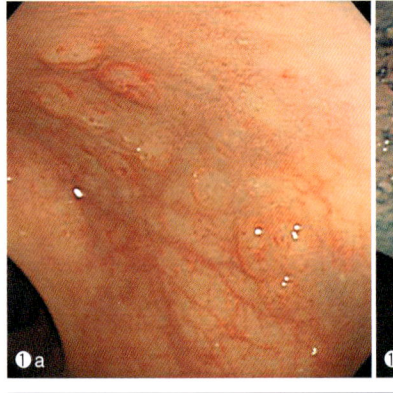

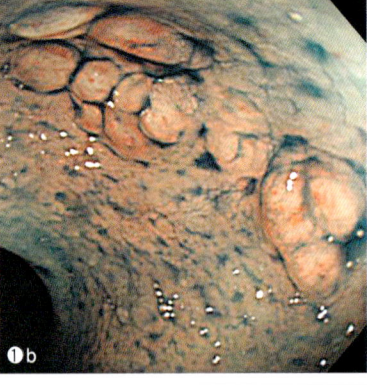

下部直腸，4～6 mm
- 光沢を有する無茎性隆起が多発性にみられ，個々の隆起は発赤を伴っている．
- 丈が低く立ち上がりのなだらかな病変が多数を占めるが，丈がやや高く立ち上がりが急峻な病変もみられる．
- インジゴカルミン撒布により病変の存在と輪郭が明瞭になる．頂部に陥凹はみられない．

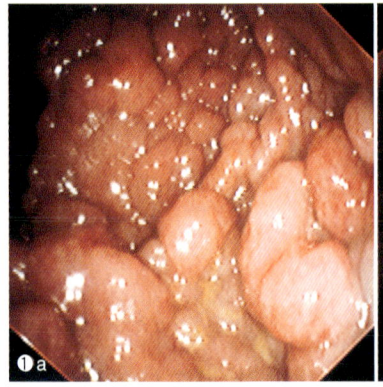

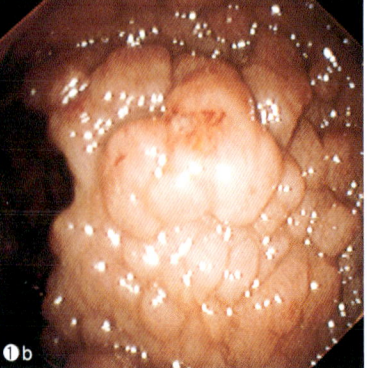

直腸，S状結腸
- 光沢のある無茎性小隆起が密にみられる．
- 個々の病変は大小不同で，半球状から芋虫状の形態をとり，一部で融合する．
- 腫瘍の色調は白色調で，一部にびらんを伴う．

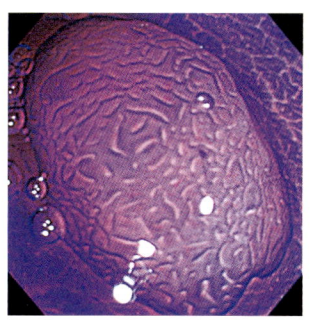

大腸腺腫症 adenomatosis coli

- 個々の病変の pit pattern に注目すれば，腺腫であることは容易に診断できる．
- 大腸腺腫症は腺腫が多発し，経過中に高率に癌化がみられる常染色体優性遺伝性疾患である．原因遺伝子として APC 遺伝子が同定されている．
- ポリープの分布密度によって，密生型と非密生型に分けられる．
- ポリープは全大腸に分布し，さまざまな形態を呈する．

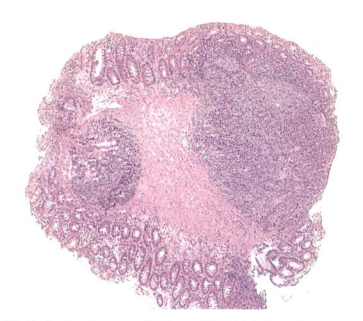

ⅢL 型 pit

リンパ濾胞増殖症 lymphoid hyperplasia

- 正常にみられる大腸粘膜のリンパ濾胞が異常に腫大した状態であり，何らかの刺激に対する反応性変化と考えられている．
- 通常は径 2〜3 mm のほぼ均一な大きさで，光沢を有する小隆起の多発として観察される．

腫大したリンパ濾胞が証明される

鑑別すべき疾患　multiple lymphomatous polyposis，クラミジア腸炎

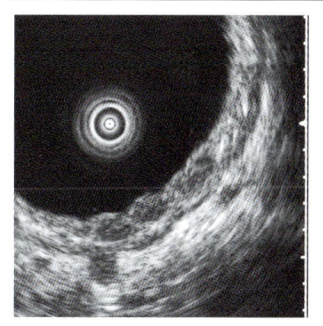

良性リンパ濾胞性ポリープ
benign lymphoid polyp

- 慢性炎症による反応性の病変と考えられている．
- 下部直腸に好発し単発のことが多いが，多発性病変が 2〜3 割にみられる．
- 良性リンパ濾胞性ポリープでは，多発しても病変が小型で大小不揃いがあまりみられないのに対して，MALT リンパ腫や MLP ではより病変が密に分布したり，大小不同が顕著であることが多いとされる．

第 3 層内に小型類円形の低エコーが多発している

鑑別すべき疾患　MALT リンパ腫，multiple lymphomatous polyposis(MLP)，カルチノイド

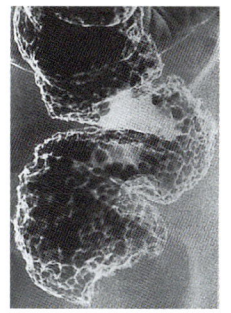

リンパ腫（びまん性大細胞型 B 細胞性リンパ腫） diffuse large B-cell lymphoma

- multiple lymphomatous polyposis(MLP)様の所見を呈したびまん性大細胞型 B 細胞リンパ腫の症例である．
- 全消化管に発生するが，直腸に好発する．
- MLP をきたすリンパ腫の組織型として mantle cell lymphoma が最も多いが，follicular lymphoma や MALT リンパ腫でも同様の病変を形成することがある．
- リンパ濾胞増殖症との鑑別が問題となるが，MLP では隆起がより大型で大小不同を示し形状も多彩である．

直腸にびまん性に分布する小隆起．壁の伸展性は保たれている

腫瘍性疾患 —③ 無茎性・広基性の病変 (9) 多発する無茎性病変

(9) 多発する無茎性病変

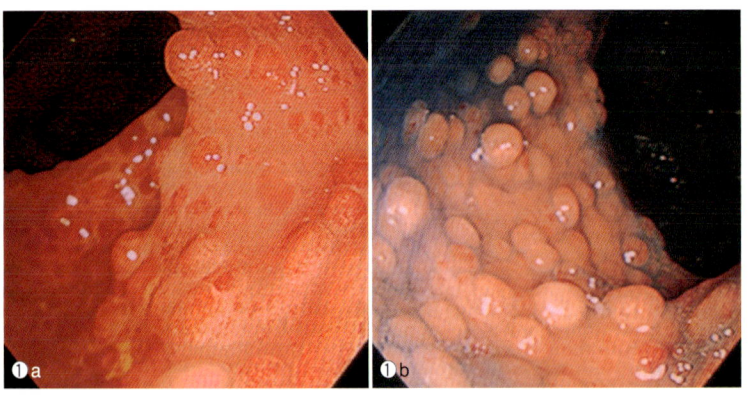

直腸，4～5 mm
- 軽度発赤調の無茎性ポリープが多発している．
- 表面にⅠ型 pit がみられる．

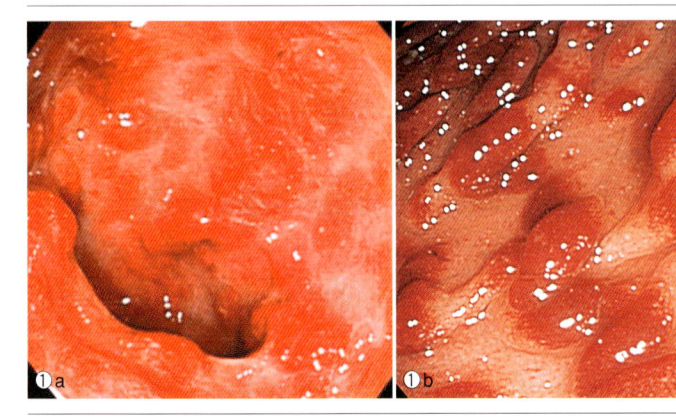

大腸全域
- 発赤の強い無茎性ポリープが多発する．
- ポリープの高さは低く，大きさもさまざまである．
- 周辺粘膜も浮腫状で血管透見像もみられない．
- 拡張した pit が確認できる．

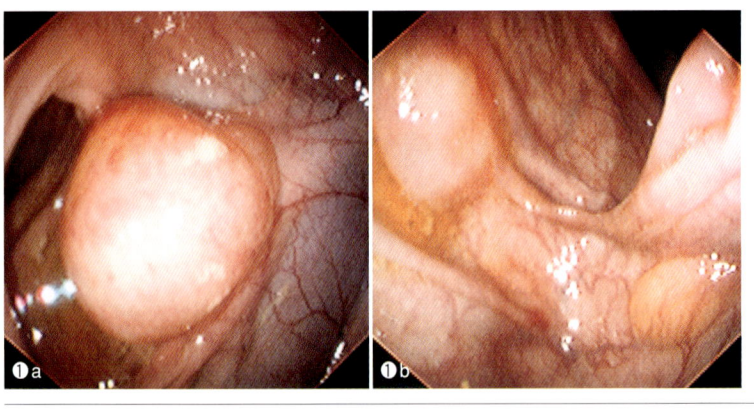

上行結腸
- 大小さまざまな無茎性隆起が多発している．
- 隆起は表面平滑で軟らかい．
- 色調は正色調から白色調であり，透明感を有する．

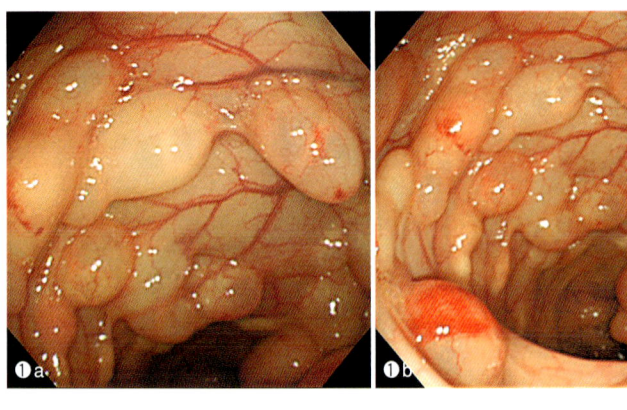

S状結腸，5～10 mm
- 表面平滑で光沢のある半球状隆起が多発し，融合するものもみられる．
- 正色調からやや白色調で透明感がみられる．
- 一部の病変は発赤斑を伴っている．
- 介在粘膜には正常な血管透見がみられる．

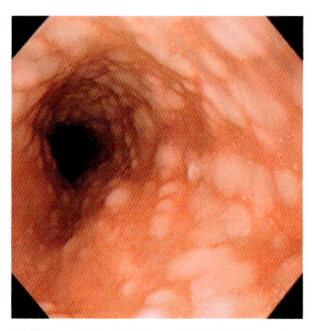

Cowden 病 Cowden disease

- 常染色体優性遺伝を示し，全身諸臓器に三胚葉由来の過形成性，過誤腫性病変が多発する疾患である．
- 皮膚，乳腺，甲状腺，口腔粘膜，消化管に過誤腫性病変をきたすことが多い．
- 消化管病変としては食道にみられる白色扁平隆起の多発が特徴的であり，組織学的には扁平上皮の肥厚・過角化がみられる．
- 大腸病変は主に直腸～S状結腸に無茎性から亜有茎性ポリープがみられ，組織学的には過誤腫性ポリープである．

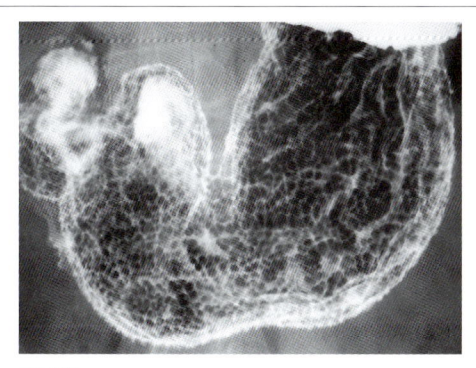

食道に白色ポリープが密在している

Cronkhite-Canada 症候群 Cronkhite-Canada syndrome

- 原因不明の後天性疾患であり，消化管ポリポーシス，脱毛，爪甲萎縮，皮膚色素沈着，低蛋白血症をきたす．
- 高齢者，男性に多い．
- 自覚症状は，下痢，味覚異常，浮腫，腹痛，食欲低下，体重減少などである．
- ポリープは全消化管に発生し，大きさは数mm～20mm程度で，無茎性で強い発赤を伴うことが多い．
- 組織学的には腺管の拡張，間質の浮腫を特徴とする．

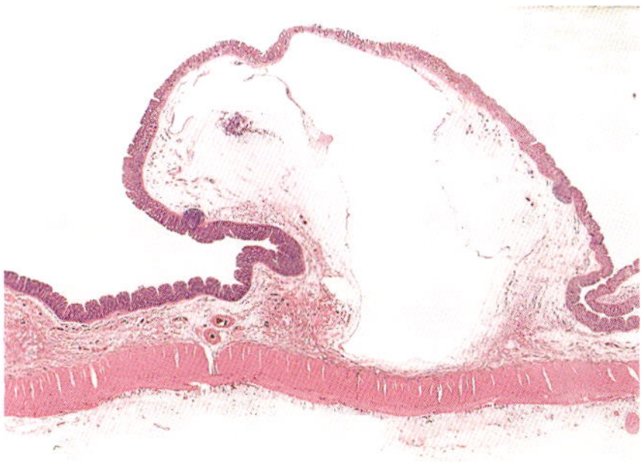

胃病変

リンパ管腫 lymphangioma

- 多くは先天的なリンパ管系組織の形成異常と考えられている．
- 無症状で偶然発見されることがほとんどであるが，腹痛や出血を契機に発見されることもある．まれに下痢，蛋白漏出，腸重積をきたすこともある．
- 内視鏡所見としては表面平滑で軟らかく，体位変換で変形し波動を有する腫瘍である．色調は正色調ないし白色調で，透明感を有する．
- ほとんどが単発であるが，まれに多発することがある．

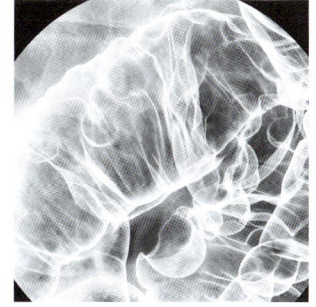

粘膜下層に拡張したリンパ管がみられる

腸管嚢腫様気腫症 pneumatosis cystoides intestinalis

- 腸管壁にガスが貯留するまれな疾患である．
- ガスの貯留は漿膜下に最も多く，次いで粘膜下に多い．
- 症状は血便，腹部膨満，腹痛などがみられるが，無症状のことも多い．
- 内視鏡所見としては，大小さまざまな粘膜下腫瘍様隆起が集簇して多発するのが特徴的である．
- 病変の色調は正色調で透明感を伴うことが多いが，大きな隆起ではしばしば頂部に発赤やびらんを伴う．

S状結腸に大小の表面平滑な半球状隆起が多発している

（1）扁平な病変

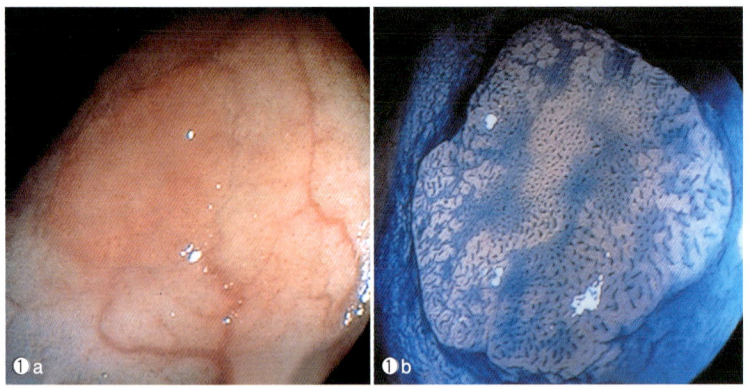

S 状結腸，7 mm
- 淡く発赤した，境界不明瞭な平坦な病変（IIa）が観察される．血管透見像がこの部位で消失している（①a）．
- 色素撒布により境界は明瞭となる（①b）．
- 腫瘍の辺縁部には規則的な配列のIIIL 型 pit，中心部にはIIIs 型 pit が観察される（①b）．

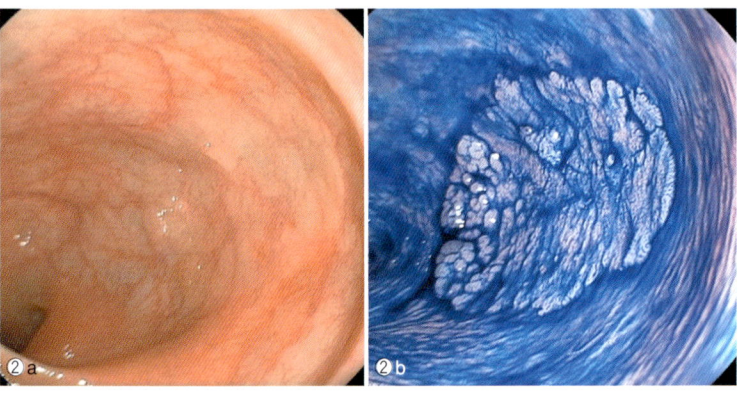

S 状結腸，23 mm
- わずかな発赤を呈する扁平な病変である．
- 色素撒布により境界が明瞭になり，規則的なIIIL 型 pit pattern が認められる．

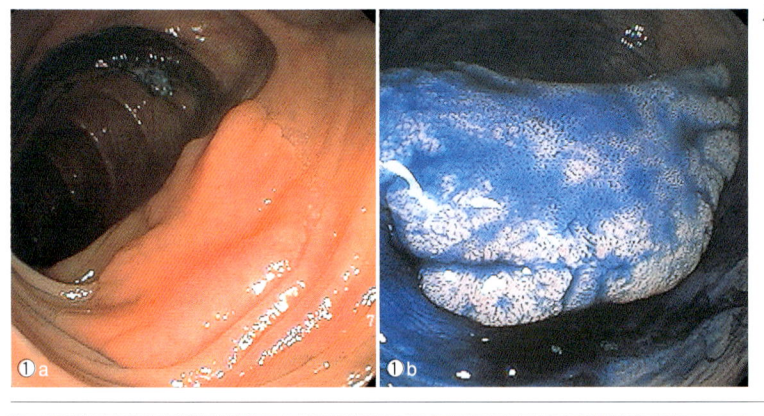

横行結腸，27 mm
- 境界不明瞭で扁平な病変であり，表面はほぼ平滑である（①a）．
- 色素撒布により境界は明瞭となり，病変全体に規則的な小型の管状のpit が観察される．

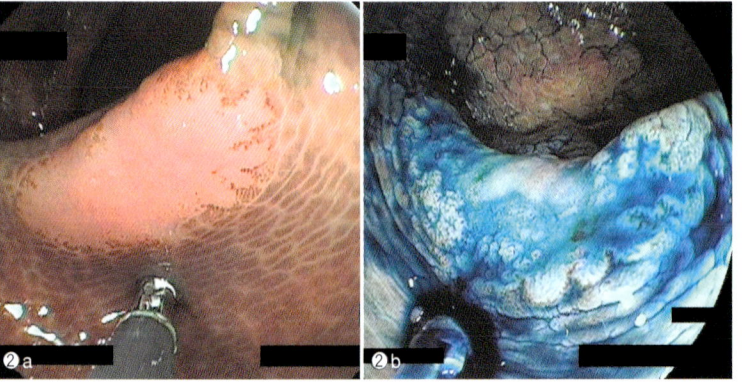

横行結腸，20 mm
- 周辺のメラノーシスとの色調差で発見された扁平な表面型病変である．
- 色素撒布により密に集合する小管状 pit pattern（IIIs 型）が認められる．

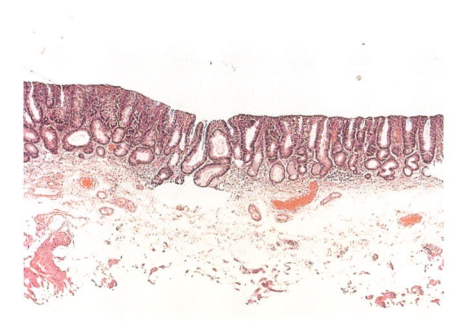

管状腺腫 tubular adenoma

- 小さく平坦な病変であり，存在診断が難しいが，淡い発赤および毛細血管消失所見として認識される．
- 色素撒布により境界は明瞭となり，規則的な管状の pit（ⅢL型）ないしⅢs型 pit が確認されるが，悪性を示唆する所見はない．
- 周囲の正常粘膜と色調差がほとんどないため毛細血管網の消失所見から色素撒布を行い病変の存在を確定した症例．扁平な病変はわずかな所見がきっかけで発見されることが多く注意が必要．
- 拡大観察で病変全体にⅢL型 pit pattern が認められ悪性を疑わせる所見は認められず，腺腫または粘膜内癌と診断し ESD にて一括切除を行った．

中等度異型を示す腺管よりなる腺腫

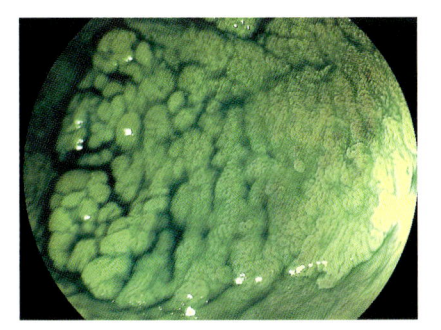

FICE（画像解析）画像：規則的なⅢL型 pit pattern が認められる

鑑別診断のポイント　毛細血管網の消失所見，ⅢL型 pit pattern

早期癌（M） early carcinoma（M）

- いわゆる LST の非顆粒型（non-granular type）である．顆粒や結節を有する顆粒型（granular type）に比較し，大きさのわりに悪性度の高い病変である．
- 丈が低いので内視鏡が病変に対して接線方向になるような状況では見落としやすい．毛細血管消失所見やわずかな色調差でみつかることが多い．
- ①の症例では色素撒布により境界は明瞭となり，表面に規則的な pit pattern が認められることから，腺腫または SM＜1,000μm までの腫瘍と診断できる．
- ②の症例は周辺のメラノーシスにより発見は容易である．
- 色素撒布により密に集合する pit pattern が認められるが，規則的であり腺腫または SM＜1,000μm までの腫瘍と診断できる．

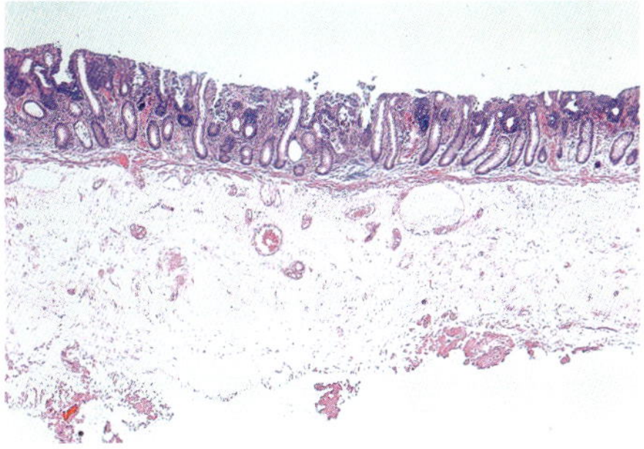

癌は粘膜内にとどまっている

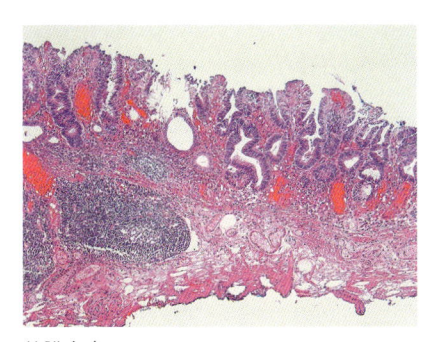

粘膜内癌

鑑別診断のポイント　毛細血管消失所見，わずかな色調差，pit pattern

腫瘍性疾患——④ 表面型病変 (1) 扁平な病変

（1）扁平な病変

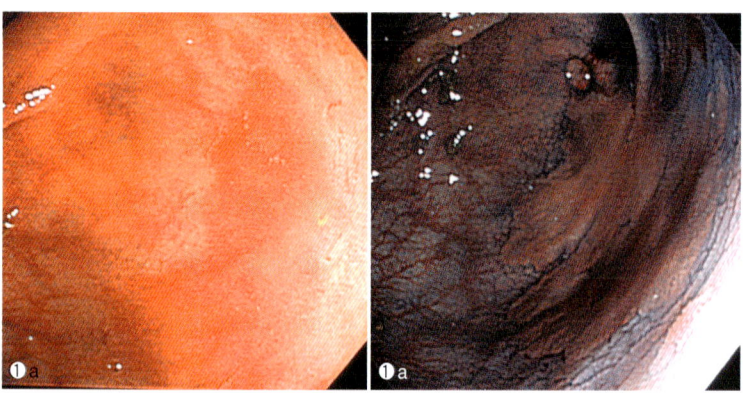

S状結腸，25 mm
- わずかな色調の変化として認識できる平坦な病変（Ⅱb）である．
- 色素内視鏡（インジゴカルミン撒布）でも凹凸のない平坦な病変として把握される．

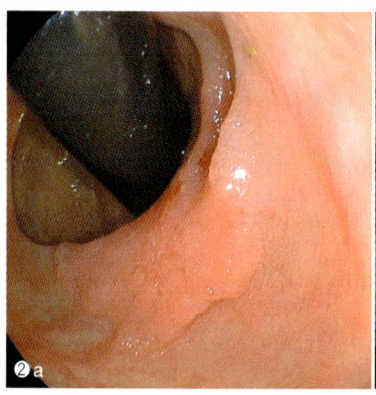

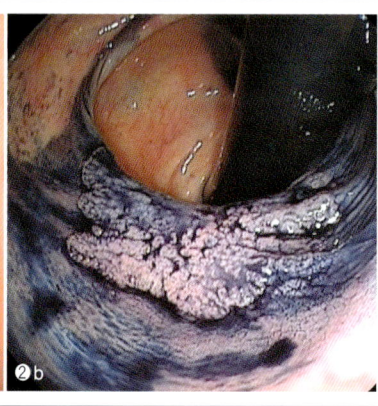

上行結腸，34 mm
- 発赤により認識できる扁平な病変である．
- 色素撒布により境界は明瞭となり，あきらかなびらん，潰瘍は認められない．
- 全体を観察するために，上行結腸内反転が必要であった．

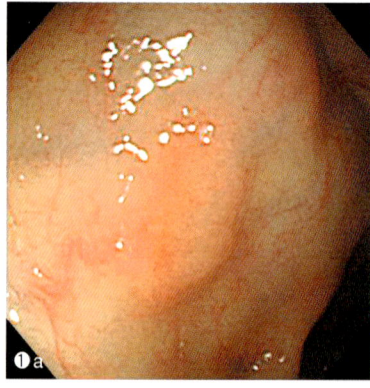

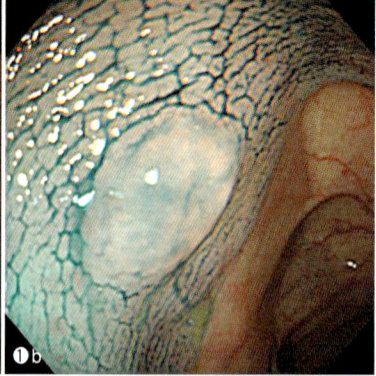

横行結腸，6 mm
- 通常観察ではやや発赤した丈の低い隆起性病変であり，周囲粘膜との境界はやや不明瞭である．
- 表面は平滑であり，色素撒布を行っても模様は観察されない．
- 同様の病変が大腸の他の部位にも散発性にみられている．

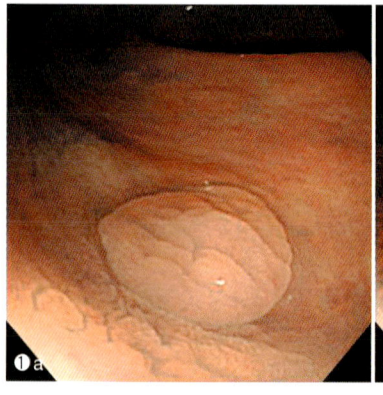

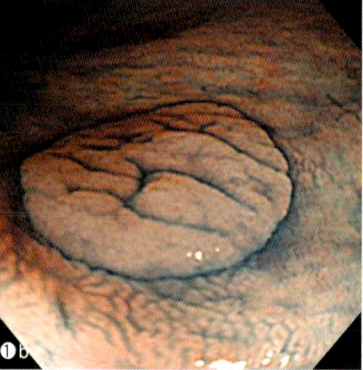

直腸，8 mm
- 明瞭な輪郭をとる丈の低い病変でやや白色調を呈する．
- 病変内部に並走する浅い溝がみられる．
- 色素撒布を行い近接して観察すると，均一な小円形のpitが観察される．

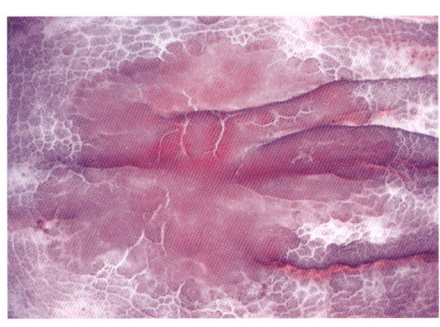

早期癌（SM＜1,000μm）
early carcinoma（SM＜1,000μm）

- ①の病変は大きさ25×20 mm．周辺の健常粘膜との間に段差はない平坦な病変である．
- 中心部のごく狭い範囲でSM 100μmに浸潤するが，大部分はMにとどまる早期大腸癌であった．
- ②の病変はともにわずかな色調の変化（発赤）で発見された病変である．
- LSTの非顆粒型（non-granular type：NG）病変である．
- pit patternは規則的なⅢL型でありpit patternからSM浸潤を診断することは困難である．
- LST-NGにおいては比較的高いSM浸潤率，およびSM浸潤部位の予測が困難であるので，内視鏡的粘膜下層剥離術（ESD）を含む一括切除が望ましい．

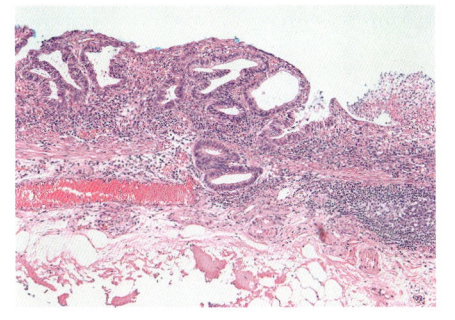

切除標本

粘膜下層の一部に癌が浸潤している

鑑別診断のポイント　わずかな色調の変化，色素撒布による形態認識

転移性大腸癌 metastatic carcinoma

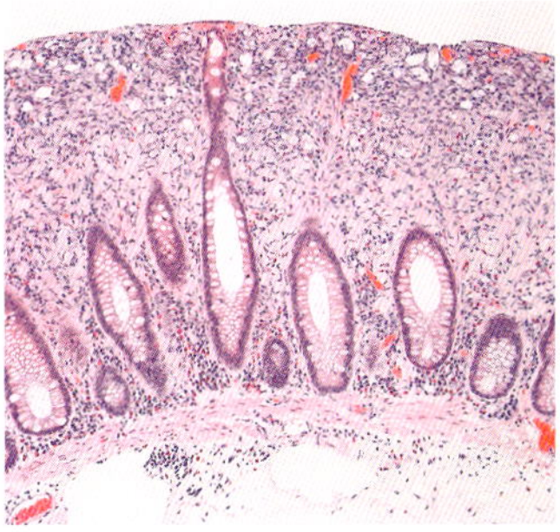

- 他部位に生じた癌が大腸に転移し二次的病巣を作ることがある．
- 大腸に転移する癌は多い順に胃，膵臓，卵巣，乳房などである．
- 前立腺，胃，卵巣，膵臓など大腸と接する臓器の癌が直接浸潤することがある．
- 腫瘤，狭窄，平坦病変などが特徴であるが，本例は小扁平病変が多発した例であり確定診断には生検が必要であり，原発巣が推測できる．

粘膜固有層に原発部位の胃癌と同様の印環細胞癌が認められる

過形成性ポリープ hyperplastic polyp

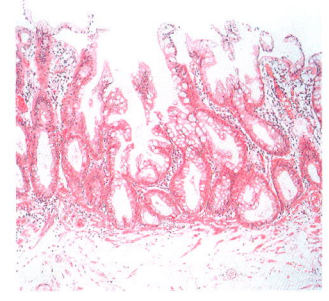

- 過形成性腺管の水平配列よりなる病変で大部分は数mmと小さく平坦であるが，まれにいろいろな条件下（腸蠕動など）で隆起することがある．
- 色調は周囲粘膜と同じか，蒼白ぎみであり，pit patternはⅡ型を呈する．
- 本例では表面に無名溝様の溝所見が認められ，扁平な過形成性ポリープの特徴である．

異型のない過形成腺管が分布している

鑑別診断のポイント　無名溝様の溝所見，Ⅱ型pit pattern

腫瘍性疾患——④ 表面型病変 (1) 扁平な病変

(2) わずかな陥凹がある病変

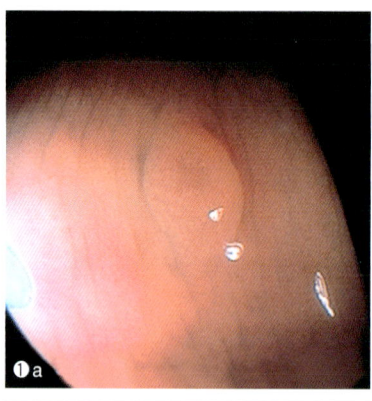

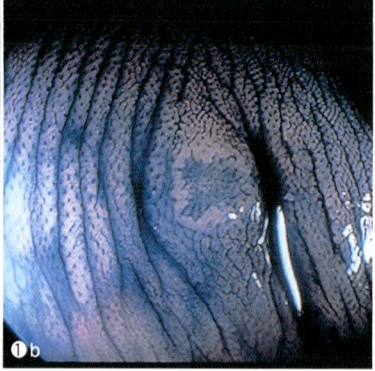

横行結腸，2 mm
- 淡い発赤を伴う扁平な病変として認められる(①a).
- 色素撒布により，中央部にわずかな陥凹と小型の管状 pit が認められる(①b).

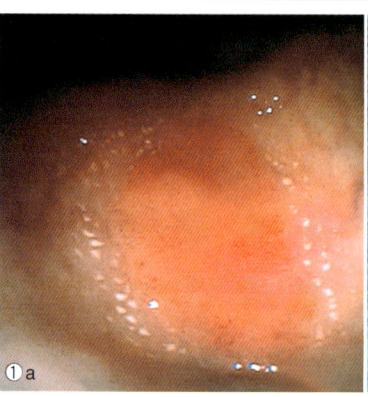

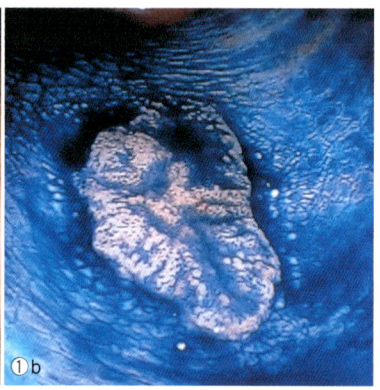

S状結腸，11 mm
- 淡く発赤した平坦な病変で，辺縁に白斑を有する(①a).
- 色素撒布により境界は明瞭となり，表面に微細な凹凸(棘状陥凹)と，管状の pit (ⅢL 型)が観察される(①b).

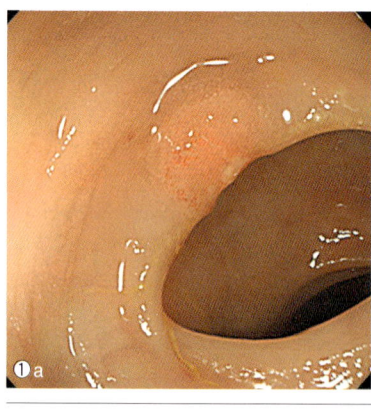

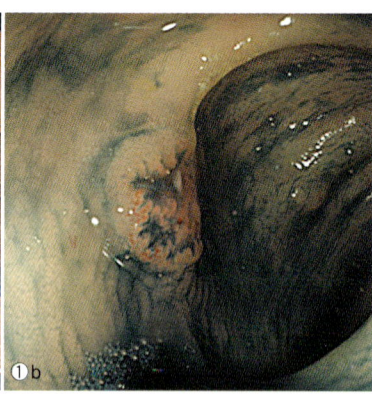

S状結腸，5 mm
- 小さい白苔を伴う発赤が観察される.
- 周辺粘膜はやや隆起しているが，明瞭ではない.
- 色素撒布によって平坦隆起で，中心に不規則な刺状陥凹を伴うことが判明する.

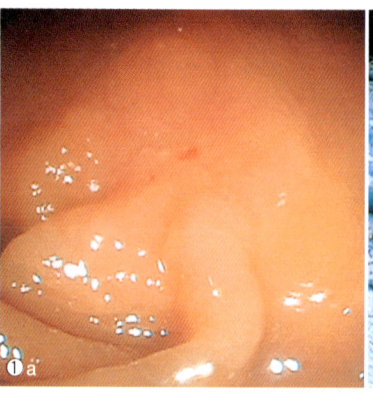

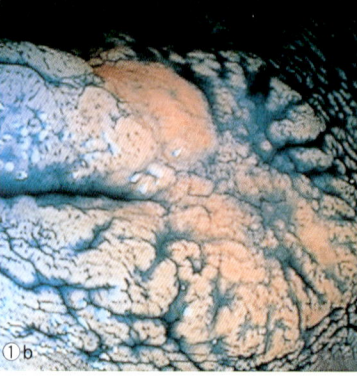

横行結腸，16 mm
- 褪色調の浅い陥凹性病変である.
- 血管透見像の消失がみられる.
- わずかなひだ集中がみられるが，空気量を増すと消失する.
- 色素撒布によって，病変の境界は明瞭となり，陥凹面の顆粒状変化が強調される.
- ⅢL 型 pit pattern が認められる(①b).

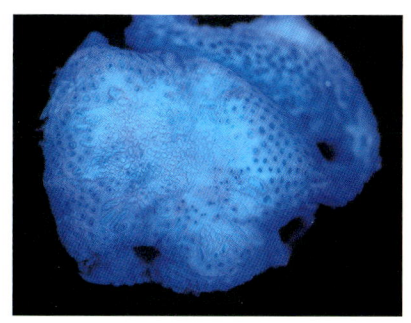

腫瘍性疾患 — ④ 表面型病変 (2) わずかな陥凹がある病変

管状腺腫 tubular adenoma

- 大きさ2mmの中央部に，わずかな陥凹を伴う微小な表面型病変であり，その存在診断は難しい．空気量を少なく精細に観察しなければ見逃される．
- 表面隆起型であるが，色素撒布によってわずかな星芒状陥凹を有しており，癌は考え難い．

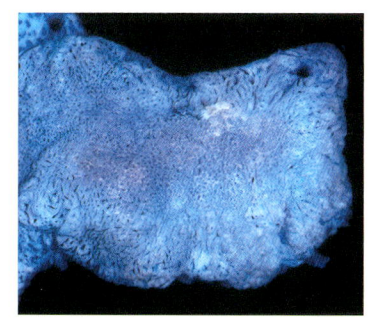

小管状 pit を認める（実体顕微鏡）

管状絨毛腺腫 tubulovillous adenoma

- 淡い発赤として認められ，辺縁に存在する白斑により発見は容易であった．
- 拡大観察によりⅢL型 pit pattern が認められ，腺腫または癌であっても浅い浸潤（SM＜1,000μm）の癌との診断は可能で，内視鏡的粘膜切除が行われた．
- 陥凹面の形態を識別するためには，色素の溜まりが邪魔になることがあり，できるだけ薄く撒布する必要がある．

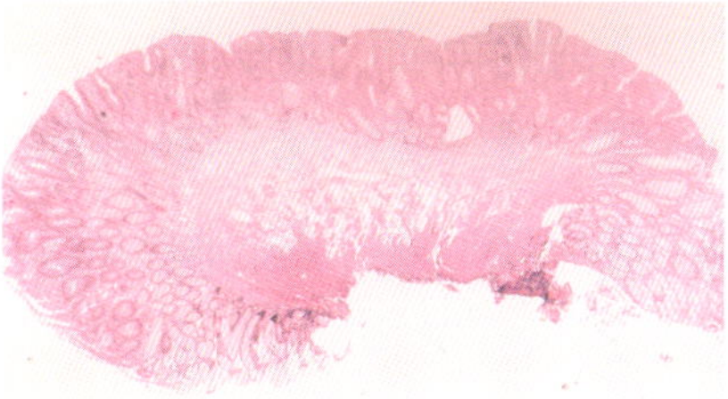

切除標本の実体顕微鏡像（ⅢL型 pit）

早期癌（M） early carcinoma (M)

- 大きさ5mmの腺腫内癌（高分化腺癌）で脈管侵襲はない．
- EMRで摘除したが，術前に腺腫との鑑別は難しい．
- 治療的診断で対応すればよいが，小さい病変の割に陥凹部が明瞭であるので，悪性腫瘍の可能性も考慮しておくべきケースである．

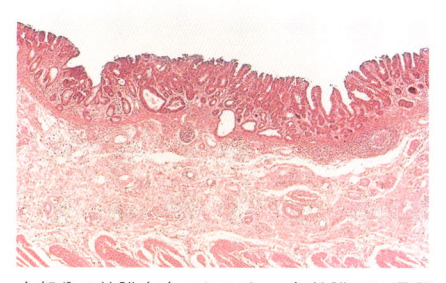

EMR 病理組織像：腺腫内癌を認める

早期癌（SM＜1,000μm）

early carcinoma (SM＜1,000μm)

- わずかな陥凹がみられるが，その境界形状は明瞭でなく，ⅢL型 pit が確認されることより腺腫または癌であっても sm₁ までにとどまると診断できる．
- 管状の pit（ⅢL型）が密に配列しており，異型度の高い病変であることが推測される．

大部分は粘膜内癌であるが，一部粘膜下に浸潤

鑑別診断のポイント　血管透見像の消失所見，陥凹面に密に配列する規則的な管状の pit（ⅢL型）

(3) 広い陥凹がある病変

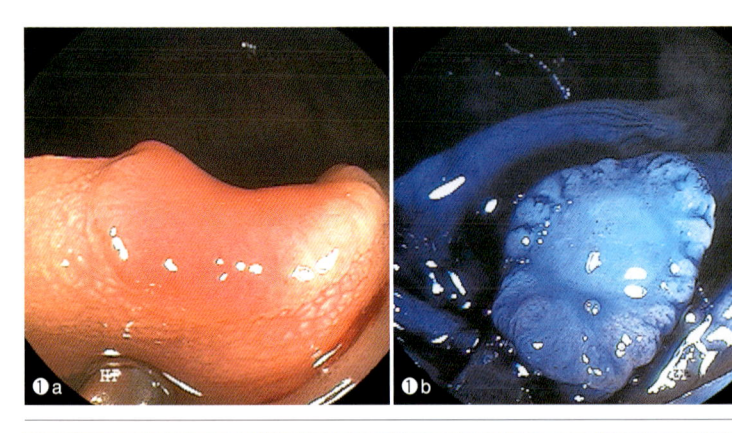

横行結腸，9 mm
- 陥凹を伴う扁平な病変で，周囲が白斑に覆われている（①a）．
- 色素撒布後，陥凹部がさらに明瞭となり，凹凸の少ないことが確認される．
- 粘液付着のため，陥凹面では詳細な pit 観察は不可能である．

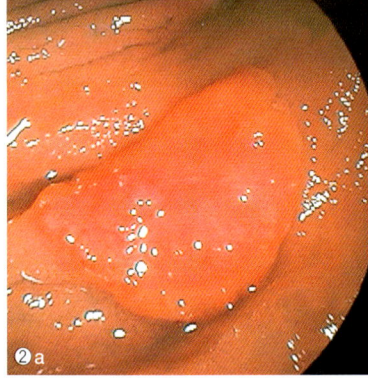

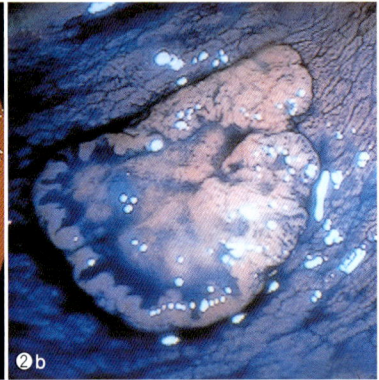

上行結腸，13 mm
- 表面にわずかな凹凸を呈する扁平な病変である．
- 多少の発赤を伴う（②a）．
- 色素撒布後，面状陥凹が認められ，境界部に zig-zag pattern がみられる（②b）．

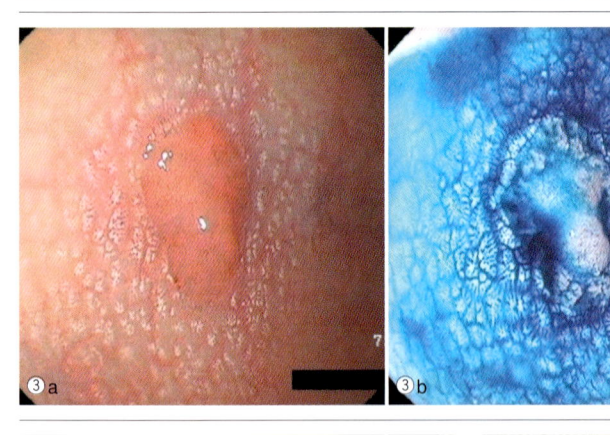

S状結腸，11 mm
- 通常観察ではわずかに隆起する病変であるが，色素撒布により広い陥凹が明らかとなる表面型病変である．
- 陥凹内になだらかな隆起が認められる（③b）．

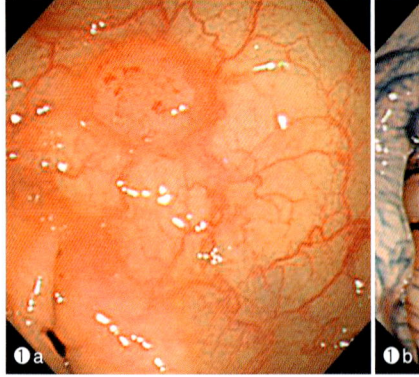

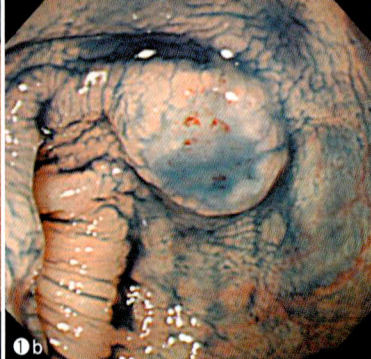

直腸，5〜8 mm（多発）
- 直腸に丈が低くなだらかな立ち上がりの小隆起が多発している．
- 色素撒布像では表面に広く浅い不整形のびらんが認められる．
- 隆起辺縁の粘膜は健常粘膜で覆われている．

早期癌（SM＜1,000μm）
early carcinoma（SM＜1,000μm）

- 陥凹を有する表面型腫瘍の陥凹面の形は棘状，星芒状，面状に区別される．棘状を呈するものは組織学的には腺腫のことが多い．星芒状，面状を呈するものは組織学的に腺腫の場合もあるが，癌の場合もある．
- いずれも表面隆起に面状陥凹を有する病変である．
- ①の病変では辺縁の一部に溝状のpitが認められるが，陥凹部は粘液付着のために微細表面構造がはっきりしない．したがってpit pattern診断が役立たない．陥凹面が広いことから癌である可能性が高いが，明らかな深部浸潤癌を疑う所見はない．
- ②の病変は通常観察で表面にわずかな凹凸の認められる扁平な病変であるが，色素散布により明らかな陥凹が認められる．zig-zag patternを有する面状陥凹の存在は悪性度の高い病変の所見である．陥凹部のpitはVI型を示しており，癌が強く疑われる．通常観察，拡大観察所見を合わせ浅い浸潤癌（SM＜1,000μm）と診断できる．
- ③の病変は通常観察で辺縁から中心部にかけてなだらかな隆起を示す病変だが，色素散布により広い陥凹が明らかとなる病変．陥凹は深くなく，zig-zag patternも認められないが，拡大観察により密なVI型 pit patternが認められた．EMRにより完治した病変である．

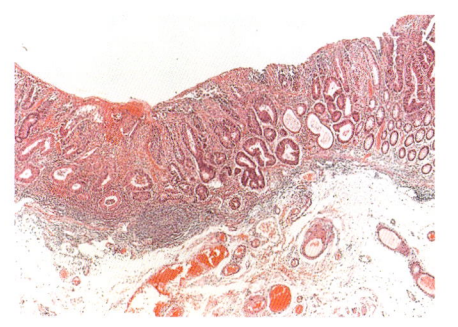

高分化腺癌で一部粘膜下に浸潤している

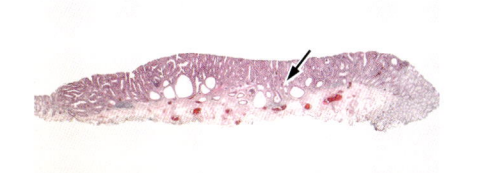

SMにわずかに浸潤する癌（SM＜1,000μm）

鑑別診断のポイント　面状陥凹，zig-zag pattern，VI型 pit pattern

転移性大腸癌（胃癌原発）
metastatic carcinoma

- 他臓器からの転移例は極めてまれであるが，本例は胃癌からの転移例である．
- 遠隔転移例では，中心に陥凹を伴う粘膜下腫瘍様の小隆起が多発することが多い．本例では小さな発赤の多発として認められ色素散布により特徴的な所見が明らかとなった．前立腺，胃，卵巣，膵臓など大腸と接する臓器の癌が直接浸潤することがある．

鑑別診断のポイント　多発する中心に陥凹を伴う粘膜下腫瘍様小隆起

生検では原発巣と同様の低分化腺癌が粘膜固有層に認められる

腫瘍性疾患──④ 表面型病変（3）広い陥凹がある病変

(3) 広い陥凹がある病変

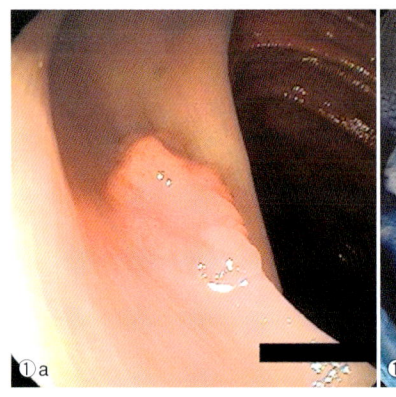

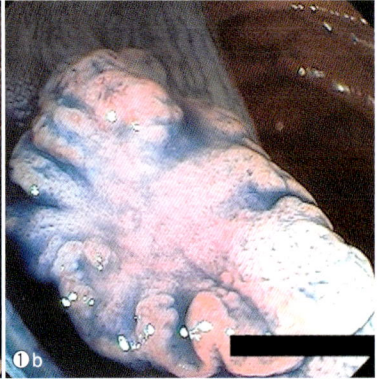

上行結腸，10 mm
- 広い陥凹を有する扁平な病変である．
- 明らかなひだ集中所見は認められない．
- 色素撒布により小円形 pit が密に集合している（ⅢS 型 pit pattern）のが認められる．

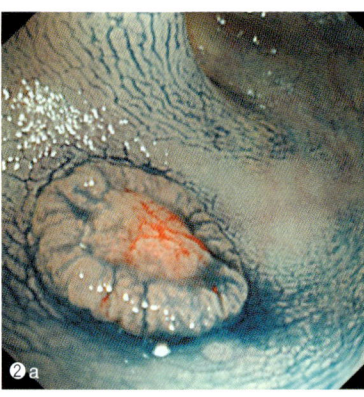

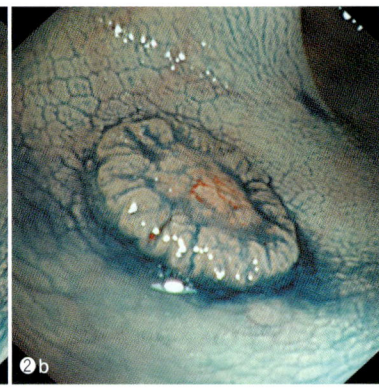

S状結腸，12 mm
- 背丈の低い隆起性病変の中心部に広い陥凹が確認される（Ⅱa＋Ⅱc）．
- 陥凹面に凹凸は少ない．

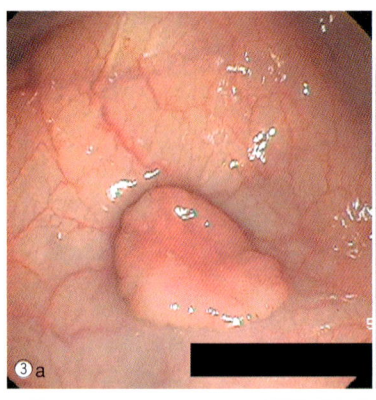

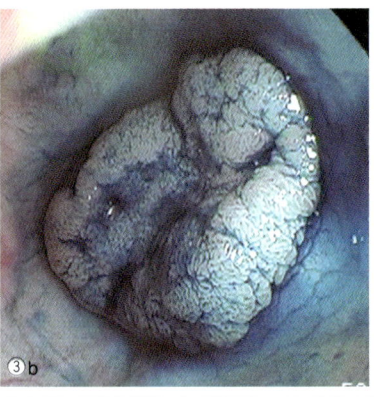

S状結腸，12 mm
- 陥凹部が発赤調に認められる広い陥凹を伴う病変である．
- 色素撒布により辺縁と中央部で密度に差のある pit pattern が認められる．
- 中央部に密で不整な ⅤI 型 pit pattern が認められる．

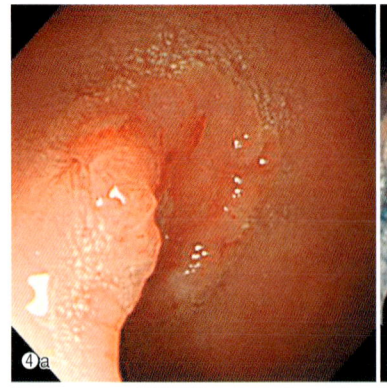

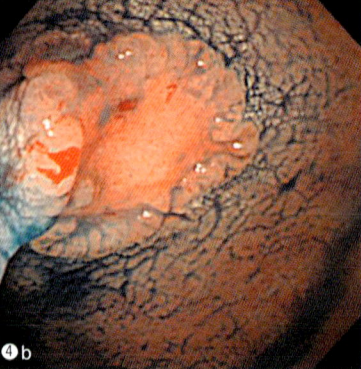

直腸，10 mm
- 発赤した Ⅱc＋Ⅱa 型病変であり，病変周囲の粘膜に白斑がみられる．
- 色素撒布で不整な輪郭を持つ広い陥凹面が明らかである．
- 陥凹部には易出血性がみられる．

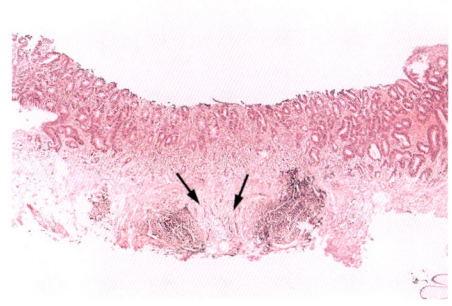

早期癌（SM ≧ 1,000 μm）
early carcinoma（SM ≧ 1,000 μm）

- たとえ分化型腺癌であっても大腸癌の場合，粘膜下層浸潤度が1,000 μm以上の場合10〜15％程度のリンパ節転移の可能性があり外科的切除の適応となる．内視鏡切除例で粘膜下層浸潤度が1,000 μm以内であってもSM垂直断端陽性，脈管侵襲陽性，低分化型癌，未分化型癌のいずれかであればリンパ節転移の可能性から，外科的追加切除の適応となる．粘膜下層深達度の診断は治療決定に非常に重要である．
- 陥凹を有する表面型腫瘍の陥凹面の形は棘状，星芒状，面状に区別される．棘状を呈するものは組織学的には腺腫のことが多い．星芒状，面状を呈するものは組織学的に腺腫の場合もあるが，癌の場合もある．
- 表面型腫瘍では表面所見を詳細に観察することが特に重要で色素撒布は必要不可欠である．
- ①の症例は，広い陥凹を有しているが星芒状の陥凹であり，pit patternはⅥ型で，浅いSM浸潤癌（SM＜1,000 μm）と診断しEMRを行った．しかし粘膜下層の癌先進部で簇出（癌の低分化傾向）が認められ切除断端陽性のため外科的追加腸切除を行った．簇出の診断は内視鏡的には困難である．
- ②の症例は，小さい病変であるが辺縁にzig-zag patternを示す広い陥凹面を有しており，自然出血を伴う脆弱性がある．陥凹と辺縁部の境界にzig-zag patternが確認できる場合は，癌がSMに浸潤している指標となる．
- ③の症例は，通常観察で中心陥凹部の色調変化（発赤増強）が認められる．色素撒布により，密なpit pattern（Ⅵ型）を示す陥凹部が明瞭になる．浅いSM浸潤癌（SM＜1,000 μm）と診断しEMRを行ったが，一部でSMに深部浸潤（SM≧1,000 μm）していた．深達度診断困難例．
- ④の症例は，辺縁にzig-zag patternを示す広い陥凹面を有しており，SM浸潤癌の診断は容易である．

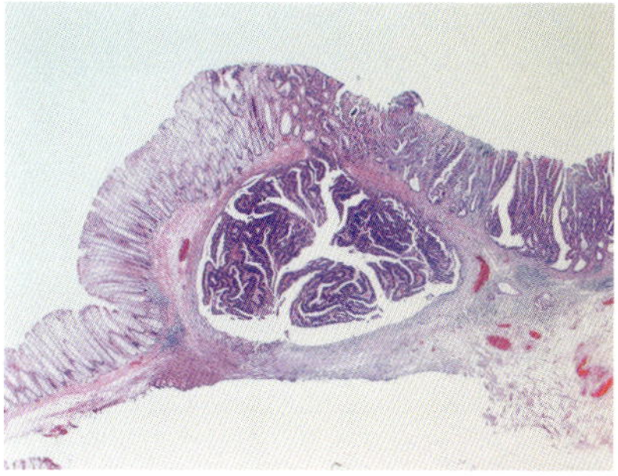

SMに浸潤する癌（SM ≧ 1,000 μm）で先進部に簇出が認められる

SMに浸潤する癌（SM ≧ 1,000 μm）が認められる

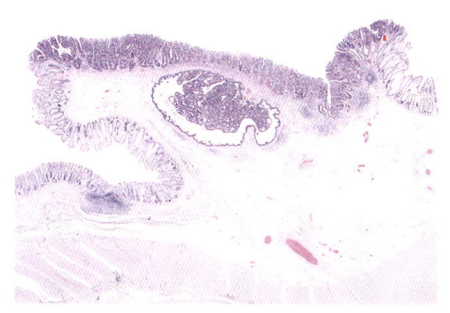

組織学的にはINFαの浸潤を示すSM癌である

鑑別診断のポイント　陥凹の形態，zig-zag pattern，脆弱性，ひだのひきつれ

(4) 陥凹を主体とする病変

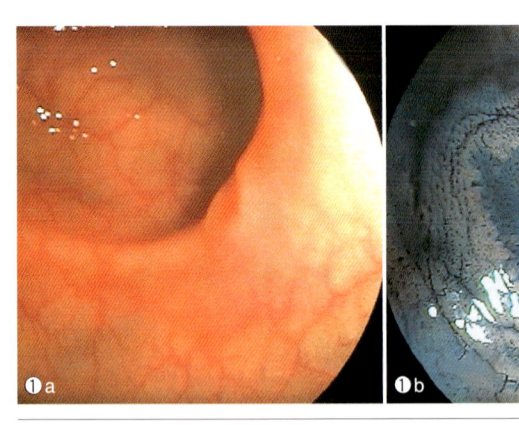

S状結腸，3 mm
- 淡い発赤がみられ，血管透見像が消失した陥凹性病変である(①a)．
- 浅い面状陥凹がみられ，微小円形pit(Ⅲs型)が認められる(①b)．
- 陥凹の辺縁にはⅠ型pitが認められる．

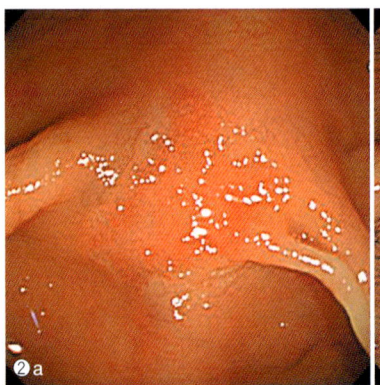

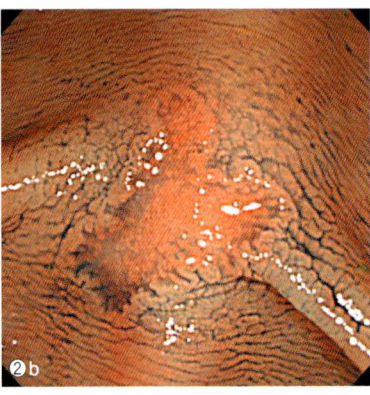

横行結腸，10 mm
- 通常観察では不整形の発赤として認識されるのみである．
- 色素撒布を行うと，辺縁が星芒状の浅い陥凹面が明らかになる．
- 陥凹部の辺縁はわずかな隆起に縁取られている．
- 陥凹内部には凹凸はみられない．

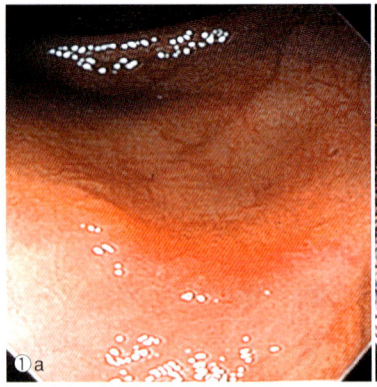

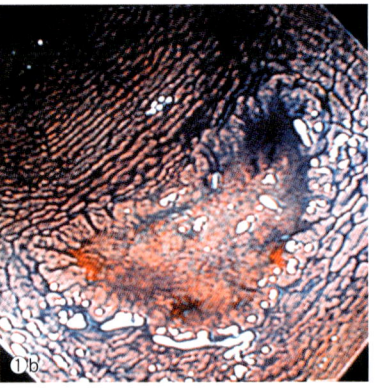

横行結腸，10 mm
- 通常内視鏡ではわずかな発赤所見がみられる．
- 色素撒布によって陥凹を有する病変で，その周辺にわずかな縁取りが確認できる．
- 陥凹部のpit patternはⅢsである．

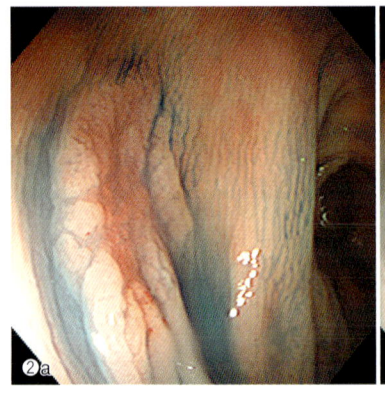

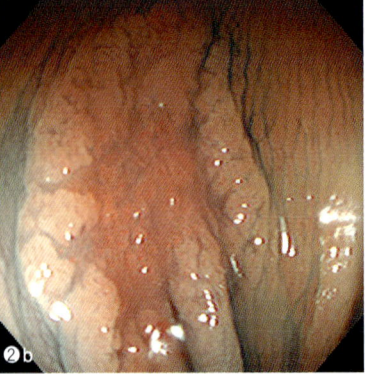

横行結腸，10 mm
- 面状の陥凹を認め，辺縁はzig-zag patternを認める．
- 陥凹周辺にわずかに隆起を認めるが，粘膜面は正常である．
- 陥凹面のpitは確認できない．

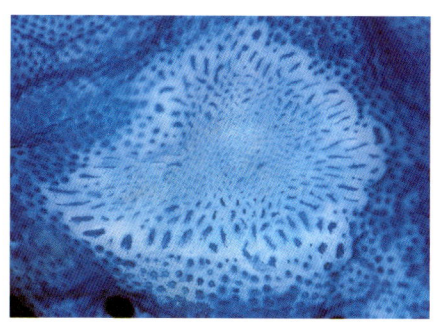

管状腺腫 tubular adenoma

- 通常観察では淡く発赤した小さい病変であり，その存在診断は難しい．
- 色素撒布後の拡大観察では，微小円形の pit（Ⅲs 型）が密に集合しているのが観察される．
- 陥凹型腫瘍は隆起型腫瘍に比較して小さく，色調差に乏しく，また大きさの割に悪性度が高く，癌であれば深部浸潤が早いとされており，臨床的に重要な病変である．
- 腺腫でもこのような陥凹型を呈する病変がある．

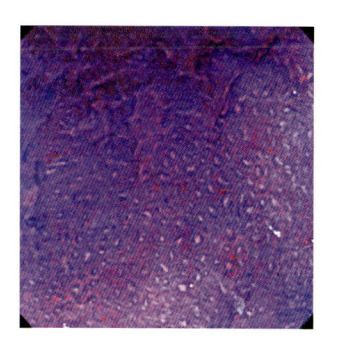

陥凹部のⅢs 型 pit（実体顕微鏡像）

陥凹部にみられるⅢs 型 pit

鑑別診断のポイント　淡い発赤，Ⅲs 型 pit

早期癌（M） early carcinoma（M）

- 陥凹を主体とする表面型病変の発見は難しいが，淡い発赤，わずかな色調変化，凹凸変化，弧の切れ込み，血管透見像の消失などの所見が重要である．
- 陥凹面の形態は星芒状，面状を呈する．SM < 1,000 μm の癌では陥凹底はなだらかであることが多いが，SM ≧ 1,000 μm の深部浸潤癌では凹凸がみられる．
- 空気量を少なくすると，辺縁にわずかな隆起が明瞭となるので発見の糸口となる．
- 陥凹部に微小円形，あるいは微小管状の pit（Ⅲs 型）が規則的に配列する状態を観察できれば，粘膜内病変の可能性が高い．
- 陥凹型腫瘍の存在診断は難しいが，粘膜面のわずかな色調の変化を捉え，色素撒布を怠らないことが肝要である．

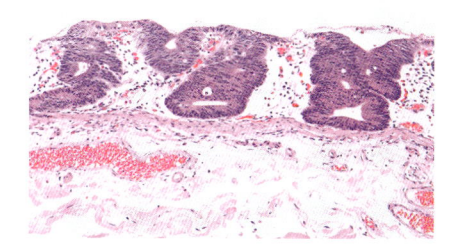

高分化腺癌で深達度 m である

鑑別診断のポイント　わずかな色調の変化，陥凹面のⅢs 型 pit

(4) 陥凹を主体とする病変

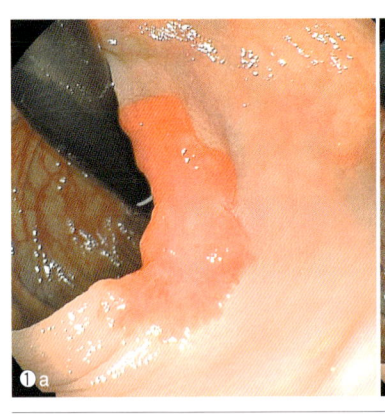

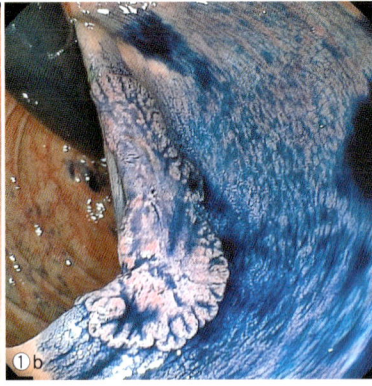

肝彎曲，41 mm
- 陥凹を主体とする病変でLST-NG-PDと呼ばれる表面型病変である．
- 一部にひだのひきつれを伴っている（いわゆる偽足様所見）．
- 色素撒布後，陥凹内に生検瘢痕による溝が明らかとなる（①b）．

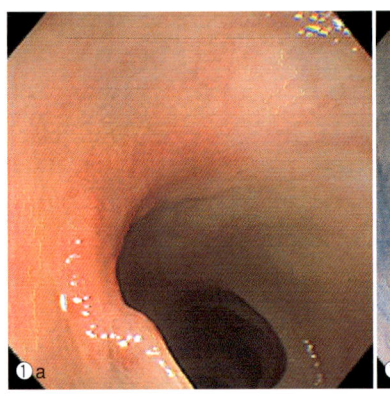

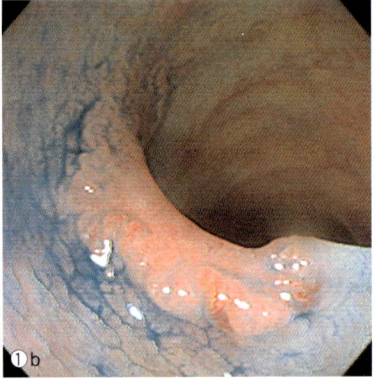

横行結腸，25 mm
- 境界不明瞭な，わずかな発赤を有する扁平な病変である．
- 中心部に陥凹を有する．
- ひだの変形を伴う．
- 色素撒布にて周辺に不規則な腫瘍のはみ出し（いわゆる偽足様所見）がみられる（①b）．

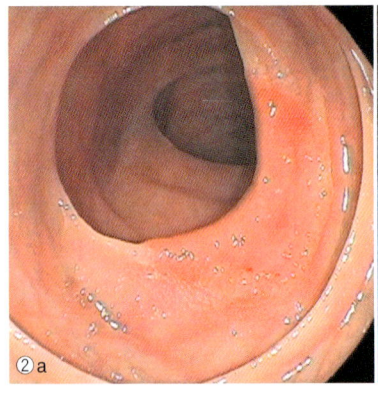

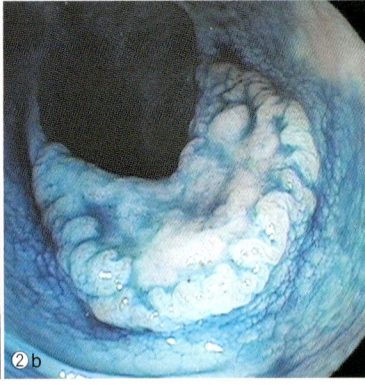

横行結腸，25 mm
- わずかな発赤から発見された陥凹を主体とする病変である．
- 明らかなひだ集中所見や弧の伸展不良所見は認められない．
- 色素撒布により辺縁にzig-zag patternを示す凹凸不整のある陥凹部が明らかとなる．

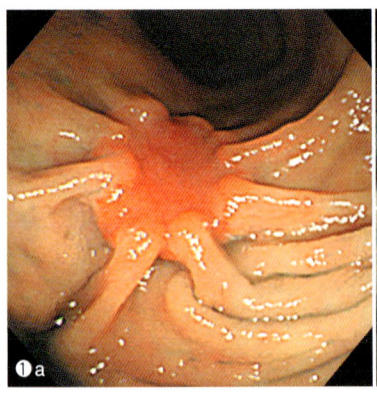

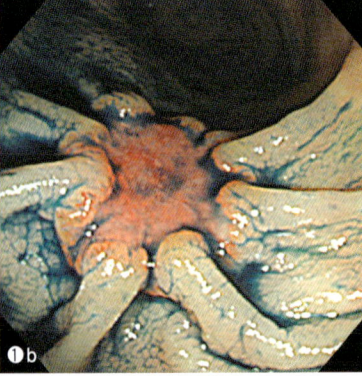

上行結腸，15 mm
- 上行結腸にひだ集中を伴う陥凹を主体とした病変を認め，全体にはやや隆起している．
- 陥凹は広く，発赤調が強い．pitは認めず，無構造である．
- 辺縁はzig-zag patternを認める．

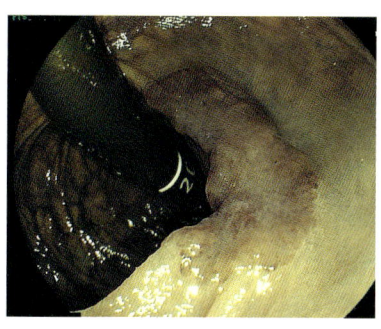

FICE（画像解析）画像：血管の集合部が濃く写っている

早期癌（SM＜1,000 μm）
early carcinoma（SM＜1,000 μm）

- 工藤らが呼称したいわゆる LST-NG-PD（laterally spreading tumor non-granular type pseudo-depressed type）である．
- LST-NG-PD は他の形態の腫瘍に比べ担癌率，SM 癌率が高く，特に注意すべき形態である．
- 陥凹部の同定には色素撒布が必要不可欠であり，2 cm 以上の大きな病変では，その SM 癌率の高さから ESD による一括切除が求められる．

治療 ESD

早期癌（SM ≧ 1,000 μm）
early carcinoma（SM ≧ 1,000 μm）

- ともにわずかな発赤，毛細血管透見消失所見から発見された病変であり，色素撒布が必要不可欠である．
- LST-NG-PD に分類されるが，病変周囲の所見とともに病変内の詳細な観察が特に重要である．
- ①の症例では中心部の陥凹と辺縁のひだの変形から SM 深部浸潤（SM ≧ 1,000 μm）の診断は容易である．
- ②の症例ではひだの変形は認められない．しかし陥凹辺縁に zig-zag pattern が認められ，色素撒布後面状陥凹の表面に凹凸不整が認められ，拡大観察により VI 型 pit pattern と VN 型（無構造）pit pattern の混在を認めた．SM 深部浸潤（SM ≧ 1,000 μm）と診断できる．

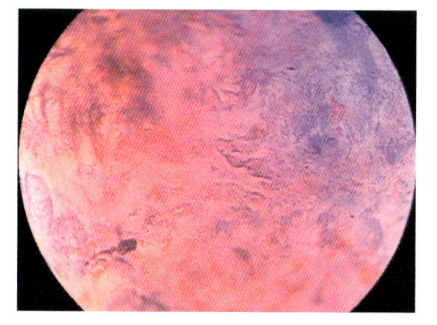

近接拡大観察（ピオクタニン染色）で VN 型 pit pattern が認められる

鑑別診断のポイント　陥凹の存在，ひだの変形，zig-zag pattern，VN 型 pit pattern

進行癌（SS） advanced carcinoma（SS）

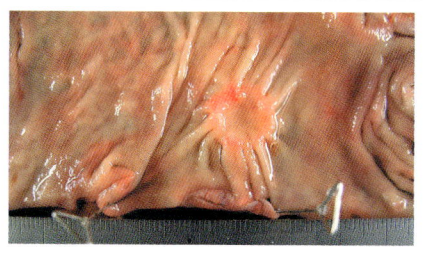

- 陥凹とひだ集中が特徴的な病変であるが，このような全周性のひだ集中は大腸癌ではめずらしい．
- 著明なひだ集中所見は浸潤癌を示しており，陥凹部の無構造所見（VN 型）と太い血管が多数認められることから進行癌の診断は容易である．

マクロ像：内視鏡所見と同様に著明なひだ集中がみられる

鑑別診断のポイント　著明なひだ集中，無構造所見，太い血管の存在

結節が集簇し，側方に発育する病変

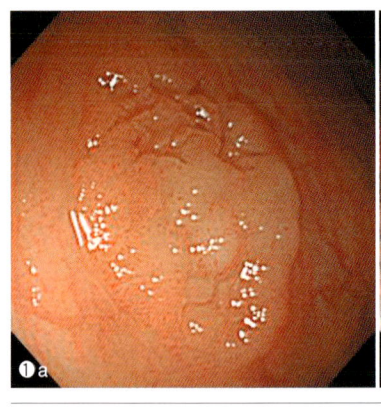

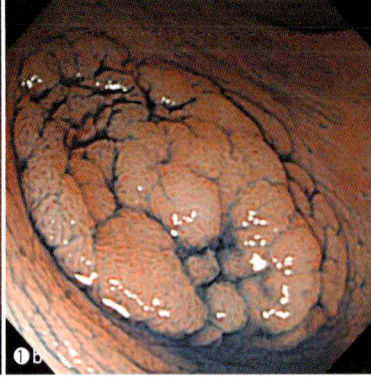

直腸，15 mm
- 正色調からやや白色調で，丈の低い隆起性病変である．
- 表面は細かな結節状を呈する．
- 色素撒布を行うと，結節様の構造は浅い溝で区画されているためであることがわかる．

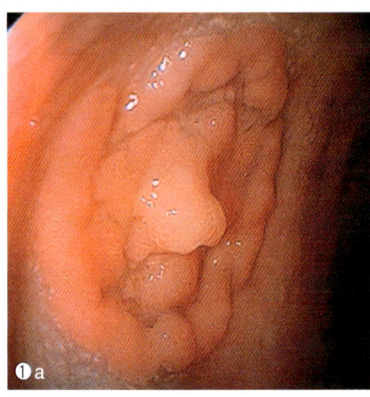

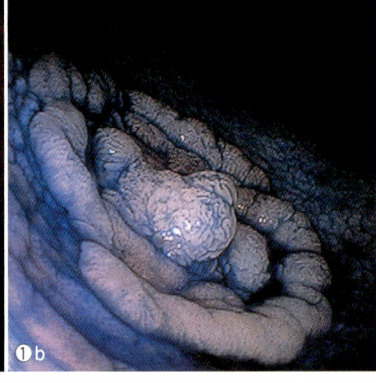

直腸，18 mm
- 正色調ではあるが，境界明瞭な広基性病変である（①a）．
- 腫瘍表面に凹凸がみられ，中央部でやや盛り上がる．
- 色素撒布により病変の結節様隆起はより明瞭となり，管状の pit（ⅢL 型）が観察される．

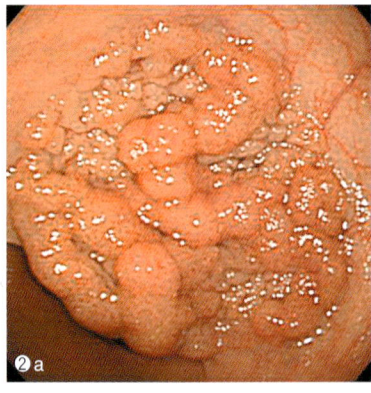

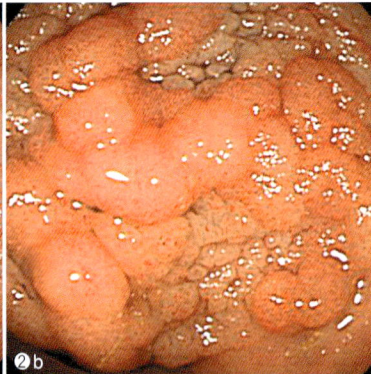

直腸，40 mm
- 約 1/3 周性に結節が集簇した病変がみられる．
- 色調は正色調から軽度の発赤調である．
- 結節は 2〜7 mm まで大小さまざまで，結節の大きい部位では丈が高く，小さい部位では丈が低い．
- びらんや陥凹面はみられない．

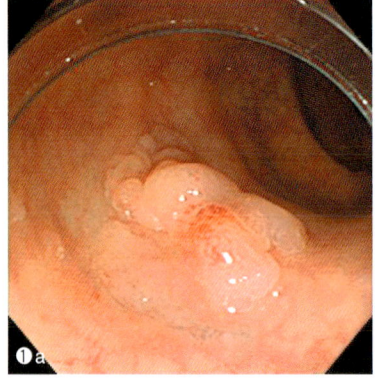

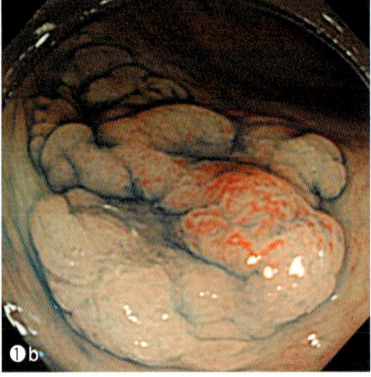

直腸，13 mm
- 通常観察では境界がやや不明瞭な丈の低い隆起性病変である．
- 色調はやや白色調であり，部分的に発赤がみられる．
- 表面に大小の結節がみられる．
- 色素撒布を行うと，それぞれが独立した結節ではないことがわかる．

腫瘍性疾患 ― ⑤ 特殊型病変

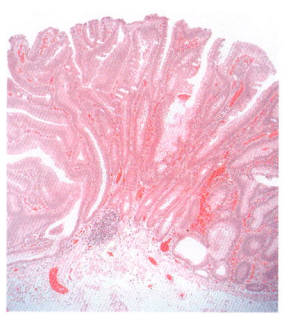

管状腺腫 tubular adenoma

- 腸管の水平方向に発育し，丈が低く，表面が結節様ないし粗大顆粒様を呈する腫瘍を結節集簇様大腸病変と呼ぶ．
- creeping tumor, LST などとも一部共通する呼称であるが，要するに IIa の特殊型である（→50頁）
- sm 浸潤を疑わせる潰瘍，びらんや規則性の失われた pit pattern は認められない．

病変の大半は管状腺腫により構成され，一部に高異型度腺腫の領域を認める

管状絨毛腺腫 tubulovillous adenoma

- 大腸ポリープの中には，腸管の水平方向に向かって発育し，丈が低く，表面が結節様ないし粗大顆粒様の凹凸を呈する病変が存在する．
- 病変の一部に癌が併存していることもあるが，多くは病理組織学的に管状絨毛腺腫ないし管状腺腫であり，典型的な絨毛腺腫とは肉眼的にも組織学的にも異なる．
- ① の症例は規則的な IIIL 型 pit pattern より sm 浸潤癌の所見はみられない．
- ② の症例は巨大であるが sm 浸潤の特徴であるびらんや潰瘍は認められず内視鏡切除により完治した．

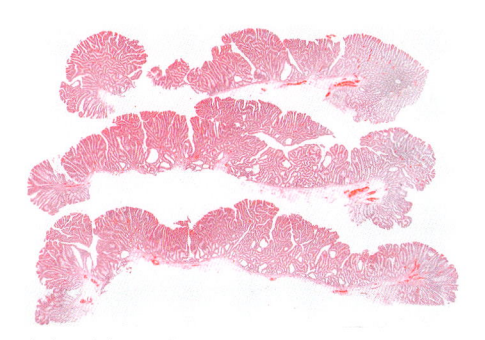

病変の大部分が管状絨毛腺腫よりなる

鋸歯状腺腫 serrated adenoma

- 組織学的に過形成性ポリープと同様，腺腔が鋸歯状構造を呈するのが特徴的である．
- 有茎性，亜有茎性の病変では発赤調を呈し，松かさ様ないし脳回状の表面模様がみられることが多いが，扁平な病変では過形成性ポリープとの鑑別が難しいことが多い．
- さらに，組織学的に鋸歯状腺腫が過形成性ポリープや通常の腺腫と混在してみられることもまれでない．

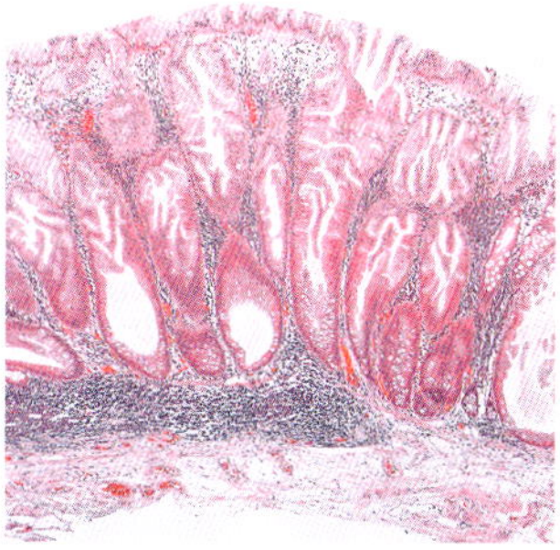

好酸性の胞体を持つ細胞が鋸歯状腺管を構成している

腫瘍性疾患 ― ⑤ 特殊型病変 ― 結節が集簇し，側方に発育する病変

結節が集簇し，側方に発育する病変

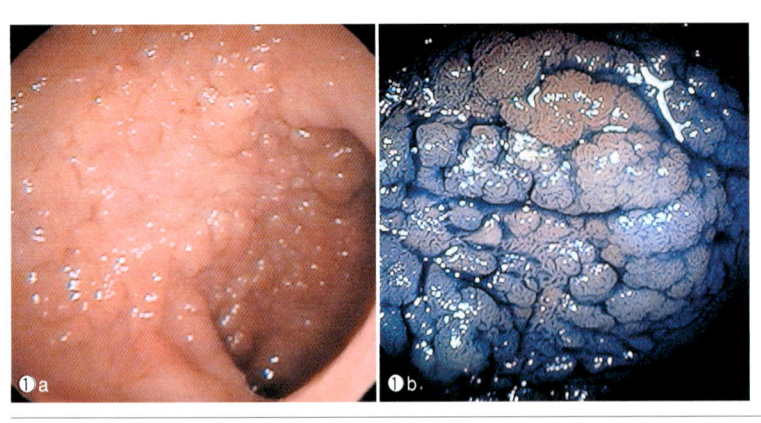

直腸，50 mm
- 粘膜面に凹凸はみられるが，病変の境界は不明瞭である（①a）．
- 色素撒布によって境界が明瞭となり，腫瘍表面の結節様凹凸が明らかとなる（①b）．
- 結節には大小不同は少なく，病変全体に脳回状 pit（Ⅳ型）が認められる．

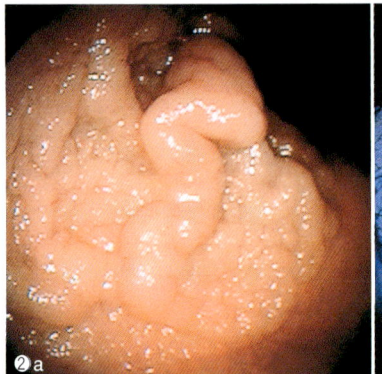

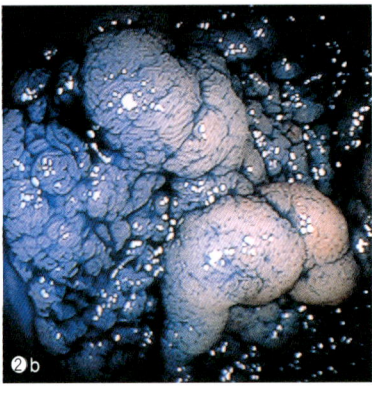

S状結腸，40 mm
- 境界は比較的明瞭であるが，芋虫状の背の高い隆起がみられる（②a）．
- 腫瘍全体の色調は白色調であり，明らかなびらん，潰瘍はみられない．
- 色素撒布後，結節の状態が明らかとなり，脳回状 pit（Ⅳ型）が認められる（②b）．

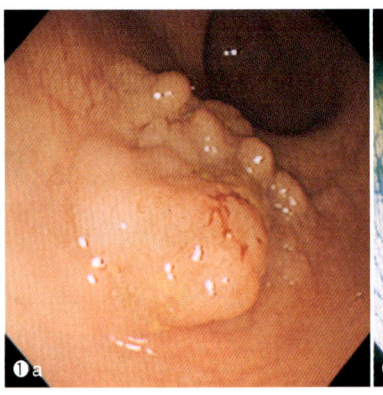

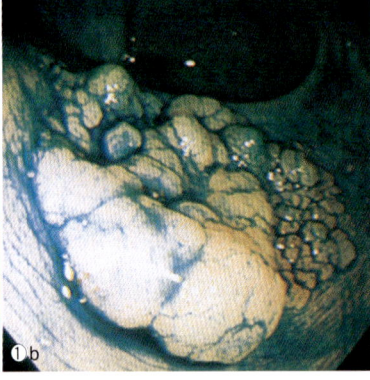

直腸，30 mm
- 背が低く，正色調で境界が不明瞭な腫瘍である（①a）．
- 色素撒布で，腫瘍の立ち上がりと表面の凹凸が明瞭になる（①b）．
- 腫瘍の肛門側に一段と高い部分があるが，口側はほぼ均一の大きさの結節様隆起が多発する．
- 背の高い部位では表面はほぼ平滑で，緊満感がみられる．

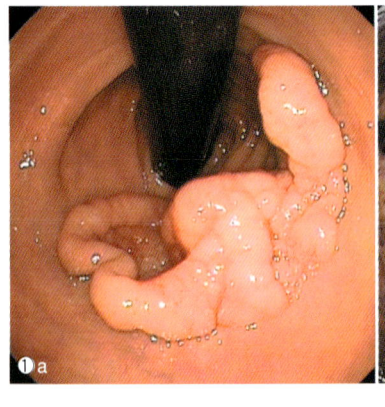

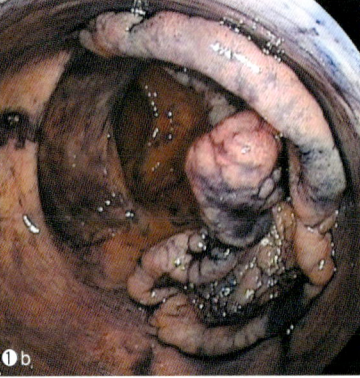

S状結腸，88 mm
- 結節が混在する巨大な結節集簇様病変である．
- 色素撒布により表面の凹凸がより明瞭となる．
- 明らかなびらん，潰瘍は認められない．
- pit pattern はほぼ全体的にⅣ型を呈している．

腫瘍性疾患──⑤ 特殊型病変

早期癌（M） early carcinoma（M）

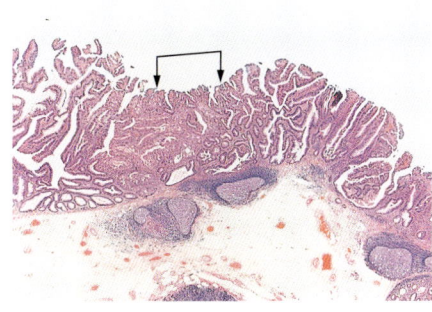

- 結節様隆起に大小不同がみられるが，大きな病変全体に規則的な脳回状の pit pattern（Ⅳ型）が認められる．
- びらん，潰瘍，大きな結節などの粘膜下浸潤を示唆する所見がないので，悪性であっても内視鏡治療の適応と判断できる．
- 結節集簇様大腸病変の発生部位は直腸に多く，次いで盲腸や上行結腸にも認められる．大きさは 20〜40 mm のものが大半を占めるが，時に 100 mm を超えるものもある．
- 病変内に癌が存在する確率は大きいものほど高いが，多くは腺腫内癌の状態であり，粘膜下層深部への癌浸潤を認める例は少ない．

管状絨毛腺腫の内に一部癌を認める

鑑別診断のポイント 規則的な脳回状の pit pattern（Ⅳ型）

早期癌（SM＜1,000μm）
early carcinoma（SM＜1,000μm）

- 病理組織学的には管状腺腫ないし管状絨毛腺腫であることが多いが，結節が一段と大きくなった部位に悪性所見がみられることが多い．
- 生検を行うにあたって，このような所を狙って組織を採取するとともに，画像診断にあたっても読影に注意を要する．
- 本例では，肛門側の一段と高い部分からの生検で癌が証明されたが，超音波内視鏡で sm-massive までの浸潤は否定されたので，EMR を行った．

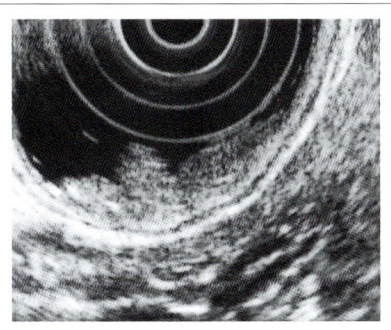

腫瘍の背の高い部分で，第3層（粘膜下層）へのわずかな浸潤がみられる

早期癌（SM≧1,000μm）
early carcinoma（SM≧1,000μm）

- 結節様と粗大顆粒様の表面所見を呈し，一部に一段丈の高い結節を有する巨大病変．
- SM 浸潤を示唆するびらん，潰瘍は認められず，pit pattern も規則的なⅣ型を呈していたが，粘膜下層の一部に粘液癌が浸潤していた症例である．
- 大部分が管状絨毛腺腫と M 癌であり，丈の高い結節部の下で粘液癌による SM 深部浸潤が認められたが，表面所見から診断することはできない．
- 本例は ESD による一括切除を行った後に外科的追加切除を行ったがリンパ節転移は認められなかった．

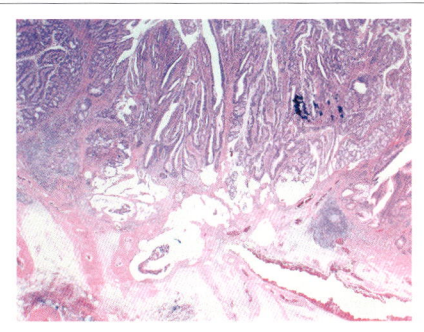

丈の高い結節の粘膜下層に粘液癌が浸潤している

鑑別診断のポイント 病変内の一段丈の高い結節

腫瘍性疾患 —⑤ 特殊型病変— 結節が集簇し，側方に発育する病変

狭窄のある病変

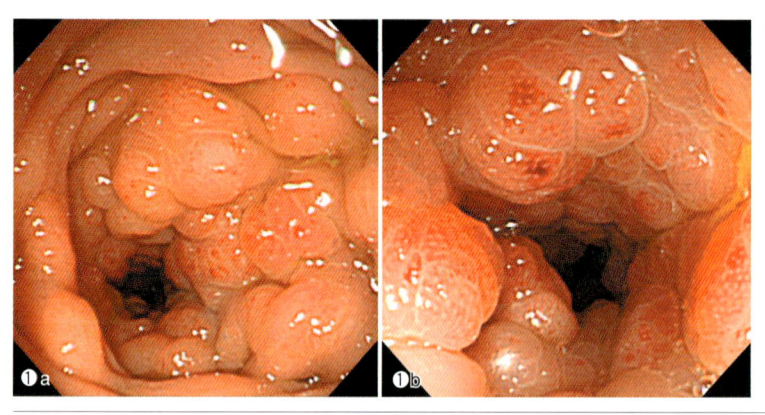

S状結腸，200 mm
- S状結腸に狭窄を認める．
- 狭窄は徐々に強まり，健常部との移行はなだらかである．
- 狭窄内部には光沢のある小結節が多発しており，潰瘍はみられない．

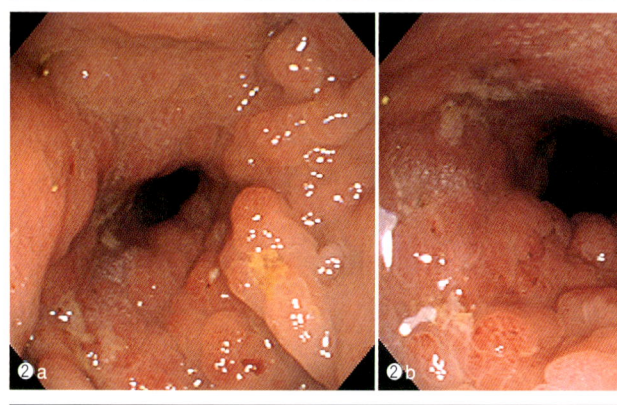

直腸，50 mm
- 長い全周性狭窄がみられる．
- 狭窄部の肛門側に不整形の無茎性ポリープが多発する．
- 狭窄部は，かろうじてスコープが通過するが，明らかな隆起や潰瘍はみられない．
- 狭窄部の境界は不明瞭である．

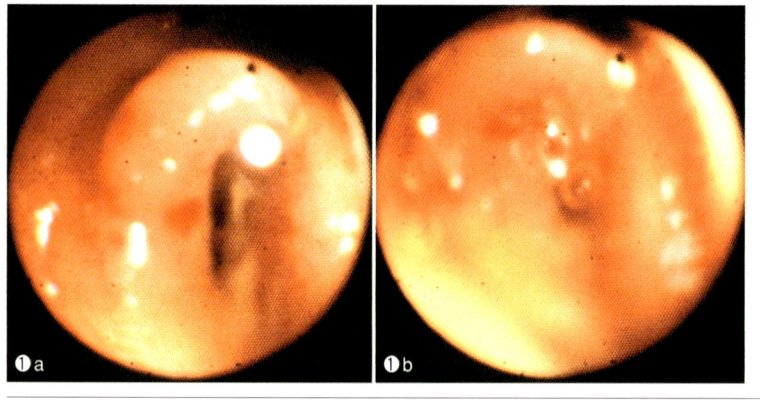

回腸，50 mm
- ゾンデ式小腸内視鏡で回腸中部に全周性の狭窄が認められる．
- 狭窄部には周堤隆起を伴う腫瘤がみられ，一部に出血も確認できる（①a）．
- 極細径スコープであるが狭窄部を通過できない．狭窄の内部を可能な限り観察すると，白色調の絨毛状の凹凸がかろうじて認められる（①b）．

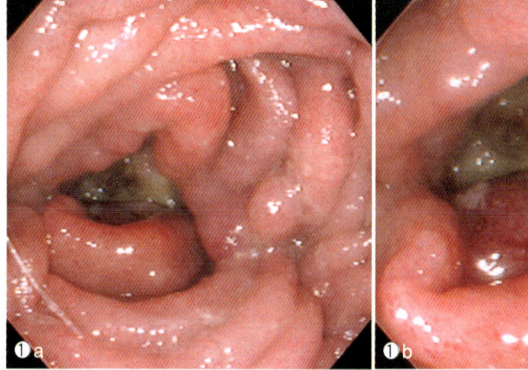

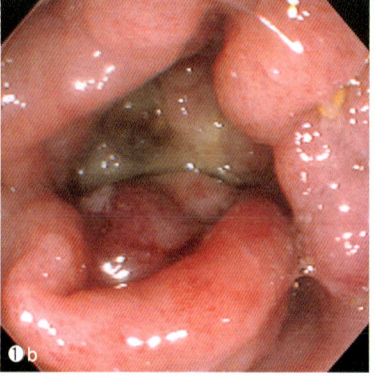

空腸，50 mm
- 全周性の潰瘍性病変を認め，狭窄を伴う．
- 潰瘍底に汚い白苔がみられ，潰瘍の口側粘膜は粘膜下腫瘍様に不規則に盛り上がり，伸展性に乏しい．

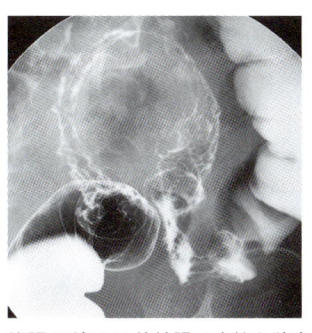

注腸X線でS状結腸に広範な狭窄がみられる

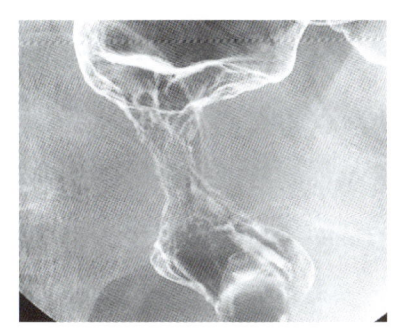

注腸X線で下部直腸に全周性狭窄がみられる

びまん浸潤型大腸癌 diffusely infiltrating carcinoma

- 明らかな隆起や潰瘍を形成せず，腸管の狭小化を伴い，粘膜面は粗糙ないし顆粒状を呈する．腫瘍露出部が少なく，生検でも診断困難である．
- びまん浸潤型（4型）大腸癌は，著明な潰瘍形成や周堤がなく，長い全周性の腸管壁の硬化，肥厚を特徴とし，病巣の境界が不明瞭な浸潤性発育形態を示す．
- 好発部位は直腸からS状結腸であるが，大腸癌の中ではまれである．
- 低分化腺癌および印環細胞からなり間質の線維化を特徴とするlinitis plastica型と，分化型腺癌からなり著明なリンパ管浸潤を伴うlymphangiosis型に分類される．
- 症例①では低分化腺癌，症例②では印環細胞癌の浸潤によって壁層構造を保ったままで壁肥厚をきたしていた．

鑑別すべき疾患 憩室炎，子宮内膜症，腸間膜脂肪織炎，放線菌症，周囲臓器の炎症の波及，転移性大腸癌

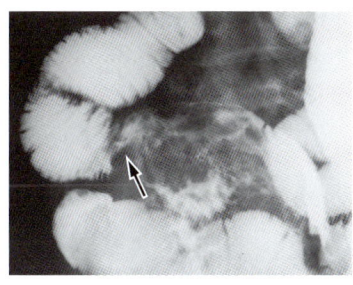

小腸造影によって回腸中央部に狭窄（矢印）が確認でき，さらに肛門側に凹凸不整の大きさ5cmの腫瘤陰影が認められる

悪性絨毛上皮腫 cholionepithelioma

- 極めてまれな小腸悪性腫瘍である．絨毛状，粗大結節状の腫瘤が集簇して，凹凸不整の大きい腫瘤を形成する．
- 本例では腫瘍によって腸管腔は占居され，狭窄が著しいため，細径のゾンデ式小腸内視鏡でも腫瘍の表面構造や全体像を把握することはできなかった．
- 本例に限らず，狭窄性病変の診断にはX線検査の助けが必要であり，病変の全体像，大きさ，腫瘍の表面構造を把握しなければならない．

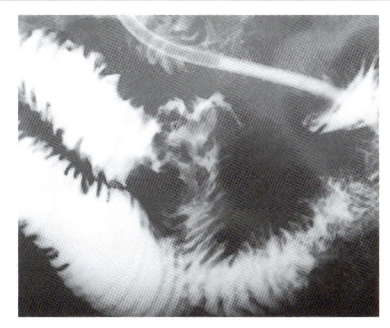

空腸に不整形潰瘍を伴う狭窄がみられる

小腸リンパ腫（びまん性大細胞型B細胞性リンパ腫）diffuse large B-cell lymphoma (DLBL)

- 潰瘍は下掘れ傾向があり，汚い白苔の付着がみられる．
- 潰瘍の大きさのわりに周辺に広く粘膜下腫瘍様病変が拡がっていることが特徴である（限局潰瘍型）．
- 悪性リンパ腫は胃に次いで小腸に多い．
- 小腸では，限局潰瘍型多発例，びまん型が多い．
- 本例は，潰瘍型の悪性リンパ腫で狭窄を伴っている．
- 悪性リンパ腫の潰瘍は，腫瘍の大きさに比して浅く，底は比較的きれいである．

腫瘍性疾患——⑥ 狭窄のある病変

(1) 直腸・肛門部の病変

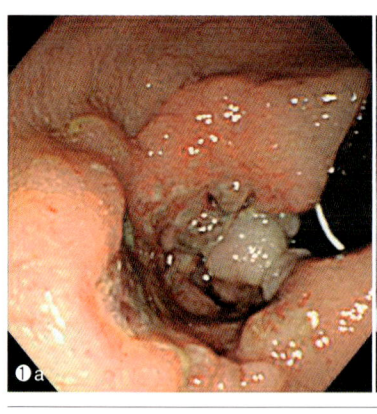

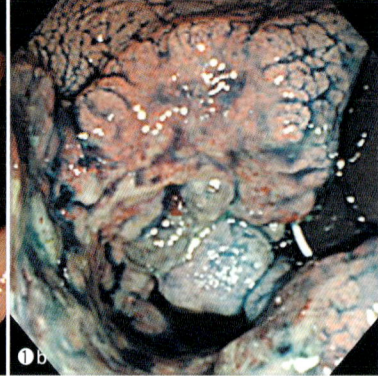

下部直腸から肛門管，20 mm
- 直腸下端部に亜全周性の病変を認める．
- 周堤を形成し，境界不明瞭な潰瘍を伴っている．
- 周堤部分は発赤調で，表面は粗糙である．
- スコープ挿入に伴い，肛門部痛がみられる．

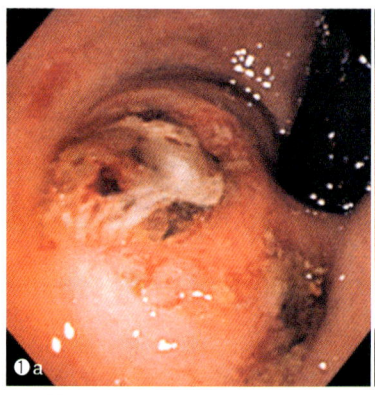

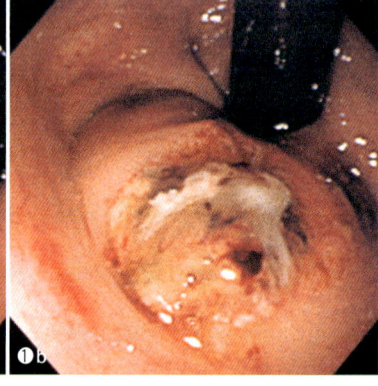

下部直腸，40 mm
- 直腸内反転観察でなだらかな隆起性病変がみられる．
- 隆起の外周は表面平滑で，周囲粘膜と同様の性状である．
- 隆起中央部には境界明瞭な潰瘍がみられ，厚い白苔で覆われてやや盛り上がっている．
- 潰瘍と辺縁との段差はあまりみられない．
- 白苔は水洗しても容易にとれない．

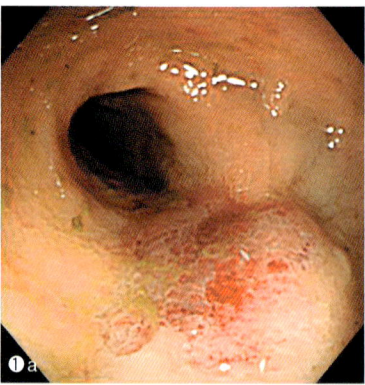

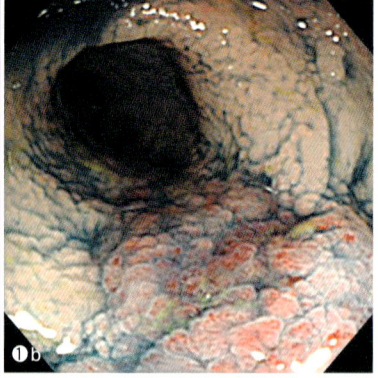

下部直腸，約 30 mm
- 下部直腸の伸展が不良である．
- 約 1/5 周性の境界不明瞭で発赤した軽度の隆起がみられる．
- 色素撒布を行うと発赤した領域では，無名溝の拡大と pit 様の構造が観察される．

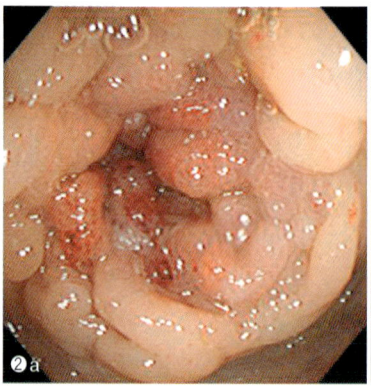

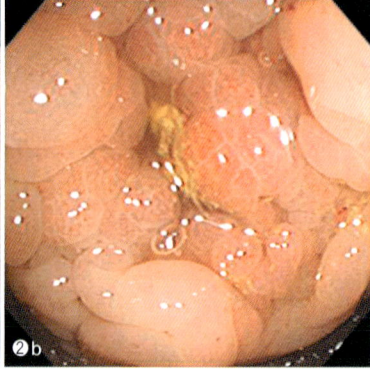

下部直腸，約 50 mm
- 歯状線より約 3 cm 口側に全周性狭窄を認める．
- 狭窄部には光沢のある結節が多発しており，発赤がみられる．
- 周辺粘膜から狭窄部にかけて境界は認識できない．
- 狭窄部をスコープは通過しない．

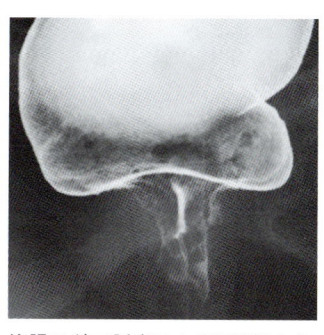

進行癌（A2；肛門管癌） advanced carcinoma

- 癌の中心が外科的肛門管の範囲にあるものを指す．
- 組織学的に腺癌・粘液癌，扁平上皮癌，腺扁平上皮癌，類基底細胞癌，未分化癌，その他に分類される．
- 腺癌・粘液癌はさらに直腸型，肛門腺由来，痔瘻に合併，その他の管外性の4型に分類される．
- 呈示例の直腸型腺癌は通常みられる大腸癌と同様である．
- 症状としては肛門出血，肛門部痛，肛門部腫瘤などが挙げられるが，長年痔疾患として放置されていることもまれでない．

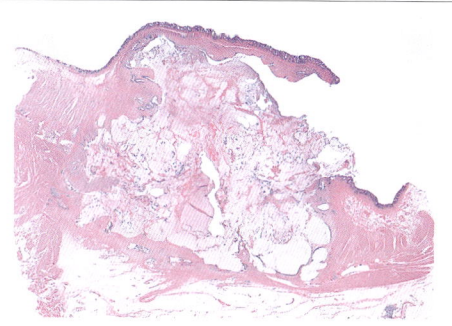

注腸X線で腫瘍による肛門管の全周性狭窄が描出されている

進行癌（A2；粘液癌） advanced carcinoma

- 粘液癌は大腸癌のうちの特殊な組織型で比較的まれであるが，直腸にみられることが多い．
- 一般に，肛門管近傍にみられる粘液癌は粘膜下腫瘍様の形態をとることが多い．
- 潰瘍部には粘液が充満しており，厚く盛り上がっていて，水洗しても容易にとれない．
- 肛門管の粘液癌は肛門腺由来の癌，痔瘻癌でもみられるが，本例では潰瘍辺縁の粘膜に高分化腺癌がみられており，直腸粘膜から発生した病変と考えられる．

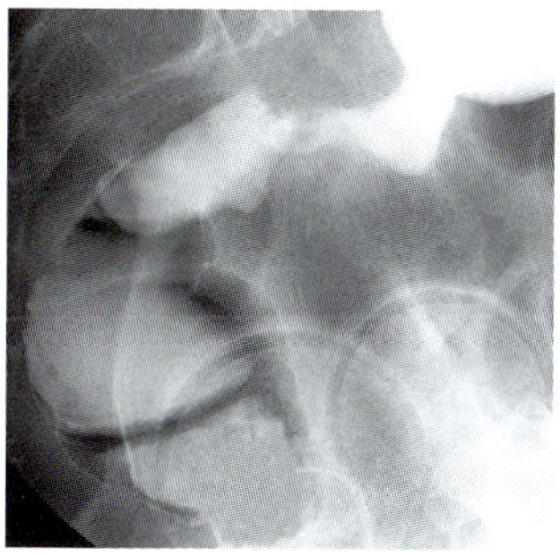

外膜に及ぶ粘液結節を認める

転移性大腸癌 metastatic carcinoma

- 腹腔臓器の原発癌で，腹膜播種により転移巣が形成されるが，特に腹膜ダグラス窩（直腸膀胱窩）に生じたものは，直腸指診により硬い腫瘤を触知しSchnitzler転移と呼ぶ．
- 呈示症例①は原発が胆嚢癌，呈示症例②は原発が胃癌であった．
- Schnitzler転移が成立しても，腫瘤が大きくなるまでは，内視鏡で病変を捉えることが難しい．
- 壁外から次第に全層性に浸潤をきたし，粘膜直下に至ると発赤した粗糙な粘膜がみられ，生検でも証明できるようになる．
- 直腸壁を全周性に絞扼するように転移巣が発育すると，直腸の狭窄をきたすが，その際にリンパ灌流が障害されると粘膜の浮腫性変化が生じると考えられる．

注腸X線で直腸Raに著明な伸展不良所見がみられる

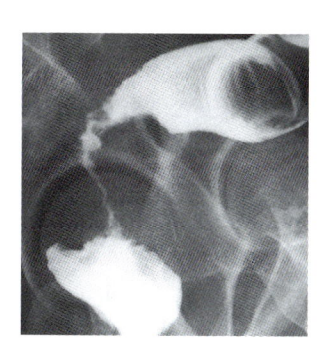

注腸X線で直腸Rb～Raにかけて長さ約5cmの全周性狭窄を認める

腫瘍性疾患―⑦ 病変部位・分布 (1) 直腸・肛門部の病変

(1) 直腸・肛門部の病変

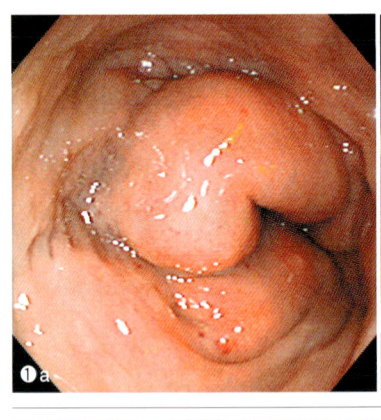

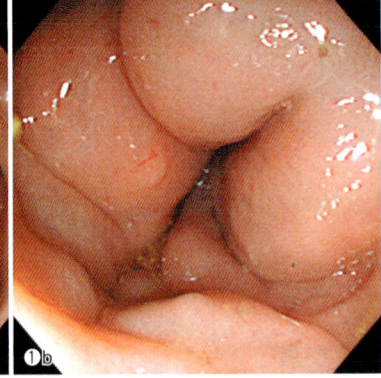

直腸，亜全周性
- 下部直腸で粘膜が亜全周性に盛り上がり約 10 cm にわたり内腔の狭小化をきたしている．
- 隆起の部分は軟らかく，表面が平滑で発赤やびらんはみられない．
- 狭小化した部位をスコープは容易に通過する．

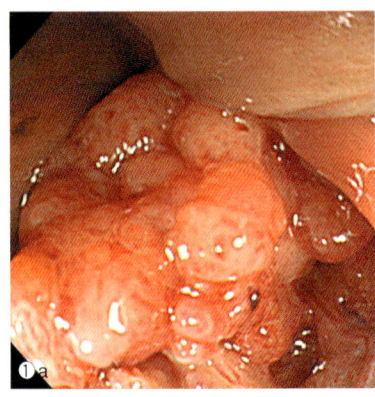

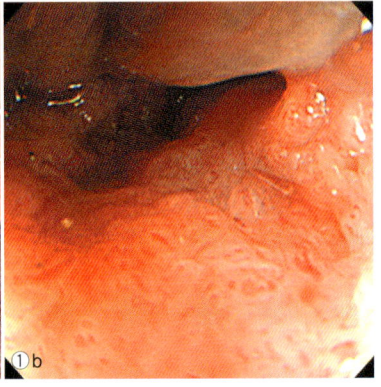

肛門，90 mm
- 肛門に半周性の大きな隆起性病変を認める．
- 凹凸不整であり，粒状の部位もみられる．
- 太まった異常血管も認められる．
- 一部のみしかみえず全体の形態や陥凹の有無は不明である．

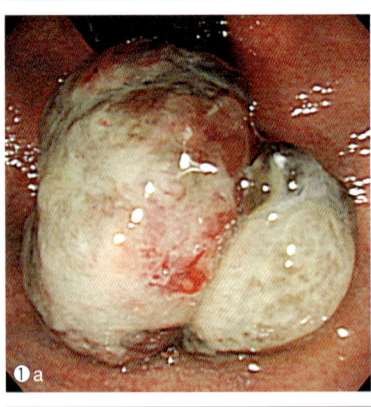

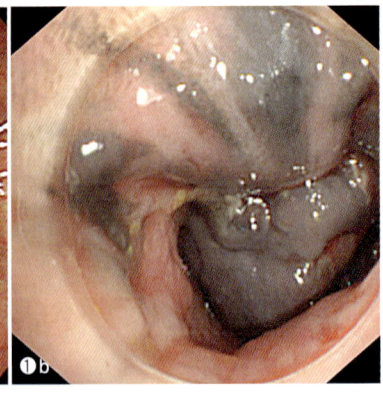

下部直腸，40 mm
- 反転観察で歯状線近傍に黒褐色から黒色調を呈し粗大な分葉を示す亜有茎性腫瘤を認める．
- 腫瘤は可動性良好である．
- 隆起の肛門側には表面が平滑な黒色調の結節がみられる．

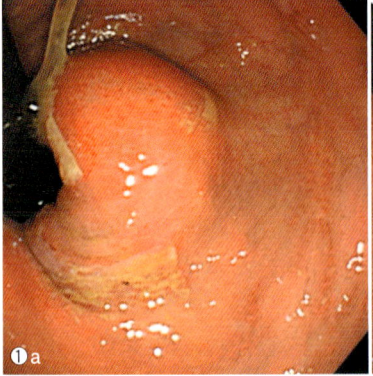

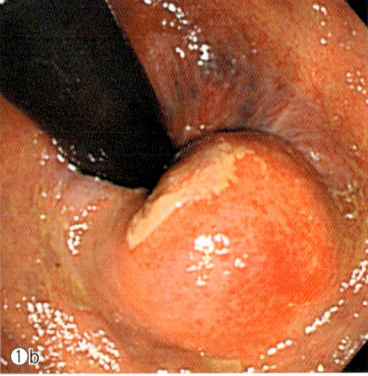

直腸下部，15 mm
- 肛門歯状線に接した部位に半球状の隆起性病変がみられる．
- 立ち上がりはなだらかであり，表面を正常粘膜が覆うが，一部にびらん形成がみられる．
- 病変の色調はやや黄色調を呈する．
- 鉗子で押すと弾性硬である．

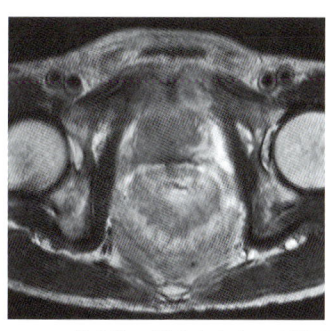

他臓器癌の浸潤（前立腺）

- 前立腺癌が直腸浸潤をきたした場合，直腸Rbの前壁側に潰瘍を伴う腫瘤がみられることが多い．
- しかし，Denonvillier筋膜が障壁となり直腸周囲全周を取り巻くように浸潤するため浮腫による直腸狭窄がみられることが知られている．
- 呈示例では直腸粘膜生検では浮腫性変化のみで，腫瘍細胞はみられなかった．
- 前立腺生検で前立腺癌の確定診断がなされた．
- 化学療法が開始され，腫瘍の縮小とともに直腸にみられた浮腫性変化は消失した．

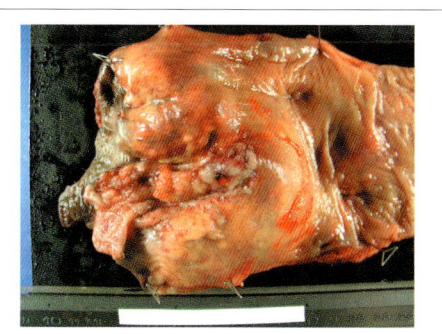

MRIで前立腺の腫大とともに直腸壁の全周性肥厚がみられる

扁平上皮癌 squamous cell carcinoma

- 肛門管癌の内，扁平上皮癌は約2割を占める．
- 移行帯上皮および肛門上皮より発生する．
- 肉眼形態としては潰瘍限局型，潰瘍浸潤型が多いが，隆起型を呈することもある．
- 鼠径リンパ節への転移がしばしばみられる．

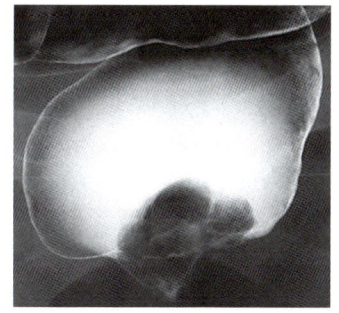

マクロ像では腫瘍の大部分は粘膜下に浸潤している

悪性黒色腫 malignant melanoma

- 直腸肛門部の悪性黒色腫はまれであり，悪性黒色腫の0.4～5.6％，肛門悪性腫瘍の0.25～1.25％と報告されている．
- 直腸肛門移行部のメラノサイトから発生すると考えられている．
- 典型例は黒色調，弾性硬で腫瘤型ないしポリープ型を呈する．
- メラニン色素を含まない無色素性黒色腫は灰白色から白色を呈し，20％前後にみられる．
- 皮膚科領域と異なり，消化管においては生検は禁忌とは考えられていない．

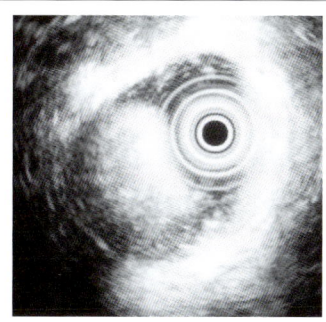

下部直腸から肛門管に基部を有する分葉状の亜有茎性腫瘤

脂肪腫 lipoma

- 脂肪腫の好発部位は右側結腸であり，直腸に発生することはまれである．
- 黄色調で軟らかいことから脂肪腫を疑うことは容易である．
- EUSでは粘膜下層に一致して高～比較的高エコーの腫瘤が描出され，大きい病変ではエコーの後方減衰を伴う．
- 本例では生検で脂肪組織が証明され，EUS像と併せて脂肪腫と診断した．

超音波内視鏡像：高エコー像の腫瘍

腫瘍性疾患 — ⑦ 病変部位・分布 (1) 直腸・肛門部の病変

(2) 回盲部の病変

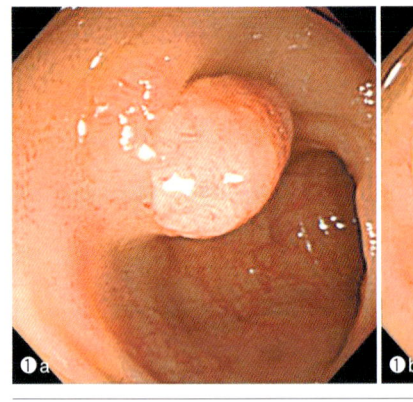

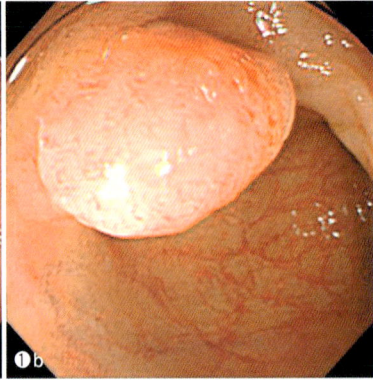

回腸終末部，10 mm
- 境界明瞭な亜有茎性のポリープで可動性は良好である．
- 背景粘膜に比べやや白色調であるが，ポリープ表面にも絨毛状の模様がみられる．

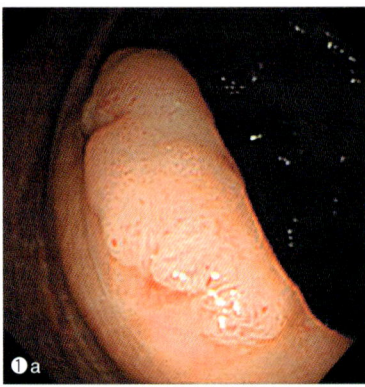

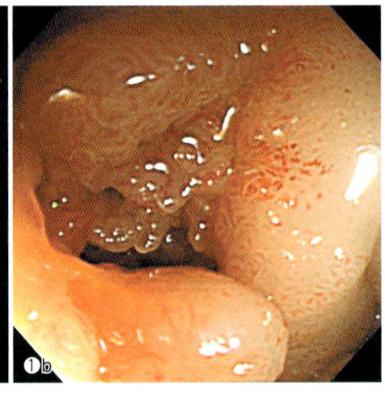

回盲弁，20 mm
- 回盲弁の結腸側には境界明瞭でやや白色調の丈の低い隆起がみられる．表面の模様は均一で陥凹やびらんはみられない．
- 回盲弁の内腔には発赤調で結節状ないし絨毛状の病変が続いている．
- 病変部をスコープは通過する．

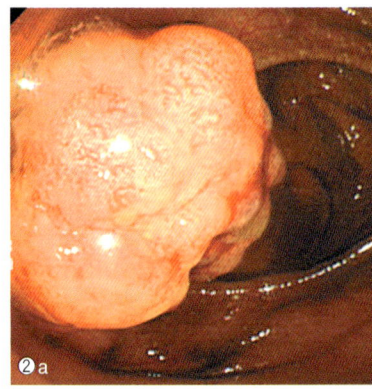

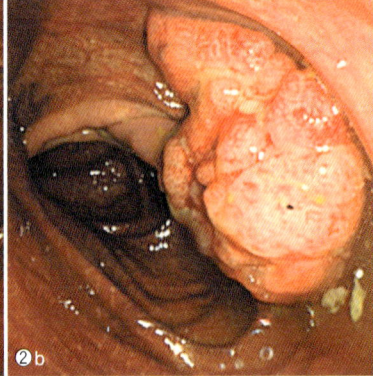

回腸終末部，30 mm
- 上行結腸に表面が粗大結節状の有茎性ポリープがみられる．
- 周辺粘膜に黒皮症を伴う．
- ポリープの基部を確認すると，回腸終末部から脱出していることが確認される．

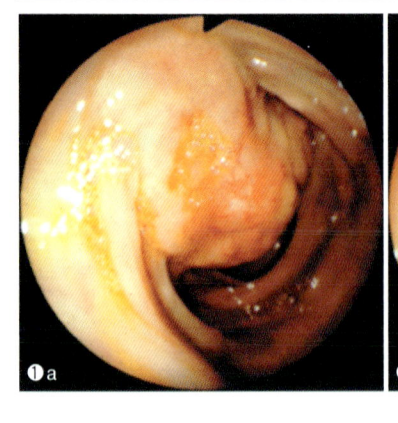

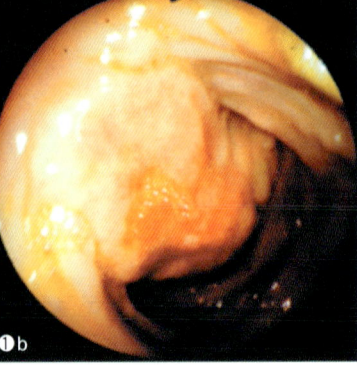

回盲弁，40 mm
- 回盲弁の位置に一致してなだらかな立ち上がりの隆起を認める．
- 表面は概ね平滑であるが，頂部に発赤した浅い陥凹がみられる．
- 腫瘍は硬く，可動性に乏しい．
- 回腸終末部へはスコープを挿入できない．

腫瘍性疾患 ― ⑦ 病変部位・分布

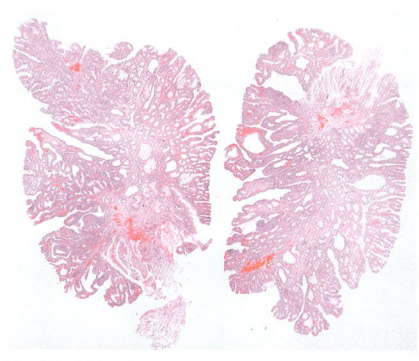

腺腫性腺管が絨毛状に増殖している

管状絨毛腺腫 tubulovillous adenoma

- 小腸の腺腫の実態については資料が少ない．
- 八尾らの集計（胃と腸 16：1049, 1981）の小腸良性腫瘍 195 例の内，腺腫は 12 例（6.1％）で極めてまれである．いずれも単発例であり，2 cm を超える大型の病変がほとんどで，症状としても腹痛 11 例（91.7％），腸重積 9 例（75.0％）が多い．
- 形態としては有茎性，亜有茎性の病変が多いが，表面型の病変の報告もみられる．
- 表面性状は顆粒状で軽度の発赤を伴うが，大きな病変では分葉結節状である．

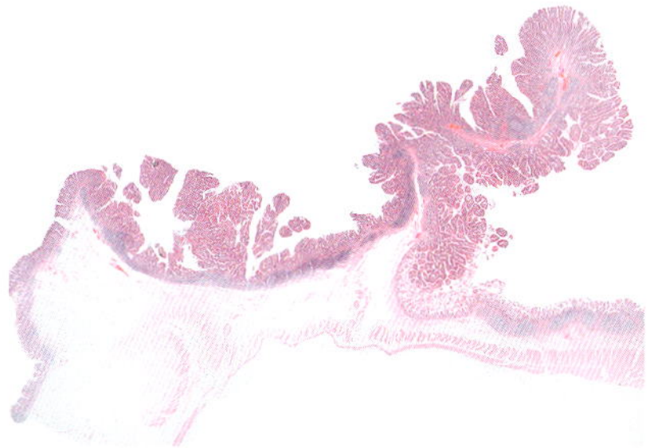

周辺部では腺腫が中央部では高分化腺癌がみられている

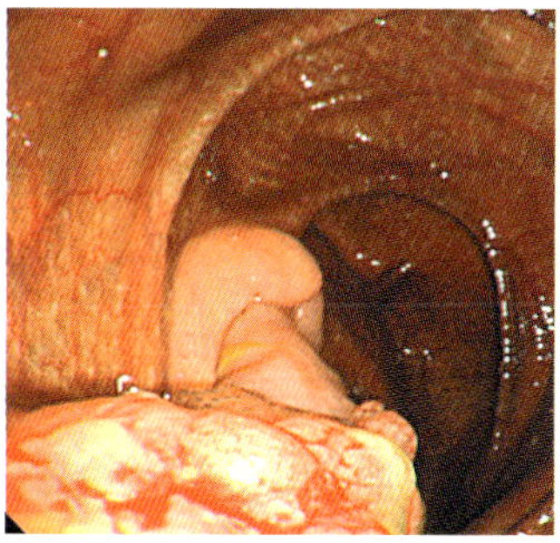

早期癌（M） early carcinoma（M）

- 八尾らの集計（胃と腸 16：935, 1981）では小腸悪性腫瘍 481 例中，癌は 157 例（32.6％）を占めている．
- 原発性小腸癌の発生部位は 56.7％が空腸に存在し，その内 Treitz 靱帯より 60 cm が 83.9％と大半を占める．回腸癌は 43.3％であり，回盲弁より 60 cm 以内が 83.3％である．癌は上部空腸と回盲弁近傍の回腸に好発する傾向がある．
- 大半が進行癌で狭窄を伴っており，①のような早期癌の報告は少ない．
- ②は回腸終末部に発生した有茎性 M 癌であり，絨毛状の表面性状から上皮性腫瘍であることがわかる．
- 茎が太いので外科的に摘除したが，腺腫内に高分化腺癌を伴う M 癌であり，脈管侵襲はなかった．
- 小腸癌の報告例に占める早期癌の割合は低いが，形態としては隆起型が多いとされている．

回盲弁を超えて有茎性ポリープが大腸内に脱出

カルチノイド carcinoid

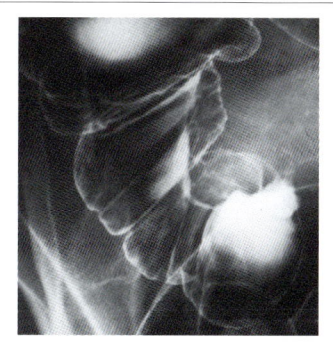

- 曽我の集計（外科 48：1397, 1986）では，消化管カルチノイドのうち回盲部に発生したものは 1.5％であり，直腸の 36.4％と比べるとはるかに頻度が低い．
- カルチノイドは上皮性腫瘍であるが，粘膜深層で発生し主に充実性に発育するため粘膜下腫瘍の外観をとることが多い．
- 色調は正色調から黄白色調を呈する．
- 腫瘍径が大きくなるに従い，表面が結節状になったり，びらんや潰瘍を形成する傾向がある．

注腸 X 線像：回盲弁上に大きい腫瘤陰影がみられる

腫瘍性疾患 —⑦ 病変部位・分布 (2) 回盲部の病変

(2) 回盲部の病変

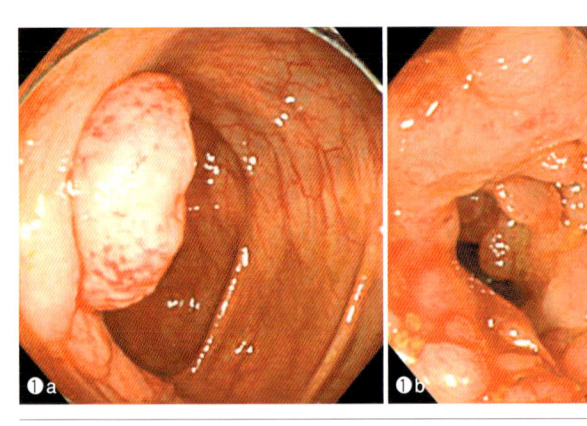

回盲弁，回腸終末部（多発）
- 回盲弁は腫大し，斑状の発赤を伴っている．
- 回盲弁内腔から回腸終末部にかけて小半球状ないし亜有茎性の隆起が多発している．
- 多発する小隆起は表面が平滑で正色調から軽度発赤調である．

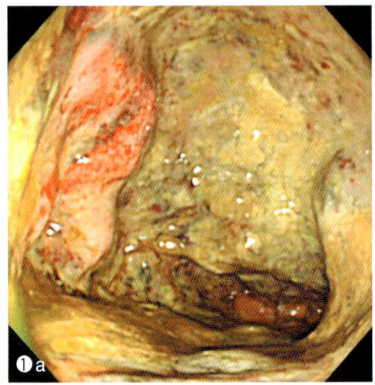

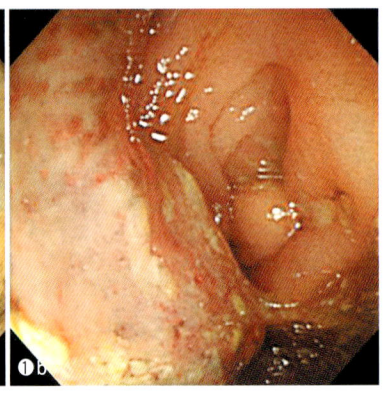

回腸終末部，全周性
- 回腸終末部に全周性潰瘍がみられるが，内腔の伸展は保たれている．
- 潰瘍底は黄緑色を呈し，一部に発赤調と褪色調の混じった島状の領域がみられる．
- 潰瘍の口側には褪色調の台形状隆起がみられる．

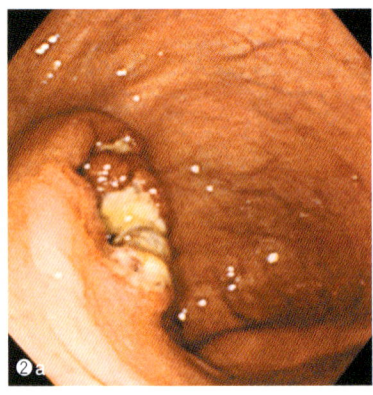

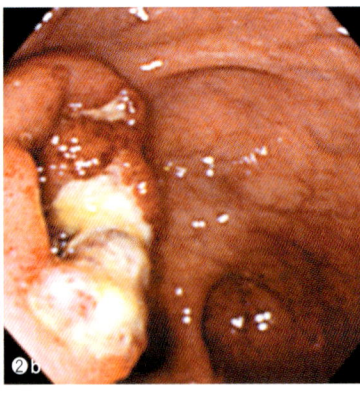

回盲弁，20 mm
- 回盲弁下唇に厚い白苔を伴う不整形の潰瘍があり，少し離れて別に小潰瘍がみられる．
- 潰瘍の間の粘膜は発赤が強い．
- 潰瘍周囲には周堤はみられない．

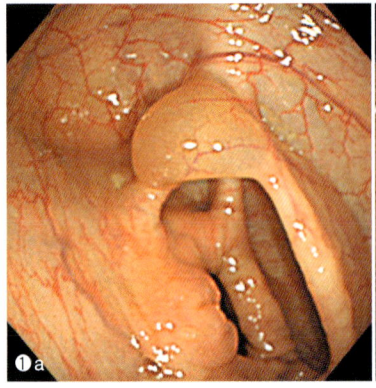

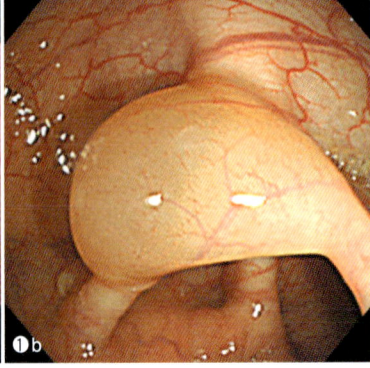

盲腸，15 mm
- 回盲弁の横に透明感のあるやや黄色にみえる平滑な病変がみられる．
- 立ち上がりはやや急峻であるが，表面には正常血管がみられ，粘膜下腫瘍と診断できる．
- 鉗子で押すと変形し非常に軟らかい．

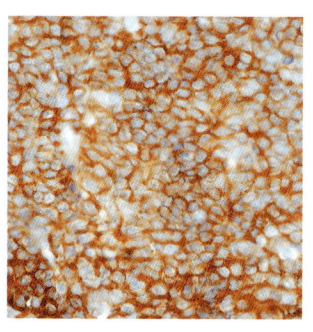

生検組織でリンパ腫細胞は CD20 で胞体が染色される

リンパ腫（濾胞性リンパ腫）follicular lymphoma

- 消化管悪性リンパ腫の大半が B 細胞性であり，その中でもびまん性大細胞型 B 細胞性リンパ腫と MALT リンパ腫の占める割合が高い．
- 近年，十二指腸病変で発見される濾胞性リンパ腫が増加している．
- 濾胞性リンパ腫は白色顆粒状隆起の集簇として，十二指腸，小腸に多発病変を形成することが多い．
- 組織学的には胚中心細胞に類似した B 細胞がリンパ濾胞様結節を形成し，免疫組織化学的には CD5 陰性，CD10 陽性，bcl-2 蛋白陽性である．

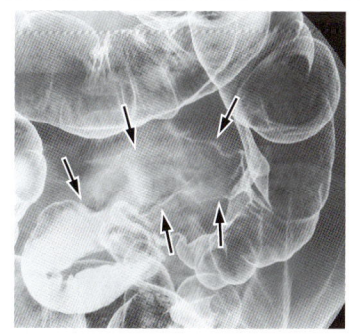

回腸終末部の拡張，凹凸不整，バリウム付着性の低下がみられる

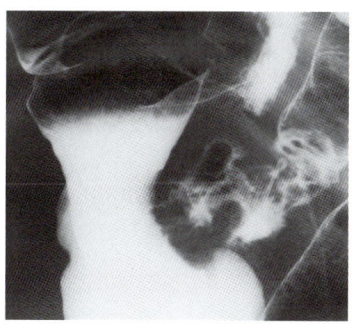

リンパ腫（びまん性大細胞型 B 細胞性リンパ腫）diffuse large B-cell lymphoma

- 悪性リンパ腫の約 7 割が回盲部に発生する．
- 悪性リンパ腫は肉眼形態から限局型とびまん型に分けられ，前者は隆起型，潰瘍型，混合型に分けられる．
- 呈示症例はいずれも潰瘍型の病変であり，組織学的にはびまん性大細胞型 B 細胞性リンパ腫（diffuse large B-cell lymphoma）であった．
- 悪性リンパ腫としての特徴像として病変が大きい割に管腔の伸展性が保たれている点，潰瘍辺縁が明瞭である点，潰瘍周囲の隆起成分に乏しい点が挙げられる．

回盲弁の腫大，回腸終末部の狭窄と凹凸不整を認める

リンパ管腫 lymphangioma

- リンパ管腫の好発部位は脂肪腫と同様に右側結腸である．
- 半球状の病変が多いが，大きくなるとしばしば有茎化する．
- 色調は淡青色から正色調で透明感がある．
- 非常に軟らかく，体位変換のみでも形態が変化する．

腫瘍性疾患 ── ⑦ 病変部位・分布 (2) 回盲部の病変

(2) 回盲部の病変

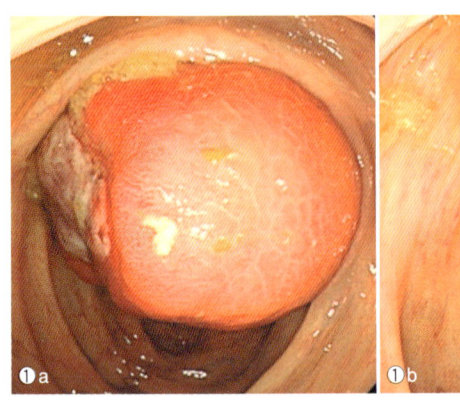

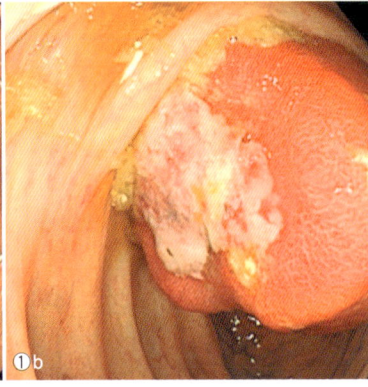

盲腸, 50 mm
- 発赤した大きい腫瘤.
- 大きい腫瘍で基部の状況を把握することが困難である.
- 腫瘍の表面は健常粘膜に覆われており, 粘膜下腫瘍であることが推測できる.
- 基部に白苔のあるびらんがみられる.
- 生検鉗子で押すと弾性硬である.

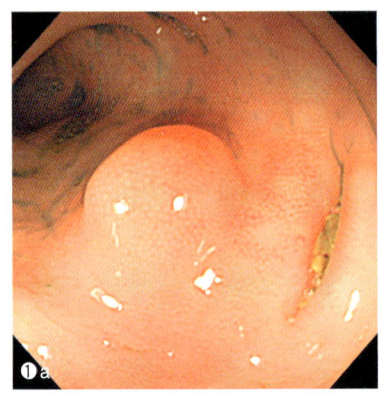

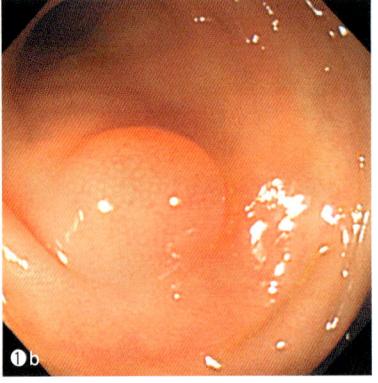

盲腸, 6 mm
- 虫垂口の横に立ち上がりのなだらかなやや黄色い無茎性病変を認める.
- 表面は平滑で正常 pit を認める.
- 鉗子で押すと弾性硬である.

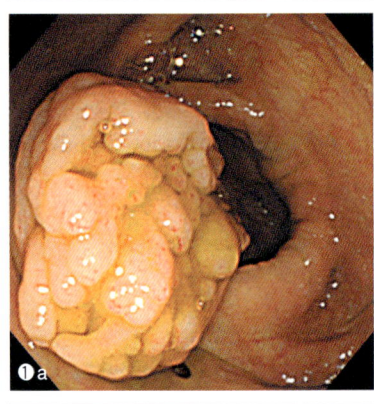

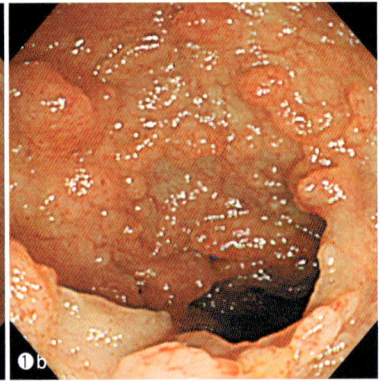

回盲弁, 回腸終末部(多発)
- 回盲弁は大きく, 表面に小結節が多発している. 個々の隆起に大小不同はほとんどみられず, ほぼ正色調である.
- 回腸終末部にも同様の小隆起が多発しているが密度は低い.

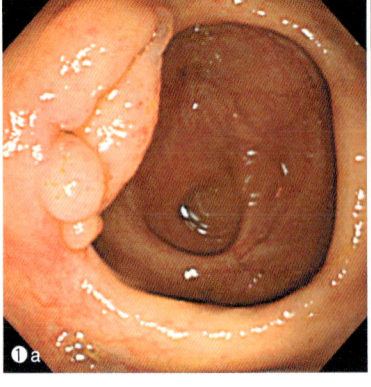

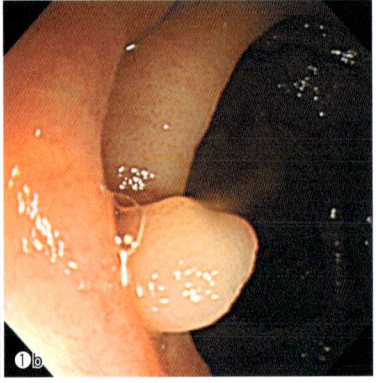

回盲弁, 5 mm
- 回盲弁内腔から結腸側に正色調で表面平滑な亜有茎性ポリープが脱出している.
- 表面は健常の回腸粘膜で覆われている.
- 蠕動の状態によって病変は回腸終末部に移動し, 結腸側からは見えなくなる.

脂肪腫 lipoma

- 脂肪腫の色調は黄色調であることが多いが、蠕動による機械的刺激の影響で発赤調を呈することもある．
- 大きな病変では腫瘤が腸蠕動で牽引されて腸重積をきたすことがある．
- 本例では、回腸終末部に発生した脂肪腫が回盲弁から結腸側に脱出しており、回盲弁による絞扼や機械的刺激により、発赤し潰瘍を形成しているものと考えられる．

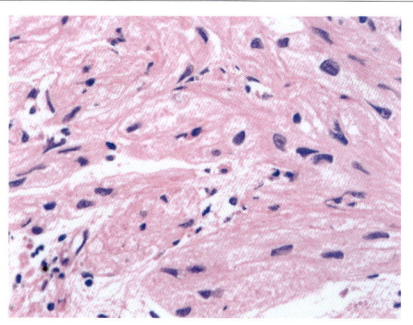

顆粒細胞腫 granular cell tumor

紡錘形核を有する細胞の増生を認める．細胞は PAS 染色陽性の好酸性の胞体を有する

- Schwann 細胞由来の腫瘍と考えられている．
- 顆粒細胞腫は消化管では食道に次いで大腸で発生頻度が高い．
- 大腸病変の約 7 割が右側結腸にみられ、10 mm 前後の大きさの病変が多い．
- 多くが特徴のない半球状の粘膜下腫瘍の形態をとり、びらんや陥凹を伴うことは少ない．
- 粘膜内に浸潤発育し、二段隆起の形態をとる（→ 125 頁）．

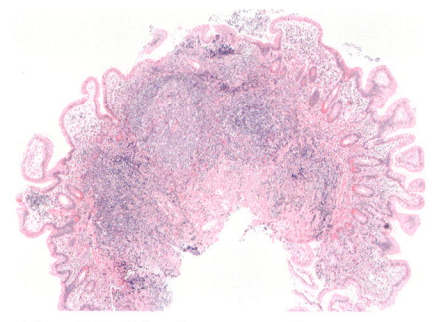

リンパ濾胞増殖症 lymphoid hyperplasia

生検で濾胞形成を伴うリンパ組織の増生が認められる

- 本症は粘膜下の正常リンパ濾胞に由来するリンパ組織の増殖である．
- 発生原因としては炎症、あるいは prolapse による機械的刺激が想定されている．
- 症状としては無症状のことが多いが、重積により反復性の腹痛をきたすこともある．
- 生検ではリンパ濾胞の増生とさまざまな程度の炎症細胞浸潤がみられる．

良性リンパ濾胞性ポリープ
benign lymphoid polyp

- 良性リンパ濾胞性ポリープは反応性のリンパ組織の増生であり、直腸、回盲部に好発する．
- 本例は回盲弁内腔の病変が結腸側に逸脱したものであるが、小型の亜有茎性粘膜下腫瘍の形態をとる．

腫瘍性疾患——⑦ 病変部位・分布 (2) 回盲部の病変

(3) 虫垂の病変

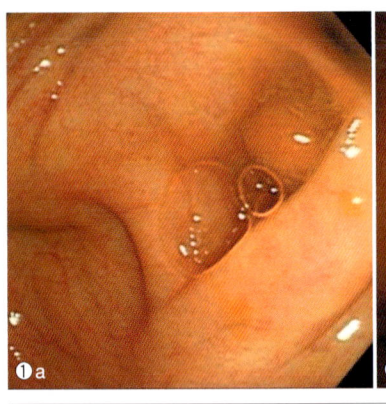

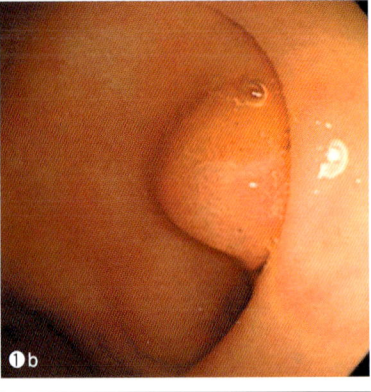

虫垂，6 mm
- 虫垂内部にポリープが顔を覗かせている．
- ポリープの全貌は観察できないが，明らかな陥凹はなく，表面平滑である．
- 粘膜下腫瘍としての要素は確認できない．
- 近接すると，Ⅱ型 pit が確認できる．

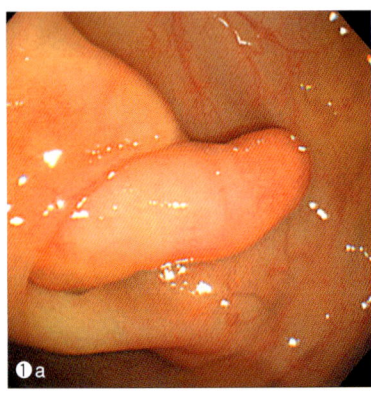

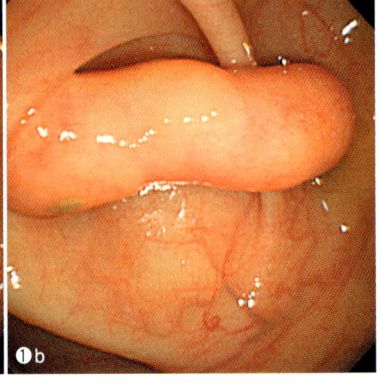

虫垂，30 mm
- 虫垂開口部に太さ 10 mm 程度の細長いポリープ様病変が確認できる．
- 病変は虫垂内部から脱出している．
- 表面は平滑で，粘膜下腫瘍としての所見が確認できる．

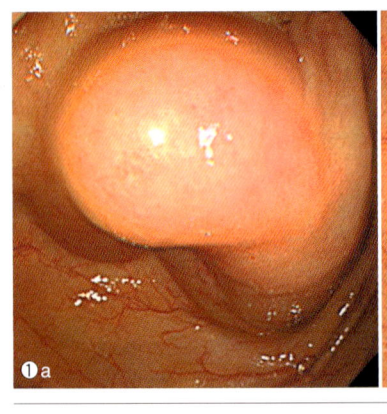

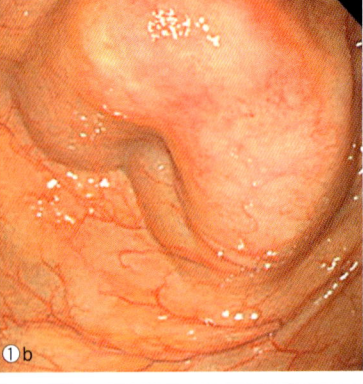

虫垂，約 25 mm
- 虫垂開口部の周囲に大きい隆起がみられる．
- 粘膜下腫瘍としての特徴を有するが，表面に炎症所見はない．
- 軟らかい病変で空気変形する．

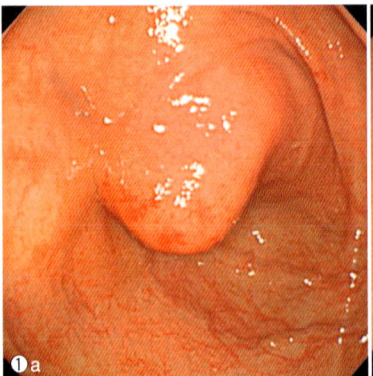

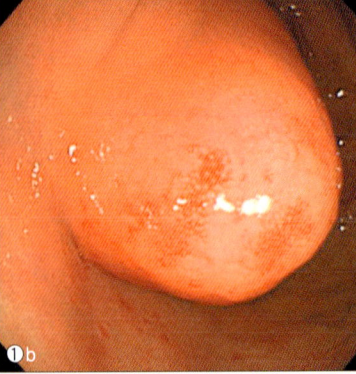

虫垂，20 mm
- 虫垂開口部が不明であり，虫垂由来の病変であることが推測できる．
- 病変は健常粘膜で覆われており，粘膜下腫瘍であることが疑われる．
- 病変の色調は正色調であり，硬く，可動性に乏しい．

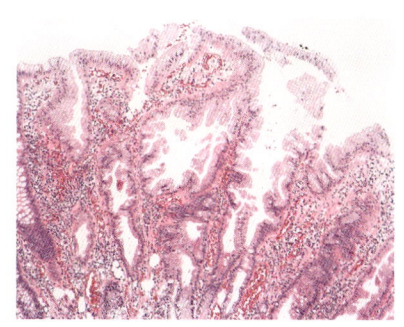

過形成性ポリープ hyperplastic polyp

- 虫垂における過形成性ポリープの頻度については，MacGillivray ら（J Clin Pathol 25：809-11, 1972）による 100 例の切除虫垂の検索では 2 例にみられているのみでありきわめてまれである．
- 虫垂の閉塞をきたして粘液囊腫を形成したり，虫垂炎を引き起こすことがあると報告されている．
- 内視鏡所見から腺腫やカルチノイドなどとの鑑別が問題になる．
- Ⅱ型 pit を確認することによって腺腫との鑑別は可能である．

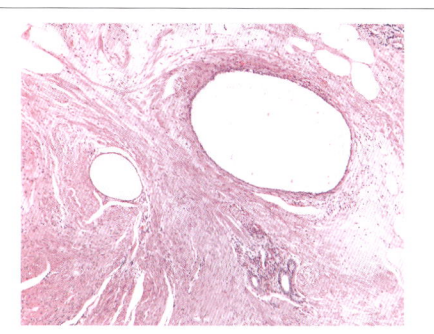

鋸歯状の腺管構造を呈する

子宮内膜症 endometriosis

- 虫垂子宮内膜症は腸管子宮内膜症の 10～18％，切除虫垂の 0.05～0.8％ にみられると報告されている．
- 無症状のことが多いが，急性・慢性の右下腹部痛をきたすことがある．
- 約 8％ に虫垂重積症の合併がみられると報告されている．

異所性の子宮内膜組織の増生がみられた

粘液囊腫 mucocele

- 虫垂根部の狭窄により内腔に粘液が貯留し，虫垂が囊胞状に拡張した状態である．
- 組織学的には腫瘍によらない貯留囊胞と腫瘍である粘液囊胞腺腫，粘液囊胞腺癌に大別される．
- 腫瘍性の病変では囊胞内容が破裂して腹腔内に漏出すると腹膜偽粘液腫をきたすことがある．

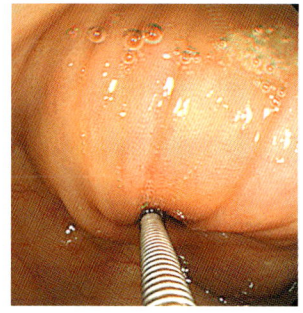

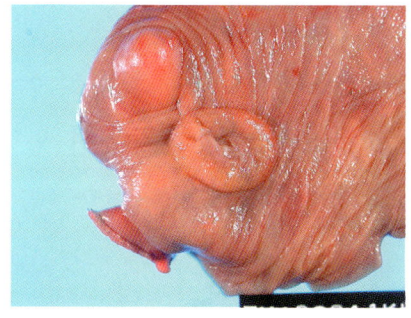

生検鉗子で押すと，cushion sign 陽性である

リンパ腫（びまん性大細胞型 B 細胞性リンパ腫） diffuse large B-cell lymphoma

- 回盲部は悪性リンパ腫の好発部位の 1 つであり，粘膜下腫瘍様の病変を発見した時には本症も念頭に置く必要がある．
- 症状としては，虫垂炎症状や腫瘤触知が大半を占める．
- 内視鏡所見としては虫垂開口部を中心とした表面平滑な半球状隆起であり，びらん・潰瘍を伴うことはまれである．
- 生検を行う際には同一部位より繰り返し組織を採取することが重要である．

外科治療（回盲部切除術）によって正常粘膜に覆われた粘膜下腫瘍を摘出

腫瘍性疾患 ― ⑦ 病変部位・分布 （3）虫垂の病変

(4) 吻合部の病変

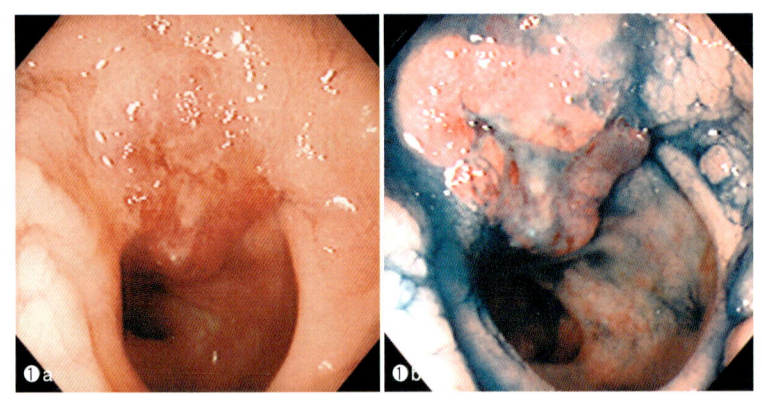

吻合部，20 mm
- 直腸癌に対する低位前方切除術後の吻合部上に約1/4周性の丈の低い隆起を認める．
- 隆起表面は発赤して粗糙であり，中心部に浅く細長い潰瘍を伴っている．

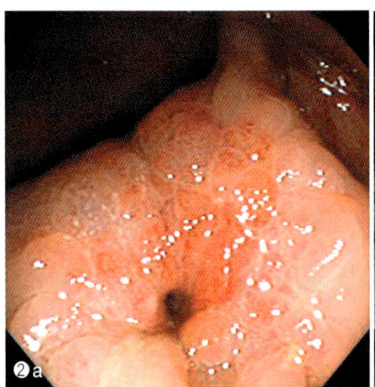

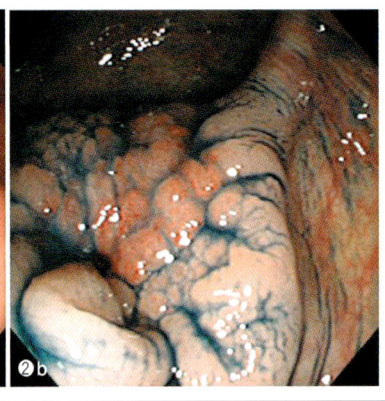

横行結腸，全周性
- 横行結腸のSM深部浸潤癌に対するEMR後に施行された追加腸切除（横行結腸部分切除術）の吻合部に一致して，高度の全周性狭窄を認める．
- 狭窄部の肛門側には，非対称的に発赤を伴う顆粒像がみられる．
- 狭窄部をスコープは通過しない．

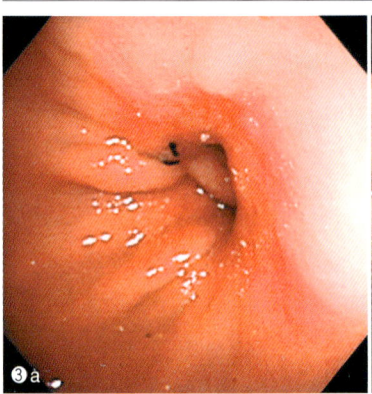

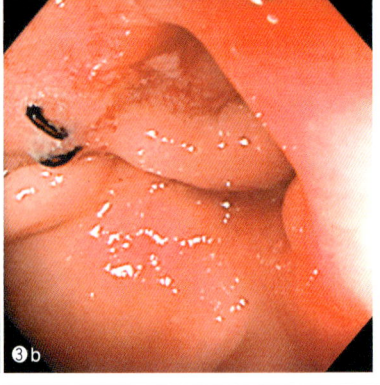

吻合部，半周性
- 直腸癌に対する低位前方切除術後の吻合部に狭窄がみられる．
- 狭窄部には，不整な輪郭の発赤がみられる．
- 狭窄部をスコープは通過しない．

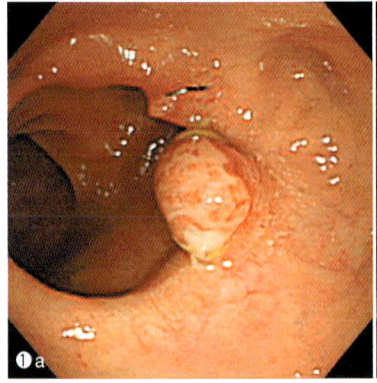

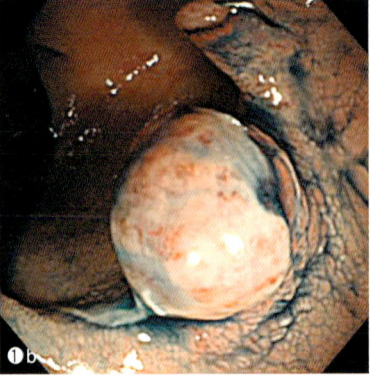

吻合部，12 mm
- S状結腸癌に対する手術後の吻合部に半球状隆起がみられる．
- 隆起のほぼ全面にびらんがみられるため白色調で発赤斑が散在性にみられる．
- 隆起起始部の粘膜は発赤している．

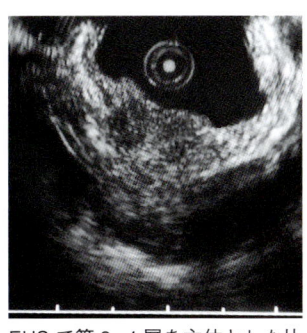

EUS で第 3, 4 層を主体とした比較的低エコーの腫瘍エコー像がみられる

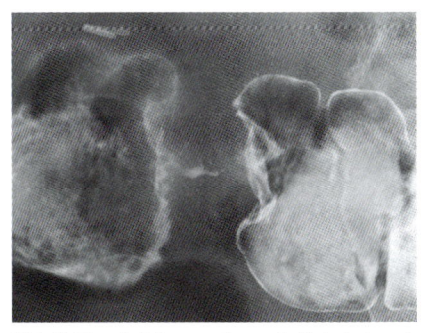

横行結腸の吻合部に一致して急峻な高度の全周性狭窄を認める

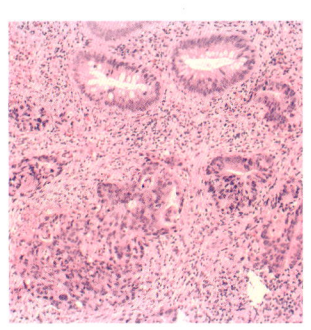

狭窄部の生検で中〜低分化腺癌がみられる

大腸癌術後再発

- 大腸癌術後の吻合部再発では壁のさまざまな深さから癌が発育する．
- 壁表層で再発をきたした場合には，上皮性腫瘍としての特徴を捉えることが容易である．
- しかし，壁深層で再発をきたした場合には粘膜面に変化を及ぼしにくいため，伸展不良や粘膜下腫瘍様変化としてしか捉えられないことが多い．
- 程度はさまざまであるが，吻合部再発により狭小化ないし狭窄が生じる．
- 狭窄は非対称性のことが多いが，対称性にみられることもある．
- 狭窄部には表面に発赤や粘膜粗糙，あるいは発赤を伴う顆粒状変化がみられる場合，これらの部位から生検を行うと診断が付きやすい．
- EUS を用いれば壁内に不整形の低エコー領域を証明できる．

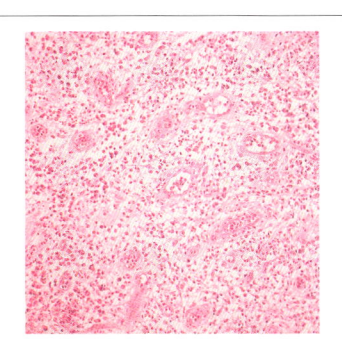

生検組織では肉芽組織の増生を認めるのみである

肉芽性ポリープ
polypoid lesion made of granulation tissue

- 腸管切除後の吻合部や腫瘍の内視鏡治療後に発生する非腫瘍性の隆起性病変である．
- 創傷治癒過程で肉芽組織が異常増殖し，突出したものである．
- 縫合糸や自動吻合器の針が原因となることもある．
- 内視鏡的に発赤が強い隆起でびらんを伴うことが多い．
- 組織学的は小血管増生，炎症性細胞浸潤よりなる肉芽組織である．

腫瘍性疾患 — ⑦ 病変部位・分布 (4) 吻合部の病変

大腸炎関連大腸癌（colitic cancer）

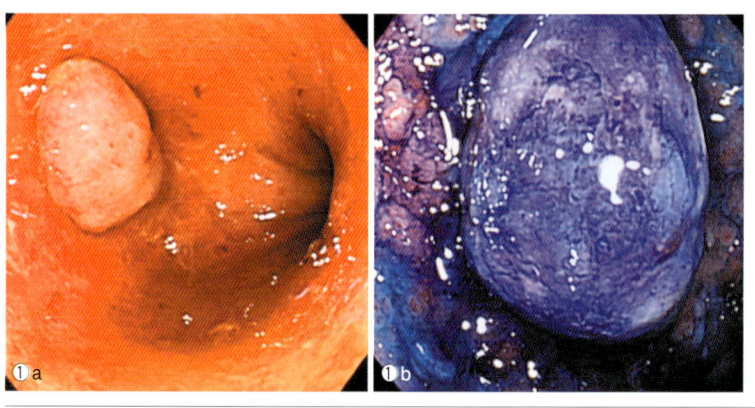

56歳，女性．罹患年数12年，全結腸炎型，慢性持続型．
- 横行結腸に亜有茎性ポリープが認められる．
- 大きさは1cm程度であり，表面は平滑である．
- 背景粘膜に活動期の潰瘍性大腸炎の炎症が確認される．
- ポリープのpit patternはV$_N$で，悪性腫瘍が疑われる．

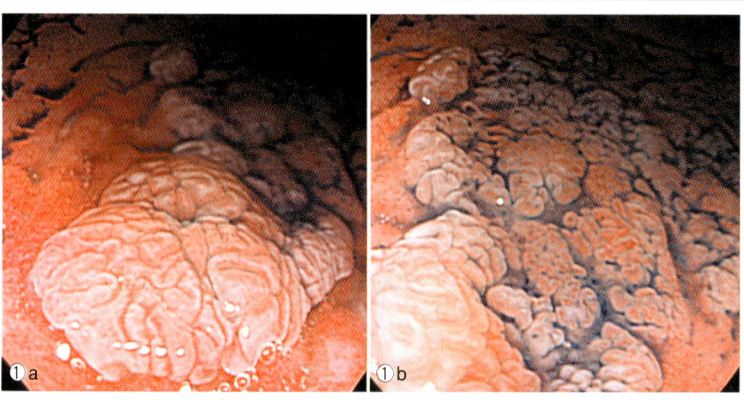

57歳，女性．罹患年数22年，全結腸炎型，慢性持続型．16年前に難治性のため直腸温存結腸全摘術を受けた．
- 残りの直腸をサーベイランス中に発見された大きさ15mmの扁平な隆起性病変．
- 腫瘍は2種類の成分からなる．
- 手前のpit patternはⅢ$_L$型を呈するが，奥のpit patternは細かい不規則なpitの集合した所見を呈し通常の腫瘍の形態とは異なる．

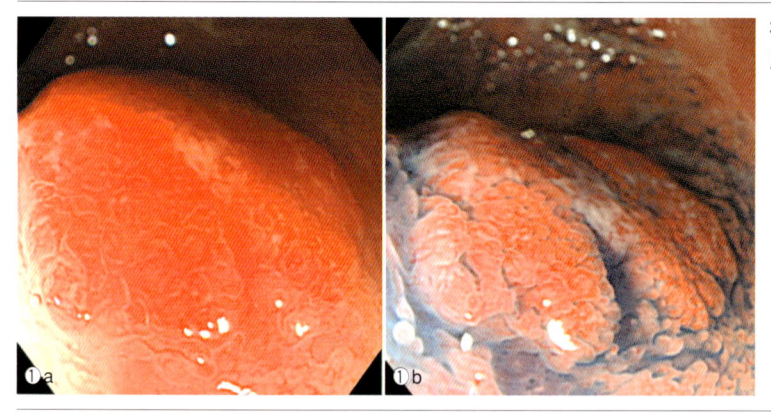

30歳，男性．罹患年数12年，左半結腸炎型，慢性持続型．
- 直腸に大きさ15mmの背丈の低い隆起性病変（Ⅱa型）がみられる．
- 色素内視鏡によって表面に凹凸は少ないが，通常の大腸腫瘍では見かけないpit patternが確認される．

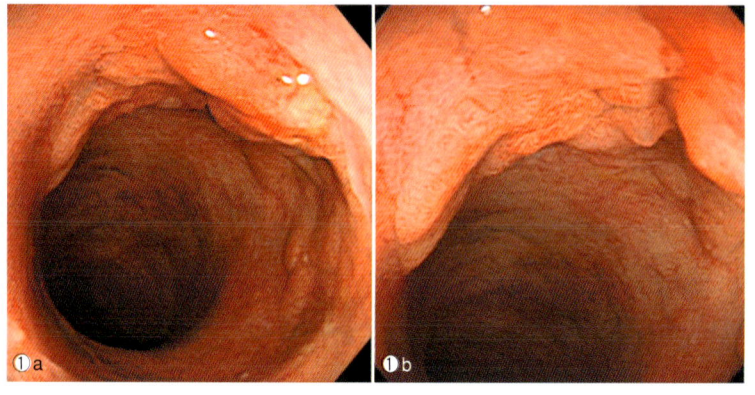

罹患年数9年，左側大腸炎型，再燃緩解型．
- 歯状線に接して下部直腸後壁側に1/4周性の丈の低い隆起がみられる．
- 隆起表面には軽度の凹凸がみられる．
- 周囲にはさらに丈の低い隆起が広がっている．
- 背景粘膜には活動性炎症を認めない．

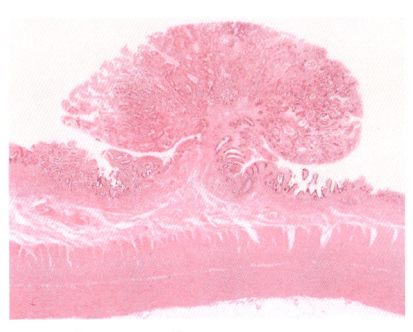

潰瘍性大腸炎関連大腸癌（Ⅰs型，M）
- 中分化腺癌であるが，粘膜筋板が不明瞭である．
- 明らかな粘膜下層への浸潤は認められず，M癌と診断した．
- 炎症性ポリープとの鑑別上，pit pattern診断が役立った．

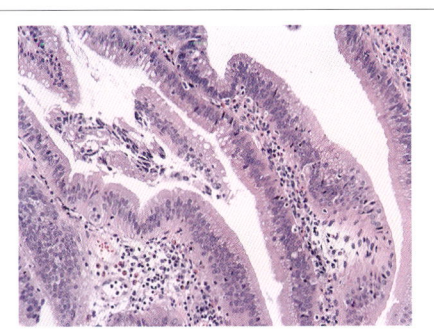

切除標本のルーペ像

潰瘍性大腸炎関連大腸癌（Ⅱa型，M）
- 生検で高分化腺癌と診断された．
- EMRでも対応できる病変であるが，背景粘膜が長期に経過した潰瘍性大腸炎であり，直腸全摘術が施行された．
- 腺腫と高分化腺癌が混在した病変（M癌）であった．

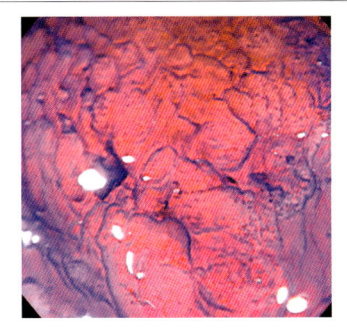

生検病理組織では，高分化腺癌が認められた

潰瘍性大腸炎関連大腸癌（Ⅱa型，SM ≧ 1,000 μm）
- 通常の大腸腫瘍のpit patternに該当しない像を呈する．
- 潰瘍性大腸炎が背景に存在することを考慮しなければ，比較的おとなしい内視鏡像である．
- 手術時の組織所見では，中分化腺癌がSM層深部に浸潤していた．

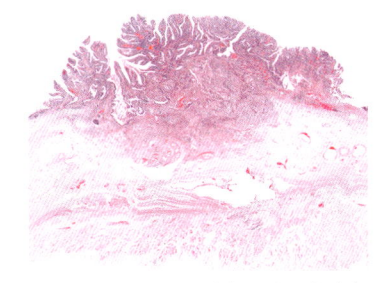

ピオクタニン染色下の拡大内視鏡像

潰瘍性大腸炎関連大腸癌（Ⅱa型，SM ≧ 1,000 μm）
- 切除標本では歯状線近傍の下部直腸に径約20 mmで凹凸を伴った隆起がみられた．
- 組織学的にはSMに浸潤した癌で，表層は高分化腺癌，浸潤部では中分化腺癌がみられた．
- 周囲にはdysplasiaが認められた．

切除標本では，粘膜癌部は高分化腺癌，SM浸潤部では中分化腺癌であった

腫瘍性疾患 — ⑧ 大腸炎関連大腸癌（colitic cancer）

大腸炎関連大腸癌（colitic cancer）

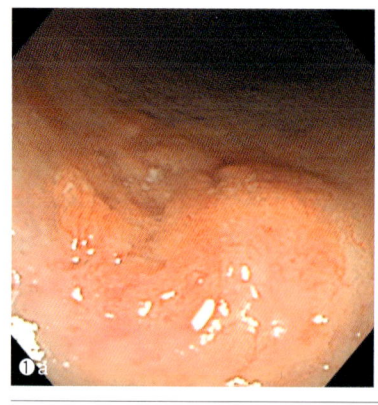

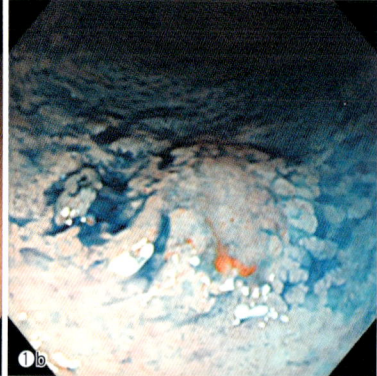

S状結腸，15 mm．27年の病歴のある全大腸炎型潰瘍性大腸炎．
- S状結腸に不整な陥凹と隆起からなる病変を認め，隆起部分は緊満感を認める．空気による変形は認めない．
- 色素撒布では陥凹部分の辺縁は不整であり，隆起部分には浅く広い陥凹を認める．

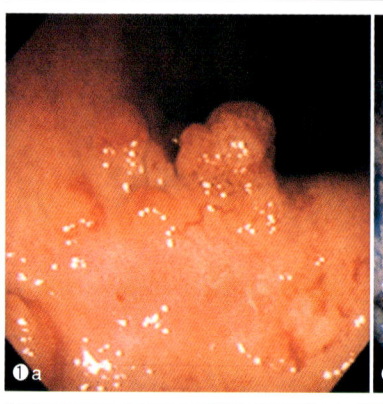

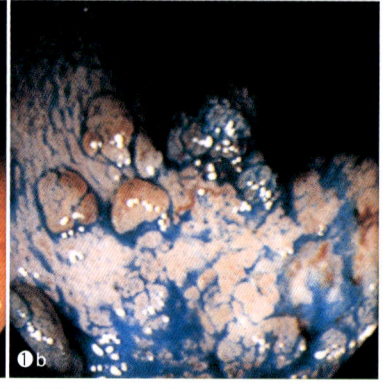

直腸，15 mm，19年の病歴のある全大腸炎型潰瘍性大腸炎．
- 直腸Raに小さな結節状隆起とポリープ様病変がみられる．
- その周辺粘膜は褪色調で光沢を帯びており，小さな不整形潰瘍もみられる．
- 軽度の伸展不良所見もみられる．
- 色素撒布を行うと，褪色調の領域では周辺にみられる無名溝が消失し，びらん・潰瘍を伴っているのがわかる（①b）．

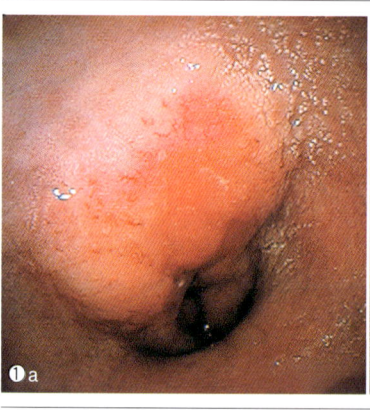

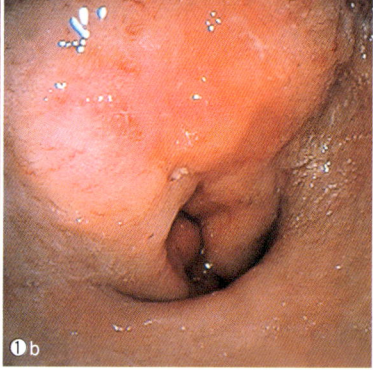

S状結腸，50 mm，15年の病歴のある全大腸炎型潰瘍性大腸炎．
- 病変は褪色調を呈し，周囲に白斑が認められる．
- 肛門側の立ち上がりはなだらかであり，頭部に発赤を有する陥凹が認められるが，口側については不明である（①a）．
- スコープを進めると口側に深い陥凹がみられ，底は亀裂を有し，不整である（①b）．

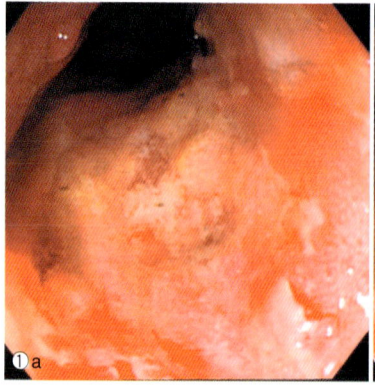

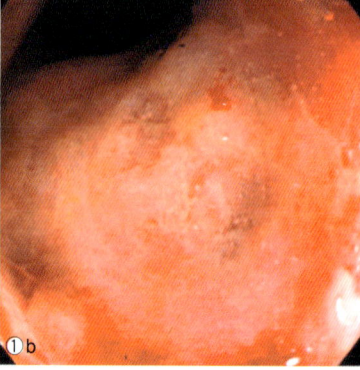

直腸下部，55 mm，24年の病歴のある慢性持続型潰瘍性大腸炎．
- 肛門歯状線を越えたところに，境界不明瞭で不規則な凹凸のある硬い粘膜がみられる．
- 色調は白色調であるが，一部で不規則な血管透見がみられる．
- 周囲の粘膜よりわずかに陥凹しており，易出血性がある．
- 腸管の伸展性は悪い．

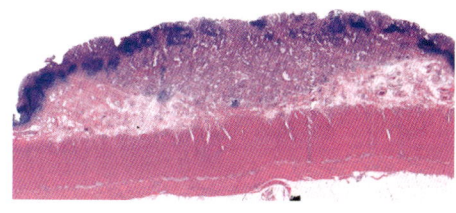

潰瘍性大腸炎関連大腸癌
（Ⅱa＋Ⅱc，SM≧1,000μm）

- サーベイランス内視鏡により発見された病変である．
- 中分化腺癌で粘膜下に深く浸潤しており，リンパ管浸潤陽性であったが，リンパ節転移はみられなかった．
- S状結腸上部にもSM癌がみられたが，術前に同定できなかった．他に癌やdysplasiaはなかった．

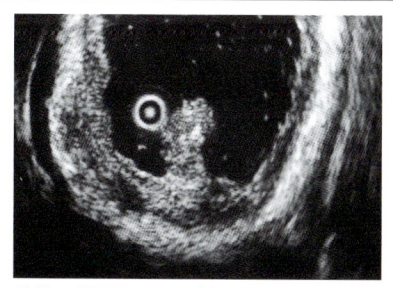

ルーペ像：深達度SM，高分化腺癌

潰瘍性大腸炎関連大腸癌
（Ⅱc様進行癌，SS）

- 径約15mmのⅡc様病変で，低分化腺癌，印環細胞癌，粘液癌が混在し主病巣は粘膜下層深部までであったが，漿膜下層にも粘液癌巣が認められたため，深達度はSSであった．
- 内視鏡所見としては褪色調で光沢のある領域，拡張した血管，壁の伸展不良所見，色素撒布像での無名溝の不明瞭化に着目することが重要である．
- 本例はEUSで第3層深層に及ぶ不整形の低エコーが描出されており，潰瘍性大腸炎関連大腸癌におけるEUSの有用性が示唆される症例である．

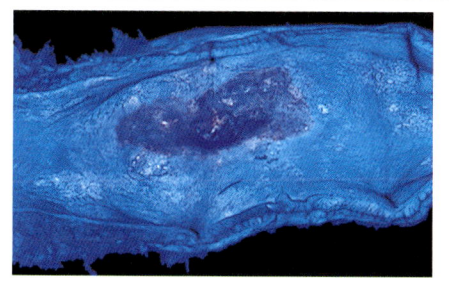

粘膜下層深層に及ぶ低エコーが明瞭に描出される．組織学的に低分化腺癌・粘液癌・印環細胞癌がみられ，漿膜下層にわずかに浸潤している

潰瘍性大腸炎関連大腸癌（5型，SS）

- 粘膜下腫瘍様の隆起と深い潰瘍を併存する中〜低分化型腺癌である．
- 粘膜下腫瘍様隆起と深い陥凹から進行癌の診断は容易である．
- 癌が粘膜下層に浸潤後，急速に発育したため粘膜下腫瘍様の形態を呈していると思われる．

中央部に深い潰瘍を有し，病変全体は粘膜下腫瘍様に隆起している．中〜低分化腺癌，深達度ss（alcian blue染色）

鑑別診断のポイント　粘膜下腫瘍様隆起，深い陥凹

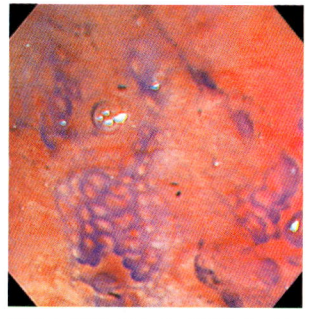

潰瘍性大腸炎関連大腸癌
（Ⅱc様進行癌，A1）

- 直腸下部は内視鏡観察上の盲点になりやすい．
- この部位に悪性腫瘍が発生すると，スコープ挿入時に脆い腫瘍を損傷して出血しやすく，観察が困難になる．
- 長期間にわたって炎症が持続した場合，腸管の伸展性が失われ直腸内反転観察ができない．
- 内視鏡観察前の直腸指診で硬い腫瘍を触知することが存在診断のポイントになる．

拡大内視鏡ではpitが消失して無構造な所見がとらえられる．粘液癌，深達度A1

腫瘍性疾患――⑧ 大腸炎関連大腸癌（colitic cancer）

大腸炎関連大腸癌（colitic cancer）

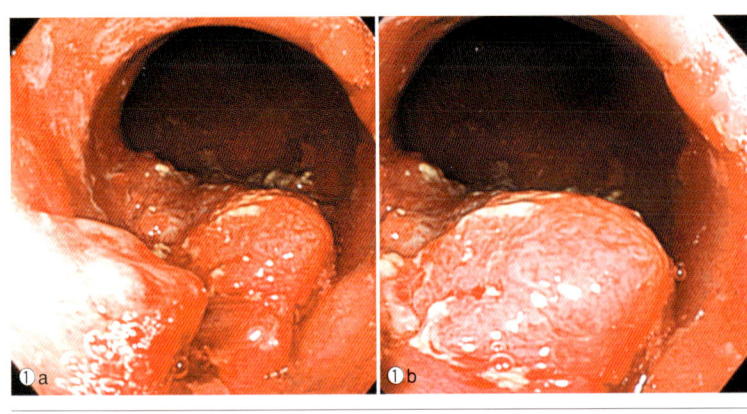

64歳，男性．罹患年数20年，全結腸炎型，慢性持続型．
- 直腸下部に1/3周性に隆起性病変（Is型）がみられる．
- 複数の隆起成分が集簇したような形態であり，凹凸不整である．
- びらんが顕著で，VI型のpit patternを呈する．

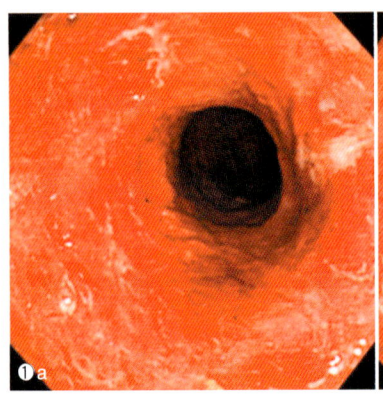

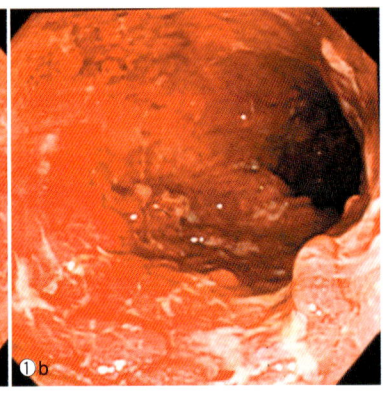

23歳，女性．罹患年数16年，全結腸炎型，慢性持続型．
- S状結腸（①a）の腸管は狭小化がみられ，腸管の伸展性は損なわれている．活動期の内視鏡所見である．
- 下行結腸（①b）では粘膜面にわずかな凹凸がみられるが，持続する炎症のため詳細は不明である．

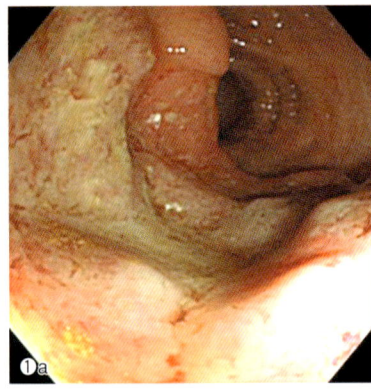

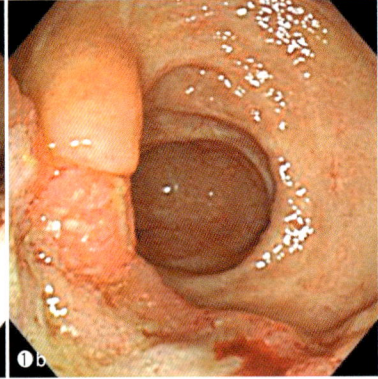

81歳，女性．上行結腸，40 mm．
- 肺結核の治療歴はない．
- 回盲弁の肛門側に約半周性で周堤を伴う潰瘍性病変を認める．
- 潰瘍面は分厚い白苔で覆われており，易出血性が著明である．
- 盲腸から上行結腸にかけて広範囲に潰瘍瘢痕が広がっている．

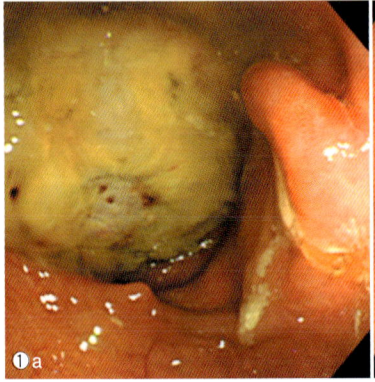

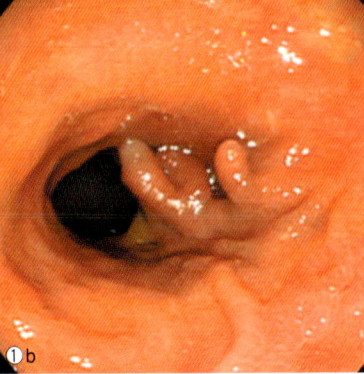

上行結腸，74歳，女性．肺結核の既往はない．
- 上行結腸から盲腸にかけて管腔を占居する大きな腫瘤を認める．表面は汚い粘液に覆われている．
- 周辺粘膜には炎症性ポリープが散在している．粘膜の血管透見はみられるが，血管は不規則であり，白色の瘢痕も所々にみられ，陳旧性腸結核にみられる萎縮瘢痕帯の像である．

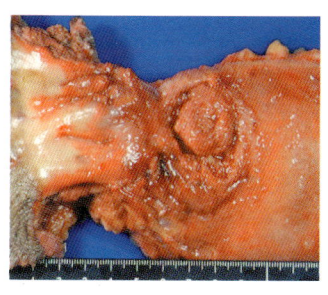

潰瘍性大腸炎関連大腸癌（4型，A2）

- 直腸下部の低分化腺癌（大きさ35 mm）．
- 粘膜下に深く浸潤しており，外膜直下に深く浸潤する．
- この病変は5か月前には小さい無茎性ポリープとして認識されていたが，急速に増大した．

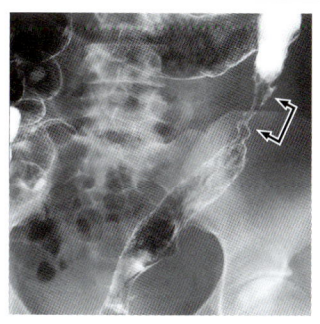

切除標本肉眼所見：下部直腸に凹凸不整の腫瘤がみられる

潰瘍性大腸炎関連大腸癌（4型，SS）

- 手術標本では境界不明瞭な壁肥厚が認められたが，肉眼所見で癌の局在は不明であった．
- スキルス様に発育する癌の診断にはX線像が有効であった．
- 組織学的には低分化腺癌が漿膜下までスキルス様に浸潤していた．

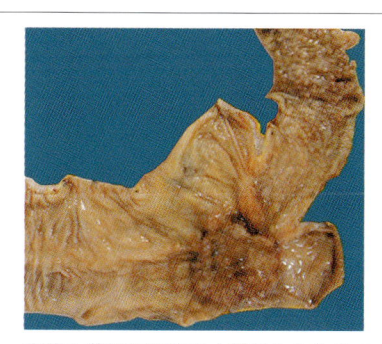

注腸X線像：下行結腸に明らかな狭小所見が確認でき，壁の硬さから癌の存在が強く疑われる

陳旧性腸結核に合併した大腸癌（2型，SS）

- 比較的まれではあるが，腸結核に癌を合併することが知られている．
- 本例は陳旧性腸結核の粘膜を背景に上行結腸に発生した深達度SSの進行癌であり，組織型は辺縁部で高分化腺癌がみられたが，主体は粘液癌であった．
- 腸結核に合併した癌は，女性に多く，右側結腸に好発する．
- 肉眼型としては2型が多いが周堤隆起の丈が低いのが特徴的である．
- 組織型として高分化型癌が多いが，しばしば粘液癌を伴う．

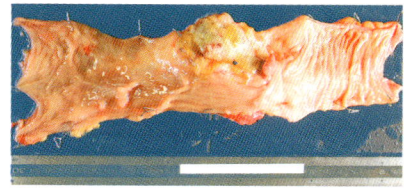

広範な萎縮瘢痕帯の内部にみられる2型大腸癌

陳旧性腸結核に合併した大腸癌（1型，SE）

- 盲腸〜上行結腸にかけて粘液癌（大きさ65 mm）がみられる．
- 周囲に萎縮瘢痕帯はみられるが活動性潰瘍はみられない．
- 組織学的に周囲にdysplasiaは認めなかった．
- 腸結核関連大腸癌の肉眼形は通常の2型癌は3％と少なく，周堤の低い2型癌や5型癌が多い．
- 組織は粘液癌または粘液成分を有するものは43％と多い．

盲腸に深達度SEの粘液癌を認め，周囲には萎縮瘢痕帯を認める

腫瘍性疾患──⑧ 大腸炎関連大腸癌（colitic cancer）

炎症性疾患の内視鏡所見の よみ方と鑑別診断

第 5 章

腸管の炎症性疾患の種類は数多い．一生に一度経験できるかどうかの極めてまれな疾患もある．それらの病名とその概略を知っておかなければ鑑別診断は成り立たない．その意味では，生検やポリペクトミーによって診断が確定する腫瘍性疾患とは違っており，日頃からの博学が要求される．ともあれ内視鏡像からこれらの疾患を鑑別するポイントについて述べてみたい．

1 炎症性腸疾患の種類と分類

炎症性腸疾患（inflammatory bowel disease）という呼称は，狭義には潰瘍性大腸炎とCrohn病を意味する．広義にはあらゆる腸管の炎症や類似疾患（代謝性疾患，虚血に起因する壊死性疾患など）を指す[1〜5]．実際の鑑別診断にあたって，潰瘍性大腸炎とCrohn病の鑑別にとどまらず，あらゆる疾患を念頭に置く必要があるので，ここでは広義に解釈しておく．

炎症性腸疾患の分類として，病因が明らかな腸炎（特異性腸炎）とそうでない腸炎（非特異性腸炎）に分類すると理解しやすい（表5-1）．ここでいう非特異性腸炎とは，現在の科学では病因が解明されていない疾患という意味であり，将来，原因が解明されれば特異性腸炎に分類されるものである．

2 炎症性腸疾患の鑑別診断のポイント

炎症性腸疾患の鑑別診断にあたって，個々の内視鏡所見を解析する以前に，前章で述べた背景因子を理解したり，発症の仕方，病変範囲などを診断することも必要である．

内視鏡は凹凸の少ない軽微な炎症でも，色調の違いとして把握できることが特徴であるから，病変範囲の正確な把握，微細な粘膜変化を把握するのに効果が大きい．

もちろん生検診断を活用できることも大きな強みであるが，病理組織学的に特徴的な炎症像が捉えられないこともある．そのような場合にどのように判断するか，簡単に手術や摘除生検ができないだけに，臨床医の腕のみせどころである．

◆ 炎症の拡がりからみた鑑別診断

炎症の拡がり（病変範囲）を知ることは，鑑別診断上，そして治療方針の決定上重要である（表5-2）．すなわち炎症がびまん性であるのか，区域性または孤在性であるのかによって，かなりの疾患が鑑別できる[1,2]．炎症が直腸から連続して拡がりをみせる場合，潰瘍性大腸炎や偽膜性大腸炎，カンピロバクター腸炎，アメーバ赤痢などが挙げられる．ただし潰瘍性大腸炎で経過の長い例では直腸炎は軽微であって，深部大腸に炎症が著明なこともあり，教科書的記述が当てはまらないことが少なくない[6]．カンピロバクター腸炎の回復期になると区域性腸炎のパターンを呈することもある．アメーバ赤痢は重症例では全大腸にびまん性に炎症がみられるし，中等症では直腸と回盲部などにskip lesionを形成することもあり，潰瘍性大腸炎をはじめとする非特異性炎症との鑑別が難しい場合もある[7〜10]．

表 5-1 病因による腸管の炎症性疾患の分類

- 原因が明らかな腸炎(特異性腸炎)
  - 細菌・ウイルス感染
    腸結核，赤痢，腸チフス，エルシニア腸炎，カンピロバクター腸炎など
  - 物理的刺激
    放射線腸炎，外傷，粘膜脱症候群など
  - 寄生虫
    各種寄生虫感染，アメーバ赤痢など
  - 薬剤性・食品性
    抗生物質起因性腸炎，KCl潰瘍など
  - 膠原病・白血病など全身性疾患に伴う炎症
  - 血管性
    虚血性腸炎など
- 原因が明らかでない腸炎(非特異性腸炎)
  潰瘍性大腸炎，Crohn病，腸管Behçet病，単純性潰瘍，アミロイドーシス，好酸球性胃腸炎，非特異性多発性小腸潰瘍症など

表 5-2 病変範囲からみた炎症性腸疾患の鑑別診断

1. びまん性病変：直腸から連続して炎症が拡がる
   潰瘍性大腸炎，抗生物質起因性腸炎(偽膜性大腸炎)，カンピロバクター腸炎，細菌性赤痢など
2. 区域性病変：炎症の間に健常粘膜が介在する
   a. 分節状病変
      粘膜脱症候群，放射線腸炎，虚血性腸炎，抗生物質起因性腸炎(出血性大腸炎)，エルシニア腸炎など
   b. skip lesion
      Crohn病，腸結核，アメーバ赤痢，放線菌症，腸管Behçet病の一時期，非特異性多発性小腸潰瘍症，腸チフスなど
3. 孤在性潰瘍性病変：単発ないし少数の潰瘍が散在する
   腸管Behçet病，単純性潰瘍，宿便性潰瘍，粘膜脱症候群(孤立性直腸潰瘍)など
4. その他　憩室炎など

　区域性腸炎では①腸管のごく一部の分節のみに限られて炎症が発生する場合(分節性腸炎)，②健常粘膜を介在してあちこちに炎症が存在する場合(skip lesion)がある．粘膜脱症候群や放射線腸炎は分節性腸炎として直腸に発生する．虚血性腸炎はS状結腸や下行結腸が好発部位であり，抗生物質による出血性大腸炎は横行結腸を中心として分節性腸炎がみられることが多い．skip lesionをきたす疾患としてCrohn病と腸結核が代表であり，その炎症パターンは潰瘍性大腸炎との鑑別上の大切な点である．潰瘍と潰瘍の間に健常粘膜が介在すること，時には小腸へも病変がスキップすること，などが鑑別の指標となる[11, 12]．

　しかし潰瘍性大腸炎でもskip lesionを呈することもある．直腸炎型の潰瘍性大腸炎患者の虫垂開口部にskip lesionとして炎症がみられることもある[13]が，中間の健常と思われる粘膜から生検を行うと，かつて炎症が存在していたことが証明される．した

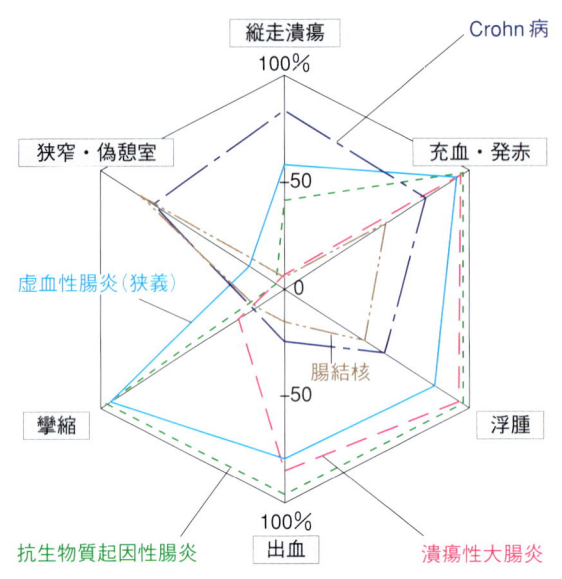

図5-1　局所所見からみた炎症性腸疾患の鑑別診断

がって基本的には，潰瘍性大腸炎は連続病変であると考えておくべきである[14, 15]．

　腸管Behçet病の好発部位は回盲部であるが，急性増悪期では全消化管にアフタ様びらんを形成することもある．その場合でもアフタはskip lesionとして散在性に発現する[16, 17]．

　孤在性に単発（まれには多発性）がみられる場合で，回盲部に発生するときにはまず腸管Behçet病ないし単純性潰瘍を念頭に置く必要がある．直腸に孤在性潰瘍ないしびらんがみられた場合には，粘膜脱症候群のうちの潰瘍型（いわゆる孤立性直腸潰瘍症候群），宿便性潰瘍，STD（sexually transmitted disease）[18〜20]などを考えなければならない．

　憩室炎は発生部位や炎症の強弱に左右されて，さまざまなパターンで発生する．

局所炎症像からみた鑑別診断

　炎症性腸疾患の病像としてさまざまな所見が挙げられるが，頻度が高く，疾患特異性のある炎症像として縦走潰瘍，充血・発赤，浮腫，出血，攣縮，狭窄・偽憩室などを取り上げ，各疾患別にどの程度の頻度で出現するものか，六次元の座標に表わす（図5-1）．それによると疾患別にある程度の特徴的な座標パターンを知ることができるが，このような基本的な病像を内視鏡検査でどこまで忠実に描出できるかも問題である．すなわち狭窄が強いと口側病変の観察はできないし，内視鏡の視野上の盲点（見逃し）を克服することも課題である．実際の臨床の場において，的確に鑑別診断を行うにはいろいろと課題は多い．

　以下，代表的な炎症所見について，その鑑別のポイントを述べる．

1）潰瘍

　潰瘍とは病理学的にはUl Ⅱ以上の深い粘膜欠損であるが，内視鏡では潰瘍の深さを読影することが難しいので，「びらん」との正確な鑑別ができないまま「潰瘍」の表現を

表5-3 潰瘍・びらんの形態からみた鑑別診断

潰瘍・びらんの形状	炎症性疾患〔（ ）は頻度の低い疾患〕
アフタ	あらゆる炎症性疾患
円形・楕円形	腸管Behçet病，単純性潰瘍
不整形	粘膜脱症候群，宿便性潰瘍，エルシニア腸炎，Crohn病，腸結核，アメーバ赤痢，（放射線腸炎）
縦走	Crohn病，虚血性腸炎，（潰瘍性大腸炎，出血性腸炎）
輪状・帯状	腸結核，Crohn病
びまん性・連続性	潰瘍性大腸炎，サルモネラ腸炎，カンピロバクター腸炎，赤痢，病原性大腸菌腸炎，出血性腸炎，放射線腸炎

用いることが多い．潰瘍の形態から円形，卵円形，不整形，縦走，環状，帯状，下掘れ潰瘍などと表現される（表5-3）．

縦走潰瘍とは，文字通り腸管の長軸方向（縦）に長い潰瘍であるが，通常は4～5cm以上の長さのある潰瘍を意味する[21,22]．しかしX線と比べて，内視鏡検査では正確な長さを把握することは難しい．Crohn病や虚血性腸病変に特徴的であるが，抗生物質起因性腸炎でも少なからずみられる．潰瘍性大腸炎でも長期経過例ではみられることがあるが，慢性虚血による二次的変化であり，その長さは短いことが多い[14,23]．

輪状潰瘍は長軸に直角に，腸管を取り囲むように配列する潰瘍であり，腸結核に好発する潰瘍形態である．

帯状潰瘍は輪状潰瘍の幅が広くなった潰瘍であり，腸結核，Crohn病などでみられ，多少の腸管狭窄を伴う[24]．

下掘れ潰瘍は潰瘍と辺縁の境が急峻であり，境界明瞭な形を呈する場合を意味する．深い潰瘍であるが，急性炎症の場合には，比較的浅い潰瘍でも同様の形態をとることがあるので，潰瘍の深さを判断する際に注意が必要である．下掘れ潰瘍は単純性潰瘍やBehçet病の代名詞のような潰瘍とされているが，Crohn病や宿便性潰瘍などの他疾患でもしばしばみられることがある[25]．

2）びらん

病理学的には粘膜層の粘膜欠損を意味するが，臨床サイドでは欠損がなくても炎症があり，粘膜が赤くなった状態をびらんと呼ぶ慣習がある．その分布から単発性，散在性，多発性，びまん性などの形容詞が与えられる．形態から縦走，円形などの表現も加えられる．小さいびらんが散在する場合をアフタ様びらんと呼称することもある．腫瘍でも表面が機械的に擦れるとびらんを生じるので，炎症性疾患に特異的な所見ではない．

3）アフタ

5mm以下の大きさの限局性発赤，小びらん，小潰瘍が散在性にみられる状態をアフタと呼ぶ[26,27]．アフタの形状はさまざまであるが，内視鏡像から4型に分類できる

表5-4 アフタ様病変の形態分類

Ⅰ群：明らかな白苔はみられず，限局性に混濁して浮腫状の数mmの発赤・びらんを呈する
Ⅱ群：紅暈を伴う小びらんとして観察される
Ⅲ群：周辺がわずかに盛り上がり，円形ないし不整形の白苔を有するびらんないし潰瘍の輪郭が明瞭に観察される
Ⅳ群：びらんの周囲が小結節状に盛り上がり，白苔も一層明瞭となる

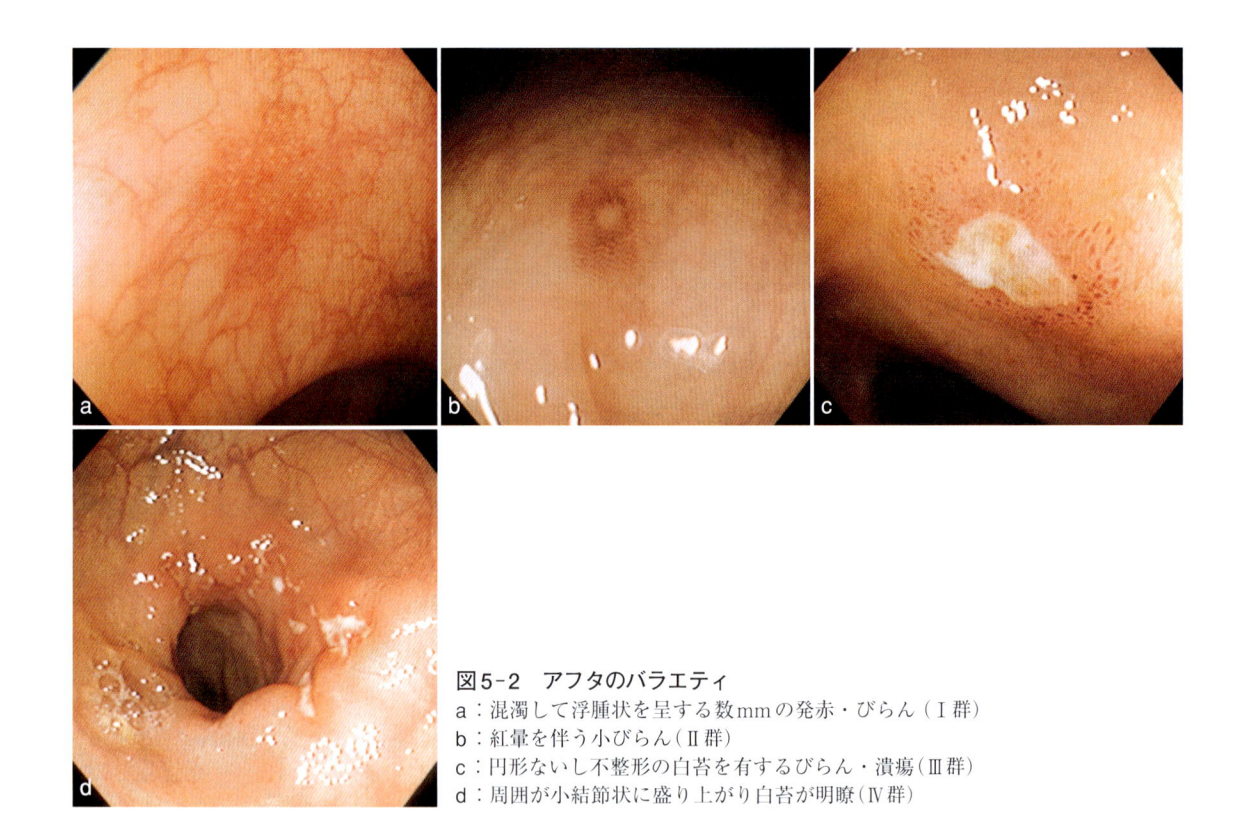

図5-2 アフタのバラエティ
a：混濁して浮腫状を呈する数mmの発赤・びらん（Ⅰ群）
b：紅暈を伴う小びらん（Ⅱ群）
c：円形ないし不整形の白苔を有するびらん・潰瘍（Ⅲ群）
d：周囲が小結節状に盛り上がり白苔が明瞭（Ⅳ群）

（表5-4）．粘膜の一部が限局性に発赤して浮腫状を呈するものから，びらんの周囲が小結節状に盛り上がり白苔が明瞭なものまで様々な形態を呈する（図5-2）．

アフタという用語はびらん・小潰瘍のニックネームであり，認知された病名ではない．欧米でよく用いられるdiscrete ulcerなどとの異同も明確ではない．

アフタは急性，慢性を問わず，あらゆる炎症性腸疾患にみられる所見であり，炎症の初期ないし修復期の病像として理解できる（表5-5）．潰瘍性大腸炎では急性期にⅠ群ないしⅡ群がみられるが，その頻度は他の疾患よりも低く，数もたかだか5〜6個程度である．発生部位も炎症範囲に近接した口側腸管に限局する．炎症が口側へ波及する前兆の病態であると推定される．

Crohn病ではⅠ群からⅣ群まで，さまざまな形態のアフタが観察される．

腸管Behçet病や単純性潰瘍ではⅠ群からⅢ群までの形態の病変がみられ，境界の明瞭なきれいな白苔を有するアフタが特徴的である．アフタが進行すると下掘れ潰瘍に

表 5-5 疾患別アフタ様病変の出現頻度

疾患		出現頻度	I 群	II 群	III 群	IV 群
潰瘍性大腸炎	192 例	5(2.6%)	4(2.1%)	2(1.0%)		
Crohn 病	31	24(77.4)	9(29.0)	10(32.3)	8(25.8%)	11(35.5%)
腸管 Behçet 病	7	7(100)	7(100)	5(71.4)	4(57.1)	
単純性潰瘍	5	4(80.0)	3(60.0)	3(60.0)	3(60.0)	
腸結核	4	4(100)			2(50.0)	4(100)
アメーバ赤痢	4	4(100)			4(100)	
カンピロバクター腸炎	10	2(20.0)		2(20.0)		
エルシニア腸炎	2	2(100)	2(100)	1(50.0)		
抗生物質起因性腸炎						
出血性腸炎	21	2(9.5)	1(20.0)	2(9.5)		
偽膜性腸炎	5	2(40.0)		1(20.0)		

進展する．腸結核ではIII群，IV群，アメーバ赤痢ではIII群である．

アフタを内視鏡観察したら，あらゆる疾患の可能性を考慮して鑑別しなければならないが，その形態や発生部位，時間的推移などに注目すれば鑑別診断は難しくない．

4) 発赤

充血・発赤や浮腫などの炎症像はいずれの疾患でも高い頻度でみられるものであり，鑑別の指標にはなりにくい．炎症の程度，時間的ファクターに左右される．

5) 出血

出血（易出血性）は潰瘍性大腸炎や虚血性腸病変，抗生物質起因性腸炎では高頻度で確認されるが，腸結核やCrohn病には少ない所見である．粘膜面の障害の面積，炎症の程度とも比例する．

6) 攣縮

攣縮は急性炎症である虚血性腸病変，抗生物質起因性腸炎に高頻度にみられる所見である．

7) 狭窄・偽憩室

狭窄・偽憩室などの腸管の変形は，腸壁の深層へ炎症が波及するCrohn病や腸結核に特徴的な所見である．潰瘍性大腸炎や一過性型の虚血性腸炎，抗生物質起因性腸炎では少ないが皆無ではない．

8) 敷石像 (cobblestone appearance)

深い潰瘍の辺縁に石畳のようなわずかに隆起した所見を意味する．Crohn病の代名詞のように用いられるが，虚血性腸炎の慢性期になると出現する．敷石像にもいろいろなバラエティーがあり，厳格な定義はないが，中世の欧米の石で舗装をした道路を想像すればよい．急性増悪期では発赤した色調であるが，慢性期では炎症も軽減して表面は正常粘膜調を呈する．アミロイドーシスAL型でも粘膜下へのアミロイドの沈

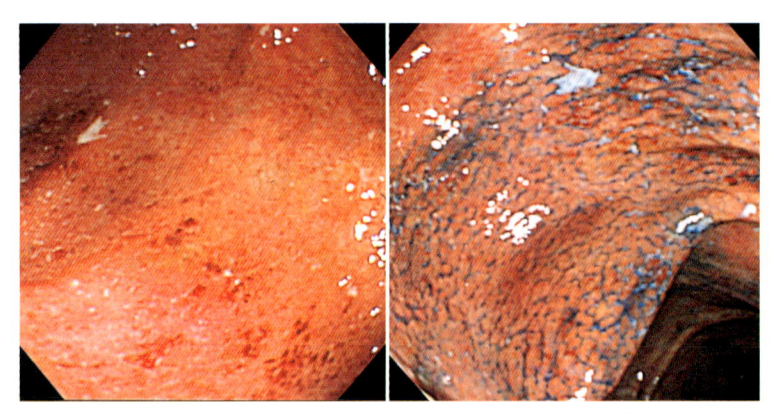

図5-3 横行結腸から上行結腸にかけてみられた区域性の炎症像

着によって，凹凸した結節状粘膜像を呈することもあるので鑑別上，注意が必要である[28]．

9）瘻孔

腸管に生じた深い潰瘍が穿孔，穿通して，腸管の他部位ないし他臓器と交通ができた所見である．Crohn病，放射線腸炎，Behçet病，単純性潰瘍などの疾患でしばしばみられる．内視鏡では瘻孔の識別は不得意である．瘻孔開口部の確認はできても，その全体像を把握することはX線診断に委ねられる．

10）拇指圧痕像

本来はX線学的な用語であるが，内視鏡所見としてもしばしば活用される．激しい急性炎症によって粘膜下に著しい浮腫を生じて，拇指で押さえたときにへこむような凹凸のある粘膜所見を意味する．もちろん粘膜面の色調はびらんや充血を伴うため，発赤調である．虚血性腸炎や病原性大腸菌腸炎などの激しい急性炎症でみられるが，浮腫が改善すると消失する．

総合的な鑑別診断

繰り返して述べているように，内視鏡所見から局所の炎症パターンを解析することは，炎症性腸疾患の鑑別に重要であるが，それだけでは常に確定診断が下せるとは限らない．患者の背景因子，臨床症状を解析するとともに，糞便の細菌学的検査成績も参考にしながら，同時に画像所見を解析しなければならない．

腸管の炎症は変化するものであるから，1回の検査で診断できないときには，反復して観察し，炎症の推移をみることも鑑別のためのポイントである．また大腸の病像で鑑別できないときには，回腸終末部，さらに口側の小腸を調べたり，上部消化管に注目することも必要である[29]．もちろん消化管の画像だけでなく，胸部，皮膚，肛門部所見なども参考にして，総合的な鑑別診断に努めることがポイントであろう．

以下，具体的な症例を提示して鑑別診断のための考え方を述べてみたい．図5-3は横行結腸から上行結腸にかけてみられたびまん性炎症像である．浮腫が強く，血管透見像が失われており，出血や白苔を伴うびらんも確認できる．この内視鏡像を見るかぎり，潰瘍性大腸炎類似の炎症であるが，感染性腸炎を含めて，びまん性，区域性の

2. 炎症性腸疾患の鑑別診断のポイント

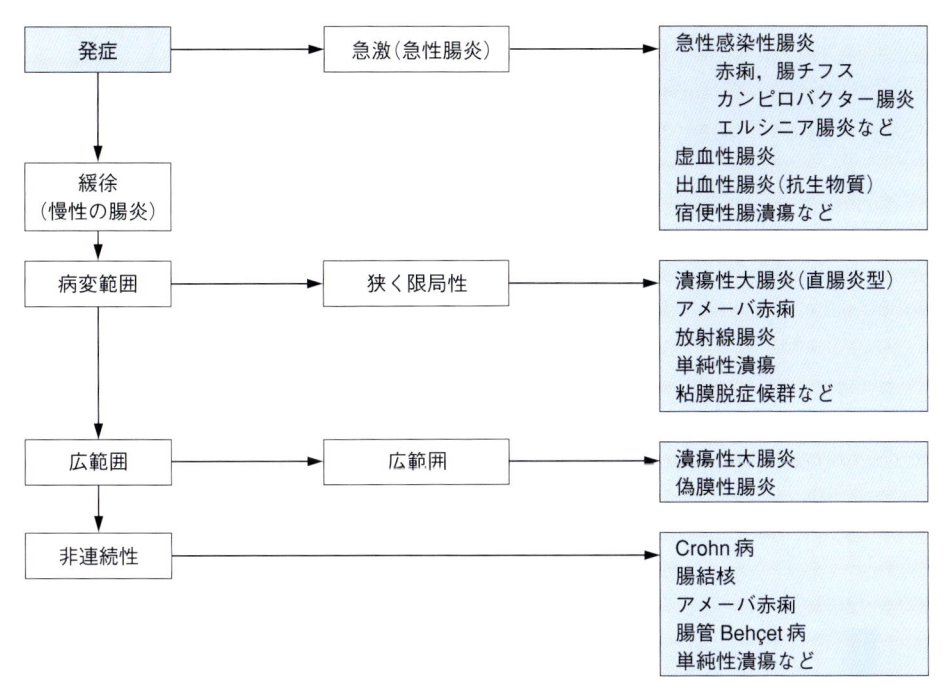

```
発症 ──→ 急激(急性腸炎) ──→ 急性感染性腸炎
 │                              赤痢, 腸チフス
 │                              カンピロバクター腸炎
 │                              エルシニア腸炎 など
 │                             虚血性腸炎
 ↓                             出血性腸炎(抗生物質)
緩徐                            宿便性腸潰瘍 など
(慢性の腸炎)
 │
 ↓
病変範囲 ──→ 狭く限局性 ──→ 潰瘍性大腸炎(直腸炎型)
 │                           アメーバ赤痢
 │                           放射線腸炎
 │                           単純性潰瘍
 │                           粘膜脱症候群 など
 ↓
広範囲 ──→ 広範囲 ──→ 潰瘍性大腸炎
 │                    偽膜性腸炎
 ↓
非連続性 ──→ Crohn病
             腸結核
             アメーバ赤痢
             腸管Behçet病
             単純性潰瘍 など
```

図 5-4 炎症性腸疾患の鑑別診断

炎症パターンを呈するあらゆる炎症性腸疾患を念頭に置かなければならない．その際，この炎症が急性に発症した炎症であるのか，慢性な炎症かを臨床症状から知ることによって，かなりの疾患を絞り込むことができる（図5-4）．患者は1か月前から腹部不快感，1日に2～3行の下痢を訴えており，慢性に経過していることが確認でき，急性の感染性腸炎は否定できるので，かなりの疾患を絞り込むことができる．

このような炎症が腸管のどの部位にみられるのかを識別することも鑑別上のポイントである．炎症は横行結腸から上行結腸であったが，内視鏡上は正常と思われる他部位でも色素撒布を行ってarea patternをみるとともに，生検を行って病理学的に炎症がないか検索した結果，直腸やS状結腸にも炎症性細胞浸潤が存在することが確認でき，びまん性病変であることが判明し，潰瘍性大腸炎が強く疑われた．潰瘍性大腸炎としての治療を行うと数か月後には横行結腸の炎症は消退したが，1年後に再発したときには直腸から下行結腸にもびまん性炎症が波及しており，最終的に潰瘍性大腸炎としての確定診断を下すことができた．

確定診断までは時間がかかったが，炎症性腸疾患の診療では，このようなケースはしばしば経験する．確定診断が下されるまでの間，治療的診断が必要なこともあるが，的外れの治療が行われないように注意しながら診療しなければならない．

炎症性腸疾患の鑑別診断は「謎解き」であるから，論理的に考察すれば必ず解決の糸口はつかめるものである．「分類不能腸炎」も確かに存在するが，なるべく分類不能腸炎は少ないほうがありがたい．鑑別診断のために最善の努力した結果，そうであればやむを得ないが，そこへの過程が合理的であったかどうかが問題である．

以上に述べた主な炎症性腸疾患の鑑別のポイントを表5-6にまとめる（図5-5）．

第5章　炎症性疾患の内視鏡所見のよみ方と鑑別診断

表5-6　主な炎症性腸疾患の炎症パターンの特徴

炎症性腸疾患	炎症の拡がり	潰瘍の形状	その他
潰瘍性大腸炎	直腸より連続性，びまん性	びまん性潰瘍	
Crohn病	小腸～大腸にskip lesion 肛門部病変 まれに口腔，食道，胃病変	縦走潰瘍	敷石像 瘻孔
腸結核	回盲部に好発	輪状・帯状潰瘍	輪状狭窄 萎縮瘢痕帯
単純性潰瘍 腸管Behçet病	回盲部に好発	円形～楕円形の 下掘れ潰瘍	口腔内アフタ 針反応
虚血性腸炎	S状～下行結腸に好発	縦走潰瘍	拇指圧痕像
粘膜脱症候群	直腸に好発	不整形潰瘍	隆起型もある
食中毒 感染性腸炎	起因菌によってさまざま	潰瘍性大腸炎や 虚血性腸炎類似	便培養
STD	直腸，S状結腸に好発 まれに全大腸	びまん性潰瘍 不整形潰瘍 リンパ濾胞腫大	血清反応

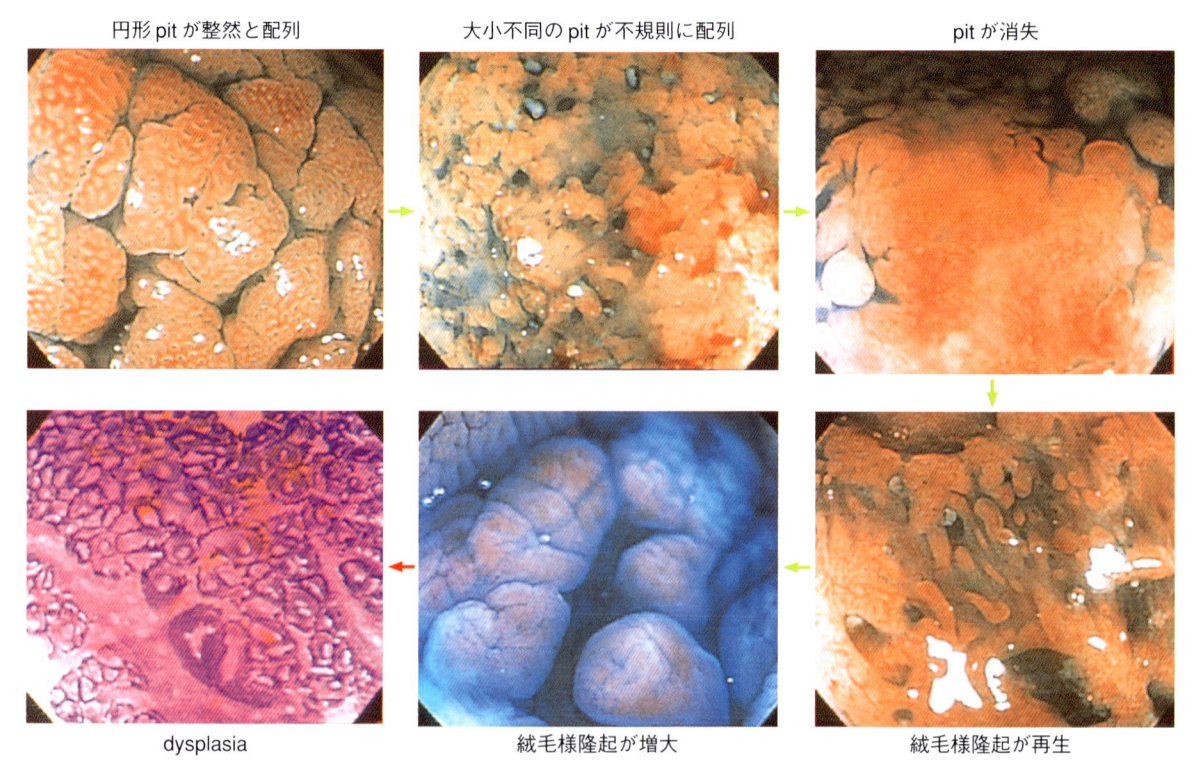

円形pitが整然と配列　　　大小不同のpitが不規則に配列　　　pitが消失

dysplasia　　　絨毛様隆起が増大　　　絨毛様隆起が再生

図5-5　潰瘍性大腸炎におけるpit patternの推移

3 colitic cancer の臨床病理診断

長期に経過した大腸炎患者に大腸癌が合併することがまれにあるが，これを大腸炎関連癌（colitic cancer）と呼称する[30〜32]．発生母地となる大腸炎は潰瘍性大腸炎，Crohn病，放射線腸炎，日本住血吸虫症，腸結核などさまざまであるが，なかでもわが国で増加傾向が顕著な潰瘍性大腸炎に合併するcolitic cancerは無視できない[33〜38]．

◆ 自験例における潰瘍性大腸炎合併colitic cancerの特徴

筆者らの1人である多田消化器クリニックでは，478名の潰瘍性大腸炎患者を診療している．その罹患範囲別の内訳は全結腸炎型137例（28.7％），左半結腸炎型257例（53.7％），直腸炎型84例（17.6％）である．

このうち11例（2.3％）のべ12病変のcolitic cancerを経験している（表5-7）．診断時の年齢は23〜68歳で，通常の大腸癌の好発年齢よりも若い．罹患年数は12〜25年であり，活動期年は9.8〜22.0年でいずれも長期経過例である．10例は全結腸炎型，1例は左半結腸炎型であるが，全結腸炎型における癌発生率は7.3％，左半結腸炎型のそれは0.4％であり，特に全結腸炎型では，健常者の担癌率と比較すると極めて高い．

12病変の発生部位は直腸6病変，S状結腸1病変，下行結腸2病変，横行結腸2病変，虫垂1病変である．肉眼型は進行癌6病変では3型（潰瘍浸潤型）が2病変，4型（びまん浸潤型）は5病変であり，通常の大腸癌に多い1型や2型はない．早期癌5病変はIp型1病変，Isp型1病変，IIa型3病変である．

表5-7 自験例におけるcolitic cancerの内訳

	年齢	性	罹患年数（活動期年）	罹患範囲	発生部位	型	深達度
1	68	女	25（17.5）	全結腸	横行結腸	3型	se
2	41	男	24（21.4）	全結腸	直腸	4型	a2
3	46	女	24（15.6）	全結腸	下行結腸	3型	ss
4	57	女	22（22.0）	全結腸	直腸	IIa	m
5	23	女	16（15.5）	全結腸	下行結腸	4型	ss
6	40	男	13（11.0）	全結腸	S状結腸	Ip	m
7	56	女	12（12.0）	全結腸	直腸　横行結腸	4型　Isp	a2　m
8	64	男	20（18.5）	全結腸	直腸	4型	a2
9	30	男	12（10.5）	左半結腸	直腸	IIa	sm
10	57	女	22（13.4）	全結腸	直腸	IIa	sm
11	28	男	12（9.8）	全結腸	虫垂	4型	ss

癌の深達度は早期癌5病変ではM癌3病変，SM癌2病変であり，進行癌では漿膜ないし外膜に達するか越える浸潤であった．病理組織学的には高分化腺癌2病変，中分化腺癌3病変，低分化腺癌4病変，印環細胞癌1病変，粘液癌1病変であり，通常大腸癌では少ない低分化腺癌，印環細胞癌，粘液癌がみられることが特徴である．

◆ 早期診断が難しい理由

　本症にcolitic cancerの頻度が高いことを認識してサーベイランスにあたっていても，実際には進行癌になって診断可能になることが少なくない．colitic cancerの内視鏡診断が難しい理由は，①背景粘膜に炎症があり出血しやすい，②周囲の粘膜との色調差が少ない，③背丈が低い病変が多く存在診断が難しい，④多発する炎症性ポリープとの鑑別が難しい，⑤早期に深部浸潤することが多い，などが列挙される[30,39~41]．したがって緩解期の条件のよい時期に検査を行うことが望ましいが，慢性持続型では緩解期が少ないため，早期診断の機会が少なくなる．

◆ 内視鏡診断基準（pit pattern診断）の指標

　dysplasiaも含めたcolitic cancerの早期内視鏡診断にあたって，どのような指標で診断すればよいのであろうか．この問題を解決するためには多数の症例を集積しなければならないが，pit pattern診断にも期待が寄せられる[17~19]．

　自験例において拡大内視鏡を用いてpit pattern診断を試みた7病変のcolitic cancerの内視鏡所見について述べる．pit構造がほぼ消失していたのは3病変，絨毛様の隆起の表面にpit構造は確認できるが，大腸癌pit pattern分類には合致しない歪な所見を呈したのが2病変，絨毛の集合体のような所見が2病変であり，通常の早期大腸癌のpit patternとは異なっていた．その理由は，①持続する炎症によって腫瘍の表面構造が修飾される，②通常の大腸癌とは病理組織型が異なる，③粘液癌や低分化腺癌のpit patternの経験が少ない，などが考えられる．いずれにせよ，今日までに提唱されてきた大腸腫瘍のpit pattern分類はcolitic cancerに関しては該当しないことがあるので，新しい診断基準・分類が作成されることが期待される．

　colitic cancerのpit patternの指標を求めるためには，潰瘍性大腸炎の炎症の推移に伴うpitの変化・変形を理解しておかなければならない（図5-5）．なぜなら潰瘍性大腸炎に隆起性病変ないし陥凹性病変が出現した場合，腫瘍性か炎症性かの鑑別が難しいことが少なくないからである[42,43]．非腫瘍性のpit patternを知らずして，腫瘍のそれを診断することはできない．潰瘍性大腸炎の炎症が弱い粘膜には円形のpitが整然と配列する．炎症が著しい場合や再発を繰り返していると，粘膜面の破壊が進み，pitは大小不揃いで，いびつな形と配列になる．重症例で粘膜層が脱落するとpitが消失する．pitが消失したとき，pit patternのないcolitic cancerとの鑑別が問題になるが，pitだけに注目すると炎症か腫瘍かの鑑別はできない．pit以外の全体の所見（pit欠損部の形，大きさ，全体に隆起していないか否かなど）を把握しなければならない．

　粘膜面が脱落・再生を繰り返すうちに小さい絨毛様の隆起が出現し，これらは増大したり癒合して集合体となる．こうなると絨毛様構造を呈するcolitic cancerとの鑑別が問題になる．

表5-8 潰瘍性大腸炎に合併する悪性腫瘍

大腸癌	11例 (2.3%)
胃癌	1例 (0.2%)
食道癌	1例 (0.2%)
肝臓癌	1例 (0.2%)
前立腺癌	1例 (0.2%)
肺癌	1例 (0.2%)
乳癌	2例 (0.4%)
甲状腺癌	1例 (0.2%)
合計	19例 (4.0%)

表5-9 colitic cancer の臨床・病理学的特徴

1. 10年以上経過した慢性持続型，全大腸炎型に多い
2. 通常大腸癌よりも若年発症する
3. 肉眼型は4型が少なくない
4. 低分化癌，粘液癌，未分化癌が少なくない
5. 反転内視鏡観察が困難な直腸肛門部に発生した病変の診断が難しい
6. 通常大腸癌のpit pattern診断が該当しない
7. 大腸癌だけでなく全身の癌管理が必要

いずれにせよ長期間に慢性持続型の炎症が続いた潰瘍性大腸炎の背景粘膜には，pitの破壊と修復が繰り返されており，その形態は変形するのが当然である．変形したpit patternが腫瘍性増殖によるものか，炎症の結果であるかを診断することが診断の決め手であろうが，現実には非常に難しい．いきおい生検診断に頼らざるを得ないが，病理医も潰瘍性大腸炎におけるdysplasiaやcolitic cancerの存在を十分に認識したうえで，診断しなければならない[31,39,40,42,43]．

NBIやFICEなどの新しい手法を用いてcolitic cancerの診断に取り組む試みも行われているが，いまだ明確な結論を得るまでには至っていない．

潰瘍性大腸炎に合併する悪性腫瘍

478例の潰瘍性大腸炎患者において大腸癌11例以外に，他臓器癌は8例に発見されている（表5-8）．胃，大腸，肝臓などの消化器癌だけでなく，甲状腺癌や乳癌，前立腺癌，肺癌など，あらゆる臓器に悪性腫瘍が発生し，全体では19例(4.0%)に悪性腫瘍の合併がみられている．本症患者では全身的な免疫能が低下しており，大腸以外にも悪性腫瘍が発生しやすいことを示している．本症のサーベイランスにあたって，colitic cancerにのみ注意を払うのではなく，全身的な管理が要求される[32,37]．

これらのcolitic cancerの臨床・病理学的特徴を列挙すると，表5-9のようになる．

■ 参考文献

1) 多田正大, 磯彰格, 大塚弘友, 他：炎症性腸疾患の内視鏡診断. 臨床消化器内科 4：2067-75, 1989
2) 多田正大：炎症性腸疾患の内視鏡診断と生検病理診断. 綜合臨牀 45：1603-9, 1996
3) 特集：炎症性腸疾患1997. 胃と腸 32：1997
4) 飯塚文瑛, 長廻紘：IBDの診断. 診断と治療 81：1552-62, 1993
5) 渡辺英伸：炎症性腸疾患の病理形態学的鑑別. 臨放 25：789-800, 1990
6) 多田正大, 沖映希：潰瘍性大腸炎の内視鏡診断. 朝倉均, 他（編）：炎症性腸疾患の臨床. pp43-52, 日本メディカルセンター, 東京, 2000
7) 宮岡正明, 大下剛, 芦沢真六, 他：アメーバ性大腸炎の臨床. Gastroenterol Endosc 26：1512-19, 1984
8) 大川清孝, 北野厚生, 小畠昭重, 他：アメーバ性大腸炎（自験例24例の臨床的検討）. Gastroenterol Endosc 31：65-75, 1989
9) 大川清孝, 北野厚生, 小林絢三：アメーバ性大腸炎. 小林絢三（編）：最新内科学大系45. pp275-81, 1992
10) 北野厚生, 松本誉之, 押谷伸英, 他：アメーバ赤痢. 胃と腸 32（増刊号）：481-7, 1997
11) 長廻紘, 佐々木宏晃, 青木暁, 他：大腸結核の内視鏡診断. 胃と腸 12：1623-35, 1977
12) 渡辺英伸, 遠城寺宗知, 八尾恒良：腸結核の病理. 胃と腸 12：1481-96, 1977
13) 大川清孝, 青木哲哉, 佐野弘治, 他：潰瘍性大腸炎における虫垂病変の臨床的特徴. 胃と腸 33：1197-230, 1998
14) 樋渡信夫, 渡辺浩光, 前川浩樹, 他：潰瘍性大腸炎（診断基準と診断の進め方）. 胃と腸 32（増刊号）：271-8, 1997
15) 石黒信吾, 真能正幸, 春日井務, 他：炎症性腸疾患における生検診断の現況. 胃と腸 35：137-42, 2000
16) 星野恵津夫, 徳富研二, 茂木秀人, 他：ベーチェット病の消化管病変. 臨牀消化器内科 14：1769-76, 1999
17) 多田正大, 傍島淳子, 清水誠治, 他：腸型Behçet病とsimple ulcerの臨床経過. 胃と腸 27：313-8, 1992
18) 谷礼夫：内視鏡とSTD. 消化器内視鏡 3：1199-203, 1991
19) 松井敏幸, 飯田三雄, 坂本清人, 他：感染性大腸炎のX線・内視鏡診断. 画像診断 9：1171-8, 1989
20) 清水誠治, 岡田博子, 多田正大, 他：Stercoral ulcer（宿便潰瘍）と思われる4症例. 大腸肛門誌 39：877-81, 1986
21) 八尾恒良：Crohn病診断基準（案）. 厚生省特定疾患難治性炎症性腸管障害調査研究班平成6年度業績集. pp63-6, 1995
22) 前川浩樹, 樋渡信夫, 織内竜生, 他：Crohn病の長期経過. 胃と腸 34：1211-26, 1999
23) 大井秀久, 鳥岡俊治, 西俣嘉人, 他：潰瘍性大腸炎における非典型所見（縦走潰瘍）. 胃と腸 33：1227-42, 1998
24) 武藤徹一郎, 上谷潤二郎, 堀江良秋：Crohn病の鑑別と生検の意義. 日臨 35：1896-1900, 1977
25) 中村恭一, 喜納勇：消化管の病理と生検組織診断. 医学書院, 東京, 1980
26) 多田正大. Aphthoid ulcerとその鑑別診断. Medicina 24：245-7, 1987
27) 多田正大, 藤田欣也, 伊藤義幸, 他：腸管アフタ様病変の鑑別（内視鏡を中心に）. 胃と腸 28：411-8, 1993
28) 多田修治：消化管アミロイドーシスの診断に関する研究. 福岡医誌 82：624-47, 1991
29) 牛尾恭輔, 志真泰雄, 石川勉, 他：Crohn病における胃・十二指腸の微細病変. 胃と腸 17：1379-90, 1982
30) 長廻紘：Colitic Cancer. 内視鏡的大腸病学. pp195-205, 医学書院, 東京, 1999
31) 鈴木麻子：IBDに伴うdysplasiaと癌. 藤盛孝博（編）：大腸の臨床分子病理学. pp51-5, メジカルビュー社, 東京, 1998
32) 多田正大：colitic cancer. 長廻紘, 他（編）：消化器腫瘍と内視鏡学. pp173-7, 医学書院, 東京, 2004
33) 平井孝, 加藤知行, 金光幸秀：炎症性腸疾患と大腸癌. 胃と腸 37：887-93, 2002
34) 松本主之, 飯田三雄：潰瘍性大腸炎の癌化. Gastroenterol Endosc 44：1153-61, 2002
35) 清水誠治, 南竜城, 多田正大, 他：colitic cancer/dysplasiaの画像診断；超音波内視鏡を中心に. 胃と腸 43：1325-34, 2008
36) 鶴田修, 河野弘志, 辻雄一郎, 他：潰瘍性大腸炎における腫瘍の実態. 胃と腸 37：895-902, 2002
37) 多田正大：Colitic cancerの臨床病理診断をめぐる諸問題. 早期大腸癌 9：343-9, 2005
38) 渡邉聡明, 他（編）：colitic cancer. 日本メディカルセンター, 東京, 2006
39) 味岡洋一, 渡辺英伸, 高久秀哉, 他：潰瘍性大腸炎での癌化のサーベイランス. 臨牀消化器内科 18：993-1002, 2003
40) 鈴木公孝, 渡邉聡明, 畑啓介, 他：潰瘍性大腸炎の癌化とサーベイランスの検討. 大腸肛門病誌

56：62-8，2003
41) 五十嵐正広，佐田美和：Dysplasia, colitic cancer の診断．田尻久雄，他（編）：消化管拡大内視鏡診断の実際．pp219-29，金原出版，東京，2004
42) 厚生省特定疾患難治性炎症性腸管障害調査研究班（武藤徹一郎班長，他）：潰瘍性大腸炎に出現する異型上皮の病理組織診断基準．大腸肛門病誌 47：547-51，1994
43) 味岡洋一，渡辺英伸，小林正明，他：潰瘍性大腸炎に合併する大腸癌・dysplasia の肉眼・実体顕微鏡と生検組織診断．胃と腸 30：629-42，1995

所見からみた診断へのアプローチ

		所見	頁	
1	色調からの鑑別	（1）発赤	208	炎症性疾患
		（2）血管透見の消失・低下	212	
		（3）血管異常	214	
		（4）浮腫が強い病変	220	
		（5）その他の色調の変化	224	
2	潰瘍・びらんの形態	（1）アフタ様病変	230	
		（2）全周性の潰瘍・びらん	234	
		（3）縦走性の潰瘍・びらん	240	
		（4）輪状潰瘍	246	
		（5）帯状潰瘍	250	
		（6）円形潰瘍	254	
		（7）不整形潰瘍	262	
		（8）敷石像	266	
		（9）隆起がある病変	268	
3	形態	（1）狭窄・狭小	274	
		（2）腸管の変形	278	
4	病変部位・分布	（1）直腸から連続するびまん性炎症	282	
		（2）区域性の炎症	286	
		（3）非連続性の炎症	290	
		（4）直腸・肛門部の炎症	296	
		（5）直腸・S状結腸の炎症	304	
		（6）虫垂開口部の炎症	306	
		（7）回盲部の炎症	308	
		（8）吻合部の炎症	314	
	その他	（1）寄生虫	316	その他
		（2）腸重積・軸捻転	318	
		（3）瘻孔	320	
		（4）異物	322	

(1) 発赤

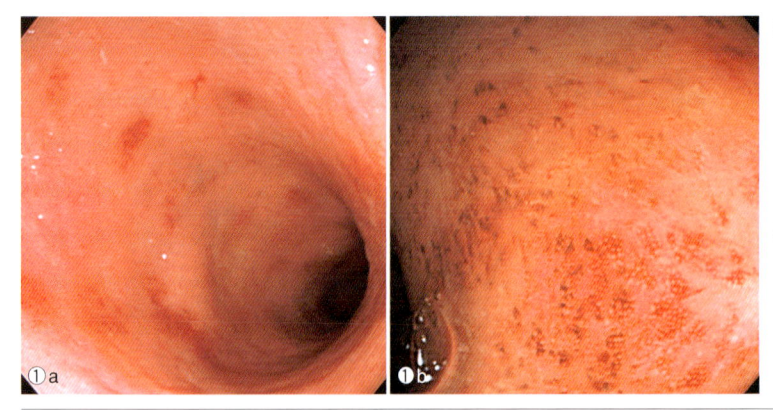

①a：24歳，女性．下痢，血便．
- 直腸に散在性に発赤を認める．周囲粘膜は血管透見不良で，浮腫がみられる．
- 易出血性は少ない．

①b：53歳，男性．下痢，血便．
- 直腸粘膜は全体に浮腫状で，粘膜下に散在性に出血斑がみられる．

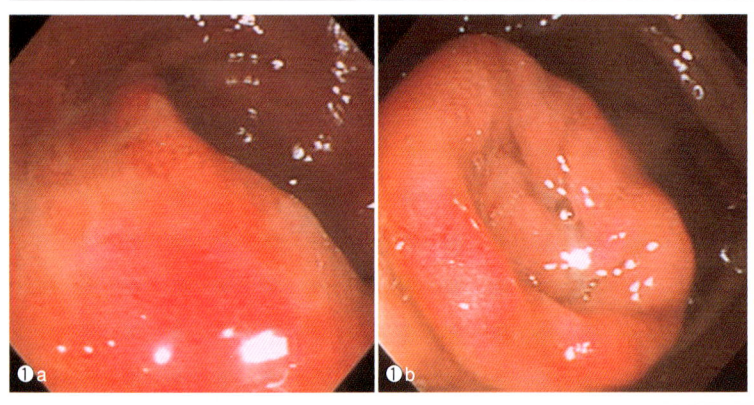

43歳，男性．下痢，血性下痢，腹痛，発熱．
- 回腸終末部には発赤が不規則にみられる（①a）．
- 腸管の伸展性はよいが，攣縮が著しい．
- 回盲弁も発赤し，浮腫状で腫大がみられる（①b）．
- 大腸には異常を認めない．

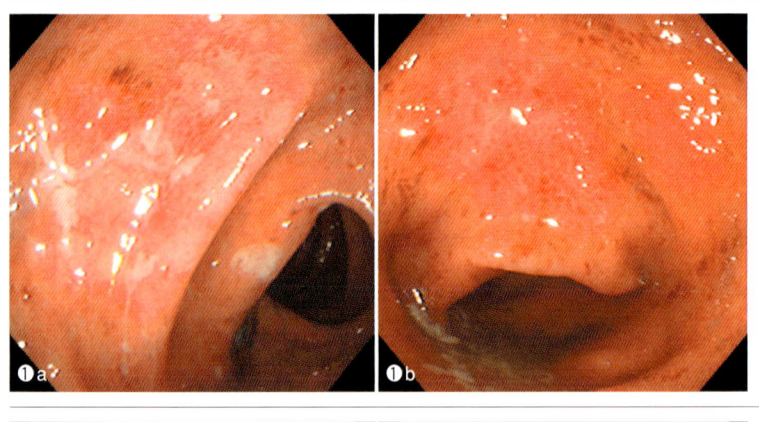

24歳，男性．下痢，血便．
- 全大腸に非連続性発赤，びらんが認められる．
- 上行結腸では発赤斑と粘液の付着がみられるが，血管透見は良好である（①a）．
- 下行結腸ではびまん性にびらんが認められ，この部位のみをみると潰瘍性大腸炎に間違われる可能性がある（①b）．

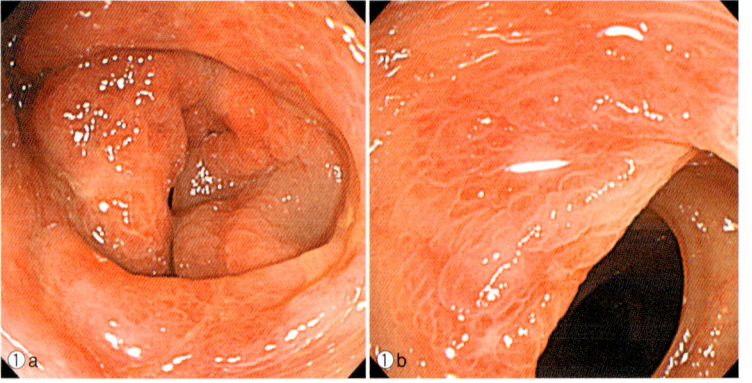

74歳，女性．腹痛，下痢，血便．
- 下行結腸に全周性に発赤がみられ，潰瘍や白苔の付着はみられない（①a）．
- 近接すると小区の開大がみられ，いわゆるうろこ模様がみられる（①b）．小区ごとの発赤の程度はむらがあり，一様ではない．

潰瘍性大腸炎 ulcerative colitis

- 潰瘍性大腸炎には短い急性期があるが，この時期には特徴的なパターンを示さず，感染性腸炎との鑑別を要する．
- 急性期の病像をX線でとらえることは困難であり，内視鏡検査が必要である．
- 急性期にはわずかな浮腫や発赤，出血などを示す．
- 多田（medicina 29：729, 1992）は，急性期を病期と重症度から

  A_{C1}：散在性に小さい発赤，アフタ様びらんがみられる，
  A_{C2}：粘膜は全体に浮腫状で大きい発赤や漏出性出血がみられる，

  に分類している．

鑑別すべき疾患 感染性腸炎

ビブリオ腸炎 Vibrio enterocolitis

- 夏期に発生する食中毒であり，海産物の摂取による．
- 罹患部位は小腸から上行結腸が多い．
- 症状が重篤なわりには内視鏡所見は軽い．回腸終末部と回盲弁の炎症所見が高頻度にみられ，大腸病変の頻度は低い．回腸終末部のびまん性のびらん・発赤と回盲弁の腫大・発赤・びらんが特徴的である．
- 感染性腸炎では観察時期，病変の程度などにより，本例のように発赤を主体とする病変をとり得る．

鑑別診断のポイント 便培養

カンピロバクター腸炎 Campylobacter enterocolitis

- 罹患部位は直腸から比較的びまん性に深部大腸まで及び特にS状結腸，直腸で炎症が強い．回腸終末部の頻度は低く，サルモネラ腸炎との鑑別点である．
- 回盲弁上に浅く大きな潰瘍を伴うことがしばしばみられるが，大腸病変は粘膜内出血，浮腫，びらんが主である．
- 本症にみられる発赤は粘膜内出血によることがほとんどであり，潰瘍性大腸炎では少ない所見である．
- 全大腸に病変が及ぶ場合もびまん性ではなく，一部に正常な粘膜を有していることが潰瘍性大腸炎との鑑別点である．

鑑別すべき疾患 UC

回盲弁上に浅い大きな潰瘍がみられる

虚血性大腸炎 ischemic colitis

- 発赤のみからなる軽症の虚血性大腸炎が存在する．
- 虚血性腸炎急性期にみられる発赤はうろこ模様と呼ばれ特徴的である．
- うろこ模様の本態は粘膜内出血であり，上皮や腺管は保たれている．
- うろこ模様は赤色の小区とそれを区画する無名溝によって形成されている．
- 出血，浮腫の程度により小区の赤みや大きさは規定され，赤みの程度や大きさの程度はさまざまである．

鑑別すべき疾患 抗生物質起因性出血性大腸炎，感染性腸炎

内視鏡像と病理像との対比

内視鏡像	病理像
血管拡張	うっ血が本態，拡張血管，出血（少量），浮腫
うろこ模様	粘膜内出血が本態，表層上皮は保たれる，出血，浮腫
うすい偽膜様所見	表層上皮は脱落しうすい偽膜様物質の付着，腺管は保たれる，出血，浮腫，fibrin析出
厚い偽膜様所見	表層表皮は脱落し厚い偽膜様物質の付着，腺管の脱落，出血，浮腫，fibrin析出
チアノーゼ所見	出血壊死，虚血の程度は強い

炎症性疾患──①色調からの鑑別 (1) 発赤

炎症性疾患 — ① 色調からの鑑別

(1) 発赤

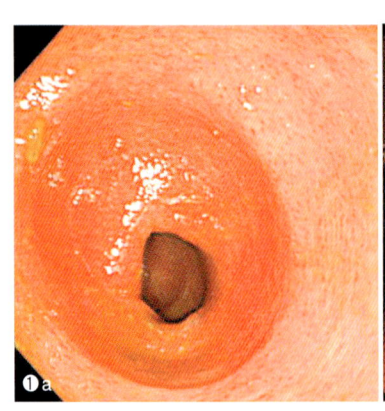

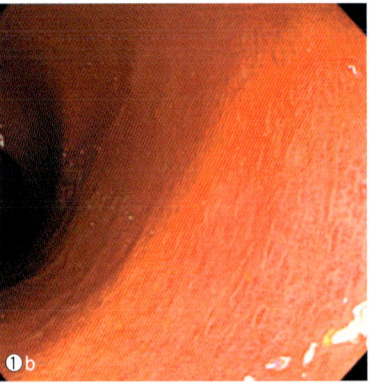

66歳，女性．腹痛，血性下痢．
- 横行結腸に区域性に全周性の発赤を認める．
- 明らかなびらんは伴っておらず，粘膜面には光沢がみられる．
- 全体に浮腫状で，半月ひだは不明瞭化している．

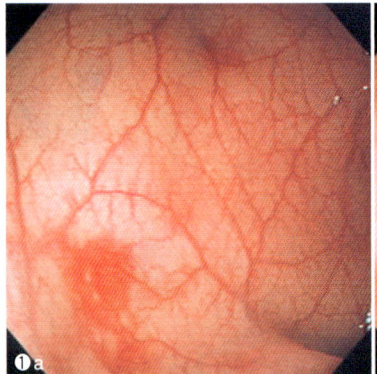

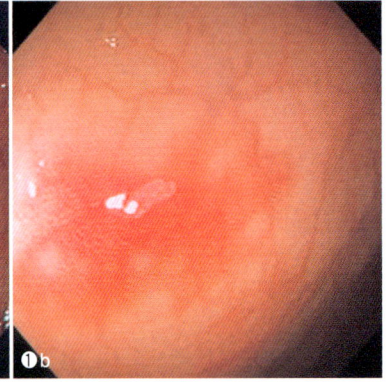

24歳，男性．腹痛．
- 全大腸に散在性の発赤斑を認める（①a）．
- 腸管の伸展性は良好である．
- 近接すると粘膜内出血であることがわかる（①b）．
- 周辺粘膜は血管透見良好でほぼ正常である．

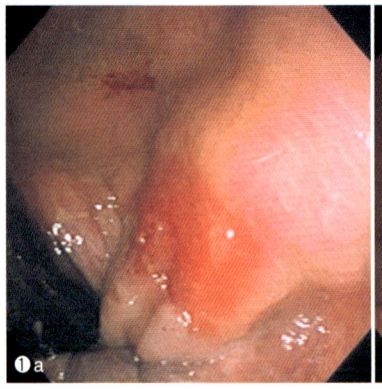

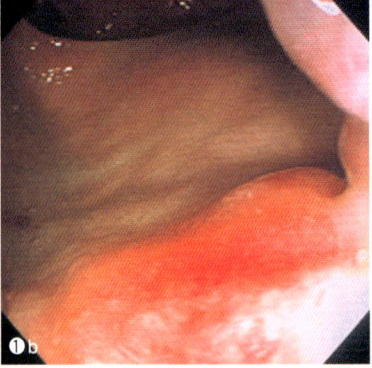

77歳，女性．血便．
- 直腸内反転観察にて，直腸下部に限局性の発赤斑がみられ，鮮紅色を呈する（①a）．
- 順方向でも認めるが，全体像は反転がみやすい（①b）．
- 発赤斑の周辺には特に異常はみられない．

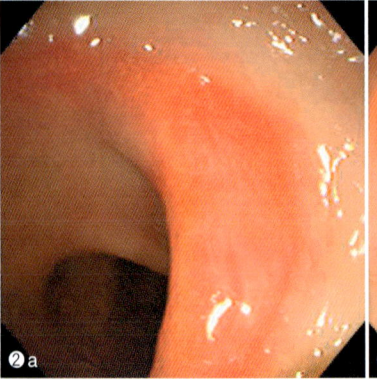

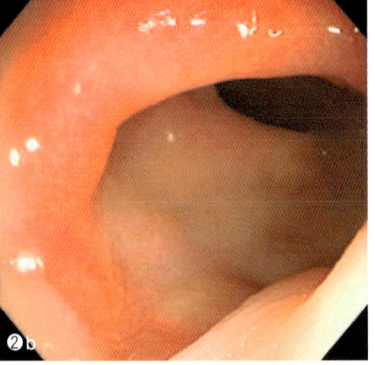

27歳，男性．血便，腹部膨満感，残便感．
- Rbに前壁を中心に側壁も含めて3/4周性に輪状の発赤を認める．前壁部分は幅が広くなっている．
- 発赤の周辺部分は正常粘膜との移行は明瞭ではない（②a）．
- 易出血性は認めない．

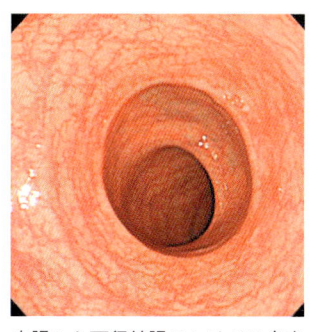

抗生物質起因性出血性大腸炎
antibiotic-induced hemorrhagic colitis

- 合成ペニシリン服用後に発症することが多く，最近ペニシリンの使用は減り，ニューキノロン製剤の使用が多くなったため非常に減っている．
- 発症までの期間は3〜5日である．
- 腹痛とトマトジュース様の血性下痢をきたす．
- 鮮やかな発赤が特徴であり，その本態は粘膜内出血である．

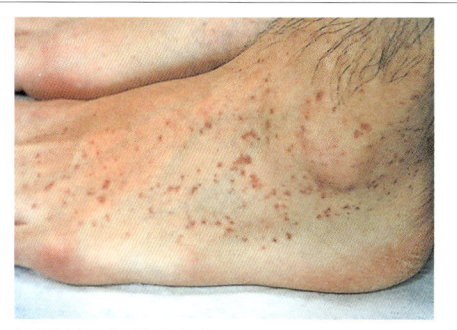

直腸から下行結腸にかけては炎症所見がみられない

Schönlein-Henoch 紫斑病
Schönlein-Henoch purpura

- 紫斑，関節痛，腹痛を特徴とする全身性疾患で，小児に多く，成人では比較的まれである．
- 原因は不明であるが，アレルギー機序による全身性の細小血管炎である．
- 病変は小腸，大腸，十二指腸の順に多い．
- 十二指腸では粘膜浮腫，びらん，小潰瘍などが，大腸では粘膜発赤，出血斑などが報告されている．
- 腹部症状に対してステロイド薬が著効する．

鑑別診断のポイント　特徴的な皮疹，十二指腸病変

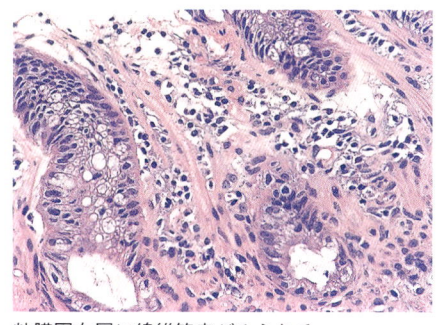

足背に紫斑がみられる

粘膜脱症候群 mucosal prolapse syndrome

- 排便時のいきみによる粘膜脱が起こり，粘膜への慢性的な虚血が加わることにより起こる．隆起型，潰瘍型，平坦型に分類されるが，本例のような平坦型はまれとされている．
- 症状は排便時肛門出血，残便感，肛門痛などが多い．
- 好発部位は直腸前壁であり，隆起型は直腸下部に多く，潰瘍型はより近位側に多いとされる．平坦型は肛門近傍に多い．
- 内視鏡では平坦な限局した発赤斑を示す．
- 平坦型は歯状線直上前壁の斑状発赤(①)と下部 Huston 弁上の輪状発赤(②)の2群に分けることができる(青木哲哉：Gastroenterol Endosc **45**：2080, 2003)．
- 斑状発赤は痔核に付随することが多く，臨床症状は伴わない．
- 輪状発赤は排便時下部 Huston 弁が肛門側に牽引されることにより生じる．腹部膨満感，残便感などを有していることが多い．過敏性腸症候群の合併がみられることもある．

粘膜固有層に線維筋症がみられる

炎症性疾患——①色調からの鑑別(1) 発赤

(2) 血管透見の消失・低下

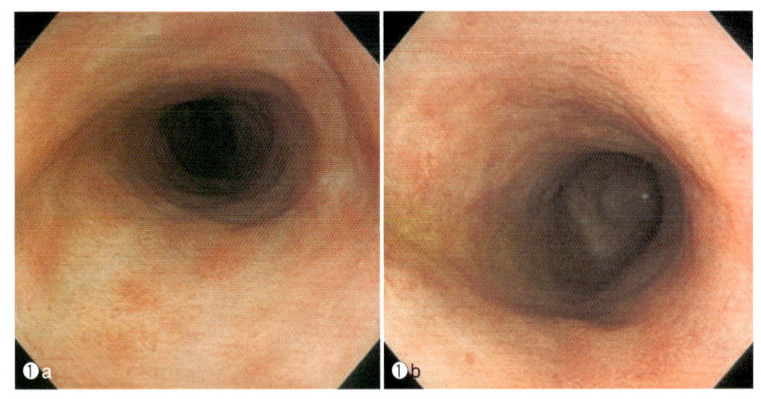

38歳，女性．無症状．
- 下行結腸の血管透見は不良で，ハウストラは消失している．
- 粘膜面にわずかな発赤，浮腫がみられるが，明らかなびらん，潰瘍はない．

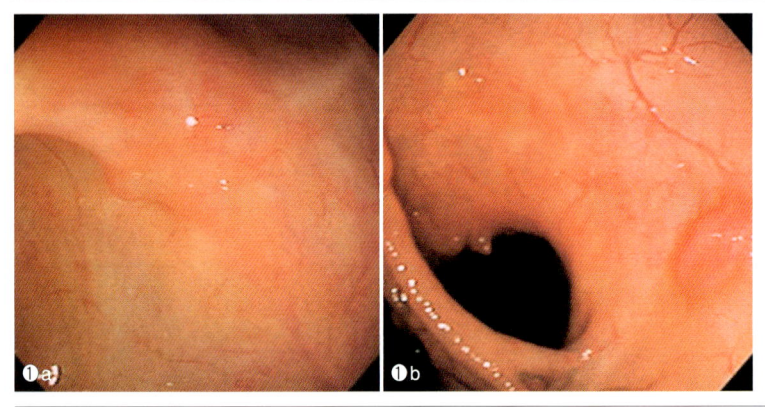

74歳，男性．便潜血陽性．
- 病変は上行結腸から盲腸にかけてみられる．
- 腸管は狭小化しており，ひだ集中や炎症性ポリープがみられる．
- 血管透見の消失ないし，低下がみられる．
- 明らかなびらん，潰瘍はなく，瘢痕のみである．

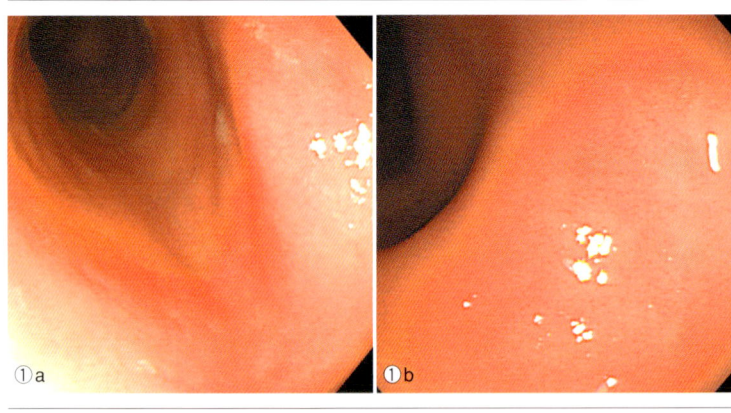

75歳，男性．下痢．
- 直腸を除く大腸粘膜は浮腫があり，血管透見は不良である．
- 粘膜面には発赤，びらん，潰瘍などはみられない．

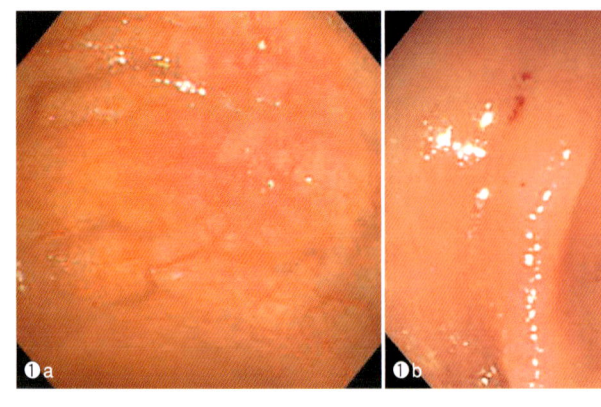

70歳，男性．下痢．
基礎疾患：関節リウマチ．
- 大腸粘膜は血管透見が不良である．
- 粘膜面にはびらん，潰瘍がみられない．

炎症性疾患 ― ① 色調からの鑑別

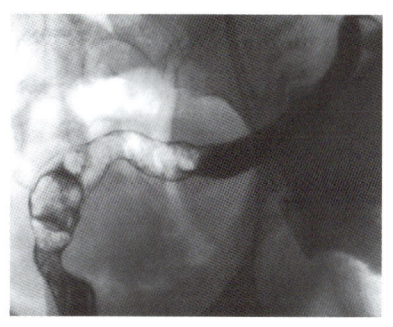

潰瘍性大腸炎 ulcerative colitis

- 本例は，活動期の炎症はほぼ消退しているが，わずかに発赤や浮腫が残り，血管透見像の回復も不十分である．
- 完全な緩解期とはいえないが，さらに回復すると浮腫が消失し，血管透見が明らかとなる．
- 緩解期では粘膜は萎縮し蒼白であり，血管は不規則で正常と異なることが多い．

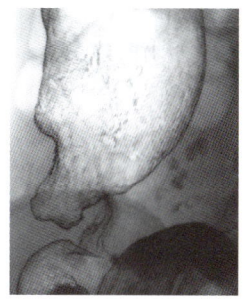

注腸X線像：ハウストラ構造が消失し鉛管状を呈する

腸結核 intestinal tuberculosis

- 腸結核が治癒すると，多発潰瘍による潰瘍瘢痕とともに，萎縮瘢痕帯と呼ばれるのっぺりした褪色調の粘膜がみられる．
- 粘膜の再生性変化により，血管透見が消失したり低下したりする．
- 治癒期にはその他，回盲弁の開大，輪状狭窄，回盲部変形などの腸結核特有の変化がみられる．

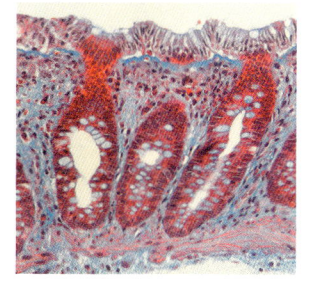

注腸X線像：腸管の変形が顕著で，いわゆる萎縮瘢痕帯を呈する

collagenous colitis

- Lindstrom(Pathol Eur 11：87, 1976)により提唱された炎症性疾患である．
- 長期の水様便を主訴とし，中年以降の女性に多い．
- 注腸造影や大腸内視鏡では異常を認めず，生検で確定診断される．
- 組織学的に上皮下にみられる厚い膠原線維束($10\mu m$以上)，粘膜固有層間質の炎症性細胞浸潤により診断される．
- 病因は不明である．自己免疫の関与が疑われるが，特異的な自己抗体はない．NSAIDsの長期服用者が多くみられ，発症への関与が推測されている．

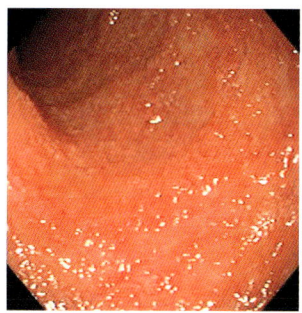

上皮直下に厚い膠原線維束(青色)がみられる(Masson trichrome染色)

アミロイドーシス(AA型) AA amyloidosis

- 本例のような沈着程度の軽い場合は，血管透見の消失のみ，あるいは正常の内視鏡像を示す．
- 本例では十二指腸に典型的な内視鏡像がみられる．消化管の部位により，沈着の程度が異なることは多い．
- AA型(→239頁)では粘膜固有層に主に沈着する．沈着が進むと粘膜下層血管壁内層と粘膜固有層全層を占めるようになり，内視鏡的には微細顆粒状隆起の多発からなる粘膜粗糙像を示すと考えられる．

十二指腸には微細顆粒状粘膜がみられる

炎症性疾患——① 色調からの鑑別 (2) 血管透見の消失・低下

(3) 血管異常

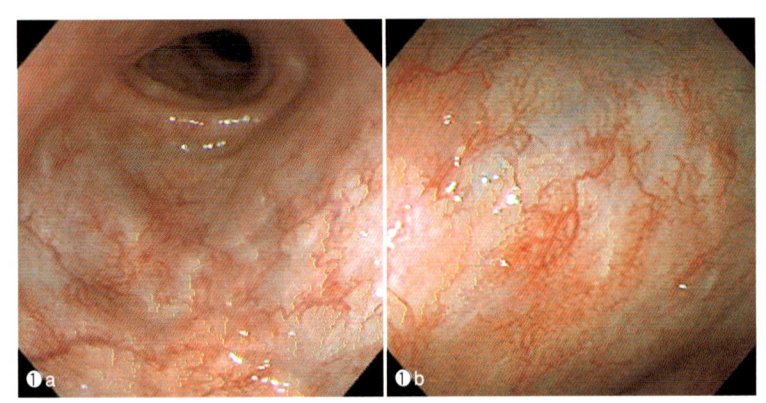

24歳，男性．無症状．
- S状結腸から下行結腸に散在性に血管拡張像がみられる．
- 周囲粘膜は蒼白で，正常の血管像はみられない．

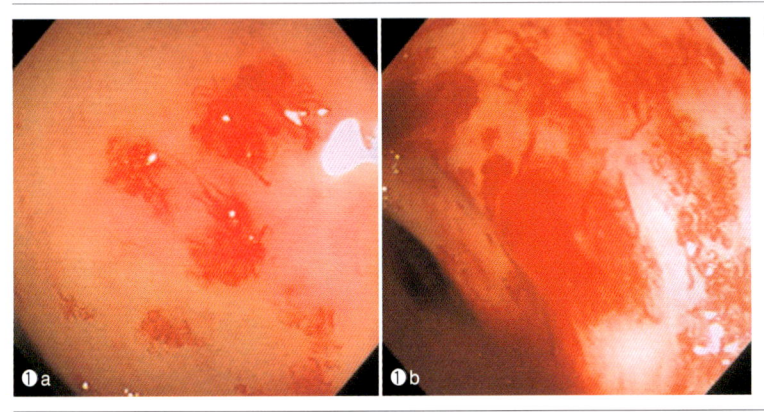

77歳，女性．血便．
- 直腸に散在性の血管拡張像がみられる．送気によって容易に出血する．
- 周囲粘膜は浮腫状である．

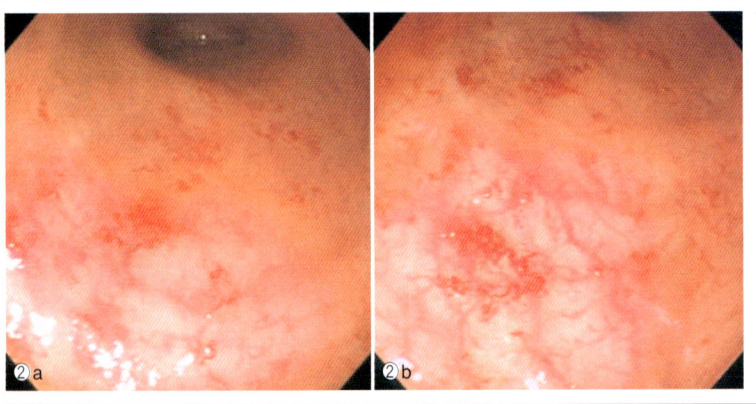

77歳，女性．少量の血便．
- 直腸に軽度の血管拡張が散在性にみられる．周囲粘膜の血管透見は低下している．
- 易出血性はみられない．

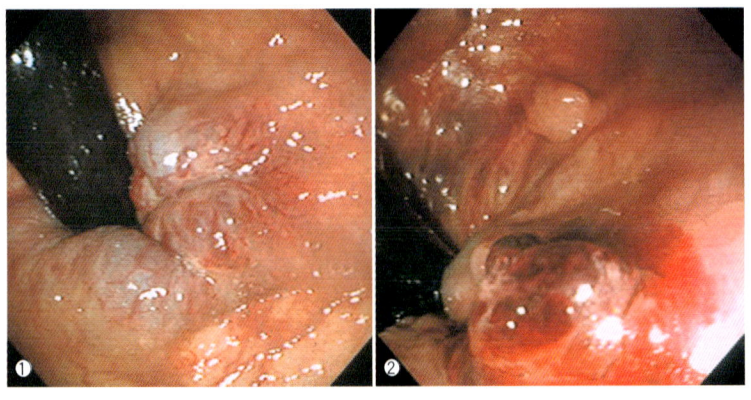

①：73歳，女性．血便．
- 直腸内反転では，肛門部に全周性に静脈瘤様の血管拡張を認める．

②：69歳，女性．血便．
- 出血を伴う肛門部の静脈瘤様変化を認める．

潰瘍性大腸炎の内視鏡分類（多田）

急性期	acute phase (Ac_1, Ac_2)
活動期	active phase (A_1, A_2, A_3)
略緩解期	almost quiescent phase (AQ)
緩解期	quiescent phase (Q_0, Q_1, Q_2)

朝倉均，多田正大（編）：炎症性腸疾患の臨床，第2版．p43，日本メディカルセンター，2001

潰瘍性大腸炎 ulcerative colitis

- 多田は緩解期の内視鏡像を活動期の重症度により3段階に分けている．
- 軽症（Q_0）では内視鏡的には炎症所見はまったくみられず，健常粘膜と区別できない．中等症（Q_1）では血管透見像に異常は残るが，発赤，びらん，易出血性はなく，腸管の変形を残さない．重症（Q_2）では炎症性ポリープが残り，腸管腔の狭小，ひだ集中などの腸管の変形を残す．
- 本例は，中等症の緩解期像にあたり（Q_1），粘膜は蒼白で異常血管の増生がみられ，正常の血管像はみられない．

放射線腸炎の内視鏡分類（多田）

0_a度	内視鏡的にまったく異常がみられない
0_b度	毛細血管は疎になっていたり，部分的な叢状拡張がみられるが，出血や易出血性はない
I_a度	粘膜面に散在性の発赤と毛細血管の拡張がみられ，易出血性が強く脆弱である
I_b度	潰瘍はないが，発赤はびまん性であり易出血性はさらに強い
II度	灰色の粘着性痂皮状白苔を有する潰瘍を形成する
III度	II度の所見に加えて狭窄を呈する
IV度	III度の所見に加えて瘻孔を形成する

多田正大：最新内科学大系45巻．p309，中山書店，1992

放射線腸炎 radiation colitis

- 血管拡張は放射線腸炎の比較的初期にみられる．
- 多田分類の0bでは，毛細血管は疎になっていたり，部分的な叢状拡張がみられるが，出血や易出血性はない．
- さらに進行するとIaとなる．すなわち，粘膜面に散在性の発赤と毛細血管の拡張がみられ，易出血性が強く脆弱である．
- さらに進行すると，潰瘍形成，狭窄，瘻孔形成などがみられる．
- 拡張血管からにじみ出るような出血をきたす．
- 支配領域の血管障害による阻血性変化のため，非可逆性の変化であり，治療抵抗性である．
- ①の症例は，易出血性がみられ，Iaにあたる．
- ②の症例は，部分的な血管拡張はあるが，易出血性はなく，0bにあたる．

痔核 hemorrhoid

- 痔核は，内・外痔静脈叢の静脈瘤様変化である．
- 歯状線より口側の痔核を内痔核，肛門側の痔核を外痔核という．
- 痔核からの出血は下血の中で最も頻度が高いが，症例②のような所見があれば，痔核からの出血と確定診断可能である．

炎症性疾患―① 色調からの鑑別

(3) 血管異常

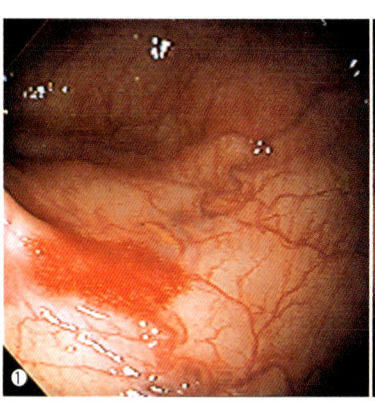

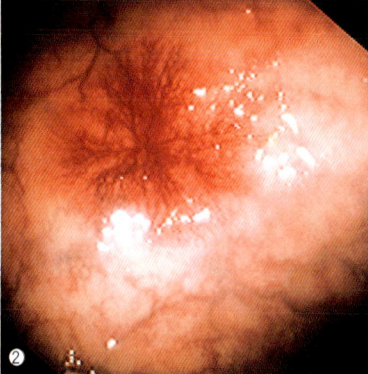

①：73歳，女性．便潜血陽性．
- 上行結腸に発赤斑がみられ，拡張した血管の集簇である．

②：65歳，男性．便潜血陽性．
基礎疾患：肝硬変．
- S状結腸にクモ状の血管拡張を認める．

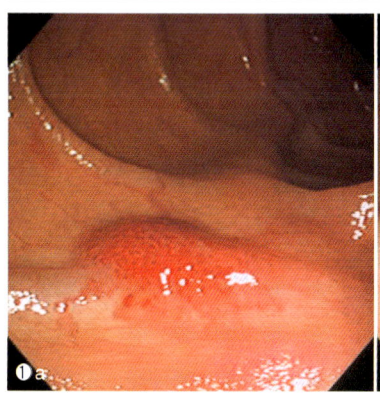

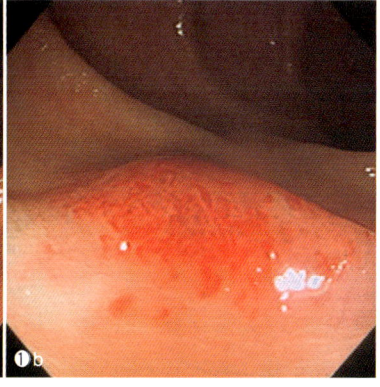

60歳，女性．貧血．
- 上行結腸に強い発赤を呈する1cm程度の隆起性病変を認める．
- 立ち上がりはなだらかである．
- 接近すると血管の集簇であることがわかる．
- 周辺粘膜には，異常所見はみられない．

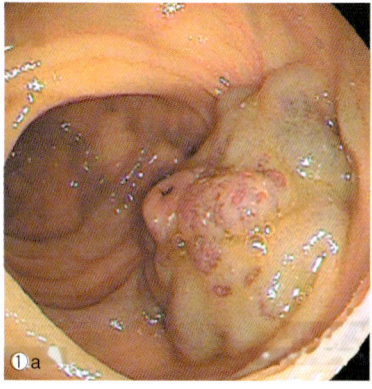

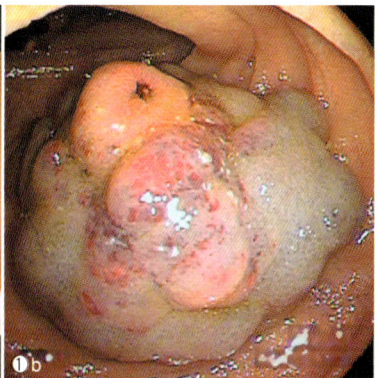

18歳，男性．下血．
- 上部空腸に径20mm位で急峻な立ち上がりを示す腫瘤を認める．
- 辺縁部には軽度の凹凸がみられるが，表面は正常な小腸絨毛で覆われている．
- 病変の大半は緑白色であるが，頂部にみられる結節状隆起は発赤が強く，1か所に小陥凹を伴う．
- 腫瘤口側の粘膜下に怒張した血管が続いている．

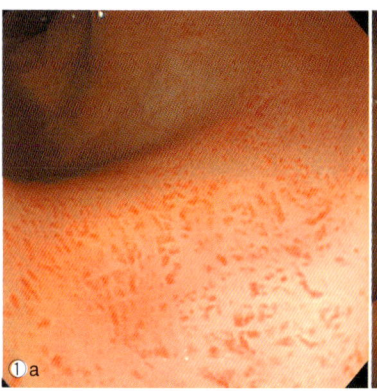

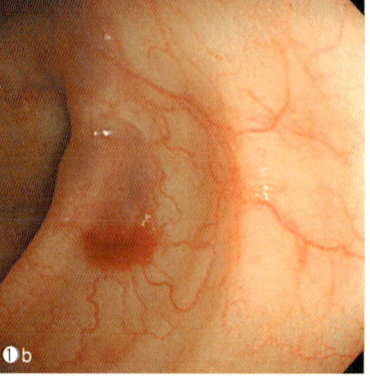

72歳，女性．
過去にしばしば大量の消化管出血を繰り返していたが，原因は不明であった．
- 直腸(①a)と上行結腸(①b)に毛細血管の拡張が確認される．
- クモ状血管腫と同じ内視鏡像である．
- 経鼻内視鏡検査では鼻腔粘膜にも同様の血管拡張所見が確認された．
- また胃体部，前庭部にも同様の所見が存在した．

	Moore の AV-malformation の分類
type 1	後天性で右側結腸に存在し，孤立性の限局した病変で55歳以上にみられる
type 2	先天性で，しばしば小腸にみられ，大きく，手術時に漿膜側より確認できることが多い
type 3	先天性で遺伝性出血性血管拡張症（Osler病）と呼ばれる

Moore：Arch Surg 111：381, 1976 より改変

vascular ectasia（平坦型）
vascular ectasia（flat type）

- 定義は確定したものはないが，粘膜あるいは粘膜下層にみられる小血管が集簇し拡張したものをいう．
- Moore の分類の type 1 が一般的には vascular ectasia または angiodysplasia，type 2 が AV-malformation とよばれることが多い．
- 後天性が多く，高齢者の右側結腸に多い．
- 高齢者の大量出血の場合は本症を考える必要があるが，無症状で内視鏡的に発見されるものが多い．
- 心疾患や肝硬変でしばしばみられる．
- 内視鏡像は平坦な鮮紅色の境界明瞭な限局性発赤として認められることが多い．発赤は血管の集合である．

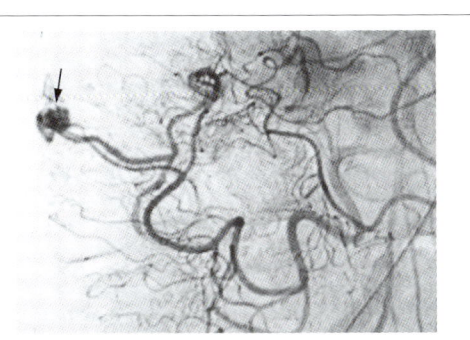

vascular ectasia（隆起型）
vascular ectasia（protruding type）

- 形態分類では平坦で樹枝状，クモ状血管腫様あるいは，やや隆起した発赤斑が大部分であり，本例のように明らかに隆起しているものは少ない．
- 一般に血管造影では必ずしもとらえられないが，本例では血管集簇像を認め，確定診断された．
- 本例は大量出血のエピソードはなく，経過観察しているが，将来出血の可能性はあると思われる．
- 出血の恐れがあり，生検してはならない．

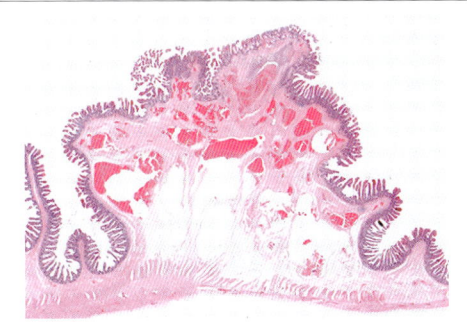

上行結腸に異常血管の集簇を認める

動静脈奇形 arteriovenous malformation（AVM）

- Moore の分類の type 2 にあたるもので，先天性で若年者の小腸に好発する．
- 肉眼的に確認可能なほど大きく腸全層に及ぶことが多い．
- 病変は拡張かつ肥厚した静脈と動脈から構成され，これらの血管は腸壁を全層性びまん性に漿膜まで浸潤する．
- 組織学的特徴は，比較的大きな動脈と静脈から構成されており，動脈と静脈間の吻合ないし移行像がみられることである．

粘膜下層に著明に拡張した動静脈がみられる

鑑別すべき疾患　vascular ectasia，血管腫

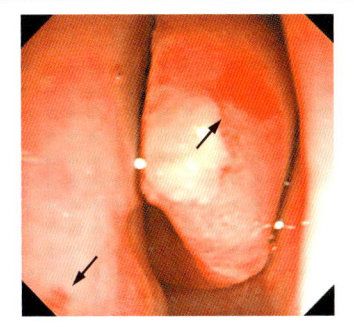

Rendu-Osler-Weber 病
Rendu-Osler-Weber disease

- 診断は，(1) 繰り返す鼻出血，(2) 鼻粘膜以外の皮膚粘膜での毛細血管拡張，(3) 常染色体優性遺伝，(4) 内臓の毛細血管拡張所見のうち2項目以上を満たすことでされる．
- 毛細血管拡張は鼻粘膜に最も多く，口唇，口腔粘膜，顔面，胃や大腸などの消化管粘膜，気道，眼，泌尿器などにみられる．
- 肺動静瘻，脳血管の形成異常，肝血管の形成異常などの合併もみられる．
- 家族にも同様の所見が証明され，遺伝性疾患である Rendu-Osler-Weber 病と診断した．
- 治療はアルゴンプラズマによる凝固が用いられる．

経鼻内視鏡検査で鼻腔粘膜にも血管拡張所見が確認できる．

炎症性疾患――① 色調からの鑑別 (3) 血管異常

(3) 血管異常

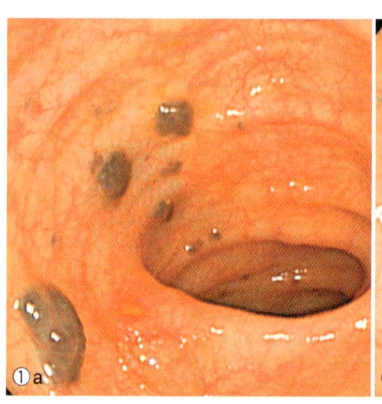

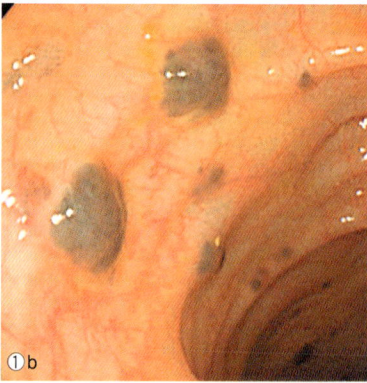

59歳，男性．便潜血陽性．
- 直腸に多発する暗赤色の病変がみられる．
- 大きさは米粒大であり，粘膜下腫瘍の形態を呈する．
- 病変の色調から血管成分に富むものである．

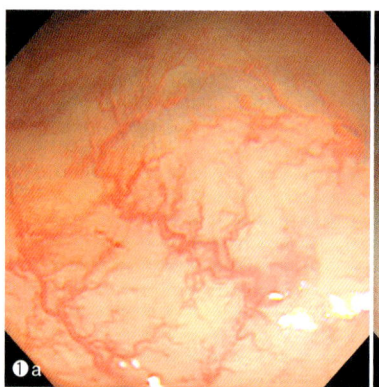

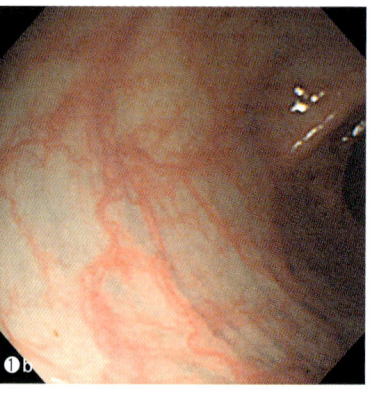

75歳，女性．血便．
肝硬変非代償期．
- 全大腸にわたって血管が太くなり，蛇行，癒合がみられる．
- この血管からの出血がみられ，内視鏡的に止血した．

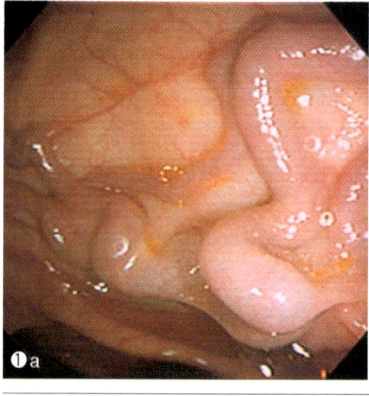

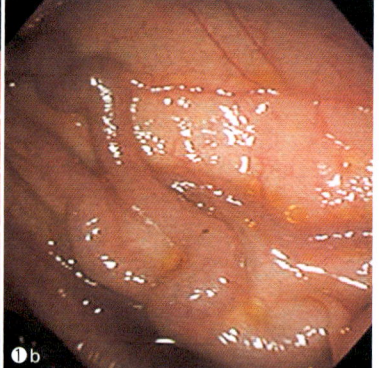

60歳，女性．貧血．
基礎疾患：膵癌．
- 肝彎曲部に限局して，蛇行した血管の拡張がみられる．
- 周辺の粘膜は血管透見がみられ，特に異常はみられない．

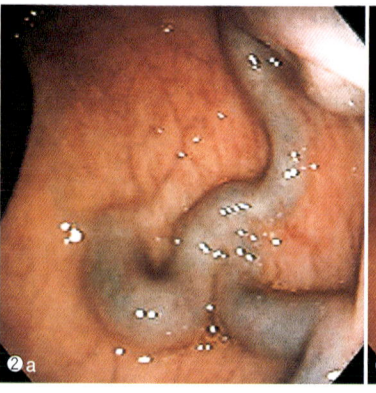

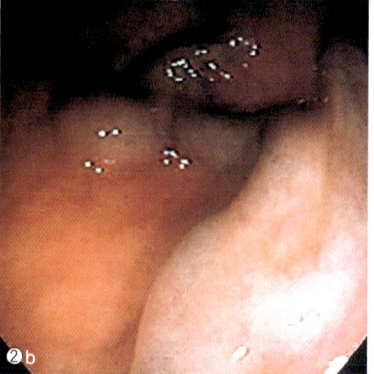

68歳，女性．血便．
基礎疾患：巨大肝腫瘍．
- 直腸に蛇行した太い血管がみられる．
- 色調は青い．
- 空気を大量に入れても，血管は不明瞭になることはない．

血管腫 hemangioma

- 血管腫は多くは先天性で，小児および若年者に多い．
- 発育形態からポリープ状，びまん浸潤型，粘膜下腫瘍などに分けられる．
- 組織学的には，毛細血管腫，海綿状血管腫，毛細血管腫と海綿状血管腫の混合型，膿原性肉芽腫に分類される．
- 症状は出血が多く，便潜血陽性からショックを起こすものまでさまざまである．
- 大腸では直腸が圧倒的に多く，粘膜下腫瘍形態をとり多発することが多く，青色〜暗赤色を示す．

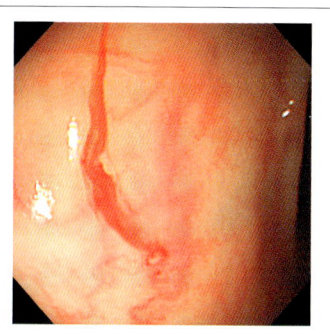

肝硬変症 liver cirrhosis

- 門脈圧亢進症に伴う大腸病変を portal hypertensive colonopathy という．
- 静脈瘤，クモ状血管腫様病変，樹枝状血管などがある．
- 門脈圧亢進に伴う腸管粘膜の循環障害が原因と推定されている．
- 樹枝状血管の粘膜では粘膜血管のうっ血や粘膜の浮腫があるとされる．
- 本例のように，樹枝状血管からの出血が確認された例はまれである．

樹枝状血管からの出血がみられる

大腸静脈瘤 colonic varices

- 原因は，先天性の血管奇形によるものと血流障害によるものの2つに分けられる．前者はきわめてまれであり，部位は全大腸に多い．後者の原因としては，肝硬変に伴う門脈圧亢進症が最も多く，約70％を占める．
- その他，手術による癒着に伴う血流障害，癌の浸潤による血管閉塞，膵炎による血栓などがある．
- 粘膜下の青い蛇行した血管拡張がみられれば内視鏡診断は容易であるが，粘膜下腫瘍やポリープと鑑別が難しい症例も存在する．
- ①の症例は，膵癌の再発による血管閉塞が原因と思われる．
- ②の症例は，肝腫瘍による門脈圧亢進が原因と思われる．

炎症性疾患――① 色調からの鑑別 (3) 血管異常

(4) 浮腫が強い病変

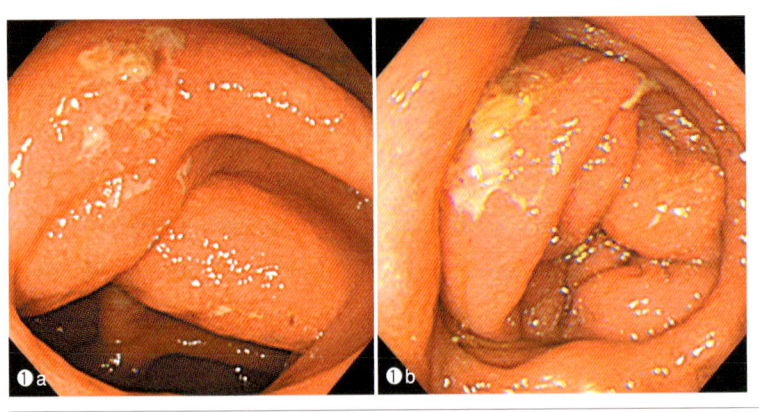

24歳，男性．発熱，下痢．
- 病変部位は回腸終末部～横行結腸までみられ，上行結腸の所見が最も強い．
- 上行結腸は浮腫が著明で白苔を伴う小潰瘍が散在性にみられる．①bでは管腔をふさぐほど浮腫が著明である．

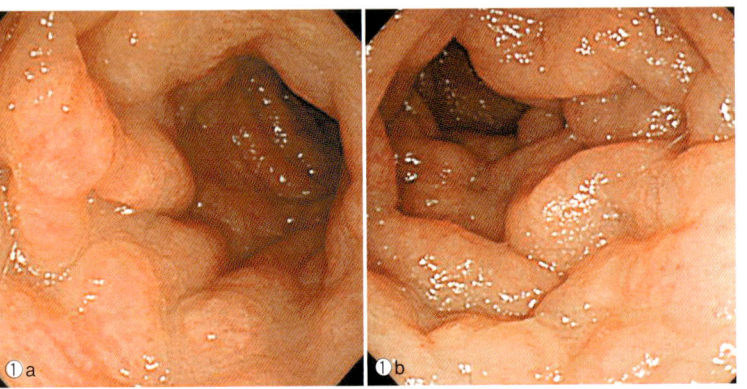

75歳，男性．水様下痢．骨髄炎で複数の抗生物質投与中．
- 直腸からS状結腸にかけて，浮腫が強くひだが腫脹し，脳回状にみえる．
- 粘膜面には不正形の淡い白斑が多発しているが，びらんはみられない．

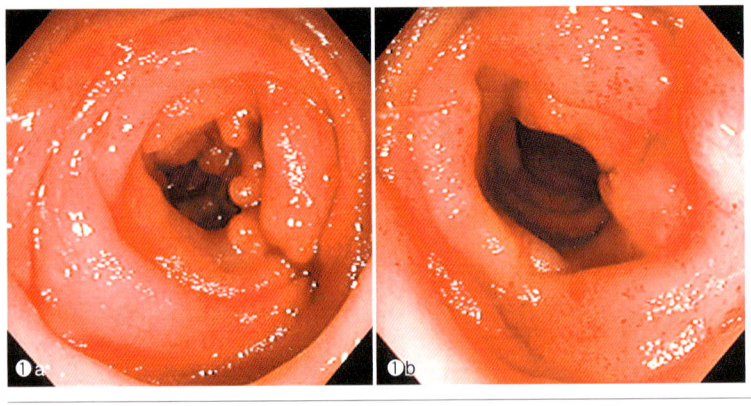

45歳，男性．イレウス状態．
- 回腸終末部に狭小化がみられ，表面は凹凸がみられる(①a)．
- 狭窄部は内視鏡の通過は可能であり，発赤を伴う結節状の浮腫による肥厚がみられる(①b)．

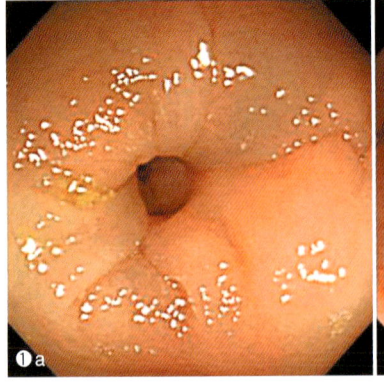

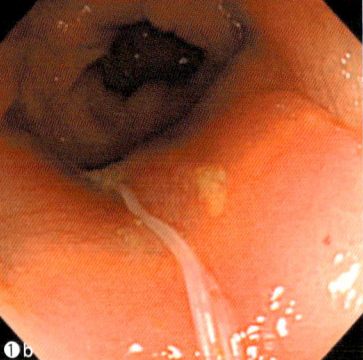

55歳，女性．便潜血陽性．
- 横行結腸に限局して全周性の浮腫による管腔の狭小化がみられる．
- 狭小部は約5cmでスコープが通過する．
- 狭小化した腸管の粘膜に白色糸状の物体が刺入しており，その周囲の粘膜には軽度の発赤を認める．

サルモネラ腸炎 *Salmonella* enterocolitis

- サルモネラ腸炎の病変部位は，回盲弁を含めた回腸終末部が82％と最も高率であり，S状結腸〜上行結腸が60％程度とほぼ同じ割合とされている．直腸病変は20％と少ないのが特徴であり，特に直腸下部にはほとんど病変を認めない．
- 病変部位は回盲部を主体としたものと，大腸を主体としたものに分類でき，前者では全大腸内視鏡を行わなければ診断ができないことに留意すべきである．
- 内視鏡所見は浮腫，発赤などの軽微な所見から深い潰瘍，縦走潰瘍などの高度なものまで多彩であるとされているが，実際に経験する症例ではびらん，発赤，浮腫がほとんどである．

MRSA 腸炎 MRSA enterocolitis

- MRSA腸炎の病変の主座は小腸であり，剖検例小腸の肉眼像は浮腫，びまん性点状出血，散在する偽膜とされている．
- 下痢便の性状は特徴的で，剝離脱落した粘膜と膿汁および粘液によるとされる薄い緑色の水様便や米のとぎ汁に似た水様便を認める．これらを内視鏡の際に認めることもある．
- 大腸炎の内視鏡像の報告は少なく，発赤，びらん，潰瘍，浮腫，偽膜などがあるが，特徴的なものはない．
- 病変部位は右側に多いとする報告はあるが，左側にもみられる．

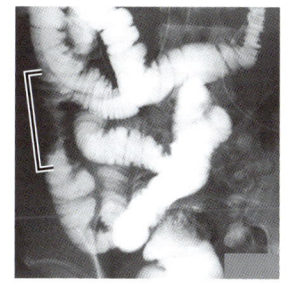

旋尾線虫タイプ X 幼虫移行症 spiruriniasis

- 旋尾線虫タイプX幼虫は，体長5〜10 mm，体幅0.1 mmと小さく肉眼ではみえない．
- 急性腹症型と皮膚爬行型がある．急性腹症型は，ホタルイカ摂取後数時間〜2日後より腹部膨満感，腹痛が出現する．虫体の小腸壁への侵入により蜂窩織炎，腸管の高度狭窄，機械的腸閉塞が引き起こされる．
- 診断は，ホタルイカなどの摂取歴，特徴的な臨床経過，抗旋尾線虫タイプX幼虫抗体検査などで行う．

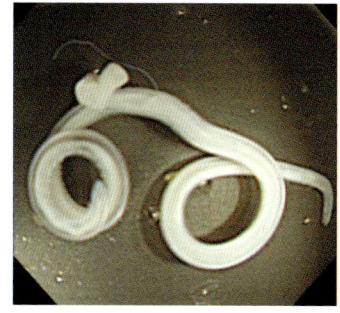

イレウス管造影では回腸に凹凸不整な約5 cmの全周性狭窄を認める

アニサキス症 anisakiasis

- 第III期幼虫が感染した魚類・イカ類をヒトが経口摂取することで発症する．
- 罹患部位は胃が圧倒的に多く，小腸，十二指腸，大腸の順であり，本例のような大腸アニサキスは5％とまれである．
- 症状は急激に発症する腹痛で嘔吐を伴うことが多い．
- X線では限局性浮腫性狭窄，拇指圧痕像など，内視鏡では粘膜下腫瘍様の浮腫性隆起，刺入した虫体などがみられる．
- 保存的治療で軽快するが，虫体を内視鏡的に摘出できれば症状は改善する．

鉗子で把持して摘出したアニサキスの虫体

炎症性疾患─①色調からの鑑別(4)浮腫が強い病変

(4) 浮腫が強い病変

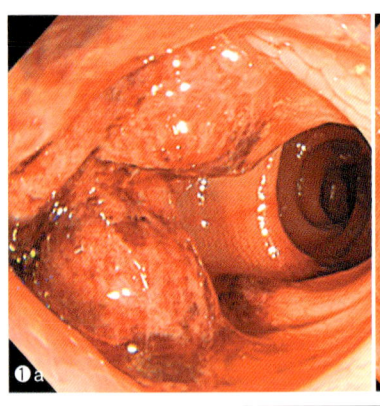

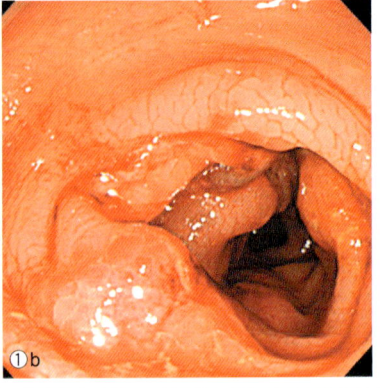

76歳，男性．腹痛，血性下痢．
- 発症24時間以内の内視鏡であり，下行結腸に病変がみられる．
- 浮腫によると思われる隆起が縦に配列し，表面はびらんが著明である．
- X線での拇指圧痕(thumb printing)像に一致する内視鏡像である．

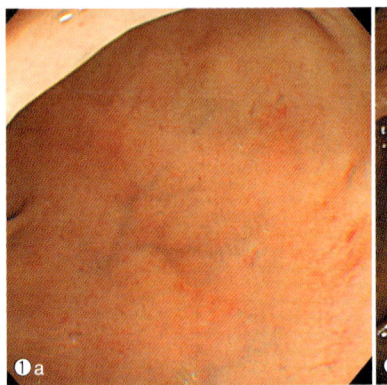

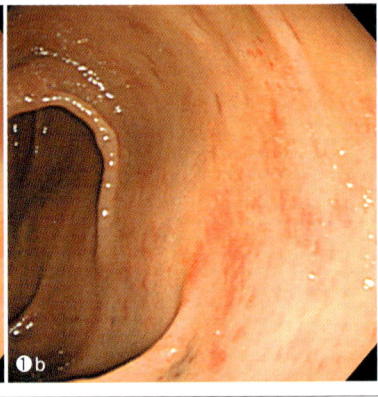

30歳，男性．下痢．
- 病変部は全大腸で，浮腫が主体である．
- 下行結腸〜直腸は浮腫が著明で血管透見はまったくみられず，散在性に発赤斑がみられる．

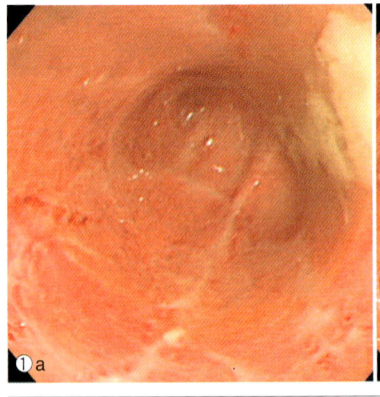

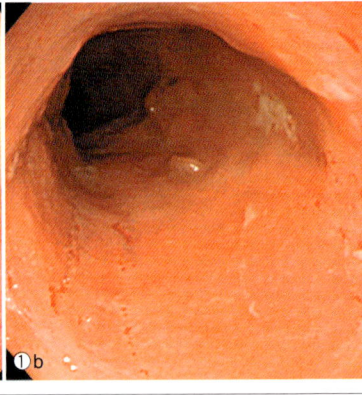

39歳，男性．無症状．
Crohn病でS状結腸に人工肛門を造設後．
- 残存直腸の粘膜は浮腫が著明で血管透見はまったくみられない．
- 粘液の付着も著明である．
- 易出血性であり，抜去時には出血がみられることが多い．

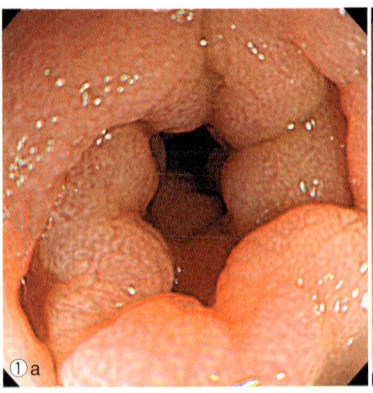

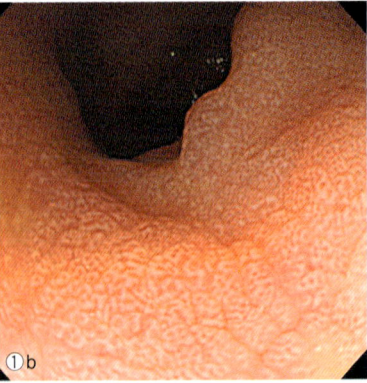

7歳，女性．血便，下痢．
白血病にて同種骨髄移植後．
- 病変は回腸終末部〜全大腸にみられる．
- S状結腸に浮腫がみられ，正常の血管透見は消失している．
- 亀甲状模様がみられる．

虚血性大腸炎 ischemic colitis

- 虚血性大腸炎の急性期で限局性の強い浮腫が起こった場合は腫瘍と間違うような内視鏡像を呈することがあり，注意が必要である．
- X線での拇指圧痕(thumb printing)像に相当し，pseudotumor像とも呼ばれる．
- 粘膜下の浮腫を反映し比較的短期間に消失する．
- 周囲に虚血性腸炎に特徴的な縦走病変がみられることがほとんどであり，診断は困難ではない．

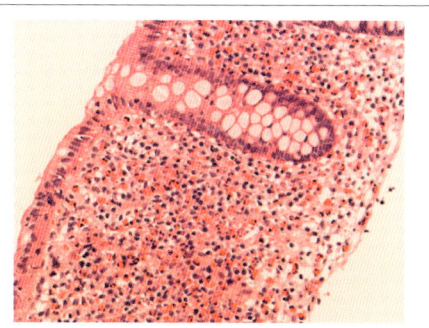

好酸球性胃腸炎 eosinophilic gastroenteritis

- 何らかのアレルギー機序により消化管への好酸球浸潤によりさまざまな症状を呈する疾患である．
- 胃と小腸に多く，大腸，食道はまれである．
- 消化管壁の好酸球浸潤の部位により predominant mucosal disease, predominant muscle disease, predominant subserosal disease に分けられる．
- 大腸の内視鏡像は，びまん性顆粒状粘膜，発赤斑や点状出血，浮腫などとされている．

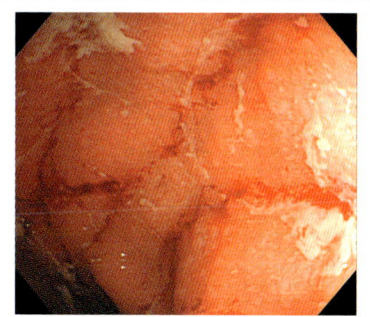

粘膜固有層に著明な好酸球浸潤を認める

diversion colitis（空置性大腸炎）

- 空置された腸管に炎症が起こる原因は不明である．
- 時に血液を混じた粘液の排出がみられるが，無症状のことも多い．
- 内視鏡像は顆粒状，びまん性の軽度の炎症所見がみられ，軽度の潰瘍性大腸炎に類似する．
- アフタ性潰瘍やリンパ濾胞の過形成がみられることもある．
- 人工肛門を閉鎖すれば所見は消失する．

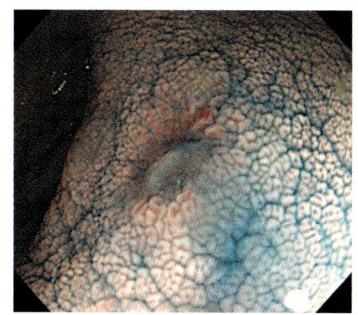

抜去時の直腸下部の像であり出血がみられる．粘液の付着もあり，一見潰瘍性大腸炎様である

GVHD（移植片対宿主病）graft-versus-host disease

- ドナーリンパ球が宿主である患者の組織適合抗原を非自己と認識して，宿主の臓器を免疫学的に攻撃する反応である．
- 主な標的臓器は皮膚，消化管，肝臓であり，主症状は皮疹，水様下痢・出血，黄疸である．
- 急性GVHDは骨髄移植や末梢血幹細胞移植患者などの移植患者の10～40％に発症する．まれには輸血によって生じる．
- 内視鏡所見は浮腫が最も頻度が高く，亀甲状粘膜は本症に特異的とされている．
- 亀甲状模様とは，均一にひび割れたような像である．組織学的には，炎症細胞浸潤を伴わない粘膜固有層の浮腫とそれに伴う腺管間の開大である．

亀甲状模様の色素撒布像．小潰瘍もみられる

炎症性疾患 ― ① 色調からの鑑別 (4) 浮腫が強い病変

(5) その他の色調の変化

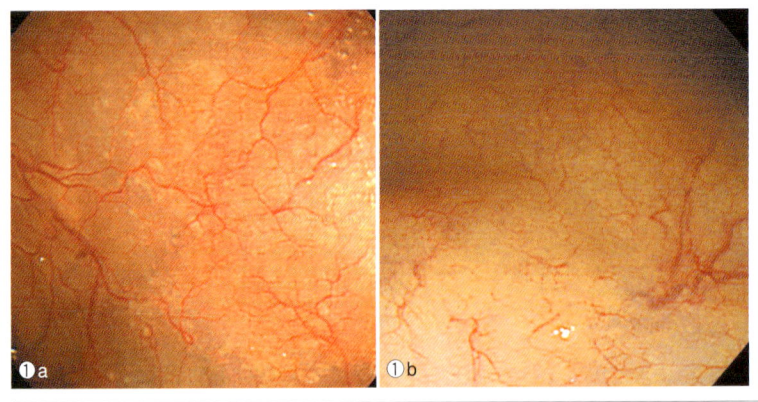

64歳，男性．右季肋部痛．
- 横行結腸～直腸に微小な黄色斑が散見される．
- 黄色斑が密集してみられる部位では血管の途絶がみられる．

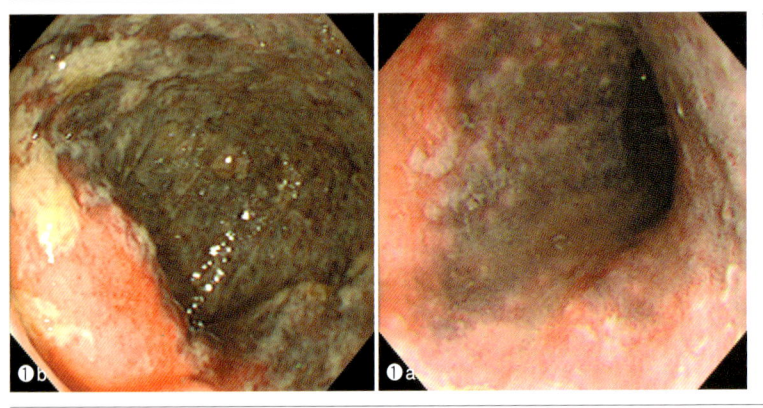

76歳，女性．血便．
- 肛門側の発赤部分と境界は明瞭でなく，徐々に移行している．
- 直腸癌があり，正常粘膜を介してS状結腸にほぼ全周性の黒色粘膜を認めるが空気による伸展は良好である．

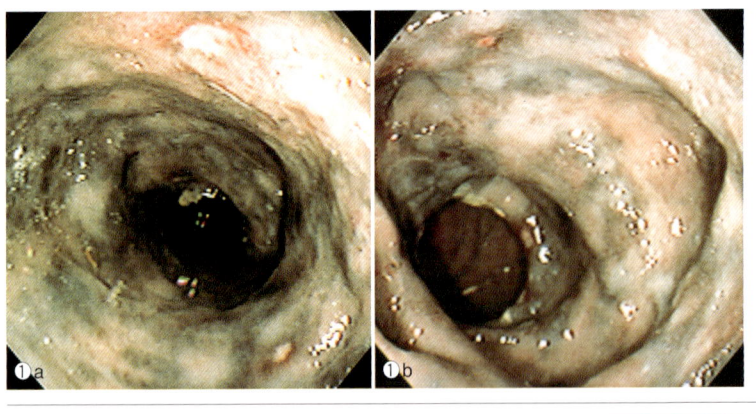

59歳，女性．右側腹部痛，下痢．
- 上行結腸から横行結腸にかけて青銅色の粘膜がみられ，散在性に不整形の浅い潰瘍がみられる．
- ハウストラが消失して，浮腫のため血管透見がみられない．

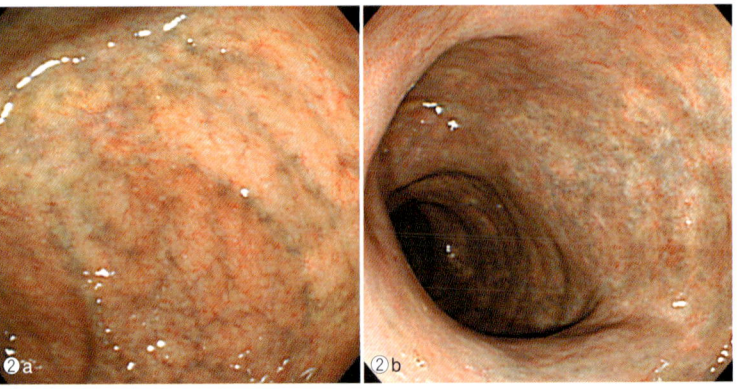

65歳，女性．腹痛．
- 盲腸～下行結腸にかけて青銅色の粘膜が認められ，ハウストラの消失がみられる．
- 静脈の拡張がみられ数珠状である．
- 血管透見はみられるが血管は細く走行も異常である．

炎症性疾患—① 色調からの鑑別

日本住血吸虫症 oriental schistosomiasis

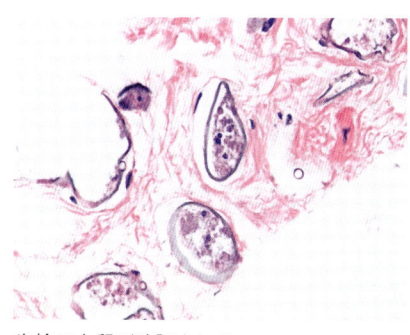

- カタヤマガイ(宮入貝)を中間宿主として体内でセルカリアとなり，経皮的に人体に侵入する．最終的に門脈系に寄生し成虫となるが，門脈末梢，腸管壁毛細血管内に産卵し，肝，消化管に急性期症状を起こし，その後慢性期に移行する．
- 内視鏡所見は萎縮性で平滑，不整形の黄色斑，血管拡張性赤色斑，粗糙な血管透見像がみられる．これらは繰り返す虫卵に対する生体反応の結果と思われる．
- 黄色斑は最も特徴的で，粘膜内の虫卵結節を反映している．

生検で虫卵が確認される

鑑別診断のポイント　超音波で肝に亀甲状所見

虚血性大腸炎 ischemic colitis

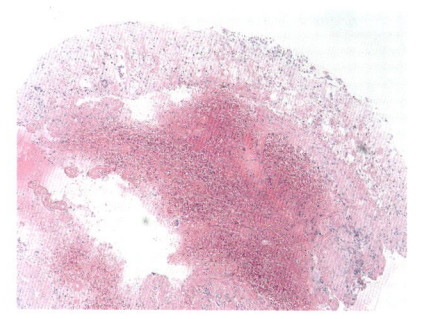

- 虚血性大腸炎で本例のような黒色粘膜がみられた場合は高度の虚血と考えてよい．大川らはチアノーゼ所見と呼んでいる．
- チアノーゼ所見を示す場合は重症と考えて対処する必要があるが，限局している場合は，それほど重症ではない．
- 範囲が広い場合は身体所見，血液検査などをみながら手術が必要か判断する．
- 病理学的には壊死物質，炎症性滲出物，出血からなる出血壊死の像を示す．
- 本例は直腸癌の口側の虚血であり，閉塞性大腸炎とも考えられる．

チアノーゼ所見の生検組織像：出血壊死の像がみられる

静脈硬化性大腸炎 phlebosclerotic colitis

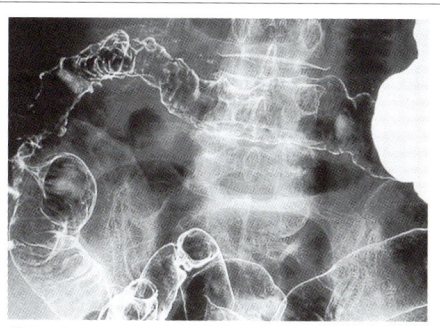

- 静脈硬化症に起因した還流障害による慢性の虚血性腸病変である．腹痛，下痢が多く，経過中に腸閉塞症状を起こし手術となることが多い．
- 腹部単純X線にて血管の石灰像がみられる．
- 注腸X線所見では，拇指圧痕(thumb printing)像，腸管壁の硬化，辺縁の不整，管腔の狭小化を認める．
- 内視鏡的には暗青紫色の粘膜が特徴である．萎縮した粘膜を通して深部のうっ血した静脈叢が反映した内視鏡像と思われる．右半結腸にみられ，肛門側にいくにつれ，軽度となる．
- 組織学的所見は，(1)静脈壁の著明な線維性肥厚と石灰化，(2)粘膜下層の高度な線維化と粘膜固有層の著明な膠原線維の血管周囲性沈着，(3)粘膜下層の小血管壁への泡沫細胞の出現など，である．

横行結腸から上行結腸に拇指圧痕像がみられる

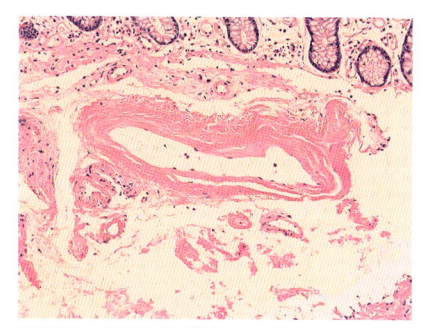

静脈壁の著明な線維性肥厚がみられる

鑑別診断のポイント　青銅色の粘膜

炎症性疾患―①色調からの鑑別 (5) その他の色調の変化

(5) その他の色調の変化

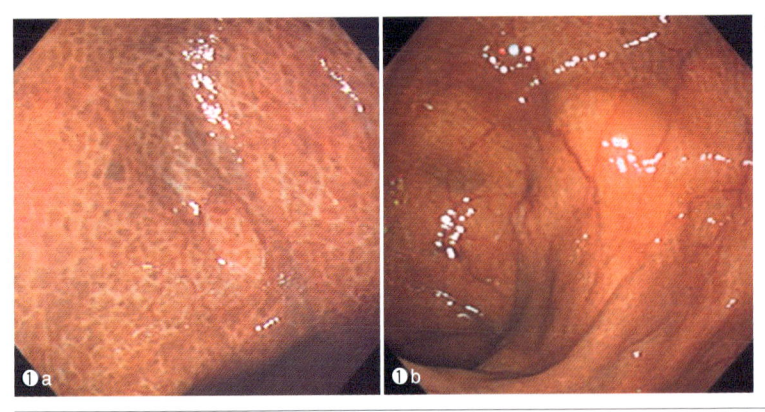

81歳，女性．便潜血陽性．
- 盲腸では，粘膜は黒褐色を示し，網目様で血管はみえにくい（①a）．
- S状結腸では色調は薄くなり，血管透見もはっきりみられる（①b）．

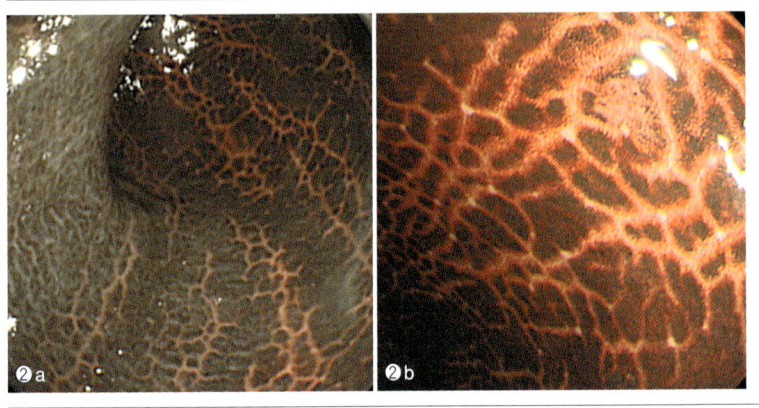

79歳，女性．便秘，下剤常用．
- 直腸から盲腸までの全大腸粘膜が色素沈着によって黒褐色調を呈する．
- 無名溝には色素沈着はない．

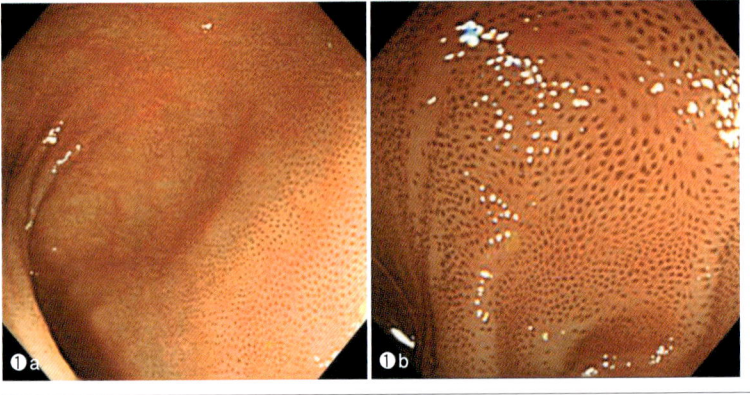

74歳，男性．大腸癌術後サーベイランス．
- 右半結腸切除術後であり，長期下剤服用のため大腸にもメラノーシスが強い．
- 吻合部口側の回腸粘膜には絨毛に一致して黒褐色の点が規則正しく分布している．

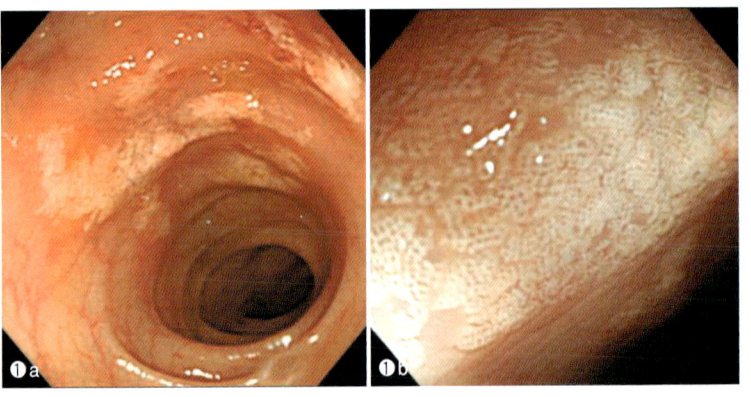

55歳，男性．便潜血陽性．
- S状結腸から下行結腸にかけて，輪郭が不明瞭な白色粘膜が散在性に分布している．
- 白色粘膜の周囲も浮腫状で血管透見像が消失している．
- 白色粘膜部には正常のpit構造が観察される．

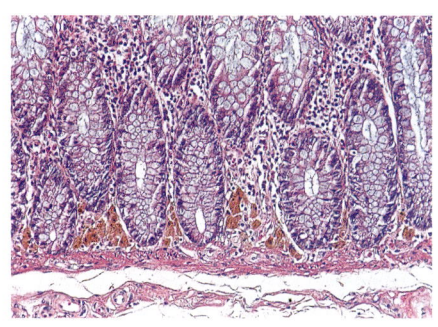

大腸黒皮症（メラノーシス） melanosis coli

- 大腸の粘膜固有層にメラニン様色素が組織球に貪食されることによって沈着し，粘膜が黒褐色を呈する状態である．
- HE染色では粘膜固有層に特有な褐色色素（メラニン様色素）を保有する組織球が多数みられる．
- 便秘に対する刺激性下剤（センナ系統）などの長期連用によって生じる．
- これらの物質がいったん小腸より吸収され，肝臓で代謝された後に大腸粘膜に沈着する．
- 年齢は10〜80歳代に分布し，60歳代が最も多い．性別は女性が多いが，便秘が多いことと関連している．
- 軽度のものは黄褐色，中等度は褐色（①），重度は黒褐色（②）を示す．
- 器質的変化や機能的変化は起こらないとされている．
- 下剤の種類を変えれば改善する．

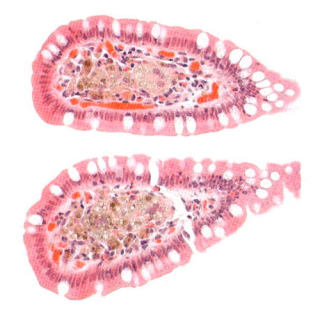

粘膜固有層の下部に褐色色素を有する組織球がみられる

回腸黒皮症（メラノーシス） ileal melanosis

- 大腸黒皮症と同様に粘膜固有層にメラニン様色素を保有する組織球が多数みられる．
- 大腸黒皮症のあるものにみられる．
- 便秘に対する刺激性下剤（センナ系統）の長期連用によって生じる．

絨毛の粘膜固有層に褐色色素を有する組織球が集簇している

pseudolipomatosis

- 腸管気腫症の一種であり，粘膜損傷に続いて粘膜固有層に気体が侵入することによって起こると考えられている．
- 内視鏡検査の合併症としての，あるいは内視鏡の消毒薬との関連を示唆する報告もある．
- Snoverら（Am J Clin Pathol 84：575-80, 1985）によると平均年齢63歳（27〜85歳）で，女性に多い．
- Waringら（Gastrointest Endosc 35：93-4, 1989）によると，大腸内視鏡検査症例の0.3%にみられる．
- 本症自体が症状を引き起こすことはない．
- 予後は良好で通常無治療で数週間以内に自然消失する．

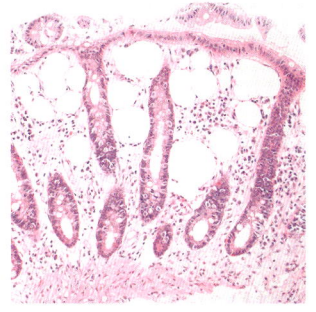

生検組織で粘膜固有層に内皮を持たない小空胞が多数観察される

炎症性疾患――①色調からの鑑別 (5) その他の色調の変化

炎症性疾患 — ① 色調からの鑑別

(5) その他の色調の変化

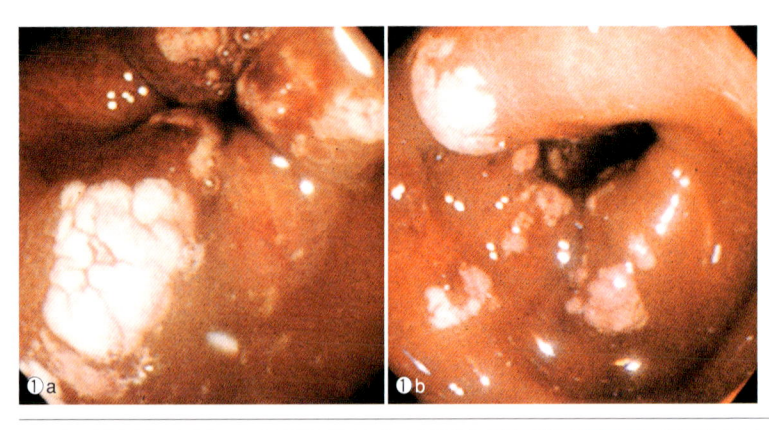

75歳，男性．腹部鈍痛．
- 横行結腸は攣縮が強く，白く泡立ったような小隆起が多発する．
- 周辺粘膜にはメラノーシスが認められる．

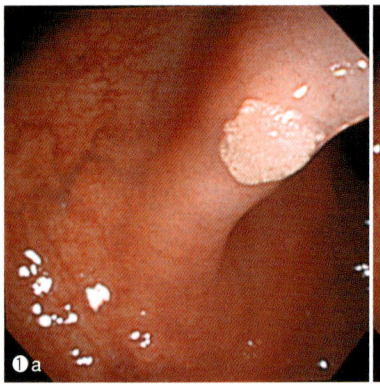

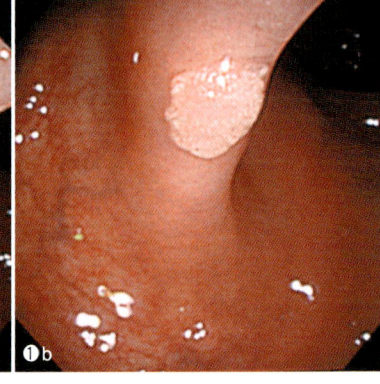

64歳，男性．便潜血陽性．直腸，4 mm．
- 直腸に黄色状，4 mmの扁平なポリープ様病変がみられる．
- pit patternも含めて，過形成性ポリープと類似した形態を呈する．

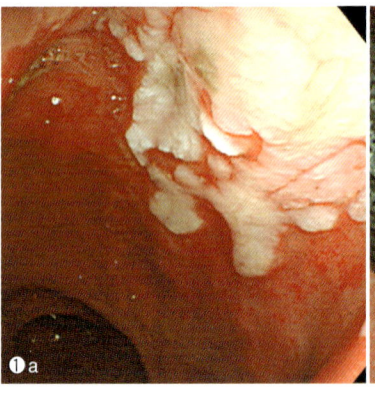

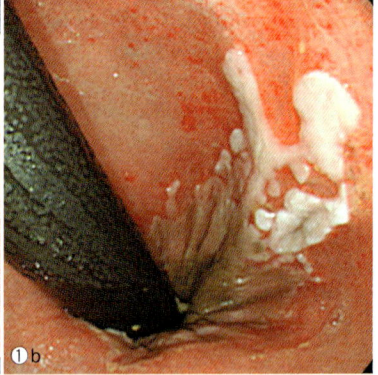

34歳，男性．無症状．
小児期に直腸粘膜脱症候群として長期間にわたって治療．
- 直腸に白色の不整形の粘膜隆起がみられる．
- 直腸内反転観察で肛門歯状線に接していることがわかる．

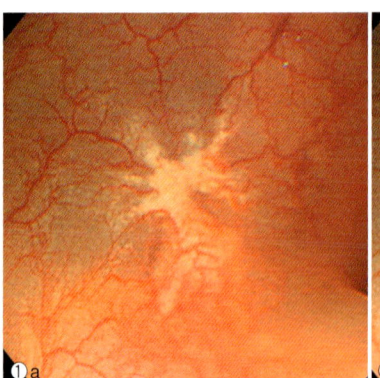

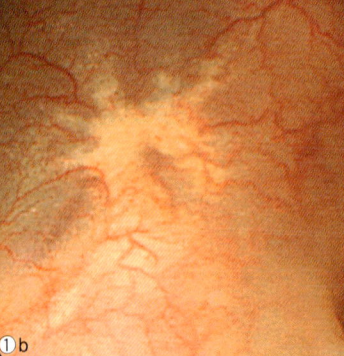

58歳，男性．無症状．
- 直腸の粘膜下に不整形の黄色斑がみられる．
- 黄色斑の上に毛細血管が観察される．
- 粘膜層より深部に病変が存在する．

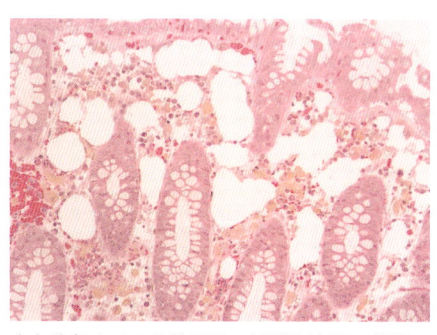

リンパ管拡張症 lymphangiectasis

- リンパ管拡張症は蛋白漏出性胃腸症をきたす疾患の1つである．
- 小腸にみられることが多いが，大腸にみられることもある．
- 内視鏡所見としては小腸では白色絨毛，撒布性白斑が，大腸では白色の小隆起がみられる．
- 生検組織で，粘膜固有層や粘膜下組織にリンパ管拡張が観察される．

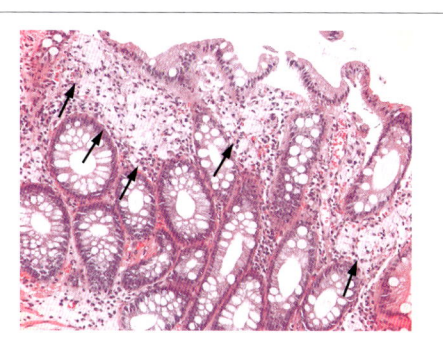

白色隆起よりの生検組織で粘膜固有層に拡張したリンパ管が観察される

黄色腫 xanthoma

- 食物中の脂肪が消化管粘膜から吸収され，その一部が粘膜固有層において貪食細胞（組織球である泡沫細胞）に取り込まれて形成される．
- 胃で好発するが大腸ではまれである．
- 腫瘍ではないので放置しておいてよい．

粘膜固有層に貪食細胞が出現する

鑑別診断のポイント　過形成性ポリープに類似した黄白色の小病変

直腸扁平上皮化生 rectal squamous metaplasia

- 長期間にわたる刺激によって，直腸の円柱上皮が扁平上皮に置換された状態をさす．
- 色調から扁平上皮であることは容易に診断できる．

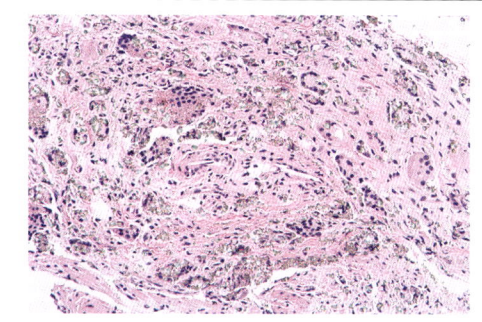

バリウム肉芽腫 barium granuloma

- 注腸造影の際にカテーテルによる粘膜損傷の部位よりバリウムが粘膜下層に侵入して生じる肉芽腫性炎症性病変である．
- 好発部位は肛門縁より5〜8 cmの前壁，あるいは10 cmの後壁である．
- 無症状が多い．
- 隆起を主体とするもの，潰瘍を主体とするもの，白斑のみを呈するものがある．
- 無症状で発見された場合は治療の必要はない．

生検組織像：粘膜下組織内に黒色の異物（造影剤）が散在する

鑑別すべき疾患　日本住血吸虫症

炎症性疾患 ― ① 色調からの鑑別 (5) その他の色調の変化

(1) アフタ様病変

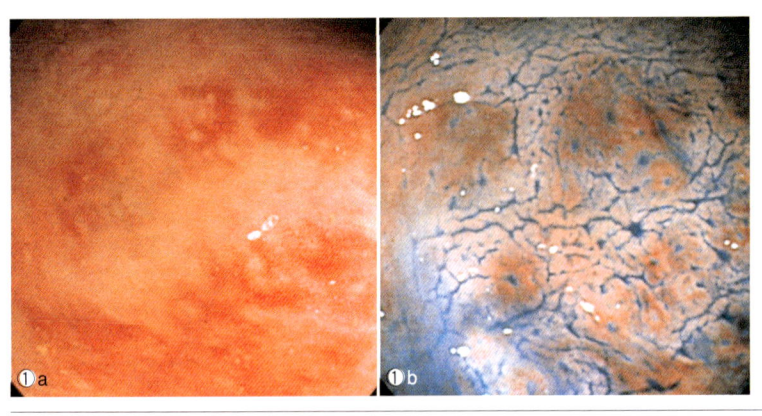

28歳，女性．下痢．
- S状結腸から盲腸にかけて不規則な発赤斑がみられる（①a）．
- 色素撒布で発赤の中央に小さいびらんが認められ，アフタ様病変であることが確認される（①b）．
- 紅暈は強いが，びらんは軽度である．

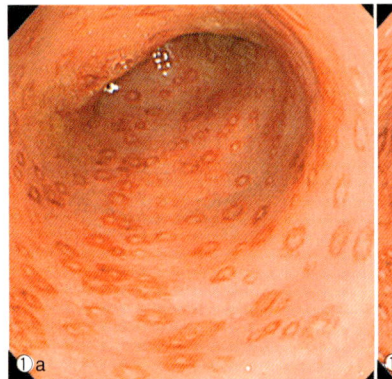

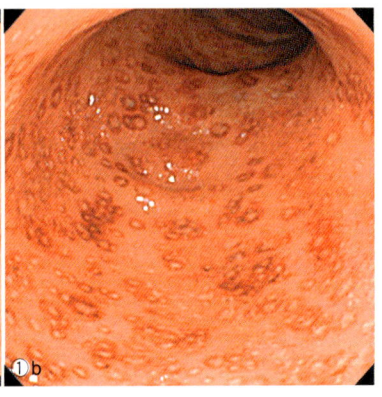

25歳，女性．血便．
- S状結腸にアフタ様病変が多発している．
- アフタ様病変の中心部は潰瘍やびらんはみられない．
- 直腸には典型的な潰瘍性大腸炎がみられた．

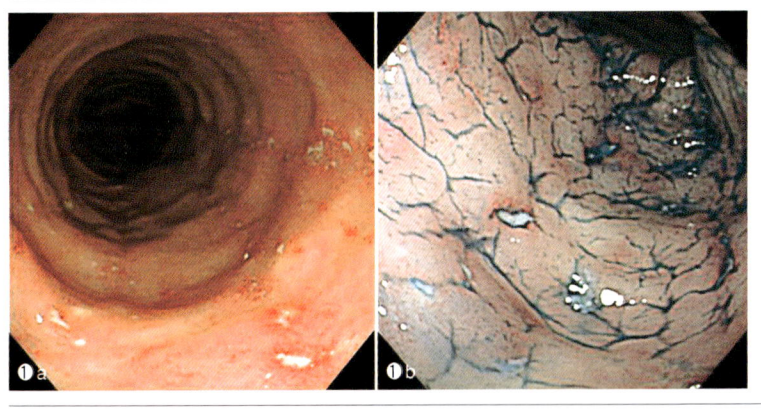

21歳，男性．腹痛，下痢．
- S状結腸から下行結腸にかけて紅暈を伴うアフタ様病変が縦列し，軽度の腸管の伸展不良が認められる．
- 周辺粘膜の血管透見像は消失しているが，色素撒布を行うと，アフタ様病変の周囲粘膜には明らかな炎症所見はみられない．

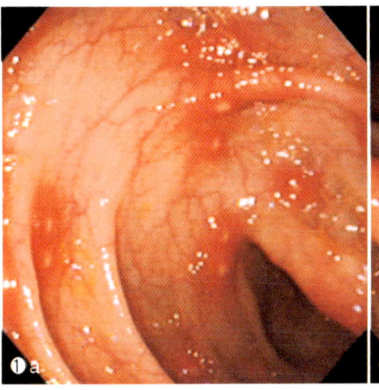

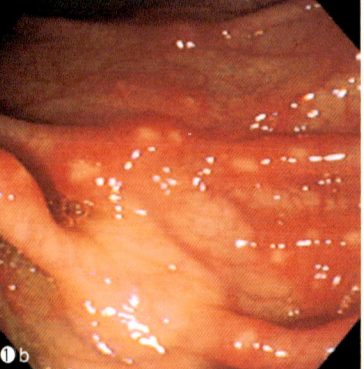

9歳，男性．腹痛，下痢．
- 全大腸に強い紅暈を伴う散在性のアフタ様病変がみられる．
- 介在粘膜の血管透見は良好である．
- 腸管の伸展性はよい．

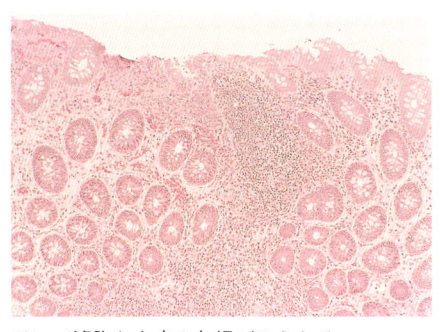

アフタ様大腸炎 aphthoid colitis

- 吉川（胃と腸 11：793, 1976）が新しい疾患概念として提唱した病名だが，現在では明らかな原疾患が不明な症例に対して用いられることが多い．
- 症状は軽度の血便，下痢である．2〜3週間で自然治癒する．
- 種々の病態が混入している可能性があり，好発部位や内視鏡像の特徴は明らかではない．円形，類円形を呈し，散在性で発赤は軽度である．
- 薬物投与歴がなく便細菌培養が陰性であること，Crohn病などの他疾患を否定する必要がある．

リンパ濾胞と上皮の欠損がみられる

潰瘍性大腸炎 ulcerative colitis

- 潰瘍性大腸炎の主病巣に接してみられることが多い．
- アフタ様病変から典型的な潰瘍性大腸炎へ進展した症例もみられ，アフタ様病変は潰瘍性大腸炎の初期像の可能性もある．
- 主病変の口側にみられることが多く，鑑別に難渋することは少ない．

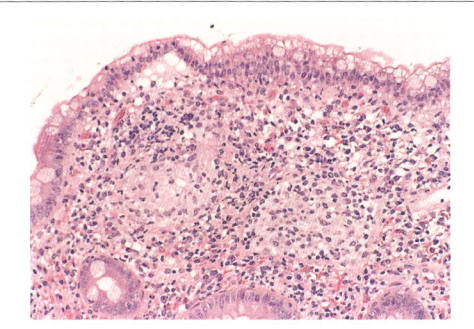

Crohn病 Crohn disease

- 縦列するアフタ様病変はCrohn病を強く疑わせる所見であり，診断基準の副所見の1つとなっている．
- 本症の初期病変とされ，アフタ様病変のみのCrohn病の存在も知られる．生検で高率に肉芽腫が検出される．
- Crohn病のアフタ様病変はリンパ組織の炎症が二次的に潰瘍化したもので，発赤からアフタ様病変へ変わっていく．
- 好発部位は直腸や主病巣の近傍だが，全大腸にみられる．
- Crohn病では紅暈周囲の発赤は種々の程度があり，縦列すること以外でのアフタ様病変の内視鏡的鑑別は難しい．

非乾絡性類上皮細胞肉芽腫を認める

鑑別診断のポイント　縦列するアフタ様病変

腸管Behçet病 intestinal Behçet disease

- 口腔内の再発性アフタ様潰瘍，皮膚症状，眼症状，外陰部潰瘍などの症候を特徴とするが，そのうち腸病変を有するものを腸管Behçet病と呼ぶ．
- 回盲部の大きな下掘れ潰瘍が典型的であるが，まれにアフタ様病変を伴う．
- アフタ様病変は初期像と考えられており，好発部位は特になく，本例のように全大腸に及ぶことがある．
- アフタ様病変の内視鏡的な鑑別は難しく，他の潰瘍性病変が鑑別診断に重要である．

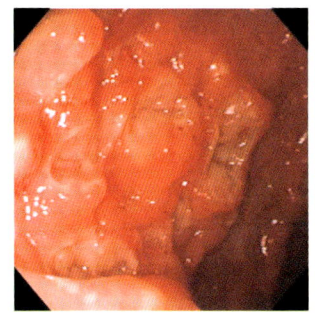

回腸終末部に下掘れ潰瘍の多発がみられる

炎症性疾患 —② 潰瘍・びらんの形態 (1) アフタ様病変

(1) アフタ様病変

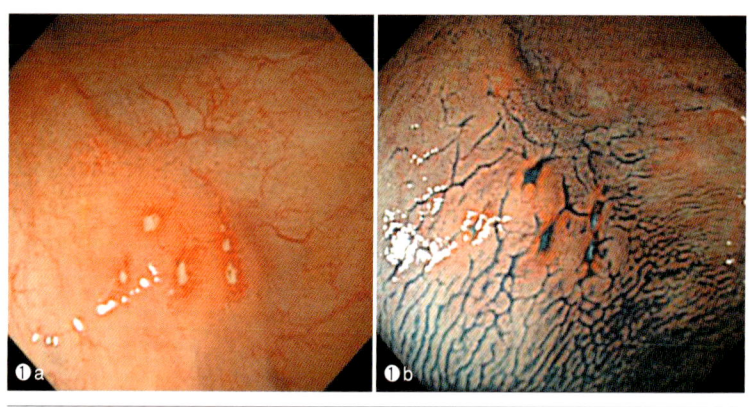

68歳，女性．無症状．
- 上行結腸に紅暈を伴う小びらんが集簇している．
- びらんの周囲はわずかに盛り上がり血管透見が消失している．
- 同様の所見と軽度の集中像を伴う瘢痕が上行結腸に散在性にみられる．

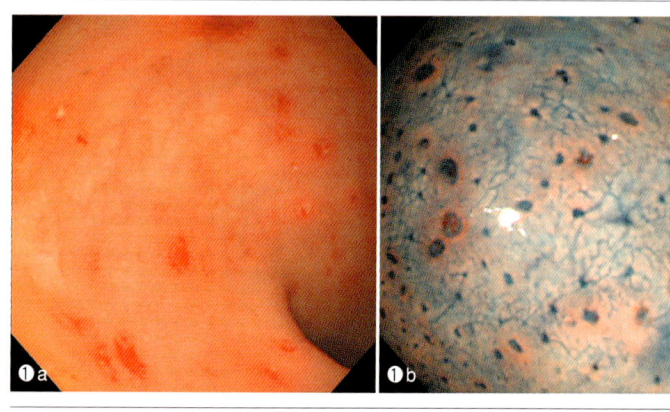

39歳，女性．血便，腹痛．
- 直腸にアフタ様病変が散在性にみられる．
- 色素撒布では中心部にびらんがあり，周囲に発赤がみられる．
- 周囲粘膜の血管透見は良好である．
- 別の部位にタコイボ所見がみられた．

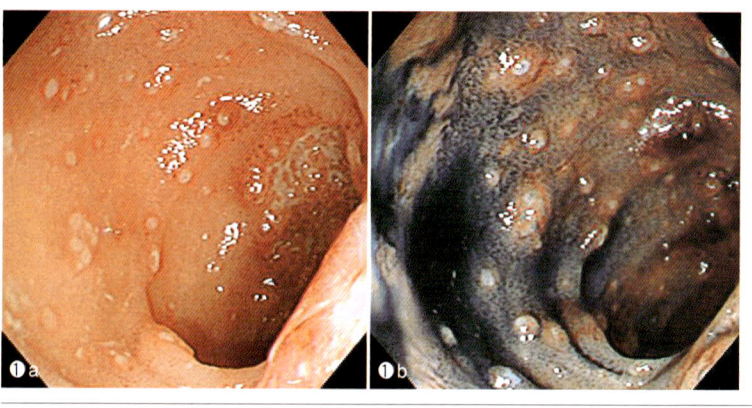

40歳，男性．右下腹部痛．
- 回腸終末部にアフタ様病変が多発している．
- Peyer板にも発赤とびらんが認められる．
- 介在粘膜には炎症所見は乏しく，腸管の伸展性もよい．

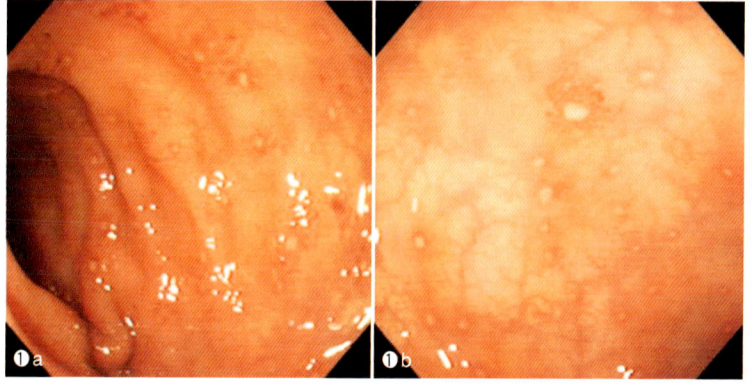

71歳，女性．ポリープの経過観察．感冒のためセフェム系抗生物質服薬中である．
- 直腸から下行結腸にかけて，散在性に小さなアフタ様病変がみられる．
- 周囲粘膜の血管透見は良好である．

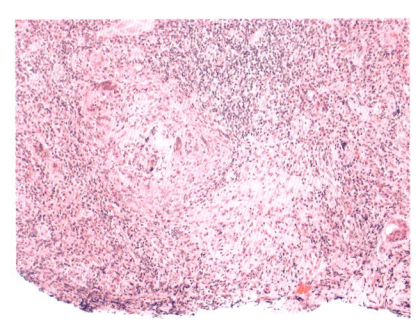

腸結核 intestinal tuberculosis

- 腸結核でもしばしばアフタ様病変がみられるが，他の部位に特徴的な病像がみられることが多い．
- 腸結核では，アフタ様病変はやや不整形で癒合する傾向があり，輪状配列することが多い．
- 生検では，類上皮細胞よりなる乾酪性肉芽腫を認めることが多い．Langhans 型巨細胞もみられる．

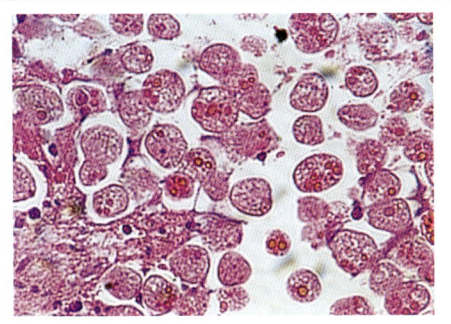

生検で粘膜下層に非乾酪性類上皮細胞肉芽腫がみられる

アメーバ性大腸炎 amebic colitis

- アメーバ性大腸炎は囊胞型を経口摂取することにより感染する．同性愛者に多く，圧倒的に男性に多い．
- タコイボ様の所見に次いでアフタ様病変は多く，自然出血も多くみられる．
- 症状は下痢，血便であり，程度は軽い．
- 直腸，盲腸に好発するが，他部位にもみられる．
- アフタ様病変のみのものは少なく，他の潰瘍性病変にて診断できることが多い．
- 潰瘍性大腸炎との鑑別が最も重要である．

鑑別診断のポイント　便鏡検，生検，血清アメーバ抗体価

赤血球を貪食している栄養型アメーバを認める（PAS 染色）

エルシニア腸炎 *Yersinia* enterocolitis

- エルシニア菌属は人畜共通感染症で，汚染された食肉や水を介して経口感染する．潜伏期は長い．
- 診断は低温増菌法や生検組織培養による菌の証明と，抗体価の上昇による．
- リンパ組織親和性が強いため，孤立リンパ小節や Peyer 板に侵入し，腫大やびらん，潰瘍を形成する．
- 好発部位は回腸終末部であり，不整形の境界明瞭な潰瘍やびらん，タコイボ様の隆起，アフタ様病変，皺襞肥厚などがみられる．回盲弁では発赤，腫脹，アフタ様病変などがみられる．

鑑別診断のポイント　便培養，血清エルシニア抗体価

偽膜性大腸炎 pseudomembranous colitis

- アフタ様病変から偽膜性大腸炎へ移行した報告は少ないながらみられる．
- 偽膜性大腸炎の治癒過程でもアフタ様病変はみられる．
- 症状は下痢が多く，血便をきたすことは少ないが，まれに本例のように無症状のこともある．
- 好発部位は下部大腸で，全大腸に及ぶこともある．
- 確定診断には培養にて *Clostridium difficile*(CD)の検出，または便中の CD 毒素の検出が必要である．

鑑別診断のポイント　便培養，CD 毒素の検出

(2) 全周性の潰瘍・びらん

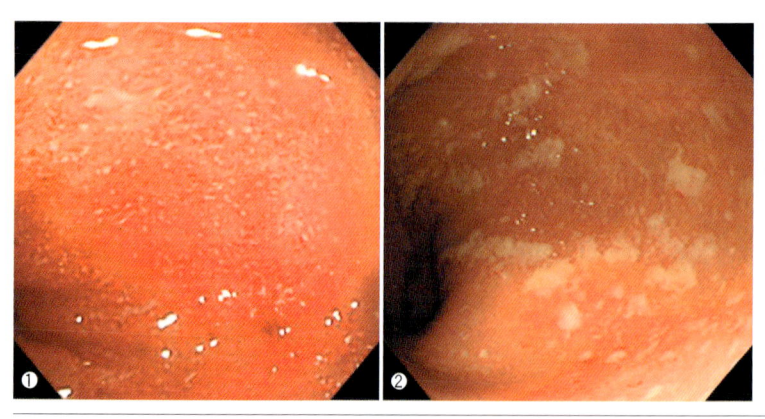

① 23歳，男性．下痢．
- 直腸には小黄色点がびまん性にみられる．

② 30歳，女性．粘血下痢便．
- 直腸には小びらんがびまん性にみられ，粘液の付着もみられる．

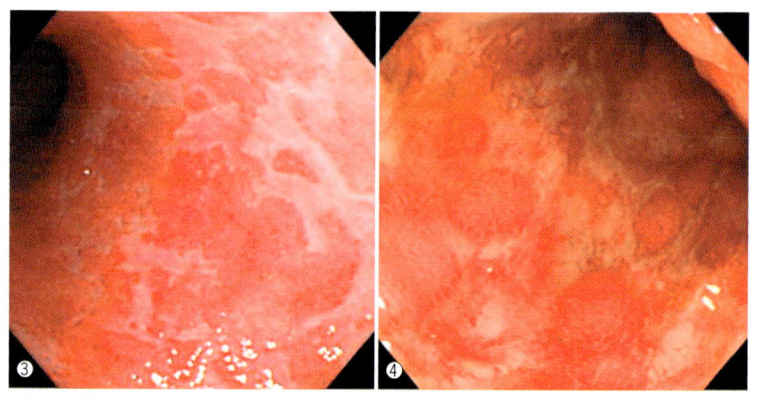

③ 25歳，女性．血性下痢．

④ 19歳，男性．血性下痢．
- S状結腸に地図状の浅い潰瘍がみられる．
- 周囲粘膜に発赤と浮腫がみられる．

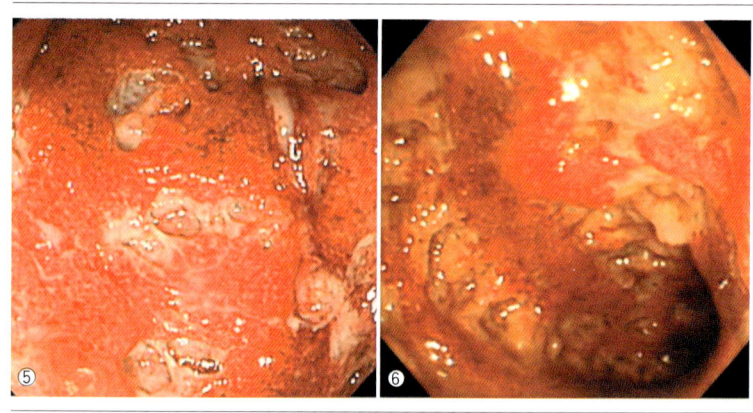

⑤ 22歳，男性．発熱，血性下痢．
- S状結腸に円形の下掘れ潰瘍がみられ，周囲には浅いびらんがみられる．

⑥ 71歳，女性．発熱，血性下痢．
- 直腸には下掘れ潰瘍が縦列しており，周囲粘膜には浅いびらんがみられる．

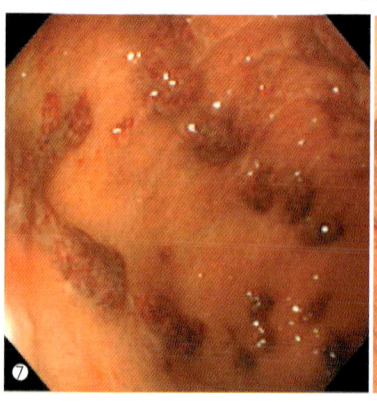

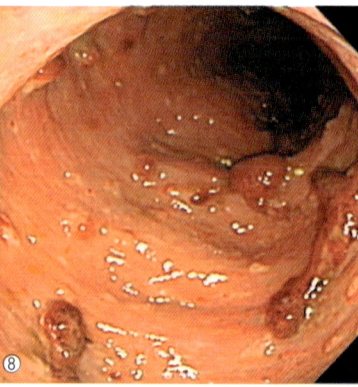

⑦ 52歳，女性．発熱，血性下痢．
- S状結腸は広範に粘膜が脱落し，筋層が露出している．
- ポリープにみえる正常粘膜が縦走に配列する．

⑧ 80歳，女性．発熱，下痢．
- 横行結腸は粘膜が広範に脱落し，筋層が露出している．

炎症性疾患―②潰瘍・びらんの形態 (2) 全周性の潰瘍・びらん

潰瘍性大腸炎 ulcerative colitis

- 定義：主として粘膜を侵し，しばしばびらんや潰瘍を形成する大腸の原因不明のびまん性非特異性の炎症である．
- 病型分類：全大腸炎，左側大腸炎，直腸炎，右側あるいは区域性大腸炎に分けられる．直腸炎は，内視鏡検査により直腸S状部(Rs)の口側に正常粘膜を認めるもの．左側大腸炎は，病変の範囲が横行結腸中央部を越えていないもの．右側あるいは区域性大腸炎は，Crohn病や大腸結核との鑑別が困難で，診断は経過観察や切除手術または剖検の結果を待たねばならないこともある．
- 潰瘍性大腸炎は直腸病変を必発とし，口側結腸にわたってびまん性，連続性に病変を有するのが特徴であるが，虫垂開口部病変をはじめ病変が非連続性にみられることも少なからずみられる．
- 診断基準は臨床症状，内視鏡または注腸所見の像，生検所見を満たすこととされているが，いずれも決定的な所見はなく総合診断となる．
- 内視鏡所見としては 1)粘膜はびまん性におかされ，血管透見像は消失し，粗糙または細顆粒状を呈する．さらに，もろくて易出血性(接触出血)を伴い，粘血膿性の分泌物が付着しているか，2)多発性のびらん，潰瘍あるいは偽ポリポーシスを認める，とされている．
- 長廻の活動期の内視鏡分類では，軽症では易出血性や潰瘍はない．中等症では易出血性あり，潰瘍は広範ではない．重症では高度の自然出血と広範な潰瘍がみられる．
- 多田の活動期の内視鏡分類(→215頁)では，軽症は軽度の浮腫，発赤，びらんがみられ，粘膜は易出血性である．
中等症は高度のびらんがあり，易出血性が著明である．
重症では下掘れ潰瘍や炎症性ポリープが出現する．
- 厚労省班会議の活動期内視鏡分類では，軽度の所見として血管透見消失，細顆粒状粘膜，発赤，小黄色点などがある．中等度ではびらん，潰瘍を形成して粘膜粗糙となり，潰瘍は癒合して地図状となる．膿性分泌物の亢進・付着に加え，粘膜は脆弱で易出血性となる．強度になると著明な自然出血がみられ，下掘れ潰瘍や広範な粘膜脱落がみられる．
- 治療反応性からみると潰瘍が深いほど重症であり，下掘れ潰瘍や広範な粘膜脱落がある場合ステロイド抵抗性であることが多い．

潰瘍性大腸炎の内視鏡分類

1. 活動性潰瘍性大腸炎の内視鏡像
軽症：易出血性・潰瘍なし
中等症：易出血性・自然出血あり，潰瘍はあっても広汎でない
重症：高度の自然出血，広汎な潰瘍形成
2. 治癒過程の内視鏡分類
早期：血管像の出現はあるが粘膜の発赤，浮腫はまだ残っている．出血はない
後期：粘膜は萎縮し蒼白で乾いている 血管像は乱れているが，明らかにみえる
中間期：早期と後期の中間の所見，しいて定義する必要はない

長廻紘：大腸疾患の鑑別診断．p9, 1983, 医学書院

潰瘍性大腸炎診断基準改訂案（下山班・平成10年2月16日）

活動期内視鏡的所見による分類
軽度　mild
中等度　moderate
強度　severe
診断基準は下記のごとくである．

炎症	内視鏡所見
軽度	血管透見像消失 粘膜細顆粒状 発赤，小黄色点
中等度	粘膜粗糙，びらん，小潰瘍 易出血性(接触出血) 粘血膿性分泌物付着 その他の活動性炎症所見
強度	広汎な潰瘍 著明な自然出血

内視鏡的に観察した範囲で最も所見の強いところで診断する．内視鏡検査は前処置なしで短時間で施行し，必ずしも全大腸を観察する必要はない．

(2) 全周性の潰瘍・びらん

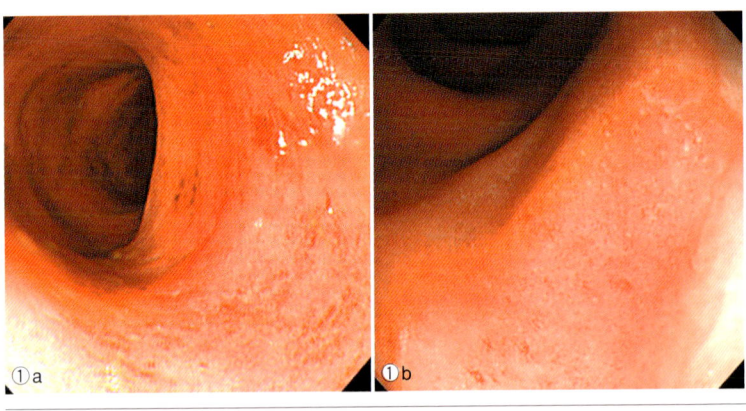

28歳，男性．水様下痢，血便．
基礎疾患：潰瘍性大腸炎
- 下行結腸〜直腸にかけて浮腫がみられ，粘膜内出血，小びらんが，びまん性にみられる．
- 別の部位に血管透見の良好な部位がみられる．

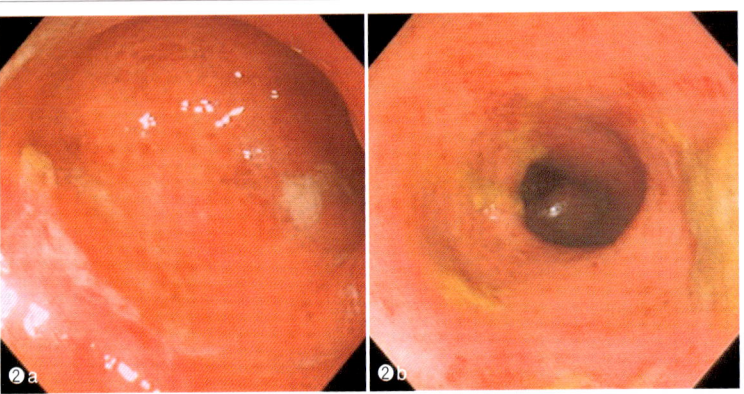

34歳，女性．水様下痢，血便，発熱．
- 直腸より脾彎曲部まで浅い全周性のびらんが連続性にみられる．
- 粘膜は浮腫状で，粘液分泌もみられる．
- 腸管は攣縮状であり，半月ひだは消失している．
- 易出血性はない．

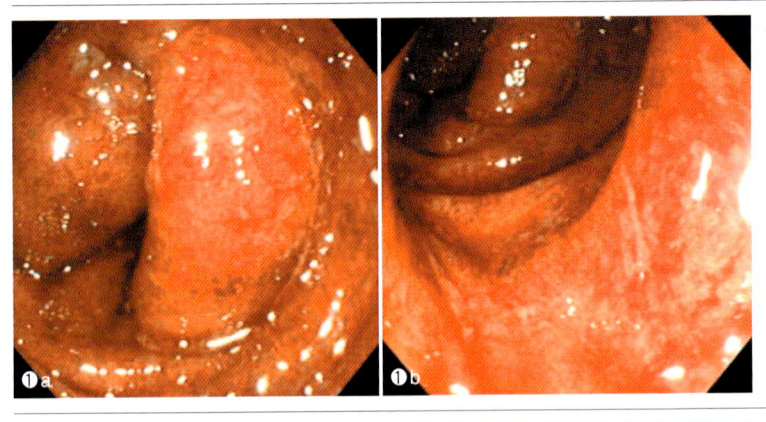

20歳，男性．発熱，血性下痢．
- 下行結腸〜S状結腸に全周性に浮腫と白苔の付着があり易出血性がみられた．
- 直腸は正常である．

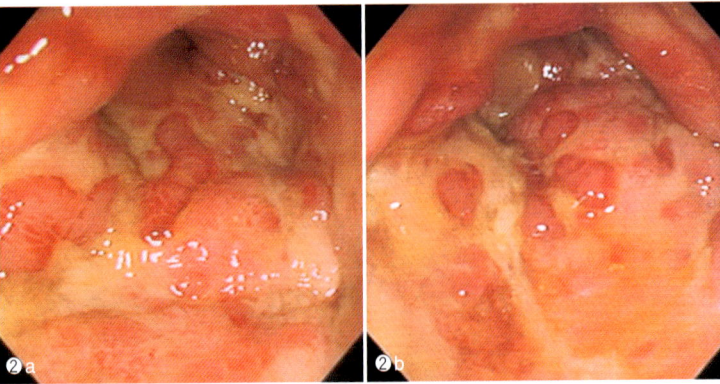

41歳，男性．水様下痢，発熱，腹痛．
- S状結腸から横行結腸中部にかけて，深い潰瘍が多発する．
- 周囲粘膜に発赤がみられ，炎症はびまん性である．
- 腸管の浮腫と攣縮のため管腔は狭小化している．
- 直腸は正常である．

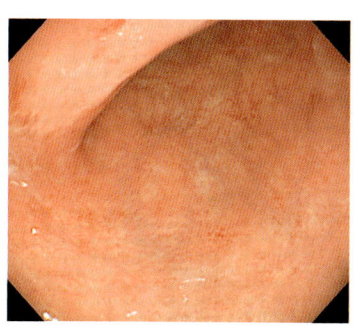

S状結腸の一部に血管透見の良好な部位がみられる

カンピロバクター腸炎 *Campylobacter* enterocolitis

- 潜伏期は2～11日，平均5日間と長く，感染源としては鶏肉が多い．
- 発熱，水様下痢，腹痛が主な症状であり，4割に血便がみられる．
- 発熱は38℃以上の高熱が多いが，1～2日で自然に解熱することが多い．
- 発症から数週でGuillain‑Barré症候群を起こすことがある．
- 病変部位は直腸から比較的びまん性に深部大腸まで及ぶ．一部に正粘膜を有していることが潰瘍性大腸炎との鑑別点である．
- 回腸終末部の病変は非常に少なく，サルモネラ腸炎との鑑別点である．
- 回盲弁に浅く大きな潰瘍を形成することが特徴で約50％にみられる．
- 大腸病変は粘膜内出血，浮腫，びらんが主で，潰瘍形成はほとんどない．
- 治療としてマクロライド系薬剤が第一選択であるが，軽症では必要がない．

鑑別の手順 便培養

サルモネラ腸炎 *Salmonella* enterocolitis

- 潜伏期は8～48時間と短く，感染源としては鶏卵が多い．
- 発熱，水様下痢，腹痛が主な症状であり，2～3割に血便がみられる．
- 細菌性腸炎のなかでは最も重症とされており，それは菌が粘膜下層まで侵入するためと考えられている．
- 症状が遷延したり腸管外症状を起こすことがある．
- 病変部位は回盲弁を含めた回腸終末部が約80％と最も高率であり，S状結腸～上行結腸は約60％とほぼ同じ割合である．
- 直腸は約20％と低率で特に下部直腸にはほとんど病変がないことが特徴である．
- 病変部位は回盲部主体と大腸主体がある．
- 内視鏡像は多彩で，浮腫，びらん，粘膜出血などのカンピロバクター腸炎と同様の軽い病変から潰瘍，縦走潰瘍をきたすものまである．
- 抗菌薬はニューキノロン系薬剤を1週間投与する．

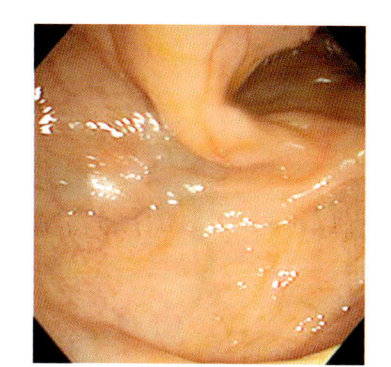

直腸は正常である

鑑別の手順 便培養

(2) 全周性の潰瘍・びらん

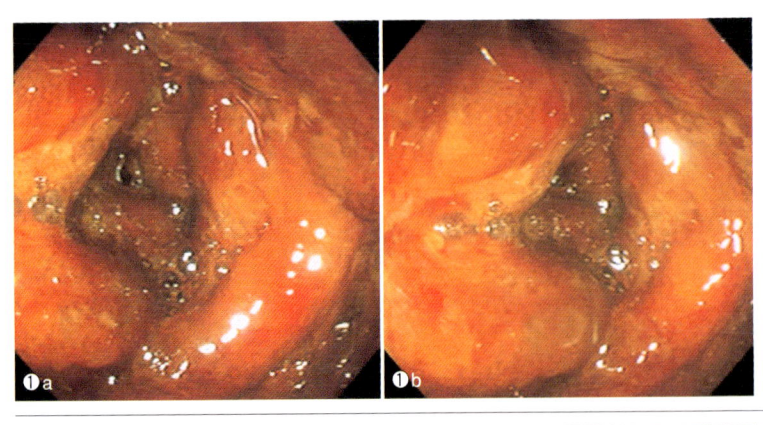

43歳，女性．下痢，右側腹部痛．
- 盲腸から上行結腸は浮腫のため著明に狭小化しており，ハウストラが不明になっている．
- 著しいびらん，発赤がみられ，易出血性である．

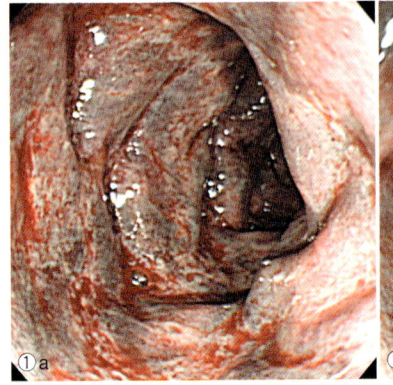

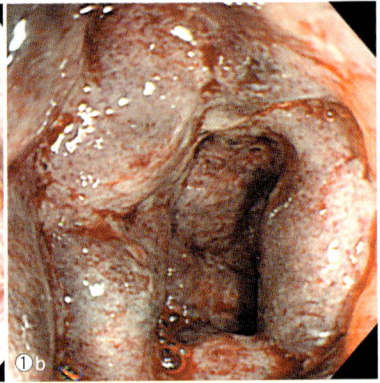

75歳，女性．腹痛，血性下痢．
- 発症1日目の内視鏡像で下行結腸に病変を認める．
- 中心部は紫色の浮腫状隆起が多発し，管腔は狭小化している．
- 虚血性大腸炎の急性期ではこのような全周性病変は比較的よくみられ，この周辺部には縦走性病変をみることが多い．

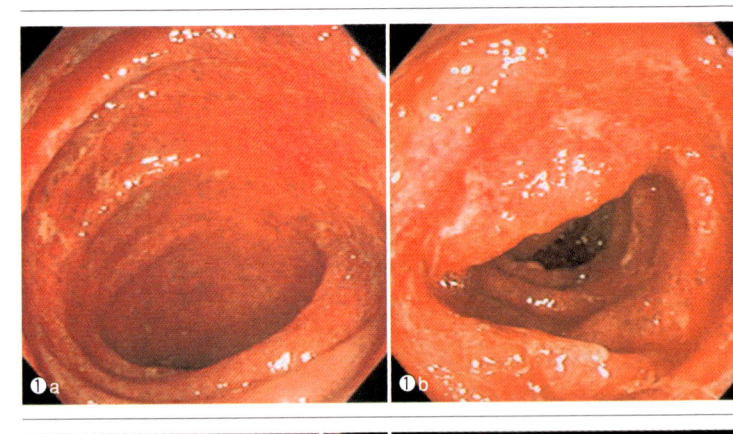

53歳，女性．腹痛，血性下痢．合成ペニシリン服薬中．
- 病変はS状結腸から横行結腸までみられる．
- 腸管の攣縮が著しいが，ハウストラは保たれている．
- 下行結腸で，びらんが全周性にみられ，鮮やかな赤みがみられる(①a)．
- 横行結腸で浅い潰瘍が散在性にみられる(①b)．

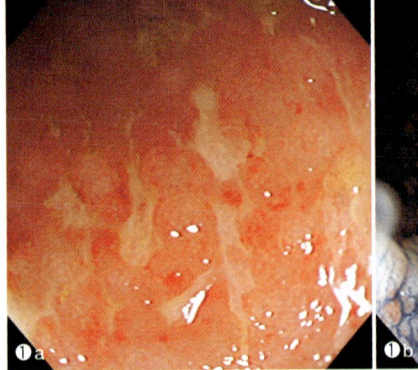

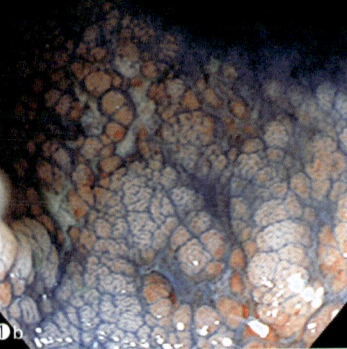

59歳，女性．腹痛，水様下痢．
基礎疾患：関節リウマチ
- 直腸からS状結腸にかけて，不整形の小びらんが多発している．
- 介在粘膜には血管透見像がみられず，軽度の発赤が散在している．
- 易出血性はみられない．
- 色素撒布を行うと，粘膜は細顆粒状である．

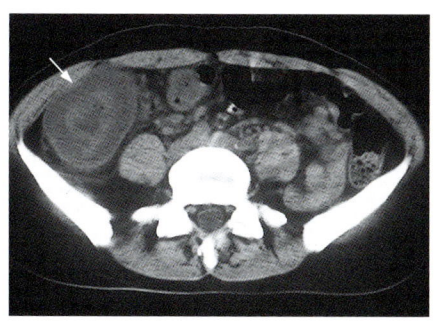

病原性大腸菌 O157 腸炎
enteropathogenic *E.coli* colitis

- 典型例では盲腸・上行結腸に最も強い炎症がみられ，肛門側にいくに従い所見が軽くなる．skip してみられることが多い．
- 最も炎症が強い部位では，病変は全周性にみられ，著明な浮腫，出血性粘膜，びらん，発赤，攣縮がみられる．
- 潰瘍形成は比較的少なく，浅いことが多い．他の感染性腸炎に比べて浮腫が強いのが特徴である．
- 腹部 CT や腹部エコーで，上行結腸・盲腸の浮腫を認めた場合も本症を疑う必要がある．

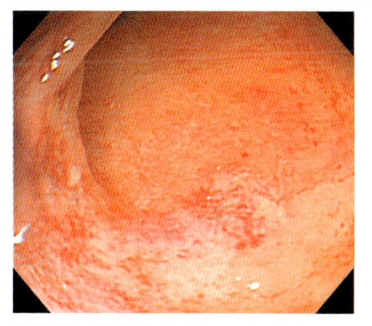

盲腸の著明な壁肥厚を認める

虚血性大腸炎 ischemic colitis

- 内視鏡像は，急性期には壊死性粘膜，粘膜出血，浮腫，膨隆，びらん，潰瘍がみられ，慢性期には，狭窄，囊形成，縦走潰瘍瘢痕がみられる．
- 紫色の粘膜（チアノーゼ所見）から重症の虚血性大腸炎であることが推測可能である．
- 全周性病変が必ずしも狭窄型にはならないが，3週目以降にも全周性病変を認める場合は狭窄型となる確率が高い．
- 本例は，一過性型であったが狭窄型であった．

肛門側に横走するびらんがみられる

鑑別すべき疾患　4型（びまん浸潤型）大腸癌，感染性腸炎

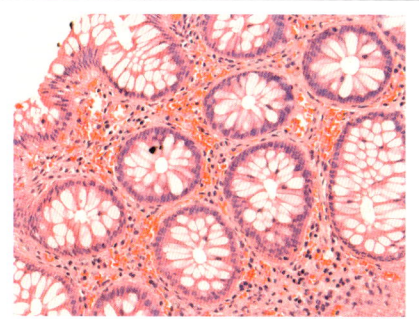

抗生物質起因性出血性大腸炎
antibiotic induced hemorrhagic colitis

- 抗生物質投与後に下血や血性下痢を起こし，特徴的な内視鏡像を示す．
- 臨床症状は腹痛，下痢で発症し，やや遅れてトマトジュース様の血性下痢となる．鮮紅色の出血で多量に出る印象があるが，輸血するほどの出血はまれである．
- 起因抗生物質はペニシリン系，セフェム系が多い．
- 病変の中心部ほど炎症が強い．中心部は全周性でも，辺縁部では片側性や斑状の病変がみられる．
- 病変部はびらん，発赤がほとんどで潰瘍を欠くことが多い．

粘膜固有層に出血がみられる

鑑別診断のポイント　抗生物質の服用歴

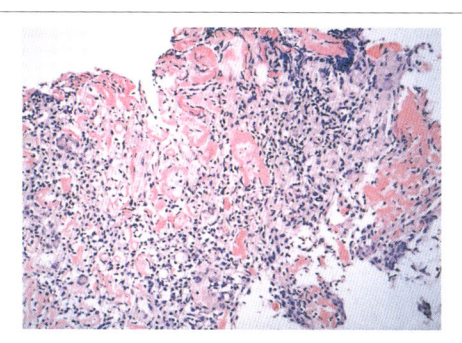

アミロイドーシス（AA 型）AA amyloidosis

- 厚生労働省特定疾患研究班のアミロイドーシスの分類では，(1)原発性，(2)多発性骨髄腫に合併するもの，(3)続発性，(4)分類困難なもの，(5)限局性，(6)遺伝性，である．
- 続発性アミロイドーシスは，慢性炎症性疾患に続発する．
- 本例は，関節リウマチに続発したアミロイドーシスであり，大腸生検で AA 型アミロイドの沈着を認めた．

アミロイドの沈着を認める（Congo red 染色）

鑑別診断のポイント　基礎疾患

炎症性疾患 ─ ② 潰瘍・びらんの形態 (2) 全周性の潰瘍・びらん

(3) 縦走性の潰瘍・びらん

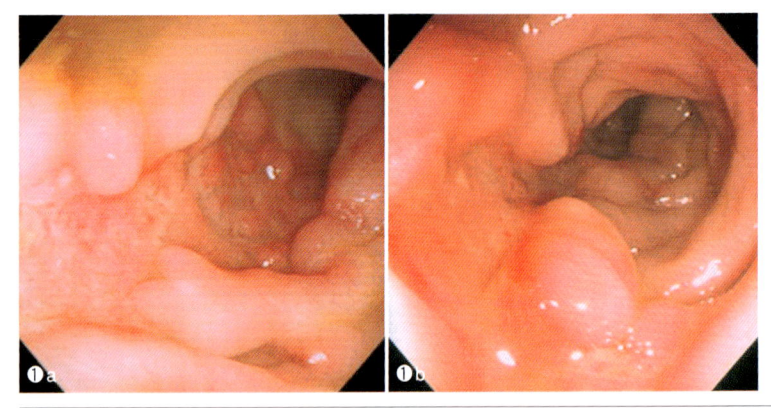

18歳，男性．下痢，腹痛，発熱．
- S状結腸から下行結腸にかけて，縦走潰瘍が多発する．
- 縦走潰瘍の周囲粘膜は隆起しているが，粘膜面は正常である．
- 腸管は狭小化しているが，出血や易出血性はない．

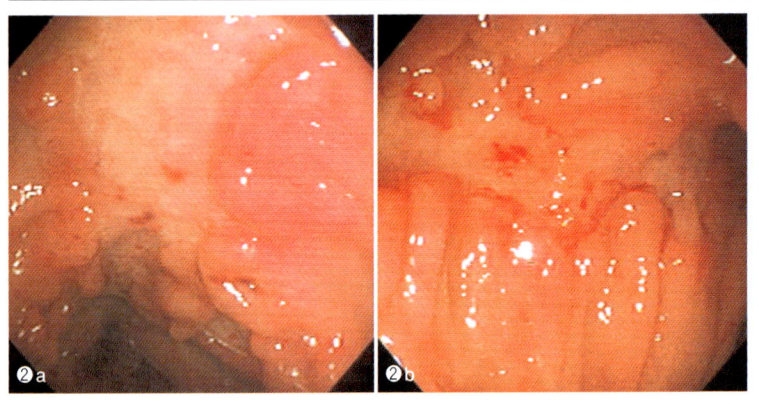

30歳，女性．腹痛，下痢．
- 上行結腸に長い縦走潰瘍がみられる．軽度のひだ集中を伴う．
- 潰瘍は境界明瞭である．
- 周囲粘膜は浮腫状で，血管透見像はなく，びらんや発赤もない．

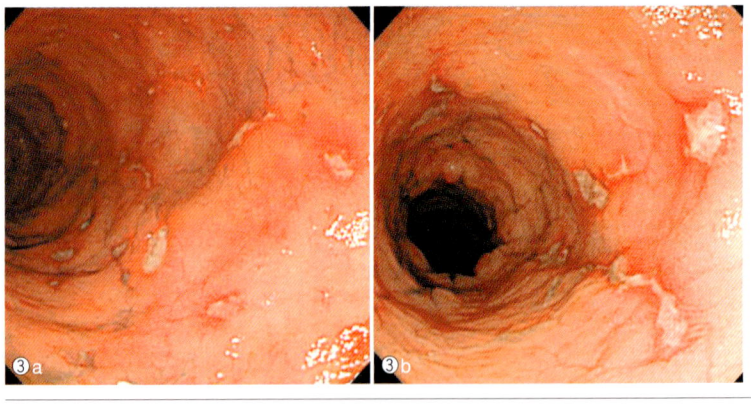

37歳，男性．下痢．
- 横行結腸の粘膜は浮腫状で伸展が悪い．
- 不整形の小びらんが縦列し，一部は繋がって縦走傾向を示す．
- 介在粘膜には血管透見が消失しているが発赤・びらんはみられない．

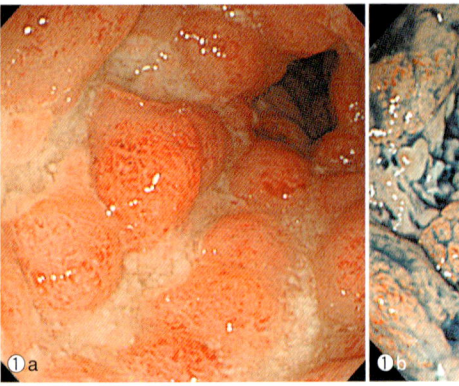

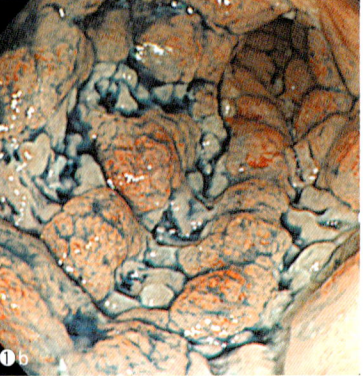

44歳，男性．血便，下痢．
- S状結腸に3条の深い縦走潰瘍がみられる．2本は口側で癒合している．
- 周囲粘膜は，浮腫と発赤が著明である．

炎症性疾患 — ② 潰瘍・びらんの形態

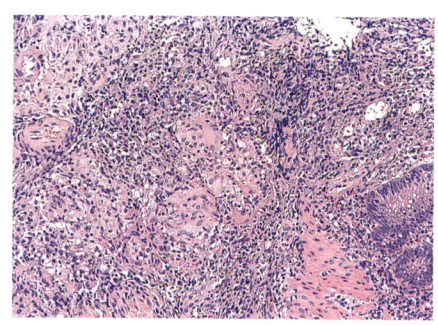

炎症性疾患 — ② 潰瘍・びらんの形態 (3) 縦走性の潰瘍・びらん

非乾絡性類上皮細胞肉芽腫を認める

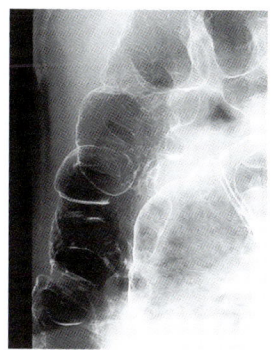

上行結腸に長い縦走潰瘍を認める

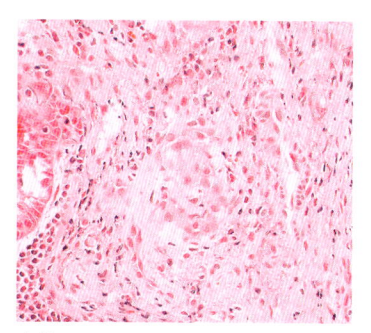

生検で粘膜固有層に類上皮細胞肉芽腫を認める

Crohn 病 Crohn disease

- 腸管の長軸方向に4〜5 cm以上の長さを有する潰瘍を縦走潰瘍という．
- 縦走潰瘍は，Crohn病の主要所見の1つであり，典型的であればこの所見のみで確定診断となる．
- 活動性潰瘍では，近傍に炎症性ポリープや敷石像を伴うことが多い．
- 小腸では腸間膜付着側に存在し，1条で長く，くっきりした深い潰瘍を形成する．周辺に炎症性ポリープを伴うことが多い．
- 大腸では複数本みられることが多い．
- 小腸では虚血性小腸炎やSchönlein-Henoch紫斑病の縦走潰瘍との鑑別が必要である．
- 大腸では，虚血性大腸炎，潰瘍性大腸炎との鑑別が必要である．
- 虚血性大腸炎の縦走潰瘍は潰瘍が浅く，周辺に炎症性ポリープはみられない．
- 潰瘍性大腸炎の縦走潰瘍は短い．

鑑別すべき疾患　虚血性大腸炎，潰瘍性大腸炎

潰瘍性大腸炎 ulcerative colitis

- 潰瘍性大腸炎の縦走潰瘍の原因として虚血が推定されている．
- 高齢者，罹病期間の長い症例に多い．
- 一般的には浅いが，重症例では深いことがある．また，長さは短いものが多い．
- 下行結腸に最も多く，次いで横行結腸に多い．
- 内視鏡的鑑別は，別の場所に典型例を認めるため容易であることが多い．
- 縦走潰瘍周囲の炎症の有無がCrohn病との鑑別点となる．

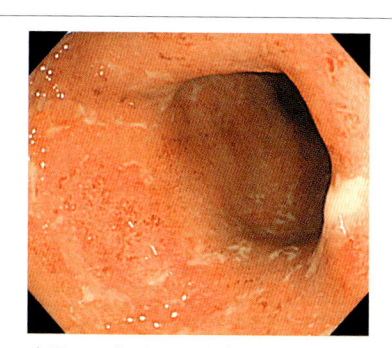

直腸には小びらんがびまん性にみられ，典型的な潰瘍性大腸炎の像を示していた

(3) 縦走性の潰瘍・びらん

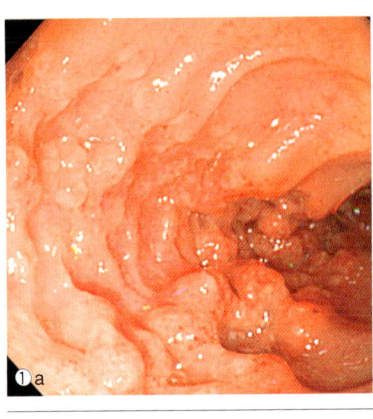

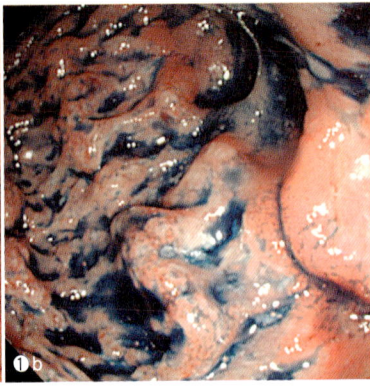

15歳，男性．発熱，下痢，全身倦怠感．
- 回腸終末部に深い縦走潰瘍を認める．
- 潰瘍底は凹凸不整である．

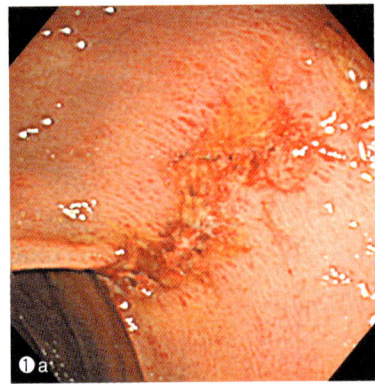

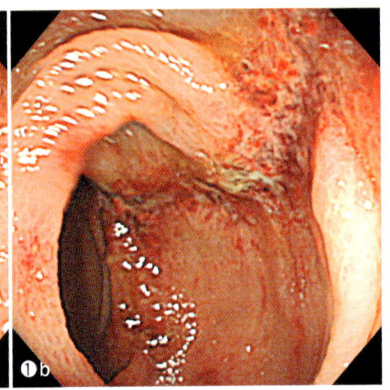

65歳，男性．下痢，血便，下腹部痛．
- S状結腸～横行結腸に非連続性に縦走性のびらん・潰瘍がみられる．
- 潰瘍は浅く周囲の発赤は著明である．
- 発赤はうろこ模様を呈しており虚血性の変化が考えられる．

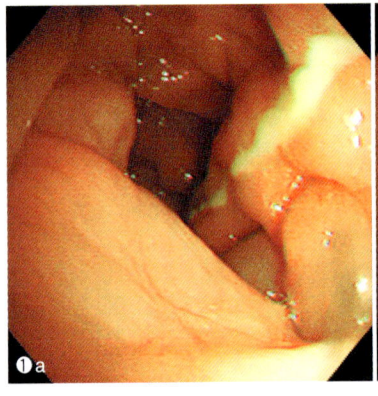

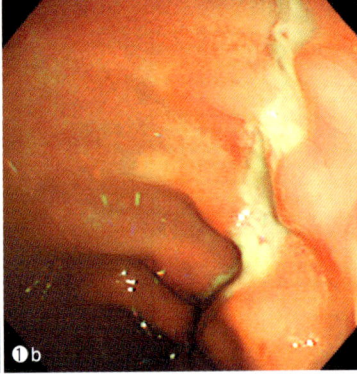

58歳，女性．腹痛，慢性下痢．
- 横行結腸右側（①a）と横行結腸左側（①b）に細い縦走潰瘍を認める．
- 周囲に発赤は認めない．
- 周囲粘膜の血管透見は不良で浮腫がみられる．

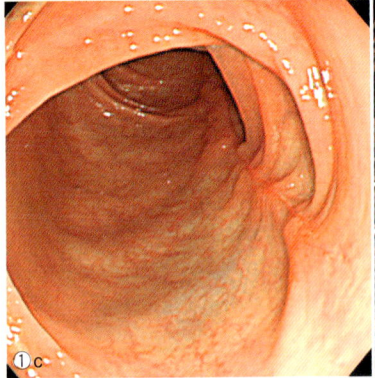

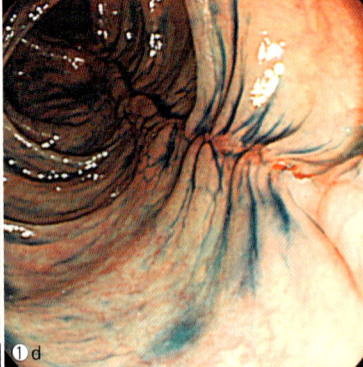

3週間後の内視鏡像（①c, d）
- 横行結腸に長い縦走潰瘍瘢痕を認める．
- ひだの集中を認め，瘢痕部はやや盛り上がっている．
- 周囲粘膜の血管透見は良好である．

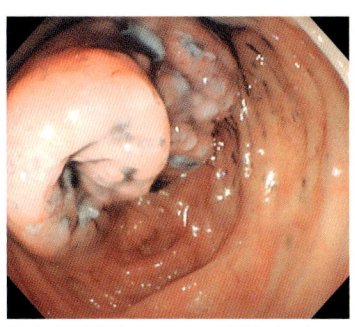

エルシニア腸炎 Yersinia enterocolitis

- 回腸終末部では，卵円形の隆起上に小びらんや浅く小さい潰瘍の多発（Peyer 板上の変化）が特徴的である．
- リンパ濾胞に一致すると思われる小隆起がびらんを伴う（孤立リンパ小節上の変化），いわゆるアフタ様病変が多発することも特徴である．
- 回盲弁の著明な腫大と回盲弁上のアフタ様病変，盲腸〜上行結腸のアフタ様病変もしばしば認められ特徴的である．
- 本例は回腸終末部に縦走潰瘍を呈した非典型例である．

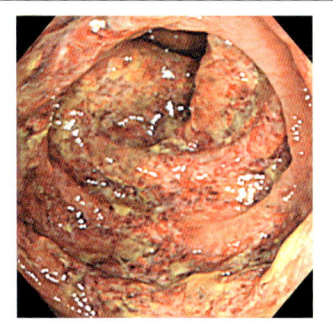

回盲弁は腫大し，アフタ様病変がみられる．盲腸〜上行結腸にもアフタ様病変がみられる

病原性大腸菌 O157 腸炎
enteropathogenic *E.coli* colitis

- O157 腸炎の縦走潰瘍も攣縮による虚血が関与している可能性がある．
- O157 腸炎の典型例では右側結腸に浮腫，発赤びらんなどの高度の炎症像がみられるが，本例のように左側結腸に縦走潰瘍がみられることもある．
- 内視鏡的には虚血性大腸炎との鑑別が難しく，便細菌培養が決め手となる．
- 逆に虚血性大腸炎でも便細菌培養が必要である．

全周性の浮腫，びらんがみられる

鑑別診断のポイント　便培養

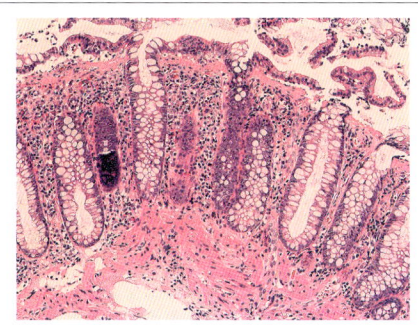

collagenous colitis

- 全体における頻度は少ないが特徴的な縦走潰瘍，縦走潰瘍瘢痕がみられる．
- Mayo clinic の 469 例の検討では 9 例にのみ潰瘍を認め，そのうち 4 例が縦走潰瘍であったとしている．
- 特に瘢痕のみでみつかる症例が多く，虚血性大腸炎の瘢痕と間違わないことが重要である．生検を必ず行う．
- 長い縦走潰瘍が特徴であり，周囲に発赤を伴わない．瘢痕は粘膜集中を伴う．部位としては深部大腸に多い．
- その成因は腸壁の硬さや蠕動による裂創と考えられている．
- 内視鏡で粘膜異常を認めないとされていたが，浮腫，蒼白粘膜，不整な血管像，血管透見不良など微細な粘膜異常を呈することも多い．
- 病理学的に上皮下に厚い 10 μm 以上の膠原線維束があれば診断される．
- 成因として NSAIDs，ランソプラゾールなどのプロトンポンプインヒビターの服用が多いとされている．

上皮下に厚い膠原線維束を認める

炎症性疾患—② 潰瘍・びらんの形態 (3) 縦走性の潰瘍・びらん

(3) 縦走性の潰瘍・びらん

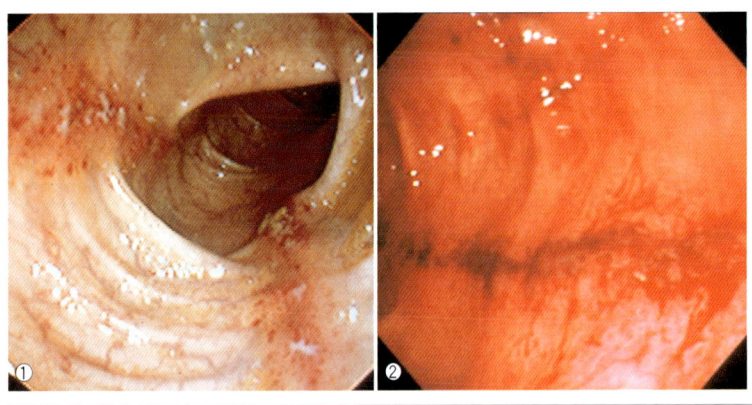

①：63歳，男性．腹部疝痛，下痢，血便．
- 下行結腸の結腸紐上に2条の縦走潰瘍がみられる．
- 周辺粘膜には血管透見像がみられ，炎症性ポリープはみられない．

②：57歳，男性．腹部疝痛，下痢，血便．
- 横行結腸に縦走潰瘍があり，出血している．
- 周辺粘膜の血管透見もみられる．

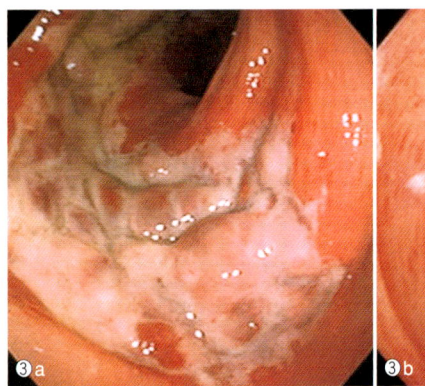

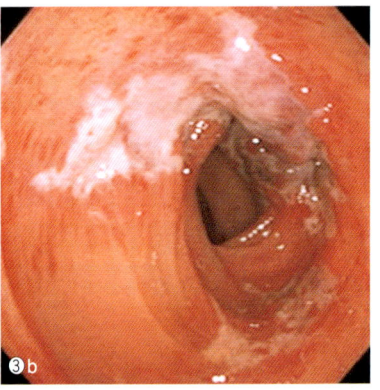

64歳，女性．腹痛，下痢，血便．
- 病変部は下行結腸から横行結腸左側に半周性の幅広い縦走潰瘍がみられる（③a）．
- 肛門側には幅の狭い縦走潰瘍がみられる（③b）．
- 潰瘍の境界は明瞭で辺縁に発赤を伴う．
- 潰瘍内に一部島状の発赤粘膜の遺残がみられる．
- 腸管の攣縮は著しくないが，管腔はやや狭小化する．

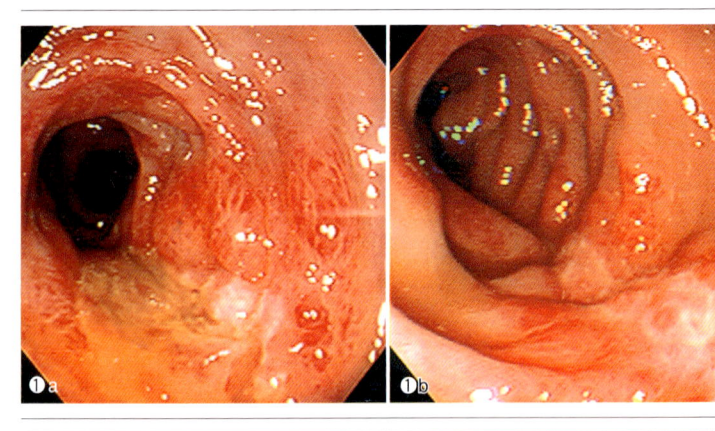

56歳，男性．腹痛，血便．
- S状結腸から下行結腸に，白苔を有する縦走潰瘍を認める．
- 潰瘍周囲には著明な発赤を認める．
- 腸管の狭小化がみられる．

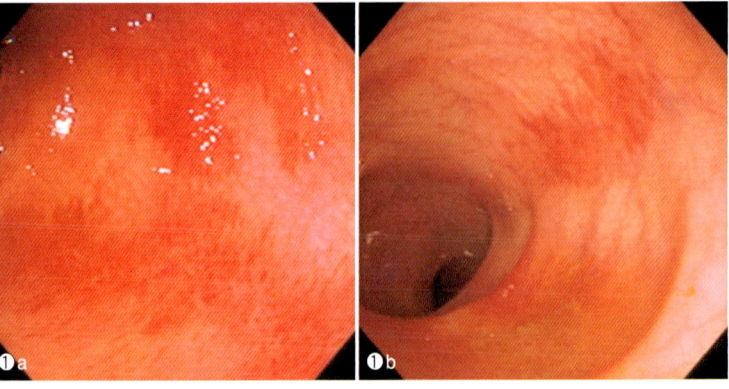

53歳，女性．腹痛，血性下痢．合成ペニシリン服薬中．
- S状結腸に幅の広い縦走びらんがみられる．
- 周辺粘膜の血管透見像はない．

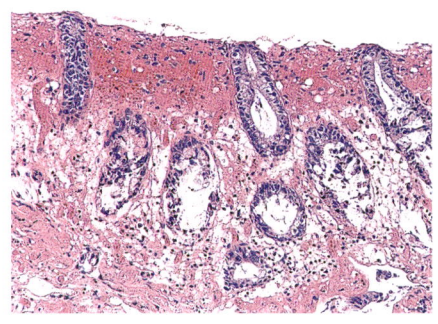

炎症性疾患 —②潰瘍・びらんの形態（3）縦走性の潰瘍・びらん

上皮の変性・脱落，出血がみられる

虚血性大腸炎 ischemic colitis

- 主幹血管は閉塞していないにもかかわらず，血流の障害を受けて発生する可逆性の虚血に基づく急性大腸炎である．
- 血管側因子と腸管側因子が複雑に関与し，腸表面での循環障害にて発症すると考えられているが，結腸紐上に縦走潰瘍を呈することが特徴である．
- 好発年齢は50〜70歳代であるが，若年者もまれではない．若年者の場合は，経口避妊薬の服用歴を聞く必要がある．
- 症状は腹痛，下痢，血便の順に起こるのが典型的である．腹痛は突発する疝痛であり，嘔気，嘔吐を伴うことが多い．
- 好発部位は下行結腸，S状結腸であり，次いで横行結腸に多い．
- 縦走潰瘍が浅く，周辺に炎症性ポリープを伴わず，急速な治癒傾向を示すことが，一過性型虚血性大腸炎の特徴である．
- 全周性病変があっても，その周辺に縦走病変がみられることが多い．また，全周性病変があっても結腸紐上が最も虚血の程度が重い．

鑑別診断のポイント　特徴的な臨床症状

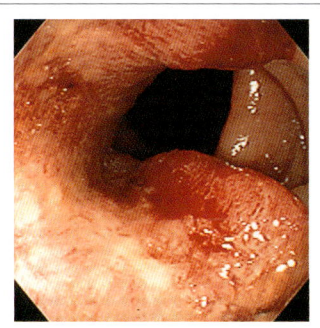

縦走潰瘍の肛門側にみられた亜全周性のS状結腸癌

閉塞性大腸炎 obstructive colitis

- 不完全な狭窄病変（多くは大腸癌）の口側に虚血性病変をきたすものをいう．
- 狭窄病変と虚血性病変の間には正常部位を介する．
- 狭窄により口側の腸管内圧が上がりやすい状態にあるため起こると推測されている．
- 症状は血便，便秘，腹部膨満感などであるが，併存する病変（多くは大腸癌）によって起こる症状と区別できない．虚血性大腸炎と異なり，強い腹痛は少ない．
- 狭窄病変は通過できないことが多いが，通過できた場合は虚血性大腸炎と同じ内視鏡像がみられる．

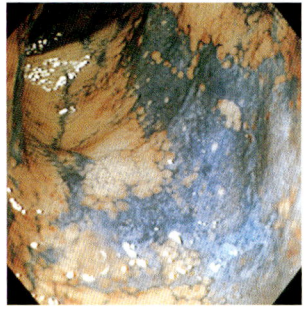

色素像で縦走びらんが明瞭である

抗生物質起因性出血性大腸炎
antibiotic induced hemorrhagic colitis

- 抗生物質投与後に腹痛，血性下痢を起こし，特徴的な内視鏡像を示す．
- アレルギー説や菌交代説があるが，真の病因は不明である．
- 内視鏡像はびまん性の発赤，びらんで，表在性の鮮やかな赤みが特徴的であり，その本態は粘膜内出血である．
- 病変部位は横行結腸と下行結腸に多い．
- ほとんどの場合，全周性の病変がみられるが，肛門側に本例のような縦走病変を伴うことがある．その場合，虚血性大腸炎と異なり，結腸紐上には必ずしもない．

鑑別診断のポイント　抗生物質の服用歴

(4) 輪状潰瘍

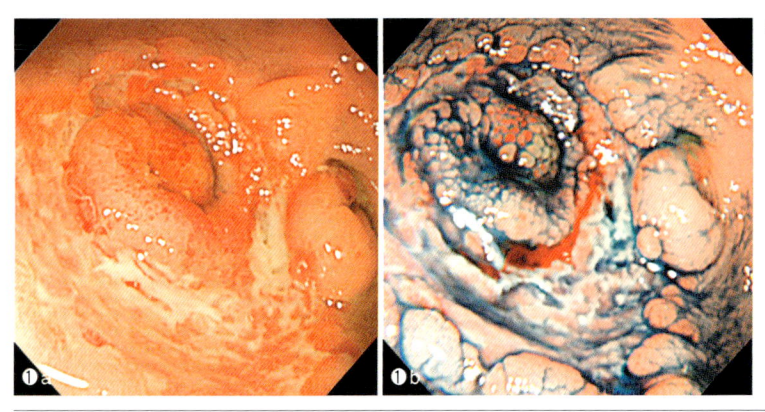

50歳，男性．便潜血陽性．
- 回盲弁は消失し，開大しており，小腸粘膜がみえている．
- その部位を取り囲むように輪状潰瘍が存在する．
- 潰瘍周囲の発赤は著明である．

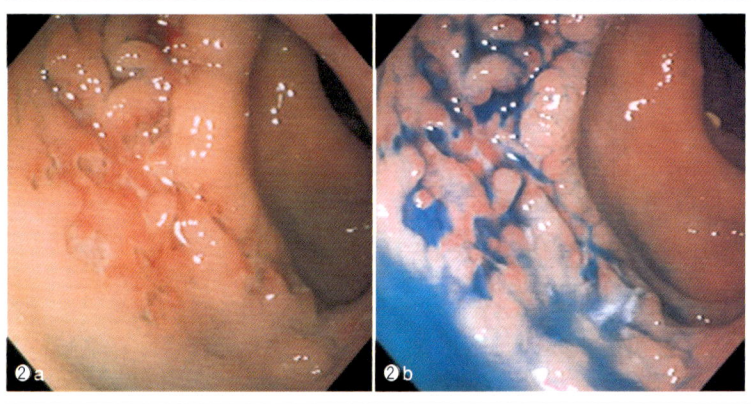

64歳，女性．便潜血陽性．
- 上行結腸に小さい不整形潰瘍がみられ，輪状につながって配列する．
- 潰瘍周囲の発赤は著明である．
- 腸管は狭小化している．
- 大腸の他部位，小腸は全く正常である．

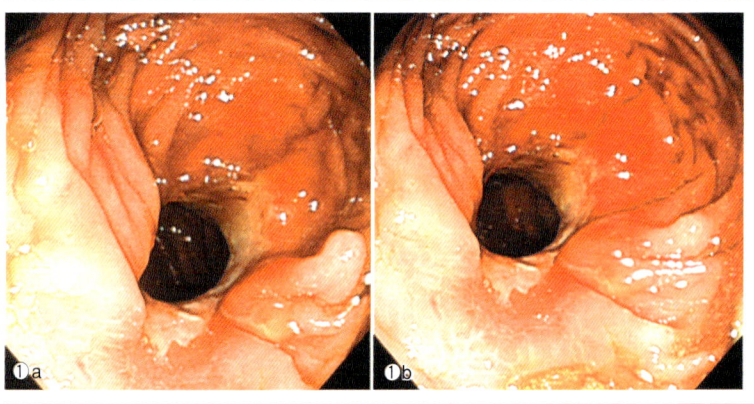

41歳，男性．下痢．
Crohn病，ED療法中．
- 罹患年数は20年に及び，回腸に全周性の潰瘍と狭小がみられる．
- 潰瘍の肛門側粘膜に浮腫がみられるが，縦走潰瘍やアフタ様潰瘍はない．

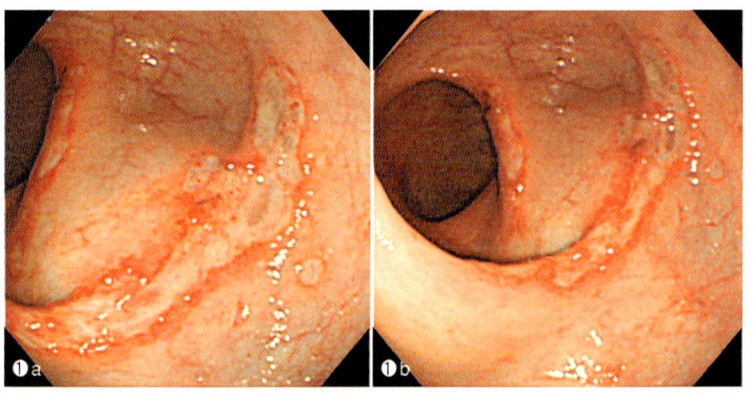

29歳，女性．血便．
SLEでステロイドと免疫抑制剤服用中．
- 病変は観察範囲の直腸〜S状結腸にみられた．
- ひだ上に輪状傾向の浅い潰瘍がみられ，周囲の発赤は著明である．
- 近接すると潰瘍辺縁は不整である．
- 周囲の粘膜の血管透見は良好である．

腸結核 intestinal tuberculosis

- 腸管の長軸に直角方向にみられる潰瘍を輪状潰瘍という．輪状潰瘍の幅の広いものを帯状潰瘍という．
- 本症の輪状潰瘍は特徴的であり，診断的意義を持つ．また不整形潰瘍が輪状に配列することも多くみられる．
- 全周性にみられる場合は狭窄を伴うことが多い．
- Crohn病と同様に区域性，非連続性病変である．
- 病変は回盲部に好発し，回盲弁の開大を伴うことが多い．
- 潰瘍周辺には炎症性ポリープを伴うことが多いが，Crohn病に比べて密度は低い．
- 虚血性腸炎，出血性直腸潰瘍との鑑別は必要であるが，部位や他の潰瘍性病変の形態より困難ではない．

輪状潰瘍からの生検で，非乾酪性類上皮細胞肉芽腫を認める

鑑別診断のポイント　ツベルクリン反応，胸部X線，分子生物学的な診断法（PCR），生検，生検培養，便培養

Crohn病 Crohn disease

- 輪状潰瘍を形成する炎症性腸疾患として，腸結核との異同が問題になる．
- 本例では組織学的に非乾酪性肉芽腫が確認され，Crohn病と診断できた．
- 長期経過のCrohn病では縦走潰瘍だけでなく，輪状潰瘍を形成することもある．

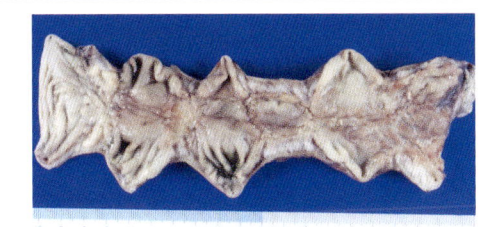

回腸に多発する輪状潰瘍がみられる

鑑別すべき疾患　腸結核

サイトメガロウイルス腸炎
cytomegalovirus colitis

- AIDSや悪性腫瘍などの基礎疾患を有したり，ステロイドホルモンや免疫抑制剤，抗癌剤などの投与を受けているimmunocompromised hostに多くみられる．
- CMV腸炎の内視鏡像は打ち抜き様潰瘍がよく知られ，頻度も高いが，それ以外に浅い不整形潰瘍，輪状傾向の潰瘍，帯状潰瘍，縦走潰瘍，アフタ様潰瘍，偽膜などがみられる．
- これらの多彩な潰瘍が混在することも特徴とされる．

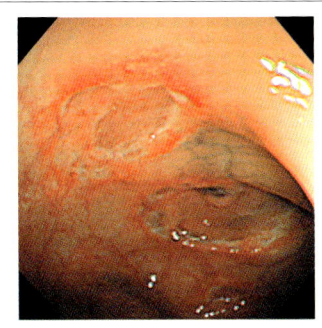

別の部位には周囲に発赤を伴う白苔のない打ち抜き様潰瘍がみられる

炎症性疾患―②　潰瘍・びらんの形態（4）輪状潰瘍

(4) 輪状潰瘍

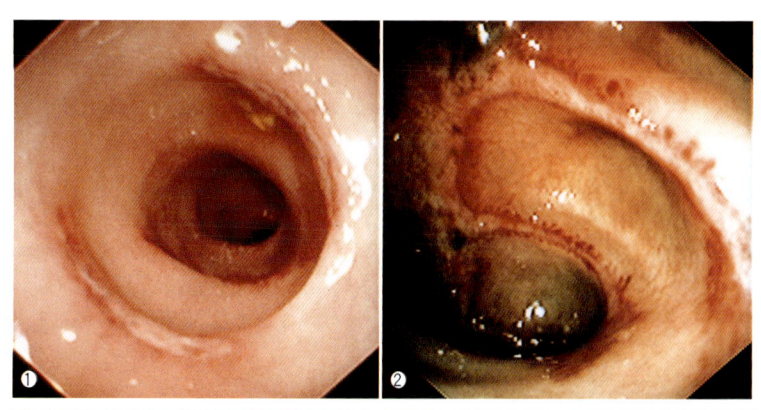

①：73歳，女性．腹痛，下痢，血便．
- 下行結腸のひだ上に輪状潰瘍の多発がみられる．
- 周辺粘膜は浮腫状である．

②：50歳，女性．腹痛，下痢，血便．
- 縦走潰瘍に連続してひだ上に輪状潰瘍がみられる．
- 潰瘍周囲の発赤は著明である．

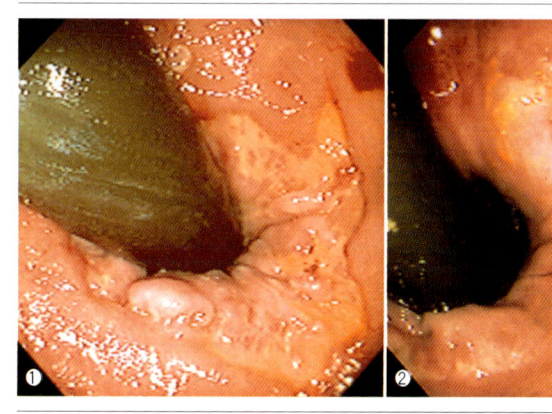

①：58歳，男性．血便．
基礎疾患：皮膚筋炎，転移性骨腫瘍，糖尿病．
- 直腸内反転観察にて，歯状線直上に輪状潰瘍がみられる．
- 潰瘍の境界は明瞭である．

②：91歳，男性．血便．
基礎疾患：慢性腎不全，脱水症．
- 歯状線直上に不整形潰瘍が輪状に配列する．

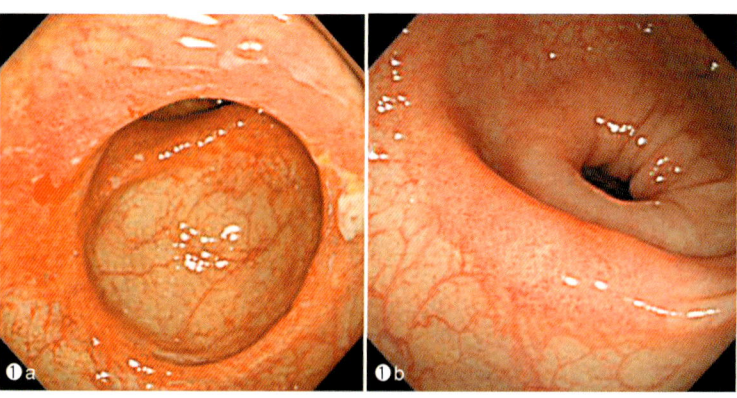

69歳，女性．下痢．
- 輪状ひだに沿って境界不明瞭な発赤・びらんがみられ，輪状の狭小化をきたしている．
- 隣接する輪状びらんの間には縦走ないし斜走するびらんもみられる．
- 介在粘膜には血管透見像が保たれている．

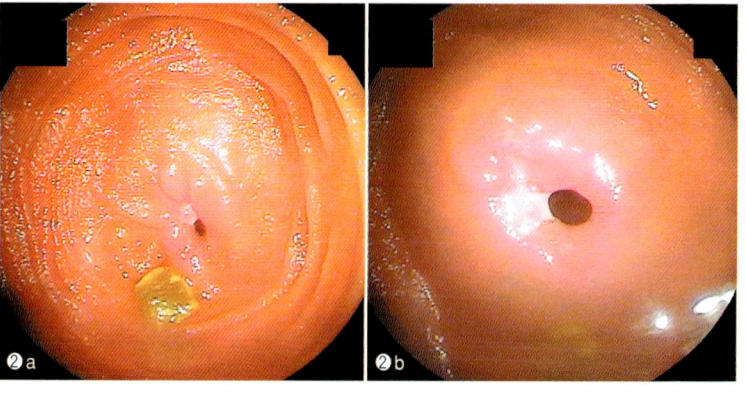

32歳，男性．腹痛，下血．
頭痛のためNSAIDs長期服用中．
- 病変は中部空腸に認められた．
- 膜様狭窄部にはびらん面が認められる．
- 周囲の粘膜には異常所見が認められない．

虚血性大腸炎 ischemic colitis

- 輪状潰瘍は，発症から1週間以内に観察された症例に時折みられる．
- このような輪状潰瘍は，早期に消失するが，一過性の軽い虚血により発症する．
- 主病変の肛門側にみられることが多いが，①のように輪状潰瘍が主なものもまれにみられる．
- ②のように縦走潰瘍に連続した輪状潰瘍もしばしばみられる．

急性出血性直腸潰瘍 acute hemorrhagic rectal ulcer

- 本症には種々の疾患が含まれている可能性があり，急性直腸粘膜病変(acute rectal mucosal lesion)に含めるとする説もある．
- 高齢者で寝たきりの患者が大量下血をきたした場合，本症を考える必要がある．
- 下部直腸，特に歯状線直上に全周性潰瘍，あるいは多発潰瘍が全周性に配列する，あるいは輪状傾向を持つ潰瘍が本症に特徴的である．

鑑別すべき疾患 粘膜脱症候群，宿便性潰瘍，NSAIDs坐剤による潰瘍

NSAIDs 起因性腸炎
non-steroidal anti-inflammatory drugs induced enterocolitis

- NSAIDs起因性腸炎の小腸と大腸の潰瘍性病変の内視鏡像は基本的には同一であり，浅い円形潰瘍，打ち抜き様潰瘍，輪状潰瘍，輪状潰瘍瘢痕，膜様狭窄などが主なものである．頻度が少ない形態として地図状潰瘍，不整形潰瘍，縦走潰瘍などがある．
- 大腸のNSAIDs起因性腸炎は潰瘍型と腸炎型に分けられ，上記の潰瘍形態は潰瘍型のものであり，腸炎型は違う形態をとる．
- 腸炎型は発赤と浮腫状粘膜を特徴とする出血性大腸炎型とアフタ様病変の多発するアフタ性腸炎型に分けられる．
- 膜様狭窄はNSAIDsの長期投与により治癒と再発を繰り返すことにより形成されると考えられる．
- 病理学的には粘膜下層の高度線維化，粘膜筋板の肥厚が特徴である．
- 膜様狭窄はひだに一致した求心性狭窄であり，典型例では稜上の内腔側に浅い輪状潰瘍を伴う．
- 狭窄部は短く，バルーン拡張術のよい適応である．

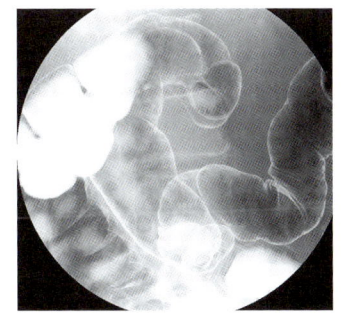

注腸X線で横行結腸のハウストラは消失し，腸管の狭小化とねじれがみられる

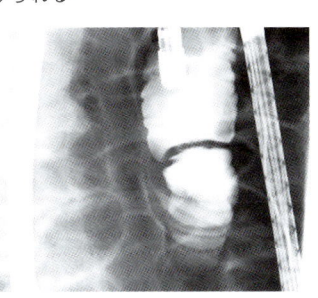

小腸内視鏡下造影による膜様狭窄像

炎症性疾患—② 潰瘍・びらんの形態 (4) 輪状潰瘍

(5) 帯状潰瘍

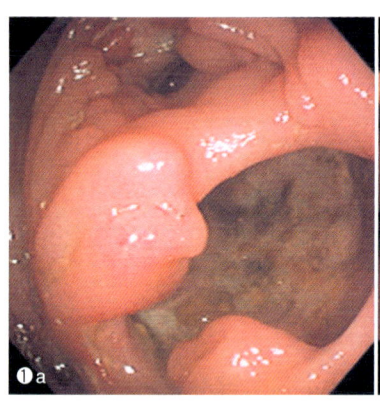

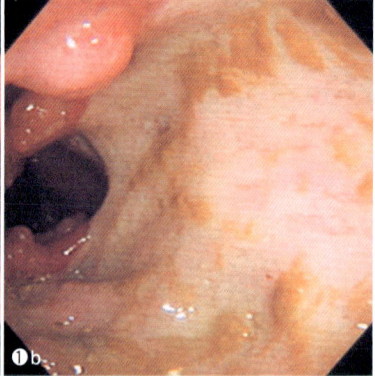

24歳，女性．腹痛，発熱．
- 回盲部切除術後の吻合部に double lumen が認められる（①a）．
- 全周性の帯状潰瘍がみられ（①b），小さい管腔にもその潰瘍が続く．
- 潰瘍は下掘れ傾向が強く，汚い白苔で覆われるが，潰瘍底の凹凸は少ない．

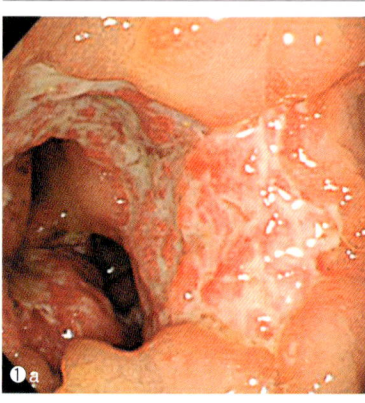

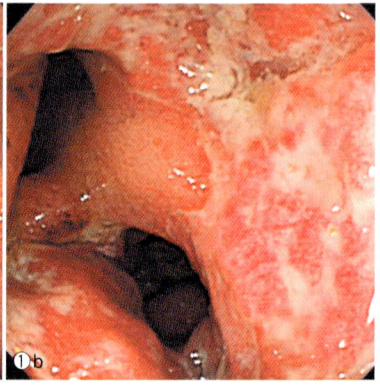

75歳，男性．右下腹部痛．
- 回盲部に境界明瞭な全周性潰瘍を認め，変形・伸展不良を伴っている．
- 潰瘍の輪郭は不整であり，紅暈を伴う．
- 潰瘍底の白苔は薄く，凹凸を伴い発赤調である．

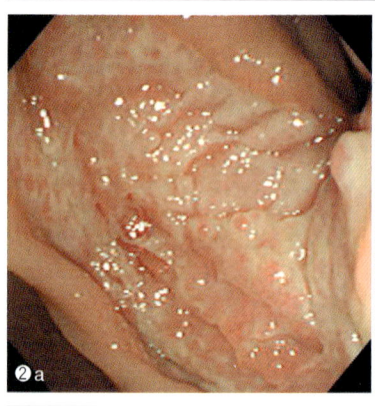

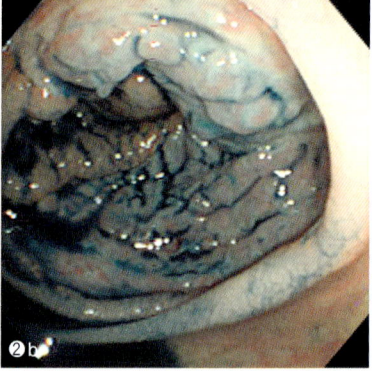

82歳，男性．るいそう．
- 上行結腸に大きい帯状潰瘍が存在する．
- 潰瘍の境界は明瞭で，潰瘍底に軽度の凹凸がある．
- 口側の上行結腸に，輪状の狭小がみられる．

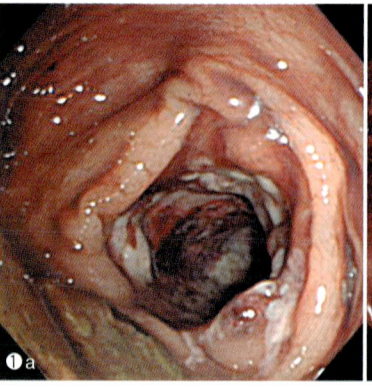

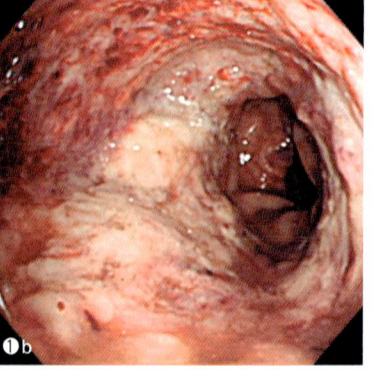

69歳，女性．血便．
- 左側横行結腸に長さ約8cmの限局した全周性潰瘍がみられるが，他の部位に病変はみられない．
- 潰瘍辺縁は比較的明瞭で，潰瘍底には厚い白苔と壊死物質が付着している．
- 病変部は狭小化しているが，スコープの通過は可能である．

腸管 Behçet 病 intestinal Behçet disease

- 腸管 Behçet 病は深い潰瘍が特徴であり，穿孔や穿通が生じやすい．
- 本例は，手術後の吻合部の口側に再発した帯状の潰瘍である．
- double lumen は，漿膜に及ぶ全層性の強い炎症による回腸–回腸瘻の結果生じたと推定される．本例では大きい lumen の帯状潰瘍から穿通し，小さい lumen が生じたと考えられる．

鑑別すべき疾患　腸結核，Crohn 病，大腸癌

腸結核 intestinal tuberculosis

注腸 X 線で回盲弁を中心とした全周性の帯状潰瘍がみられる

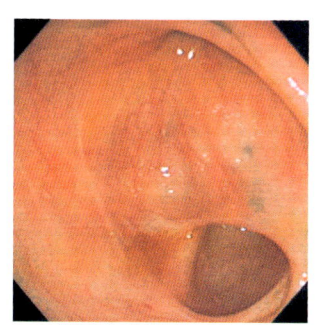

- 内視鏡では，長さがみえないため輪状と帯状の区別がつきにくい．
- 本症の潰瘍はリンパ行性に拡がる．腸管のリンパ流は腸間膜付着反対側から横軸方向へ向かうため，小潰瘍が環周状に配列することが多い．やがてこれらの潰瘍が癒合して輪状，帯状の潰瘍となる．
- 回盲部に好発するが，他部位にも連続性，非連続性に散在する．
- 帯状潰瘍での診断は難しく，他部位の萎縮瘢痕帯や輪状潰瘍などの小病変にて診断できることが多い．
- 癌や Behçet 病（単純性潰瘍）との鑑別も必要である．
- 潰瘍底の凹凸は結核の特徴である．
- 潰瘍周囲には発赤があることが多いが②の症例では認められない．
- 帯状潰瘍では狭窄を伴うことも多く，治療後に治癒性狭窄にて手術が必要なこともある．

回盲部の多発潰瘍瘢痕

鑑別すべき疾患　単純性潰瘍，虚血性大腸炎，大腸癌

アメーバ性大腸炎 amebic colitis

- 本例のような帯状の巨大潰瘍を呈した場合，潰瘍形態からはアメーバ性大腸炎の診断は難しい．多くは他部位の小病変で診断できるが，本例では他病変はみられなかった．
- 潰瘍底は厚い壊死物質で覆われており，重篤な場合にみられる所見である．
- 好発部位は直腸，盲腸であり，本例のように，横行結腸の限局性病変はまれである．

白苔よりの生検でアメーバ原虫の栄養体が多数観察される（PAS 染色）

(5) 帯状潰瘍

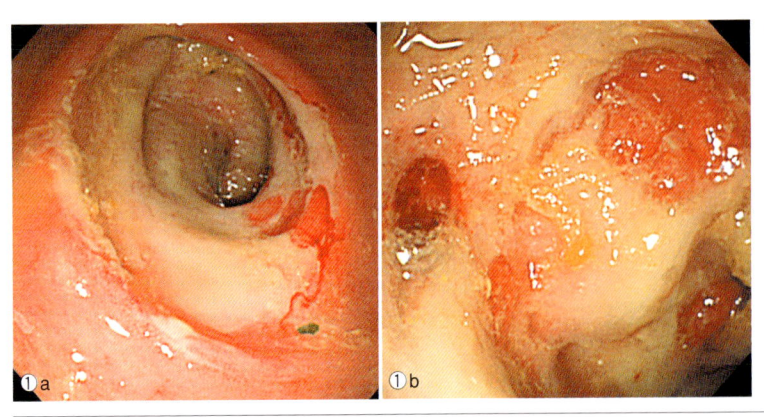

62歳，男性．下痢，血便．
基礎疾患：腎不全にて透析
- 直腸〜S状結腸に病変がみられる．
- 直腸上部〜S状結腸にかけて約4cmの帯状潰瘍を認める．
- 管腔の伸展は良好で，潰瘍部分は白苔と粘膜の発赤を認める．

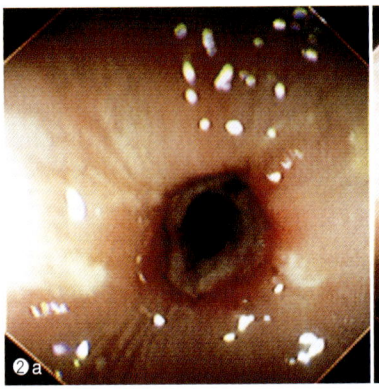

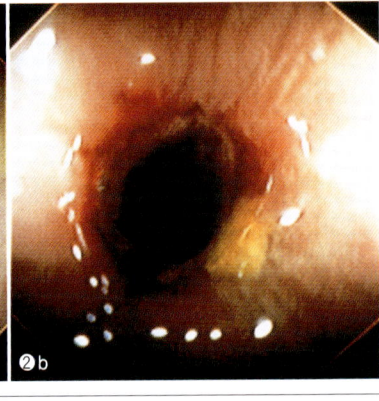

69歳，女性．血便．
- 下行結腸に帯状潰瘍がみられる．
- 著明な狭窄を伴うためスコープの挿入はできず，口側の状態は不明である．
- 潰瘍周囲には著明な発赤がみられる．

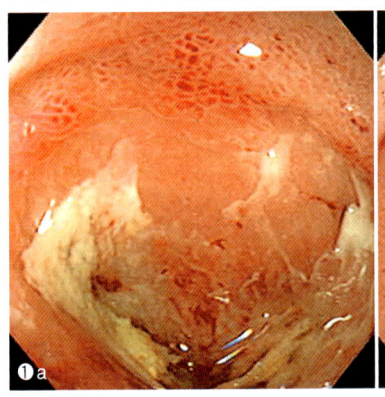

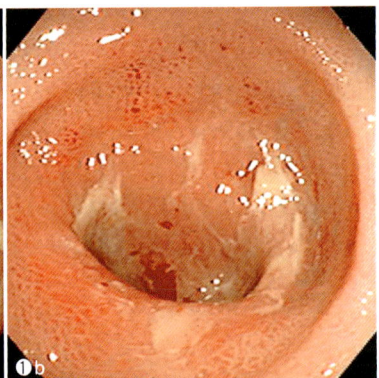

52歳，女性．腹痛，腹部膨満．
- 回腸終末部に全周性の不整形潰瘍がみられる．
- 潰瘍の境界は一部不明瞭で，白苔のはみ出しもみられる．
- 狭窄を伴い，その口側の状態は不明である．
- 肛門側には発赤が散在する．

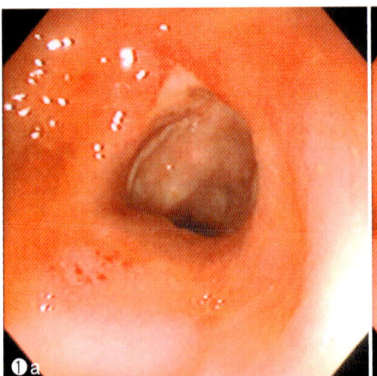

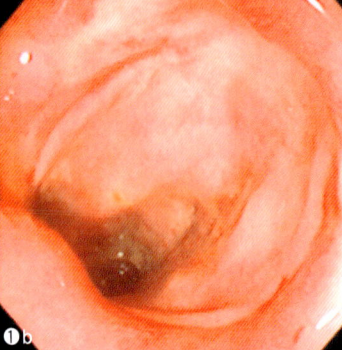

72歳，女性．血便．
- 直腸Raに全周性潰瘍による狭窄がみられ，スコープは通過しない．
- 潰瘍の輪郭は明瞭であり，一部に肛門側へのはみ出しがみられる．
- 潰瘍底は平坦である．
- 肛門側の粘膜も浮腫状であり血管透見は消失している．

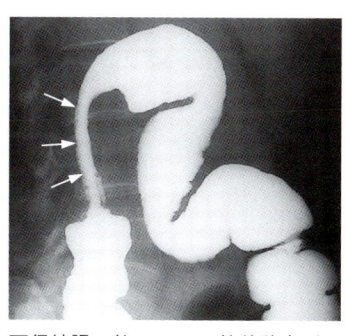

下行結腸に約 10 cm の管状狭窄がみられる（腹臥位）

虚血性大腸炎 ischemic colitis

- 幅の広い輪状潰瘍を帯状潰瘍という．
- ①の症例は急性期の虚血性大腸炎で，今後の経過をみないと狭窄をきたすかどうかは不明である．
- ②の症例は発症時期不明の慢性期虚血性大腸炎であり，鉛管状狭窄を示している．
- 本例は癌も否定できないため，手術となった．
- 大腸癌との鑑別は辺縁の発赤部に癌の浸潤を思わせる所見がないことである．
- 虚血性大腸炎で狭窄型になるか否かは3週目以降でないと判断できない．3週目以降も帯状潰瘍のあるもの，5週目以降も縦走潰瘍があるものは狭窄型となる可能性が高い．
- 狭窄型のごく一部が閉塞症状を起こし，手術を必要とする．長い狭窄で，両側性のものがほとんどである．
- 潰瘍の治癒が遷延する場合は prostaglandin E_1 持続的静脈投与が奏効することがある．
- 比較的短い狭窄ではバルーン拡張術が有効なことがある．

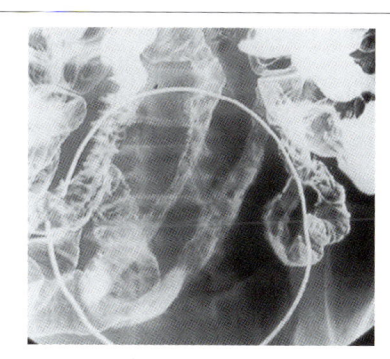

回腸に長い管状狭小を認める

虚血性小腸炎 ischemic enteritis

- 腹痛，発熱で急性発症し，その後一過性に病状軽快期をはさみ，3週間から2か月で管状狭小を生じ，腸閉塞を起こすことが多い．
- 下部回腸に好発する．
- 全周性潰瘍が主で縦走潰瘍は少ない，狭窄型が多いなど，虚血性大腸炎とは異なる特徴を有する．
- Ul Ⅲ～Ⅳの深い潰瘍が半数以上にみられる．
- 慢性炎症性細胞浸潤は比較的高度である．

鑑別すべき疾患　Crohn 病

Sherman 分類

Grade 1a：	限局性発赤，毛細管拡張があり，粘膜は脆弱で易出血性であるが，潰瘍，狭窄はない
Grade 1b：	びまん性の発赤があり，直腸周囲炎と疼痛を伴う
Grade Ⅱ：	潰瘍を形成し，灰白色の痂皮，壊死物質が直腸前壁に付着している
Grade Ⅲ：	狭窄があり，直腸炎，潰瘍を伴う
Grade Ⅳ：	直腸炎，潰瘍，狭窄に直腸腟瘻または腸穿孔を伴う

Sherman LF, et al : Dis Colon Rectum 14 : 281, 1971

放射線腸炎 radiation colitis

- 本例は狭窄を伴う全周性潰瘍であり，Sherman 分類の Grade Ⅲ，多田分類のⅢ度に相当する．
- 潰瘍底は平坦で辺縁は明瞭であることが多い．
- 潰瘍辺縁には隆起はみられない．
- 照射野の関係から前壁を中心とした潰瘍を呈する．
- 潰瘍そのものでの鑑別は難しく，周囲粘膜の所見や問診が重要である．

(6) 円形潰瘍

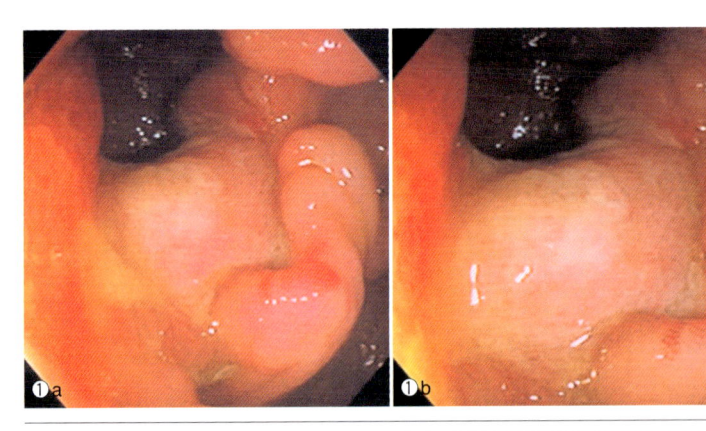

26歳，男性．腹痛，発熱．
- 回盲弁は破壊され，その上に下掘れ傾向の強い深く大きな潰瘍がみられる．
- 潰瘍底は凹凸が少なく，出血もみられない．
- 潰瘍周囲は周堤様に盛り上がっているが，びらん，発赤はない．

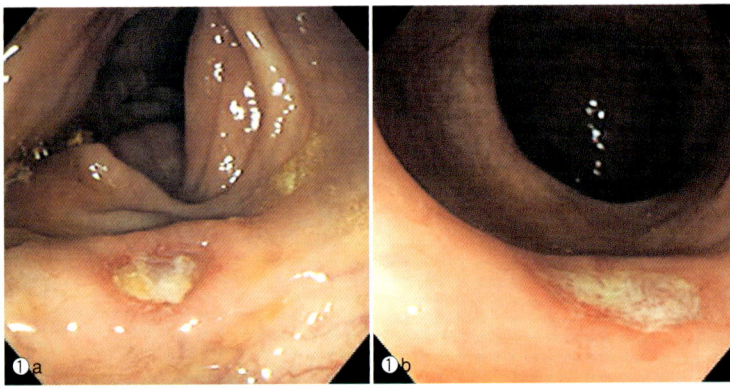

49歳，男性．発熱，下痢．
- 直腸から盲腸にかけて円形潰瘍が多数みられる．
- 潰瘍の境界は明瞭で，その周囲に発赤がみられる．
- 周辺粘膜は正常である．

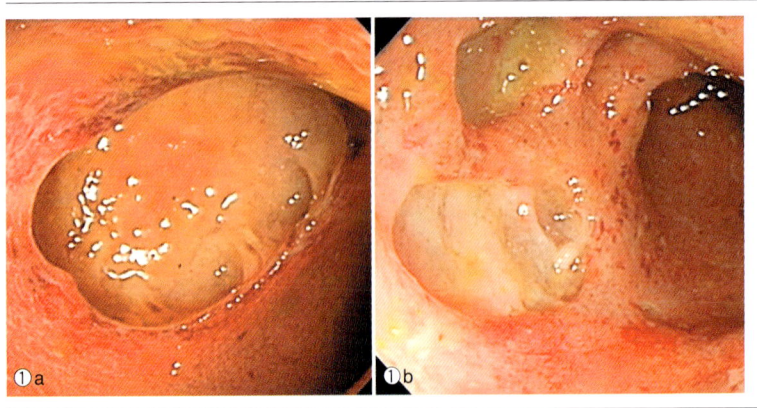

75歳，女性．発熱，下痢，血便．
- 直腸上部〜S状結腸にかけて深い打ち抜き様潰瘍が散在する．
- 潰瘍周囲粘膜は発赤がびまん性にみられる．
- さらに口側の大腸には全周性の著明な粘膜脱落が認められる．

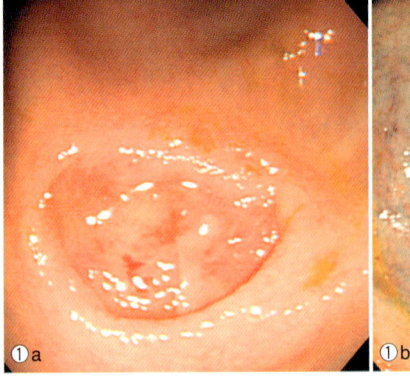

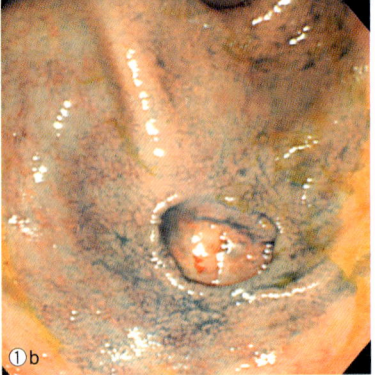

65歳，男性．下痢．
潰瘍性大腸炎にてステロイド治療中．
- ステロイド長期大量投与によって腸管の炎症は改善している．
- 盲腸〜直腸に散在する大小の打ち抜き様潰瘍を認める．
- 潰瘍周囲の血管透見はやや不良であるが，瘢痕の像を示している．

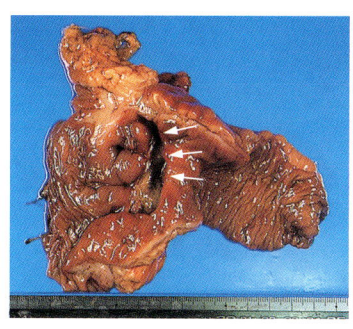

単純性潰瘍 simple ulcer

- 原因は不明で20〜40歳の男性に多い．
- 渡辺(胃と腸14：749, 1979)は，単純性潰瘍を境界明瞭な円形ないし卵円形で，下掘れ傾向が強く，回盲弁上ないしその近傍に好発し，組織学的に慢性活動性の非特異性炎症所見を呈するUl Ⅳの潰瘍と定義した．
- 腸管Behçet病としての定型的な臨床症状のないものを単純性潰瘍として扱っている．
- 腹痛，発熱，腹部腫瘤が3主徴である．
- 内視鏡的には回盲弁上に打ち抜き様の下掘れ潰瘍を呈することが多く，周囲は周堤様に隆起することが多い．

周囲が隆起した下掘れ潰瘍を認める

腸管Behçet病 intestinal Behçet disease

- Behçet病の4主症状は，口腔粘膜の再発性アフタ，皮膚症状，眼症状，外陰部潰瘍であり，経過中に4主症状が出現したものを完全型と呼ぶが，腸管Behçet病では完全型は少ない．本例は完全型であった．
- 本例のように回盲部に典型的な潰瘍は認めず，全大腸に円形潰瘍の多発を認める症例もまれに存在する．

鑑別すべき疾患 サイトメガロウイルス腸炎

潰瘍性大腸炎 ulcerative colitis

- 主病変の口側または肛門側にこのような打ち抜き様の円形潰瘍がみられることがある．
- 周囲に炎症があり，軽症の潰瘍性大腸炎の所見がみられる．
- 下堀れ潰瘍であり，重症の所見である．
- CMVが感染している可能性も考慮して検査を進める．
- 本例は，口側に広範な粘膜脱落があり，緊急手術を施行した．

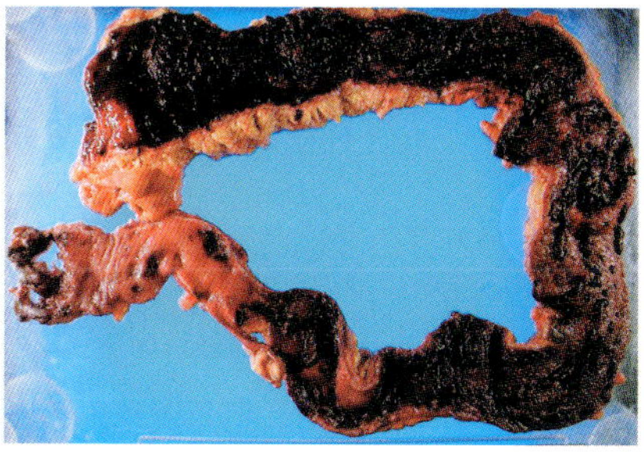

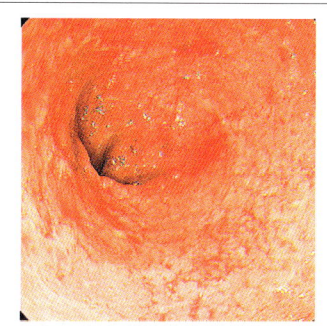

緊急手術の標本ではS状結腸近位側〜盲腸は広範な粘膜脱落がみられる

潰瘍性大腸炎に合併したサイトメガロウイルス腸炎
cytomegalovirus colitis complicating ulcerative colitis

- CMV感染が潰瘍性大腸炎の重症化，難治に関与している．
- わが国ではステロイド抵抗例の半数以上がCMV感染が関与しているとの報告がある．
- CMV感染例の内視鏡像は縦走潰瘍，打ち抜き様潰瘍，広範囲粘膜脱落などが多く，潰瘍性大腸炎重症例の内視鏡像と同様であり，内視鏡所見からの鑑別は難しい．
- 本例のように周囲の潰瘍性大腸炎は緩解しており，打ち抜き様潰瘍がある場合はCMV合併の診断は容易である．

発症時の直腸内視鏡像

(6) 円形潰瘍

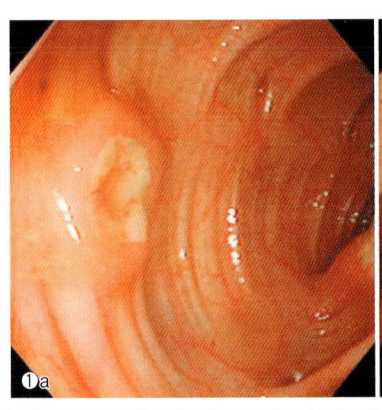

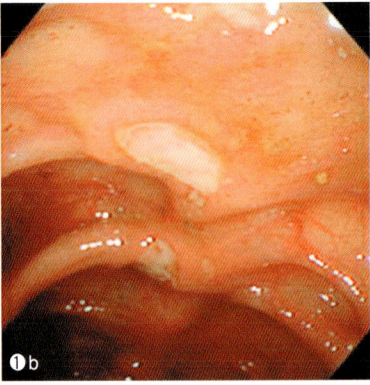

58歳, 男性. 血便.
- S状結腸～盲腸に多彩な形態の潰瘍が散在性にみられる.
- 横行結腸の潰瘍は円形で周囲隆起が著明である. 潰瘍周囲の発赤はみられない(①a).
- 上行結腸には円形潰瘍が縦走配列している(①b).

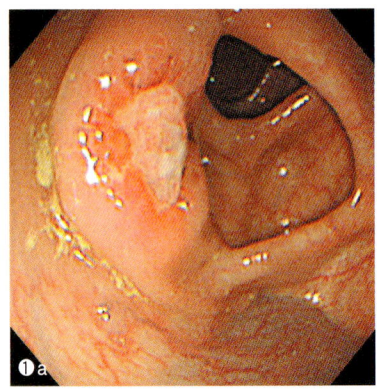

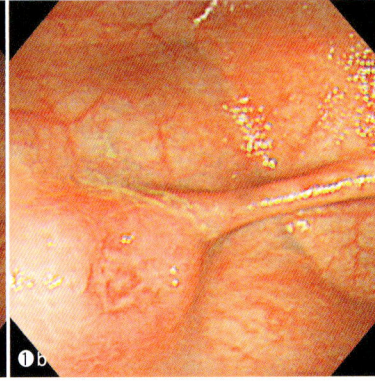

70歳, 男性. 全身倦怠感.
- 盲腸, 上行結腸, 横行結腸に周囲に隆起を伴う円形潰瘍を認める.
- 潰瘍周囲には発赤を認める.
- その間の粘膜は正常である.

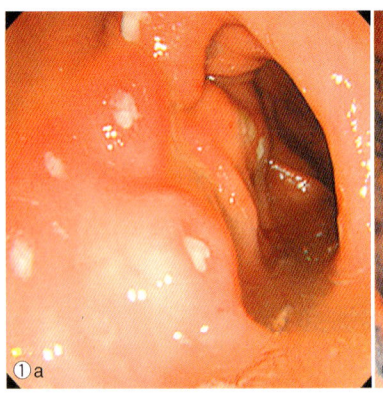

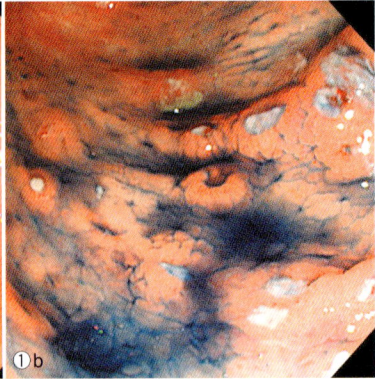

54歳, 男性. 下痢, 粘血便.
- 全大腸にびらんが多発する.
- ①a：上行結腸, ①b：S状結腸.
- 小さいびらんとその周辺に浮腫による隆起成分がみられる.
- びらんの周辺粘膜にも血管透見所見がなく, 浮腫が強いことがわかる.

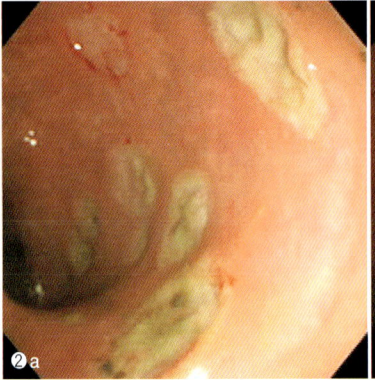

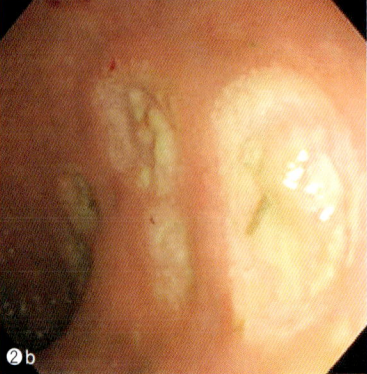

43歳, 男性. 下痢, 体重減少.
基礎疾患：HIV陽性.
- 直腸に, 大小さまざまな不整形潰瘍が多発している.
- 潰瘍は浅く, 潰瘍底は凹凸があるが, 周囲には発赤はない.
- 介在粘膜の血管透見は不良で, 浮腫がある.

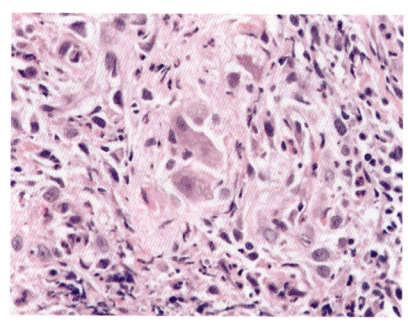

潰瘍底からの生検で核内封入体が認められる

サイトメガロウイルス腸炎
cytomegalovirus colitis

- CMV 大腸炎の症状は出血，下痢が多い．
- 致命的な合併症である穿孔や大出血は小腸を主体とする CMV 腸炎に多い．
- CMV 腸炎の診断基準は(1)消化器症状(下痢，出血，腹痛など)がある，(2)消化管の潰瘍，びらんがある，(3)組織中のウイルスの証明の3つを満たすことである．(3)の代わりに血中 CMV アンチゲネミア陽性でも臨床上は診断可能である．
- 本例は肺癌の末期患者であり immunocompromized host であった．

胸部 X 線で活動性の肺結核を認める

腸結核 intestinal tuberculosis

- 回腸から右半結腸に好発し，区域性，非連続性である．
- 症状としては腹痛，下痢が多いが，本例のような無症状のものが最も多い．便潜血検査で早期例が多くみつかるようになったためと考えられる．
- 本例は肺結核に続発する腸結核である．原発性腸結核は6〜7割と以前より増加している．
- 腸結核の感染経路は管内性が大部分である．本例は非典型的な内視鏡像であり，肺結核からの血行性転移の可能性がある．

鑑別診断のポイント　結核菌の証明，乾酪性肉芽腫

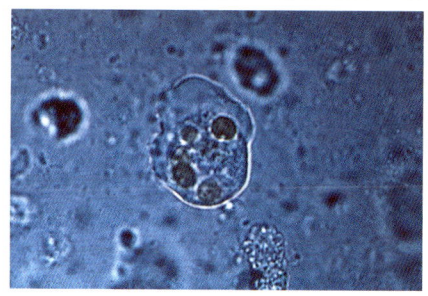

顕微鏡下のアメーバ原虫

アメーバ性大腸炎 amebic colitis

- ①の症例はアメーバ性大腸炎の典型的像であるタコイボ様の隆起が多発している．
- このような小潰瘍が全大腸にある場合は Crohn 病との鑑別が重要である．
- ②の症例は周囲に隆起を伴わない潰瘍であり，アメーバ性大腸炎では少ない形態である．
- 本例は HIV 感染もあり，CMV 腸炎や梅毒性直腸炎などとの鑑別が必要である．
- アメーバ性大腸炎での生検での陽性率は70％程度であり，抗体検査なども併用することが必要である．本例でも生検からは検出されなかったが，血清抗体価の上昇を認めた．
- アメーバ性大腸炎はわが国では性行為感染症(STD)としての側面が強く，他の STD の合併，特に HIV の合併を考慮する必要がある．
- 男性同性愛者に多いため，詳しく病歴を聞く必要がある．
- 最近，異性愛者の感染も増加しており，風俗店などでの感染が疑われている．

(6) 円形潰瘍

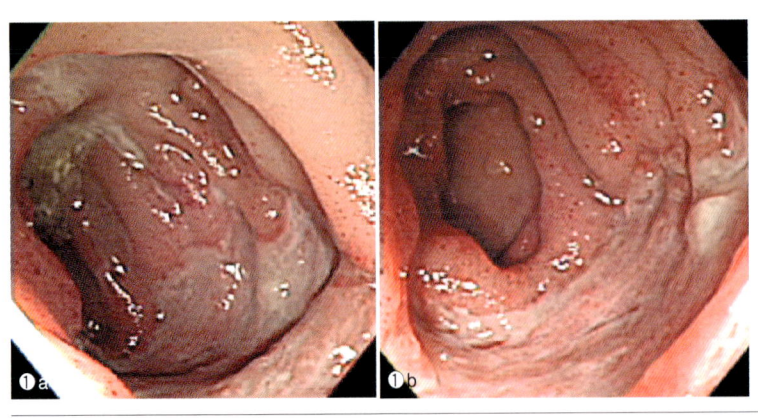

56歳，男性．発熱，悪寒．
- 回盲弁から口側約10 cmの回腸終末部に，大きな円形潰瘍が数個認められる．
- 潰瘍は打ち抜き様で周囲の発赤はみられない．

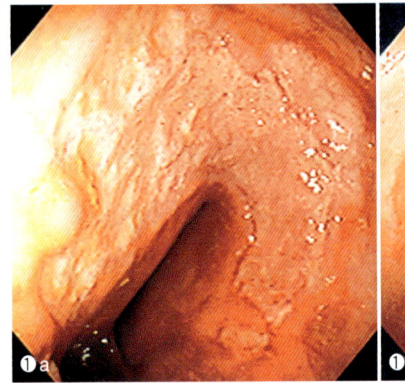

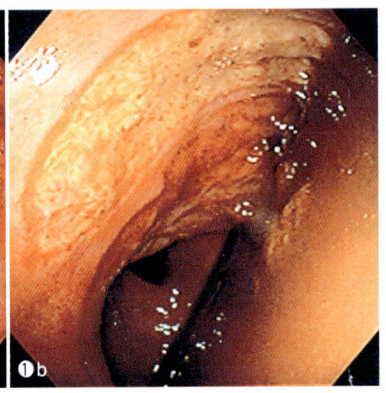

62歳，女性．腹痛，血便．
- 直腸からS状結腸にかけて，大小さまざまな円形潰瘍が多発している．
- 潰瘍の境界は明瞭であり，潰瘍底の凹凸は少ない．
- 周辺粘膜の血管透見は良好である．

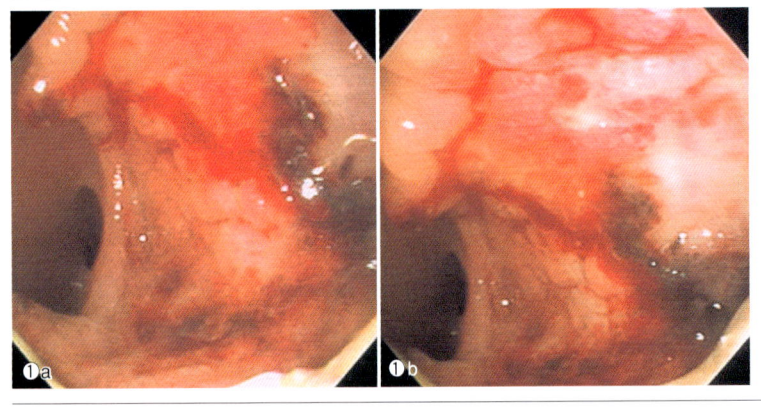

70歳，女性．腹痛．
- S状結腸に単発の打ち抜き様の巨大な潰瘍が半周性にみられる(①a)．
- 潰瘍底は平滑で，出血がみられる．
- 潰瘍の一部の辺縁に，浮腫状の背の低い隆起がみられる(①b)．
- 腸管の伸展性は良好である．

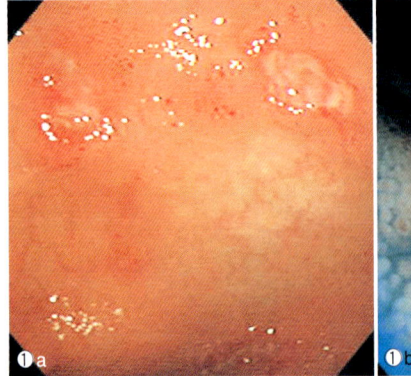

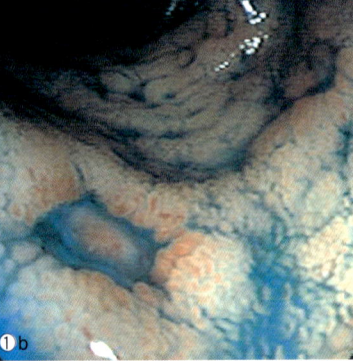

49歳，男性．下血．
- 下部回腸に，浅く小さい不整形潰瘍が多発している．
- 周囲に発赤がみられる．
- 腸管の伸展性は良く，出血もみられない．
- 介在粘膜は正常である．

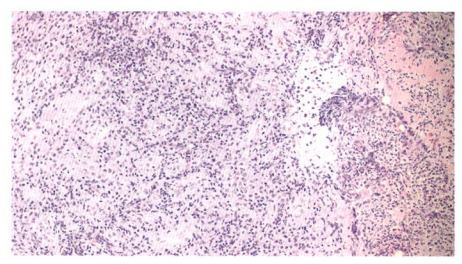

生検組織ではチフス細胞の増殖がみられた

パラチフス paratyphoid fever

- 腸チフスとパラチフスはほぼ同様の臨床症状を示すが，後者が軽症の傾向を示す．
- 潜伏期は8～14日と長い．
- 血液培養では第1病週で90％，第2病週で50％が陽性になり，第2病週以降は糞便，尿，胆汁からも検出される．
- Peyer板を主体に増殖するため，回盲部に病変を形成する．
- 回腸ではPeyer板上に円形～卵円形潰瘍の打ち抜き様潰瘍を形成する．
- 回盲弁～上行結腸には小潰瘍を形成する．

全身性エリテマトーデス（SLE）
systemic lupus erythematosus

- 多彩な臨床症状を呈する自己免疫疾患であり，経過中に消化器症状を伴うことが多い．
- 腸病変は，腸管壁の血管炎に起因する．
- 腸病変は，(1)虚血性腸炎型，(2)蛋白漏出性腸症型，(3)大腸多発潰瘍型，の3型に分類できる．本例は(3)にあたる．
- 大腸多発潰瘍型は円形ないし類円型の打ち抜き様の潰瘍が多発し，周辺粘膜に異常を認めない．
- 直腸からS状結腸に好発し，時に穿孔もみられる．

鑑別すべき疾患　腸管Behçet病，関節リウマチ

宿便性潰瘍 stercoral ulcer

- 糞便塊の圧迫による虚血により起こるとされている．
- 高度の便秘が先行し，血便をきたし，糞便塊の停滞に一致して潰瘍を認める場合の診断は容易である．しかし，内視鏡観察時には糞便塊が除去されており，総合的診断にならざるをえない．
- 典型例では直腸やS状結腸に打ち抜き様の深い潰瘍が存在し，穿孔，穿通をきたすことが多い．しかし，軽いものでは不整形～地図様潰瘍をきたす．

鑑別すべき疾患　大腸癌

非特異性多発性小腸潰瘍症
non-specific multiple ulcer of small intestine

- 原因不明で若年者に好発し，小腸に浅い潰瘍が多発し，出血，低蛋白血症を主症状とする疾患である．
- 好発部位は，中部から下部回腸である．
- 潰瘍は小型で多発し，輪状または斜走する浅い不整形潰瘍であり，介在粘膜は正常である．
- 病理学的にはUl I～Ⅱと浅い．

鑑別すべき疾患　腸結核，Crohn病，腸管Behçet病

炎症性疾患─② 潰瘍・びらんの形態 (6) 円形潰瘍

炎症性疾患 ― ② 潰瘍・びらんの形態

(6) 円形潰瘍

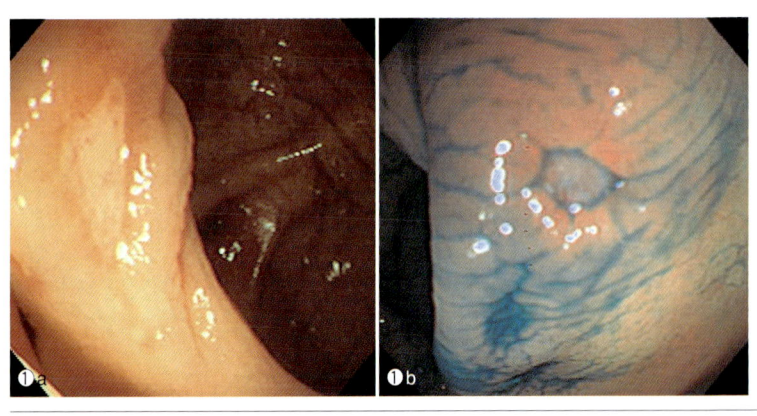

83歳，女性．便潜血陽性．
腰痛のため NSAIDs 長期服薬中．
- 上行結腸から盲腸にかけて円形の浅い小潰瘍が多発している．
- 潰瘍は浅く周囲に軽度の発赤を伴う．
- 介在粘膜は正常である．

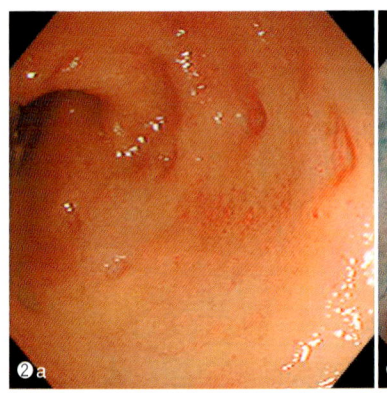

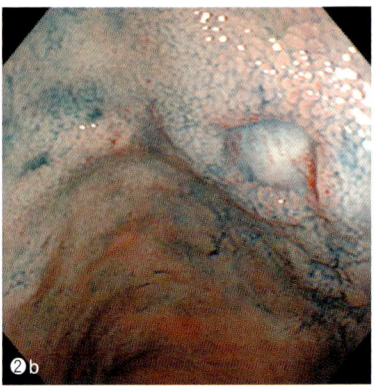

38歳，女性．腹痛．
- 回腸終末部に小潰瘍が縦列して存在する．
- 潰瘍は円形で周囲に紅暈を伴う．

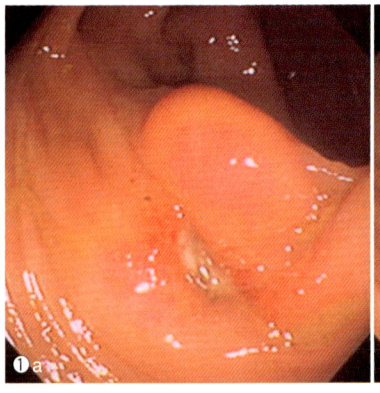

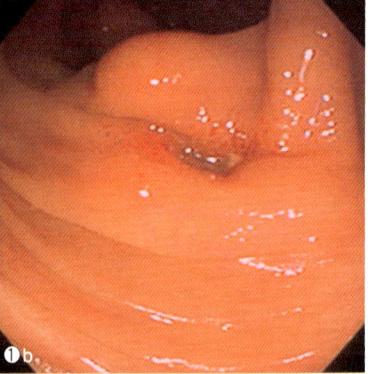

55歳，女性．便潜血陽性．
- 上行結腸に，正色調の軟らかい脂肪腫がみられる．
- その肛門側に強い発赤を伴う小円形潰瘍がみられる．
- 周囲粘膜は浮腫状で，ハウストラが不明瞭である．

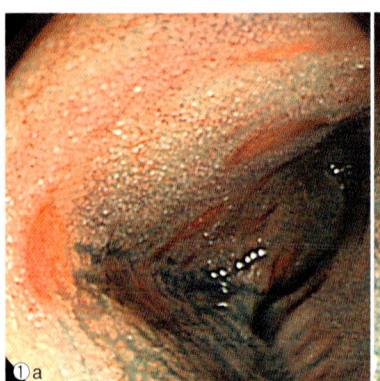

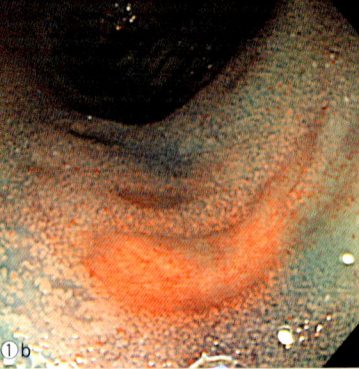

26歳，女性．下痢．
悪性リンパ腫で骨髄移植後．
- 回腸終末部に円形潰瘍が散在する．
- 潰瘍は非常に浅く，潰瘍底は赤く，血管模様がみられる．
- 周囲粘膜は浮腫がみられ，絨毛に一致すると思われる白点がみられる．
- 上行結腸〜下行結腸にも同様の浅い潰瘍が散在している．

NSAIDs 起因性腸炎
non-steroidal anti-inflammatory drug induced colitis

NSAIDs 起因性腸炎の診断基準
1. 発症前の NSAIDs 使用歴が明らかである．
2. 発症前の抗生物質の使用歴がない．
3. 糞便または生検組織の培養で病原細菌が陰性
4. 病理学的に血管炎，肉芽腫などの特異的所見がない．
5. NSAIDs の中止のみで画像所見の改善を認める．

飯田三雄：胃と腸 35：1115, 2000

- 小腸病変の好発部位は下部回腸である．膜様狭窄は空腸，回腸に広範に認められる．
- Maiden ら（Gastroenterology 128：1172-8, 2005）によるとカプセル内視鏡による小腸病変の頻度は約 70% との報告があり，臨床症状を示さない軽い病変は非常に多く起こっている．
- 大腸病変の好発部位は回盲部であり，次いで上行結腸，横行結腸に多い．回盲弁上にも好発する．
- 小腸病変における症状の主なものは，貧血，出血であり，膜様狭窄では腸閉塞が起こる．
- 大腸病変における症状の主なものは，出血，貧血であり，腹痛，下痢もみられる．
- 本症の発症機序は，腸管内腔における NSAIDs 濃度の上昇に基づく局所反応の可能性が推測されている．すなわち，NSAIDs の腸肝循環に伴う局所濃度の上昇により粘膜防御機構の破綻や透過性の亢進が起こり，腸内細菌，食物などの腸管内因子や血管側因子の相互作用で潰瘍の発生に至ると推測される．
- 治療の原則は薬剤の中止である．

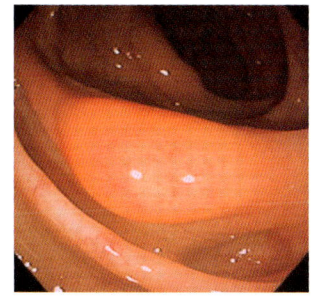

大腸憩室炎 colonic diverticulitis

- 憩室炎の大部分は憩室周囲炎であり，内視鏡的にはとらえにくいが，本例のように憩室内に白苔の付着がみられることもある．
- 重症では傍結腸膿瘍を合併する．さらに，瘻孔，狭窄，腹膜炎なども生じる．
- 本例のような，軽症の憩室炎は無症状で気づかない間に繰り返しているものと推測される．

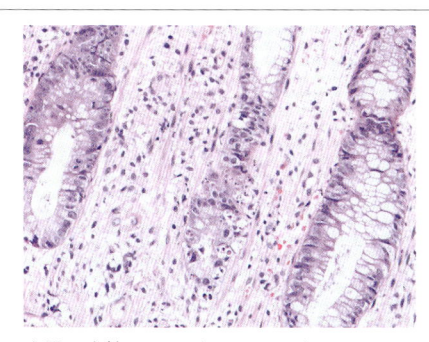

経過観察時の内視鏡検査では，同部位に口の広い憩室が認められ，憩室炎であったことが証明された

GVHD（移植片対宿主病）graft-versus-host disease

- GVHD 腸炎の内視鏡所見は浮腫（亀甲状粘膜）が最も頻度が高く，粘膜脱落，びまん性の点状・斑状発赤，びらん，アフタ様潰瘍，出血などがみられる．
- 本例の内視鏡像は上皮のみが脱落した円形のびらんである．
- 好発部位は回腸～盲腸・上行結腸とされている．
- 病理組織学的には，陰窩上皮細胞のアポトーシスが炎症細胞のほとんど目だたない粘膜にみられるのが特徴である．

大腸の生検ではアポトーシスがみられる

鑑別すべき疾患　CMV 腸炎，腸管 thrombotic microangiopathy（TMA）

(7) 不整形潰瘍

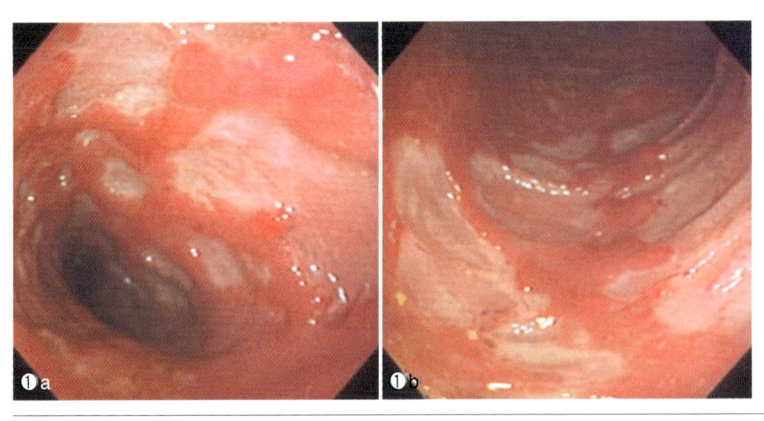

61歳，女性．下痢，発熱．
- 全大腸に不整形潰瘍の多発がみられる．
- 潰瘍底は平滑で，出血もみられない．
- 周辺粘膜の血管透見は不良で，発赤がみられる．

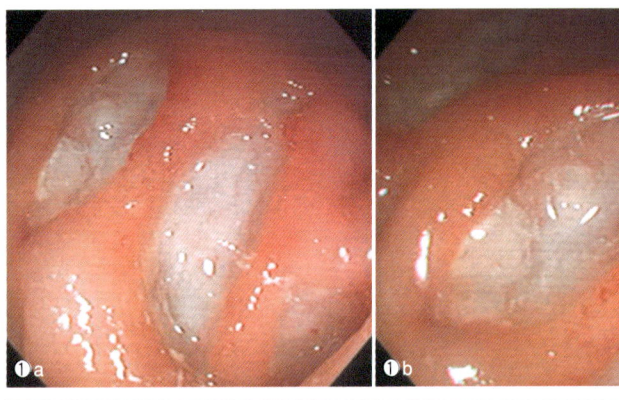

32歳，女性．下痢，腹痛，体重減少．
- 回腸終末部に不整形潰瘍がみられる．
- 潰瘍の境界は明瞭で，辺縁に発赤を伴う．
- 周辺粘膜は浮腫状である．
- 潰瘍は縦列する．

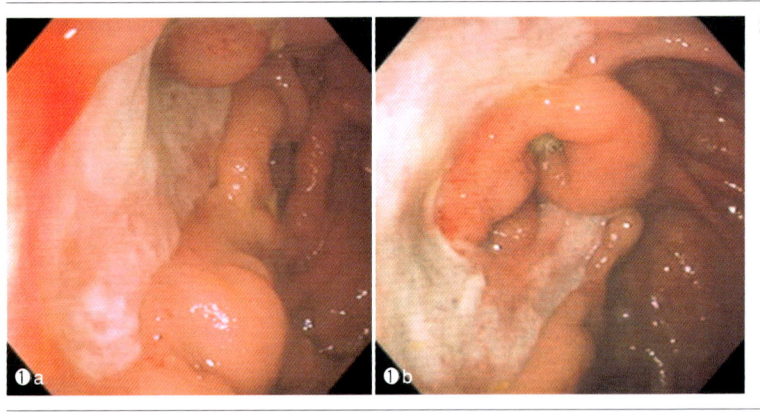

28歳，男性．発熱．
- 回盲弁に接して盲腸に大きな打ち抜き様潰瘍がみられる．
- 潰瘍底は厚い白苔で覆われ，凹凸は少ない．
- 潰瘍の辺縁は周堤様に隆起する．

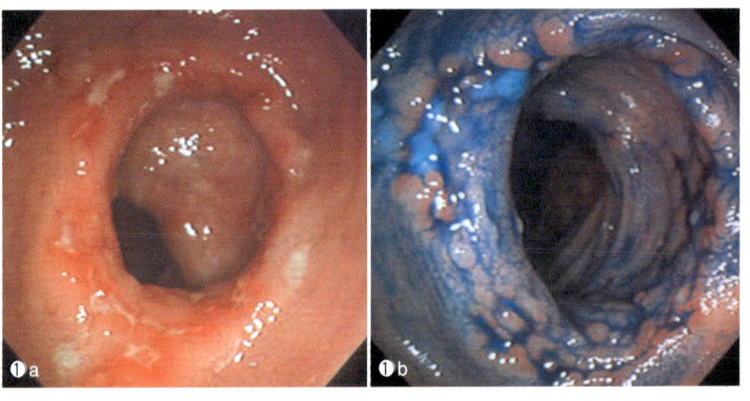

50歳，女性．便潜血陽性．
- 上行結腸に，不整形潰瘍が輪状に配列している．
- 潰瘍は不整形で，周囲に著明な発赤を伴う．
- 小さな炎症性ポリープがみられる．
- 腸管はやや狭小化する．

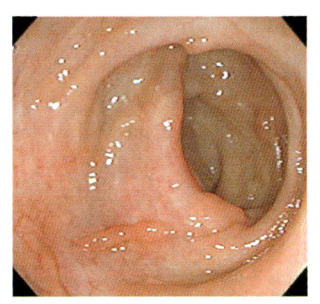

緩寛期では潰瘍瘢痕による軽度の狭小化と炎症性ポリープの散在がみられる

潰瘍性大腸炎 ulcerative colitis

- 炎症が高度になると円形から不整形のやや深い潰瘍が形成される．
- これらが多発するものは重症や劇症型が多い．
- 周囲の粘膜にも浮腫，発赤がみられ，びまん性の炎症パターンである．

鑑別診断のポイント 周囲粘膜の炎症の有無

Crohn病 Crohn disease

- 不整形潰瘍が縦列する場合は診断基準の副所見となる．
- 不整形潰瘍のみの場合は診断が難しく，治療的診断や経過観察が必要なこともある．
- 右側結腸から回腸終末部が好発部位である．
- 本例では，不整形潰瘍の縦列傾向があり，かつ他の部位にも典型的な縦走潰瘍があり，診断は容易であった．

鑑別すべき疾患 腸結核，腸管Behçet病，単純性潰瘍，アメーバ腸炎

腸管Behçet病 intestinal Behçet disease

- Behçet病の症候を持ち，腸管に典型的な潰瘍を形成するものを腸管Behçet病と呼ぶ．
- 回盲部近傍の打ち抜き様の深い潰瘍が特徴とされているが，すべての消化管に潰瘍が発生することがある．
- 内視鏡像や病理組織像は単純性潰瘍と同様である．

鑑別すべき疾患 Crohn病，腸結核，大腸癌

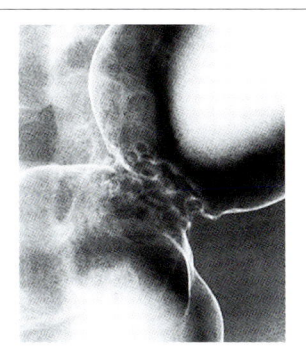

腸結核 intestinal tuberculosis

- 本症では小さな不整形潰瘍がしばしばみられる．本例のように，輪状に配列していれば診断は容易である．
- 腸結核の初期にはdiscrete ulcerが多発することが特徴である．
- 不整形潰瘍はやがて癒合して輪状，地図状，帯状となる．
- 周辺には強い発赤を伴うことが多い．
- 大きくなると潰瘍底に凹凸が生じ，これは結核結節によると考えられている．
- Crohn病の不整形潰瘍が多発するタイプとの鑑別が重要であるが，典型例では問題はない．

上行結腸に輪状の病変がみられる

炎症性疾患—②潰瘍・びらんの形態 (7) 不整形潰瘍

(7) 不整形潰瘍

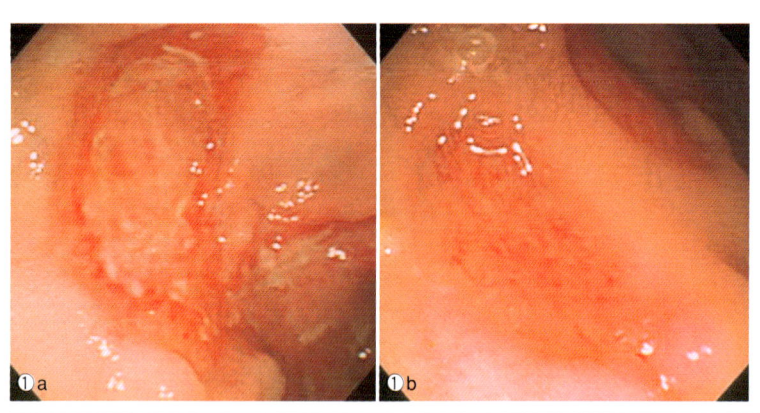

51歳，男性．下痢．
基礎疾患：AIDS．
- 直腸に大きな不整形潰瘍がみられ，中央部のみ白苔がみられる(①a)．
- 潰瘍の境界は明瞭である．
- 別の部位に発赤の強い小潰瘍がみられるが，白苔はない(①b)．
- 腸管の伸展性は悪い．

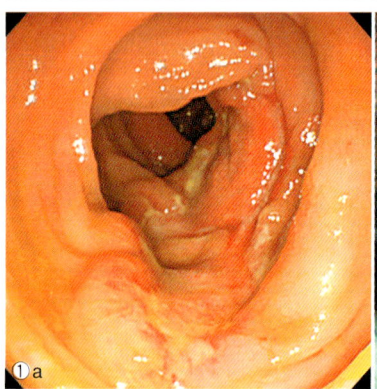

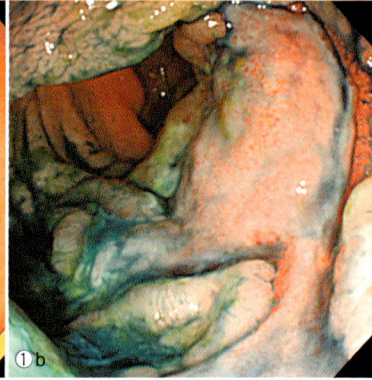

32歳，男性．血性下痢．
- 上行結腸のやや縦長の大きな不整形潰瘍を認める．
- 周囲は盛り上がっており，発赤がみられる．
- 潰瘍周囲の粘膜は正常である．

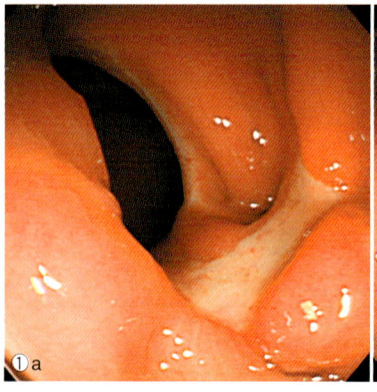

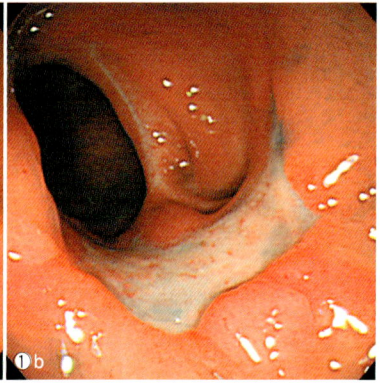

35歳，男性．血便．
- Rb前壁に不整形の潰瘍がみられる．
- 潰瘍底は平滑である．
- 周囲の粘膜は盛り上がっているが浮腫はなく硬い印象である．

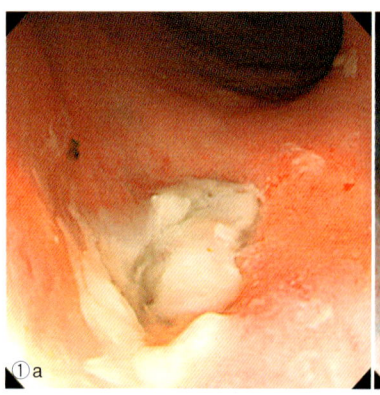

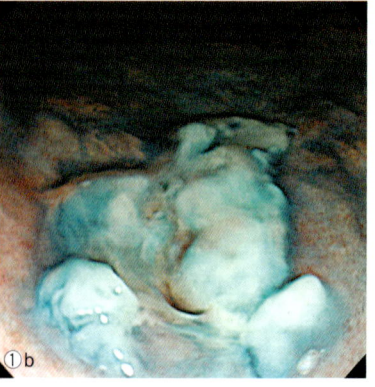

68歳，男性．腹痛，血便．
- Rbに盛り上がった白苔を有する不整潰瘍がみられる．
- 周囲粘膜は軽度の浮腫がみられる．

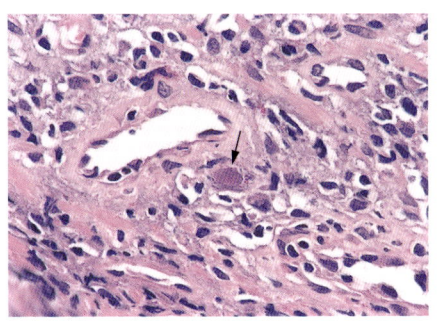

サイトメガロウイルス腸炎
cytomegalovirus colitis

- ほとんどが AIDS や免疫不全状態の患者に発生する．
- 血管内皮細胞を膨化させ，虚血状態を惹起するため潰瘍が発生する．
- 症状は下痢，腹痛，出血であり，まれに穿孔も起こす．
- 回盲部の大きな打ち抜き潰瘍が特徴であるが，全大腸にみられる．潰瘍底に白苔がないことが多い．
- 小病変やびらんのみの症例もある．

鑑別診断のポイント 核封入体の証明，モノクローナル抗体を用いた免疫染色，血液・組織の PCR，血中抗原

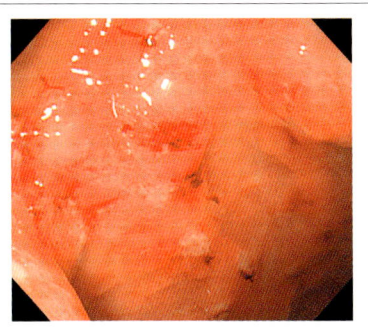

核封入体がみられる

アメーバ性大腸炎 amebic colitis

- 全周性潰瘍や大きな潰瘍を形成することがあるが，アメーバ性大腸炎と診断しにくいことが多い．この場合，他部位の小病変がアメーバの特徴を有していることが多い．
- 大きな潰瘍ではしばしば，偽膜を呈することが多く，偽膜性腸炎との鑑別が必要である．
- 本例は他院で直腸のみの観察で潰瘍性大腸炎と診断されていた．劇症型アメーバ性腸炎の約 1/4 が潰瘍性大腸炎と診断されており，多くがステロイドの投与を受けていた．
- 潰瘍周囲の粘膜が正常であることが，潰瘍性大腸炎との大きな鑑別点である．

直腸にはアメーバ性大腸炎に典型的なタコイボ様潰瘍を認める

粘膜脱症候群 mucosal prolapse syndrome

- 長時間にわたるいきみにより粘膜脱が生じ，それが虚血性変化，機械的外傷を伴い病変を生じる．
- 症状は，血便，粘液便が多く，次いで肛門痛，残便感である．
- 本症の潰瘍型は，直腸が好発部位であり，前壁に多くみられる．
- 潰瘍の形態はさまざまで，周囲に強い発赤を伴うこともある．
- 潰瘍は浅く，底は平坦できれいである．

鑑別すべき疾患 大腸癌

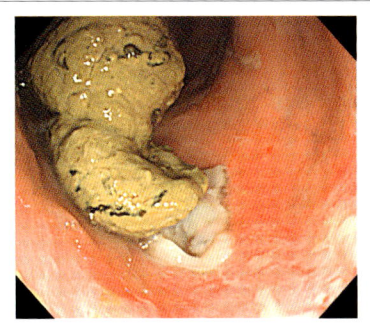

宿便性潰瘍 stercoral ulcer

- 糞便塊が大腸粘膜を直接圧迫し循環障害による潰瘍と考えられている．
- 高度の便秘を前駆症状とし，突発する血便を契機に診断されることがほとんどである．
- 腹痛の頻度は少なく，あっても軽度である．
- 好発部位は S 状結腸〜直腸であるが，75％ は下部直腸である．
- さまざまな基礎疾患により長期臥床中の患者が多い．

観察時には硬い固形便が潰瘍に付着して存在していた

鑑別すべき疾患 急性出血性直腸潰瘍，潰瘍型 MPS，虚血性大腸炎

(8) 敷石像

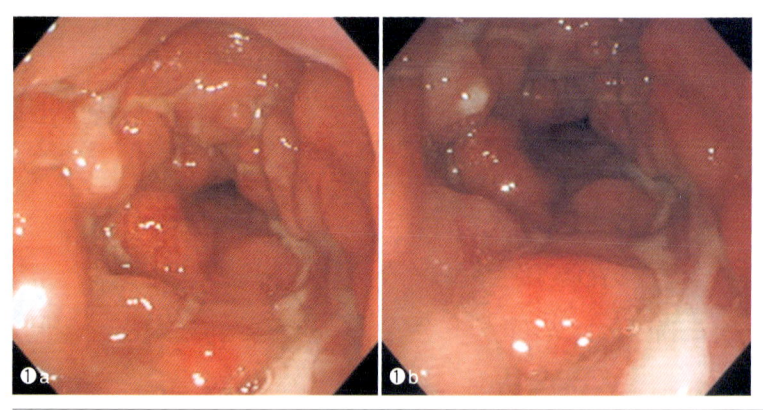

28歳，女性．下痢，腹痛．
- 下行結腸に，全周性に小隆起が密集している伸展性の悪い部位がみられる．
- 隆起の間には潰瘍がみられ，縦走潰瘍もみられる．
- 隆起は赤い色調であるが，びらんはなく，比較的平滑で，光沢がみられる．

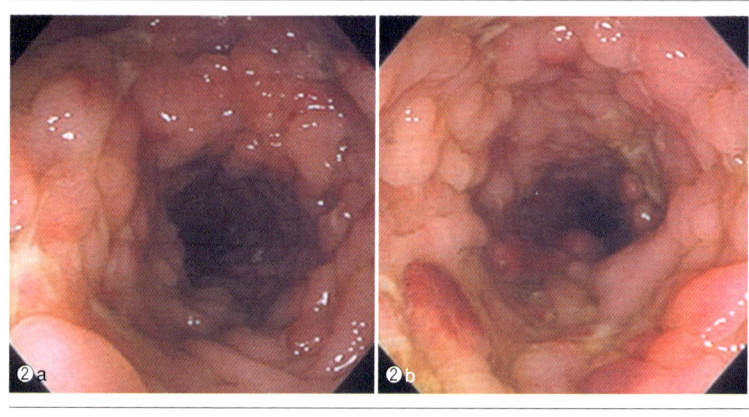

34歳，男性．下痢．
- 右半結腸切除術後の吻合部の口側に，全周性に小隆起が密集している．
- 腸管の伸展性は悪い．
- 隆起の間には潰瘍がみられる．
- 隆起の大きさはそろっており，正色調で平滑である．

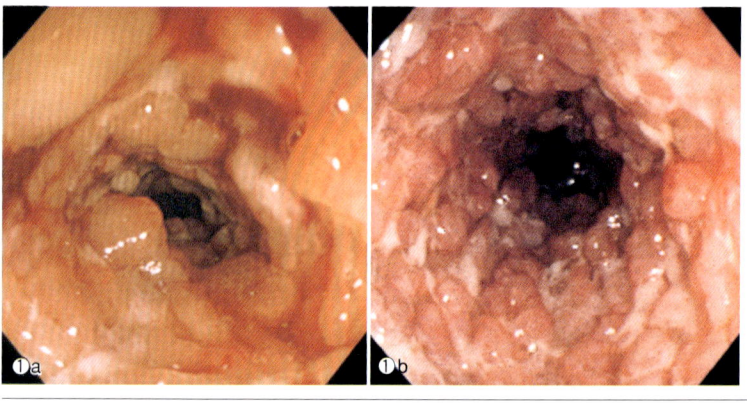

18歳，女性．血便．
- 下行結腸に伸展性の悪い部位がみられ，その肛門側には小潰瘍がみられ，周囲の血管透見像も不良である（①a）．
- 狭小化した部位は小隆起が密在し，隆起間には潰瘍がみられる（①b）．
- 隆起は大小不同であり，表面にはびらん，発赤がみられる．

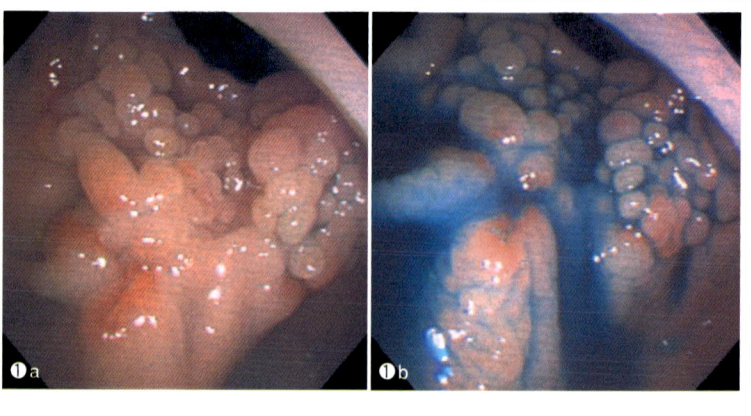

68歳，男性．便潜血陽性．
- 上行結腸に半周性の小隆起の密集した部位がみられ，狭小化を伴う．
- 隆起間には浅い潰瘍がみられ，潰瘍周囲には強い発赤がみられる．
- 隆起は小さく，正色調であり，比較的平滑で光沢を伴う．

炎症性疾患 — ② 潰瘍・びらんの形態 (8) 敷石像

Crohn 病 Crohn disease

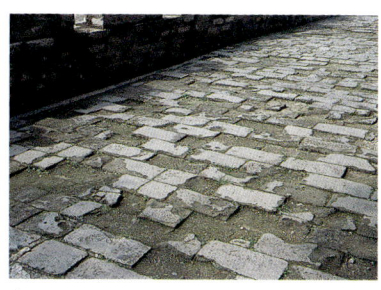

中世の都市の街路にみられた敷石

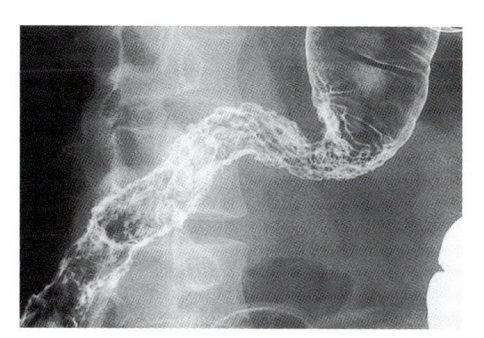

吻合部の小腸側にみられる敷石像

- 隆起が区域性に平坦な粘膜を覆いつくすものを敷石像と呼び，Crohn 病の主要所見の 1 つである．
- 敷石像にもいろいろなバラエティがみられる．広い概念であり，種々の形態のものを含んでいる．
- 典型像は縦走潰瘍とその周辺小潰瘍間の大小不同の密集した粘膜隆起をいうが，密在した炎症性ポリポーシスも含める．
- 隆起部分は，粘膜下層の浮腫と慢性炎症細胞の浸潤によって形成されている．
- 小腸での頻度は低いが，小腸の敷石像は縦走潰瘍または片側性変形を伴う．
- 小腸ではエルシニア腸炎，腸結核との鑑別を要する．
- 大腸での頻度は高く，縦走潰瘍を伴ったり，縦走配列を示すことが多い．
- 大腸では潰瘍性大腸炎，腸結核，腸間膜脂肪織炎，重症の虚血性大腸炎などとの鑑別を要する．

潰瘍性大腸炎 ulcerative colitis

- 潰瘍性大腸炎では，多発性活動性潰瘍に伴う半球状，または亜有茎性粘膜の集合状態を敷石様所見という．
- 重症例や難治例に多くみられる．
- 部位は左側大腸が圧倒的に多い．
- 隆起部の炎症性ポリープは小型で密度が高く，表面は発赤と細顆粒状を呈する．
- 介在する潰瘍は不整形で，縦走潰瘍もみられる．
- 潰瘍性大腸炎では，Crohn 病とは異なり，隆起部分にも炎症像が観察されることが鑑別点である．

腸結核 intestinal tuberculosis

- 腸結核ではしばしば不整な溝状潰瘍がみられる．その周囲に顆粒状粘膜が密集している場合は敷石像のようにみえる．この場合は限局性であり，Crohn 病や潰瘍性大腸炎の敷石像とは明らかに異なる．本例でも潰瘍は浅く，潰瘍周辺の発赤が強いことが特徴的であった．
- 大きな潰瘍になると，地図状に拡がるため，粘膜が島状に密に残り，敷石像様にみえることもある．しかし，この場合，隆起は低く，Crohn 病の敷石像とは明らかに異なる．
- 本例は，生検にて Langhans 型巨細胞を伴う大型の肉芽腫が検出され，腸結核と診断した．

(9) 隆起がある病変

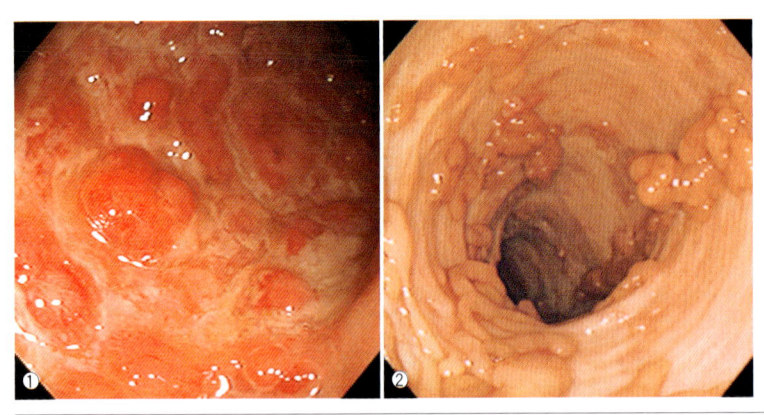

①：43歳，男性．血性下痢．
- 地図状の潰瘍に囲まれ，大きさや形がさまざまな発赤した隆起がみられる．

②：34歳，男性．治療後の経過観察．
- 大小不同の隆起が集簇してみられ，周囲には褪色調の再生粘膜がみられる．
- この隆起の色調は，正色調である．

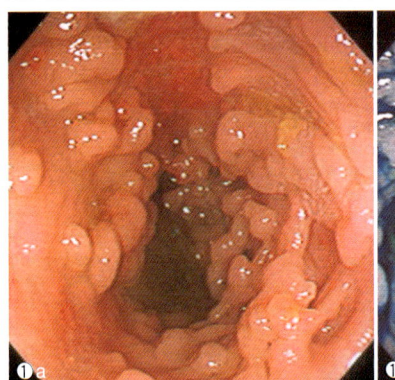

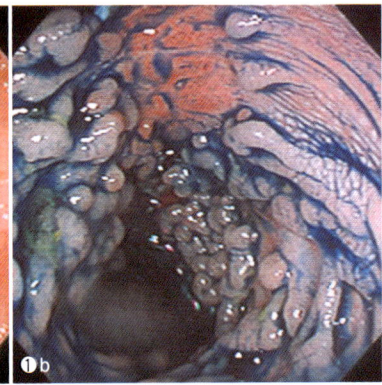

34歳，女性．治療後の経過観察．
- 下行結腸に，無茎性の小さいポリープの集簇がみられる．
- ポリープの色調は，正色調である．
- 縦走潰瘍瘢痕もみられる．
- 腸管の伸展性はやや乏しい．

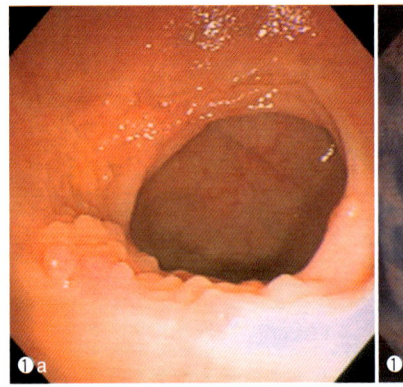

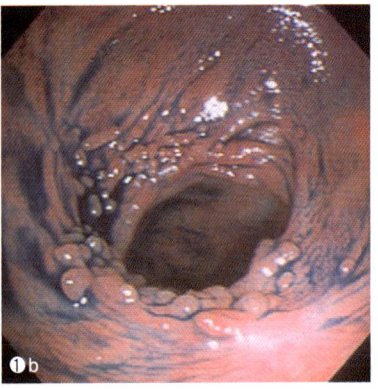

68歳，男性．治療後の経過観察．
- 上行結腸に正常粘膜と同様の色調の小さい無茎性のポリープが多発する．
- ポリープは輪状に配列する．
- 近傍にひだ集中がみられる．
- 腸管に軽度の狭小化を伴う．

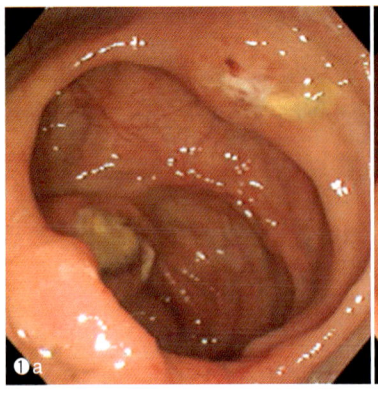

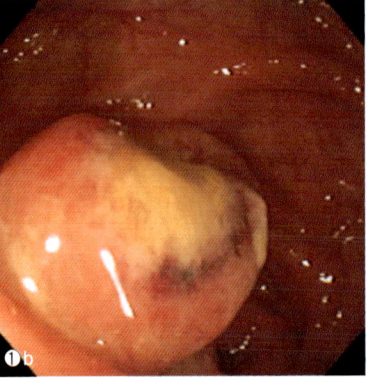

50歳，男性．血便．
- 盲腸に隆起性病変が多発する．その表面に，発赤，びらん，汚い不整形潰瘍を認める．
- 介在粘膜には血管透見がみられ，腸管の伸展性は良好である．

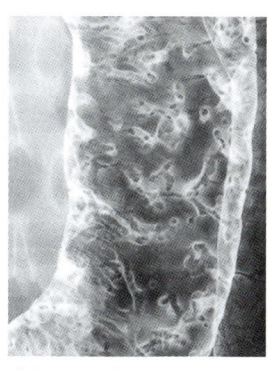

潰瘍性大腸炎 ulcerative colitis

- 炎症性ポリポーシスは活動期と緩解期ではその成り立ちが異なる．活動期では潰瘍が広範に生じて粘膜が島状に残存するため，ポリープ状にみえる．偽ポリポーシスともいう病態である．
- 一方，治療により緩解に至った粘膜に種々の形のポリープがみられる．炎症に伴う再生によりできたものであり，活動期のポリープとは異なる．
- 活動期より緩解期のほうがポリープの形態は明瞭になる．
- Crohn病や腸結核では，区域性にみられることが鑑別点となる．また，潰瘍性大腸炎では周辺の粘膜の再生性の変化(血管透見不良，血管異常，顆粒状粘膜)が鑑別に役立つ．

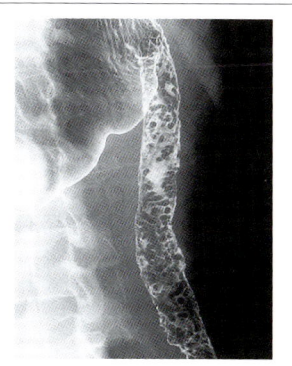

横行結腸に炎症性ポリープの多発がみられる

Crohn病 Crohn disease

- 敷石像より密度の低いものをいうが，厳密な区別はない．
- 隆起は表面は平滑で，大きさに大小不同がなく周辺粘膜と色調差はない．
- 活動期では敷石様所見と炎症性ポリープが混在し，緩解期では炎症性ポリープが多発，ないし密在することが多い．
- 敷石像の治癒過程でも炎症性ポリポーシスとなる．

下行結腸に密集した炎症性ポリープがみられる

腸結核 intestinal tuberculosis

- 腸結核の炎症性ポリープは，小さいものが多く，正色調で表面は平滑である．
- 限局性で粗に分布することが多い．
- 治癒期では周辺に萎縮瘢痕帯を伴うことが多く，鑑別に役立つ．
- 潰瘍性大腸炎では広い範囲でみられ，ポリープの発赤は強く，大きさ，形も多彩である．
- Crohn病ではポリープの大きさはほぼ一様で，結核に比して密度は高いことが多い．

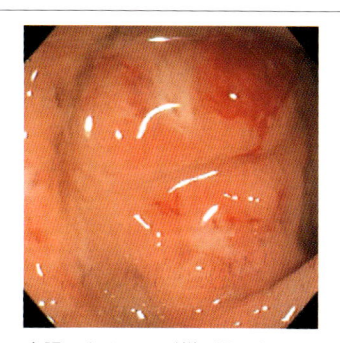

アメーバ性大腸炎 amebic colitis

- 潰瘍やびらんの周囲が盛り上がってタコイボ様を呈しているが，このような所見はアメーバ性大腸炎に高頻度にみられる．
- 単発も多発もあり，多発性潰瘍の一部のものがタコイボ様所見を示すものもある．大きさもさまざまである．
- 周囲の隆起がない打ち抜き様の円形潰瘍も時にみられ，他疾患と誤診される可能性があり，注意を要する．
- 本症は，直腸と盲腸が好発部位である．

直腸にもタコイボ様所見を認める

炎症性疾患―②潰瘍・びらんの形態 (9) 隆起がある病変

(9) 隆起がある病変

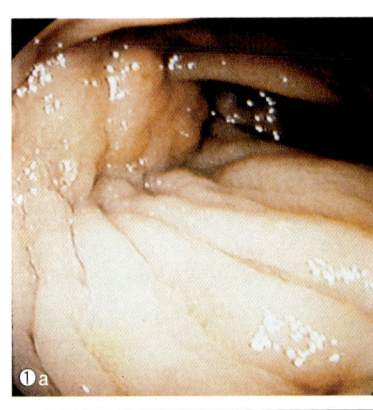

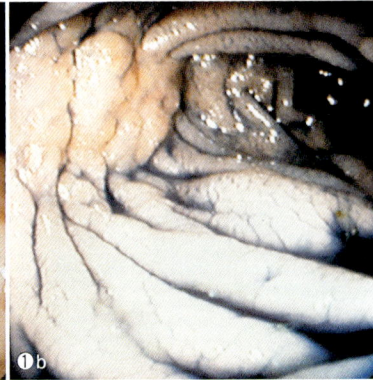

65歳，男性．右下腹部痛．
- 病変は約3cmの大きさで，横走するひだの中心に，浮腫状の軽度隆起した顆粒状粘膜を認める．
- ひだには先端の細まりを認めるが，スムーズに顆粒状粘膜に移行している．

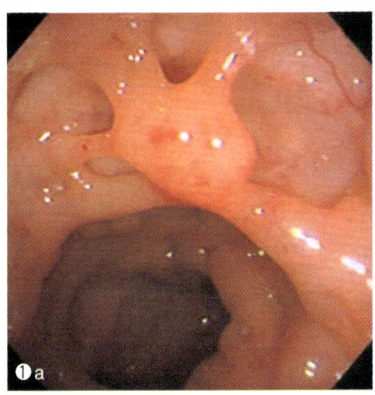

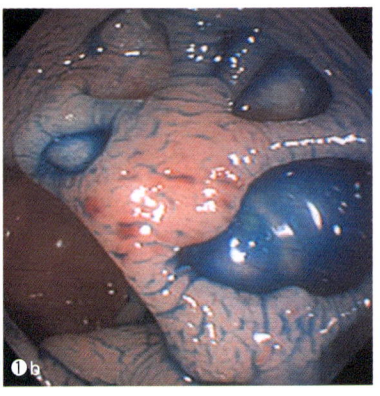

69歳，男性．便潜血陽性．
- S状結腸に限局してmucosal bridge（粘膜橋），およびmucosal tag（粘膜紐）の多発を認める．
- その間の粘膜に血管は透見されるが，粗であり再生粘膜と思われる．

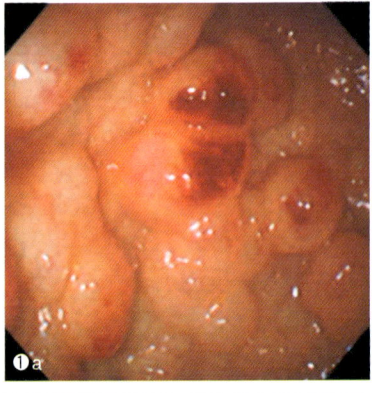

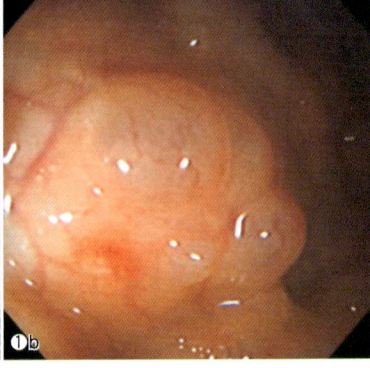

85歳，男性．粘血便．
- S状結腸に，大小さまざまの粘膜下腫瘍様の隆起の多発を認める．
- 表面に発赤を伴うものもみられる（①a）．
- 一部に表面が薄く，やや青っぽくみえるものもみられる（①b）．
- 鉗子で押すと軟らかく，cushion sign陽性である．

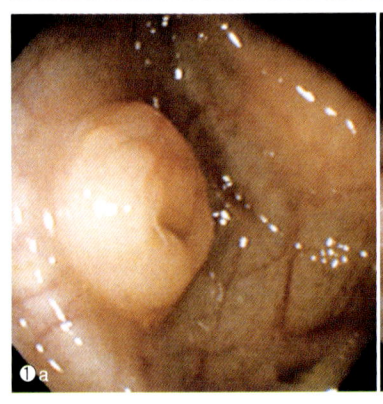

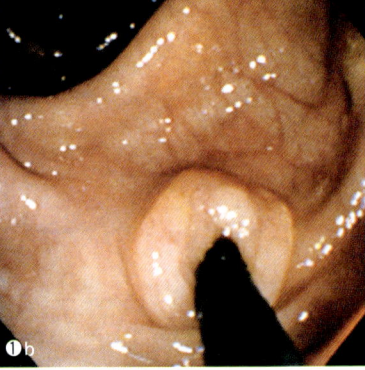

62歳，男性．便潜血陽性．
- 憩室の多発するS状結腸に，表面が平滑で，中心部に陥凹を伴う径7mm大の隆起性病変がみられる．
- 表面の色調や性状は，周辺の粘膜と変わらない．
- 鉗子で圧迫すると容易に深く挿入され，形態が変化する．

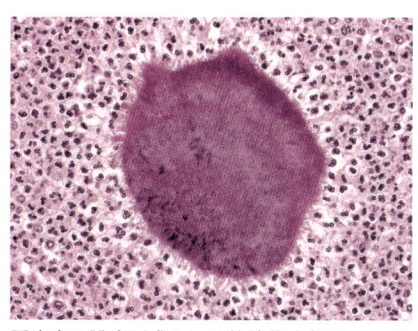

炎症性疾患—② 潰瘍・びらんの形態（9）隆起がある病変

腫瘤内は膿瘍形成を認め放線菌塊（Drüse, sulfur granule）を認める．周囲の好中球の浸潤が強い

大腸放線菌症 colonic actinomycosis

- 嫌気性菌である *Actinomyces* 属により惹起される慢性の化膿性，肉芽腫性疾患である．
- 顔面・頸部型が多いが，腹部型では回盲部に最も多い．
- 消化管常在菌である本菌が，炎症などによる粘膜損傷部から組織内に侵入し，病原性を獲得するといわれている．
- 内視鏡的には，大小不同の結節や隆起，粘膜下腫瘍様隆起，狭窄，壁外圧排像などの所見を示す．
- 診断は培養か菌塊の証明による．膿瘍中心部に菌塊とエオジンで淡染した棍棒状構造（club formation）は大腸放線菌症に特徴的な組織像である．

粘膜橋 mucosal bridge

- 炎症により生じたポリープが，引き伸ばされ，一端でちぎれ，長い茎，ほぼ同じ幅となったものを mucosal tag といい，これらの先端が周囲の粘膜に付着したり，あるいは相互に癒合し，あたかも橋を形成しているようにみえるものを mucosal bridge という．
- 左側大腸に限局し，高齢者に多いことから，結核や潰瘍性大腸炎や Crohn 病などは考えにくく，何らかの感染性腸炎の severe attack の瘢痕と考えられる．本例では，若い頃に赤痢の既往がみられた．

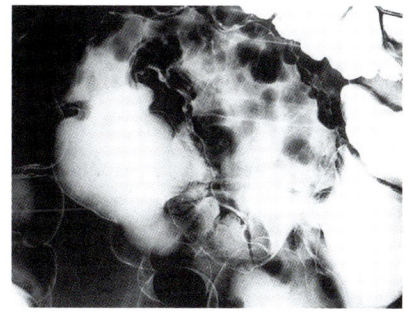

S状結腸に円形の隆起の多発がみられる

腸管嚢腫様気腫症 pneumatosis cystoides intestinalis

- 腸管壁にガスが貯留する，まれな疾患である．
- ガスは漿膜下に最も多く，次いで粘膜下が多い．
- 原因は特発性，続発性に大別され，続発性は有機溶剤の一種であるトリクロロエチレンと並存疾患（消化管狭窄，膠原病，慢性閉塞性肺疾患など）によるものがある．
- 症状は血便，腹部膨満，腹痛などである．
- 内視鏡では，大小さまざまな粘膜下腫瘍様隆起の多発が特徴的であり，個々の隆起は非常に軟らかい．
- 隆起が大きくなるにつれ，頂部に発赤やびらんがみられ，血便の原因となる．

翻転大腸憩室 inverted colonic diverticulum

- 憩室は時に内腔側に反転し，一見ポリープや粘膜下腫瘍と紛らわしい所見を示すことがある．
- 表面は周囲粘膜とほぼ同様の色調，性状であるが，しわや中心陥凹を伴いやすい．
- 周囲に同心円状，輪状の粘膜模様がみられることがある．
- 誤ってポリペクトミーを行うと，穿孔をきたすため注意を要する．

(9) 隆起がある病変

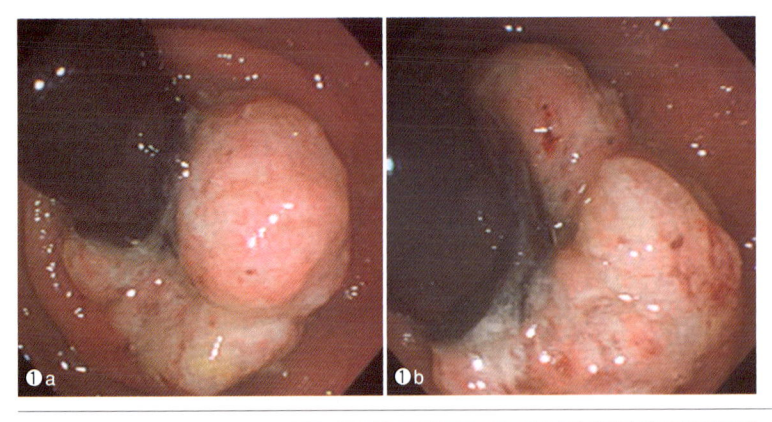

14歳，男性．血便．
- 反転観察にて，直腸下部に全周性に大小不同の結節状隆起を認める．
- 表面の色調は白色調で，滲出物の付着を認める．

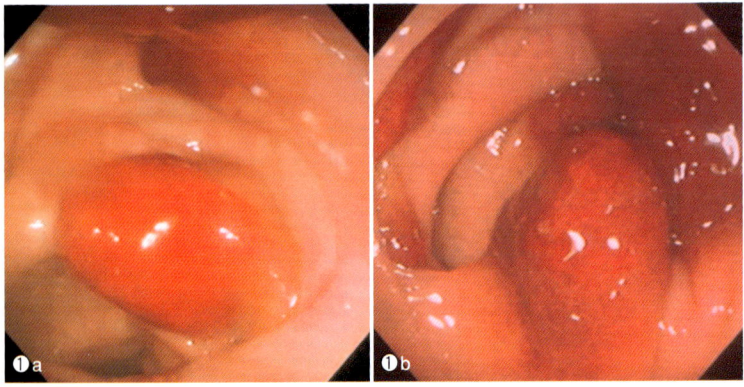

45歳，男性．腹痛．
- 上行結腸に憩室の多発を認め，鮮やかな発赤を伴い，表面平滑な隆起が多発する．
- 隆起は亜有茎性から平坦なものまで多彩である．

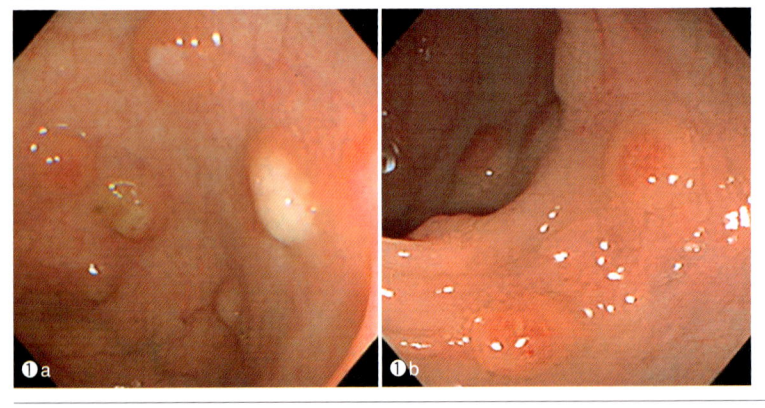

65歳，男性．血性下痢，粘液便．
- 直腸からS状結腸にかけて，タコイボ様隆起と白苔を伴った隆起の散在を認める．
- 介在粘膜の血管透見は良好であり，ほぼ正常である．
- 隆起の辺縁に白斑がみられる．

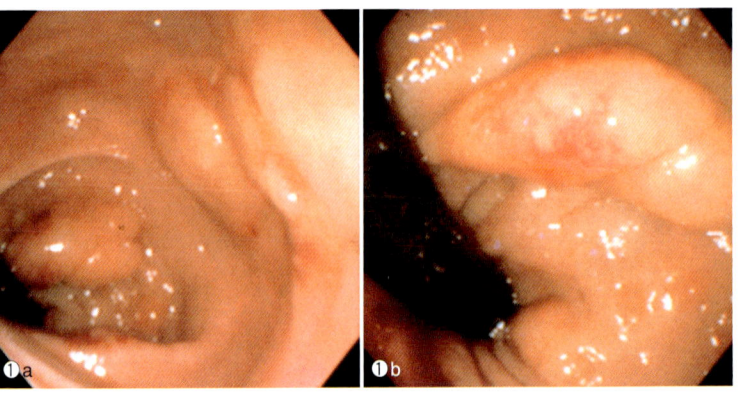

70歳，女性．下肢浮腫．
- 下行結腸中部から直腸にかけて，径3cm前後の隆起性病変を散在性に認める．
- 隆起は軟らかく易出血性で，表面は平滑である．
- 隆起表面に血管がみられ，正常粘膜に覆われていることがわかる．

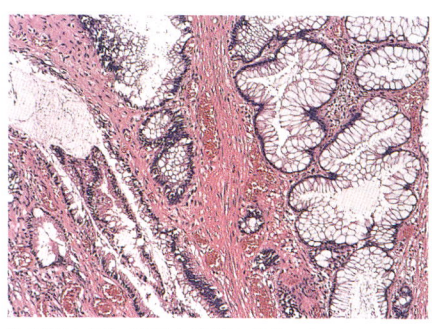

粘膜固有層に著明な線維の増生がみられる

粘膜脱症候群 mucosal prolapse syndrome

- 本症の隆起型は，直腸下部に好発し，前壁側にみられるが全周性病変もまれではない．
- 隆起は多発性が多く，大小不同である．
- 隆起の形態は無茎性，亜有茎性である．
- 表面は，粗大小区模様を呈し，発赤を伴うことが多いが，白苔の付着の程度によって色調に差がある．
- 発赤は病理学的特徴である粘膜固有層の毛細血管の増加と拡張を反映している．fibromuscular obliteration が病理学的な特徴である．

鑑別すべき疾患 大腸癌，腺腫

憩室に伴う粘膜脱症候群
diverticulosis-associated mucosal prolapse syndrome

- 本症の成因として，憩室症腸管にみられる redundant mucosa に，腸管蠕動の亢進による肛門側への牽引や，糞便による粘膜損傷，さらにうっ血や虚血性変化が加わって病変が形成されると推定される．
- 病理学的には直腸の粘膜脱症候群と同様である．
- 内視鏡的には鮮紅色が特徴であり，隆起は軽度に腫脹したものから大きな葉状を示すものまで多彩である．

鑑別すべき疾患 翻転憩室，粘膜下腫瘍，腺腫

cap polyposis

- Williams (Br J Surg 72：133, 1985) によって提唱された疾患概念であり，その病因は不明である．
- 症状は下痢，粘液便，血便で，時に腹痛がある．
- 炎症反応はあまりみられず，低蛋白血症を呈する．
- 直腸からS状結腸が好発部位で，時に全大腸に及ぶ．
- タコイボ様隆起または，芋虫状や平盤状隆起が散在し，介在粘膜は正常である．アメーバ性大腸炎との鑑別を要する．
- 配列は横走傾向を示し，周囲に白斑を伴うことがある．

鑑別すべき疾患 感染性腸炎

アミロイドーシス（AL型） AL amyloidosis

- アミロイドーシスはアミロイド蛋白の種類により分類される．
- 急性期蛋白アミロイドA蛋白を前駆蛋白としたAA型アミロイドーシス，免疫グロブリンL鎖からなるAL型アミロイドーシス，長期透析患者に発生するβ_2ミクログロブリン由来のAH型アミロイドーシス，家族性で異型プレアルブミンによるAF型アミロイドーシスに分類される．
- 本例のようにALアミロイドの沈着が高度になると，粘膜下層に塊状に沈着するため，粘膜下腫瘍の多発と皺襞の肥厚という特徴的な内視鏡像を示す．

粘膜下層にアミロイドの沈着を認める

炎症性疾患 ― ③ 形態

(1) 狭窄・狭小

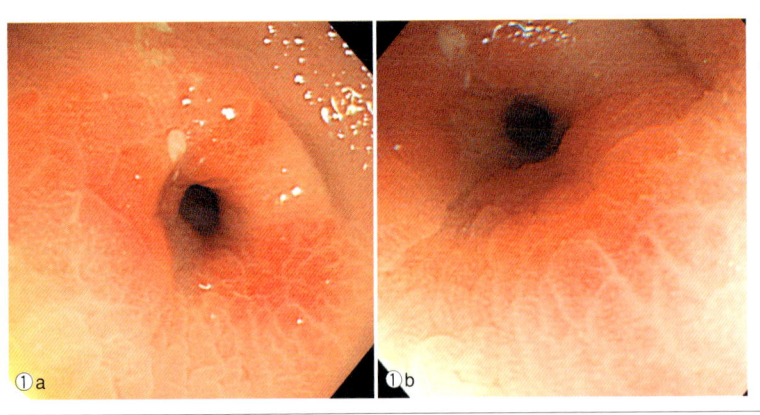

74歳, 男性. 下痢.
基礎疾患:潰瘍性大腸炎
- 下行結腸に全周性の著明な狭窄を認める.
- 狭窄の肛門側粘膜は発赤がみられ, 血管透見は不良である.

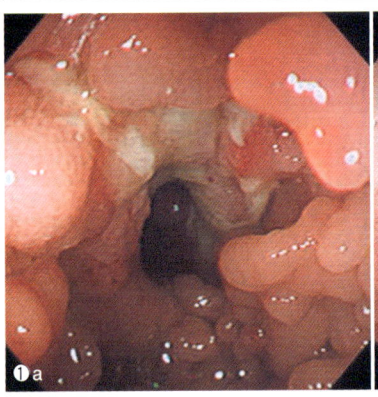

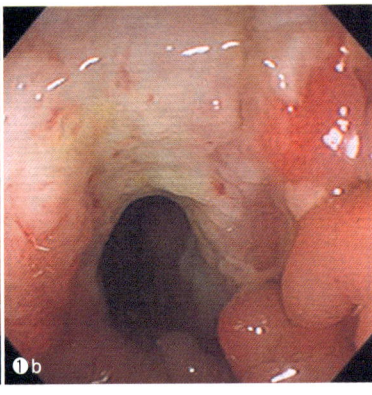

50歳, 女性. 腹痛, 発熱.
- 上行結腸に幅の広い縦走潰瘍が存在し, 狭窄を伴っており, スコープの挿入は不可能である.
- 肛門側には縦走潰瘍と炎症性ポリープが密集してみられる.

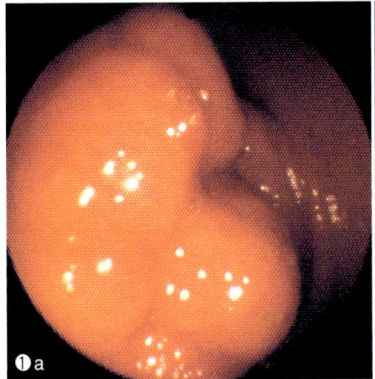

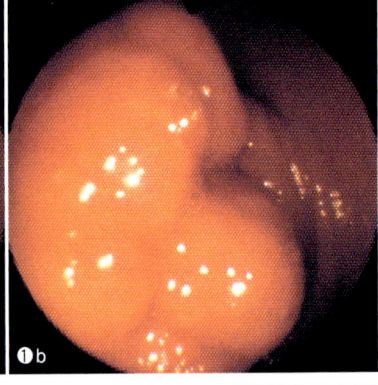

53歳, 男性. 腹痛, 腹部腫瘤触知.
- 盲腸に粗大結節状, 粘膜下腫瘍様の隆起性病変を認める.
- それ以上のスコープの挿入は不可能であり, 隆起の向こうは観察できていない.
- 接近すると, 表面に光沢があり, 発赤もみられない.

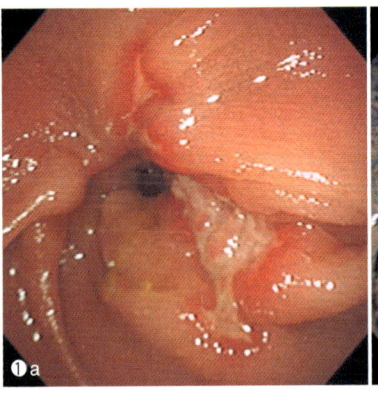

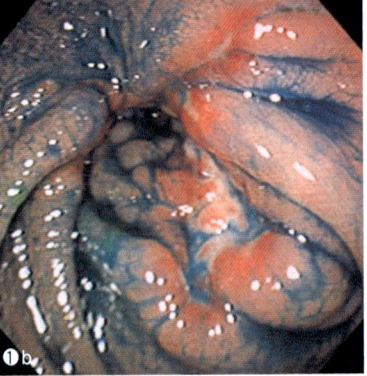

58歳, 男性. 腹痛.
- 上行結腸に著明な狭窄が存在し, スコープの通過は不可能である.
- 潰瘍は全周性で, 地図状不整形である.
- 潰瘍の周囲の発赤が著明である.

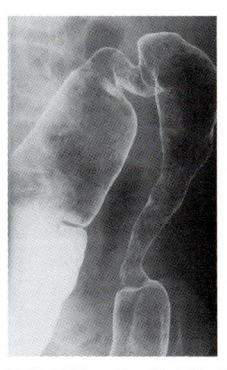

下行結腸に長い管状狭窄がみられる

潰瘍性大腸炎 ulcerative colitis

- 本例は再燃緩解型で21年の経過があり，下行結腸の狭窄が経過中に出現した症例である．
- 腸壁全層を侵すCrohn病と異なり，粘膜・粘膜固有層を病変の主座とする潰瘍性大腸炎では比較的まれである．
- 狭窄合併例では発生部位は左側大腸であり，発症後5年以上の長期経過例に認めることが多い．その原因は，粘膜筋板および粘膜下層の肥厚，線維化である．
- 短期間に高度の狭窄を生じる例が報告されている．この場合，虚血の関与が推定されている．

鑑別すべき疾患　大腸癌の合併

Crohn病 Crohn disease

- 狭窄はCrohn病によくみられる所見である．
- 全層性炎症のため，腸管が著明に肥厚し，狭窄となる．線維化が強いものは非可逆性である．
- Crohn病の狭窄は瘻孔とともに手術となる主な理由であり，特にもともと腸管が細い小腸では，狭窄のため手術となることが多い．
- 本例では栄養療法により狭窄が改善し，口側へのスコープの挿入は可能となった．

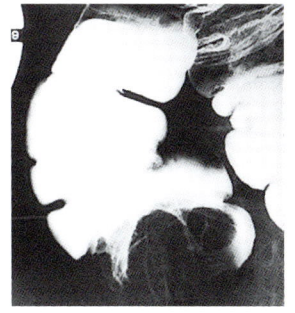

盲腸に凹凸不整の大きな隆起性病変を認める

単純性潰瘍 simple ulcer

- 潰瘍周囲は周堤様に隆起することが多く，狭窄を伴うこともある．
- 本例では，周堤の部分のみをみており，癌の可能性も考え，手術を施行した．
- 手術所見では，回盲弁上にUl IVの下掘れ潰瘍を認めた．
- 狭窄病変の診断は一般的に内視鏡検査は弱く，X線検査のほうが強い．しかし本例では，注腸でも口側の病変は描出されず診断できなかった．

鑑別すべき疾患　大腸癌，憩室炎，盲腸周囲膿瘍

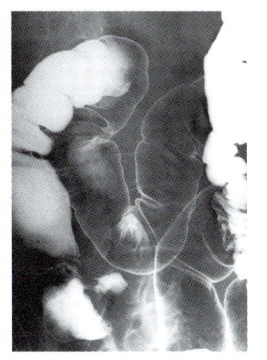

近位側に著明な狭窄を認める

腸結核 intestinal tuberculosis

- 腸結核では活動期，治癒期にかかわらずしばしば狭窄がみられる．
- 右半結腸から回腸にみられ，輪状狭窄を示すことが特徴である．
- 治癒後瘢痕性狭窄による腸閉塞をきたし，手術が必要なことも多い．本例では狭窄を残したまま治癒したが，閉塞症状はなく，経過観察中である．

鑑別すべき疾患　Crohn病，単純性潰瘍，腸管Behçet病

炎症性疾患──③ 形態（1）狭窄・狭小

(1) 狭窄・狭小

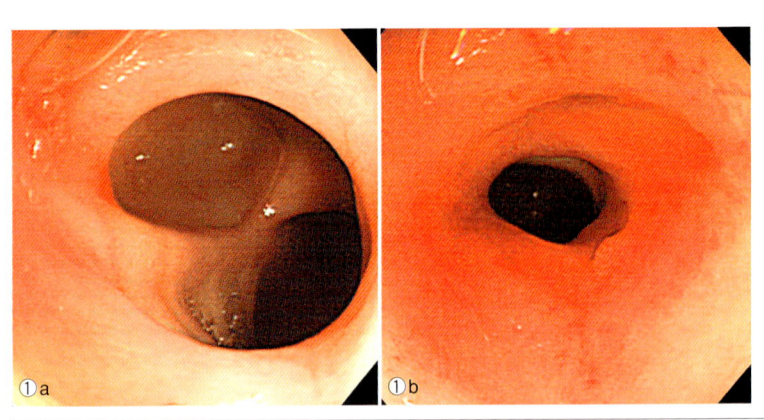

75歳，女性．無症状．
虚血性大腸炎発症後40日目
- 下行結腸に縦走の潰瘍瘢痕を認め，狭小化している．ひだの集中を伴い，周囲に偽憩室を認める（①a）．
- さらに口側では全周性の狭窄があり，スコープの挿入は不可能である．

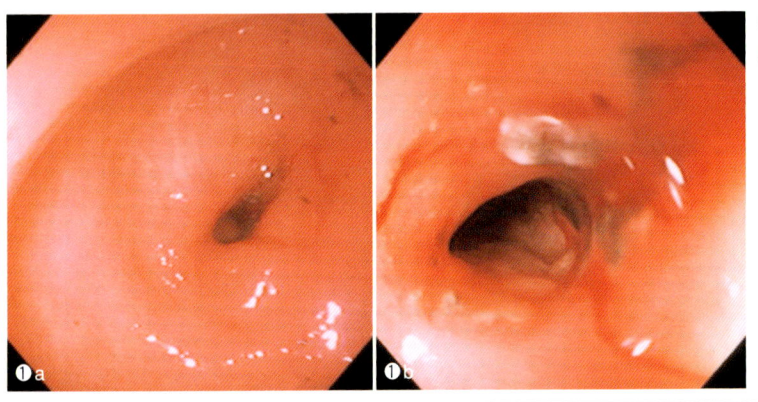

54歳，女性．血便．
既往歴：子宮癌
- 肛門縁より10 cmの直腸に全周性の狭窄がみられる．
- 狭窄部に全周性の潰瘍がみられ，易出血性である．
- その他の粘膜には潰瘍はないが，血管透見はみられず，浮腫様である．
- 潰瘍は全周性で易出血性である．

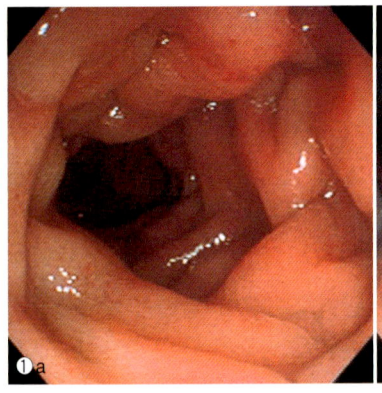

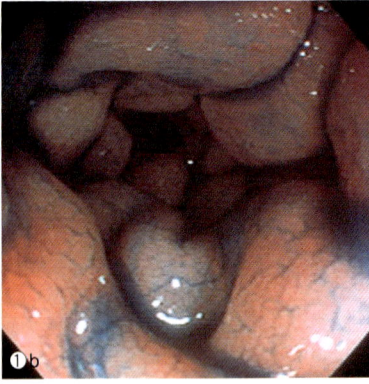

73歳，男性．腹痛，下痢．
- S状結腸に腸管の伸展不良，半月ひだの腫大がみられる．
- 粘膜面は血管透見が消失し，軽度の発赤を認めるのみで，潰瘍やびらんは認めない．

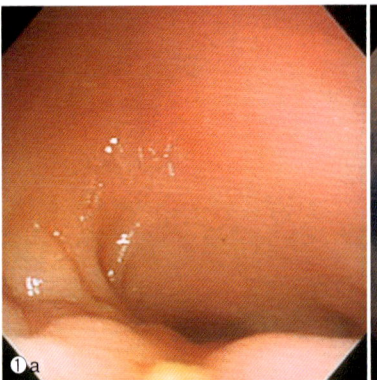

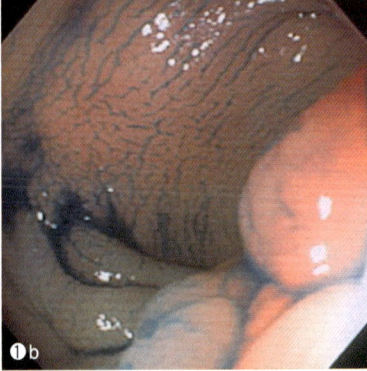

38歳，女性．血便，腹痛．
- S状結腸下部に半周性の低い顆粒状の隆起性病変があり，狭窄を伴う．
- 軽度のひだ集中もみられる．
- 癒着のため，スコープの挿入は不可能である．

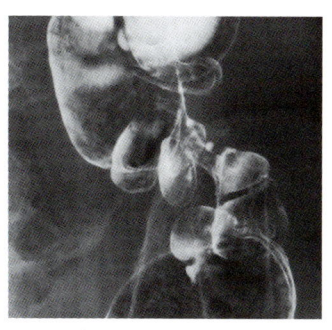

虚血性大腸炎 ischemic colitis

注腸 X 線で狭窄，偽憩室形成，腸管のねじれが認められる

- 虚血性大腸炎は一過性型と狭窄型に大別されるが，本症例は狭窄型である．
- 一過性型と狭窄型は虚血の程度を反映すると考えられるが，狭窄型では，発症時に厚い白苔を伴う全周性潰瘍がみられることが多い．
- 狭窄型では，一過性型に比して発症年齢が有意に高く，血管因子の関与が強いと考えられる．
- 狭窄型では，治癒期に管状狭窄や偽憩室形成がみられるが，潰瘍が長期に遷延し高度の狭窄を伴う例では，手術が必要となることが多い．

放射線腸炎 radiation colitis

- 本例は2年前に子宮癌の手術と放射線照射を行っている．病歴より晩期障害による放射線腸炎の診断は容易である．
- 狭窄と潰瘍があり，比較的高度な状態で多田分類（→215頁）のⅢに相当する．
- 周辺粘膜には潰瘍や特有の血管拡張があり，診断可能なことが多い．本例ではそれらはみられなかったが，血管透見は不良であり，炎症の存在は推定できた．
- 狭窄が著明な場合は癌の合併も考慮する必要があるが，本例では認めなかった．

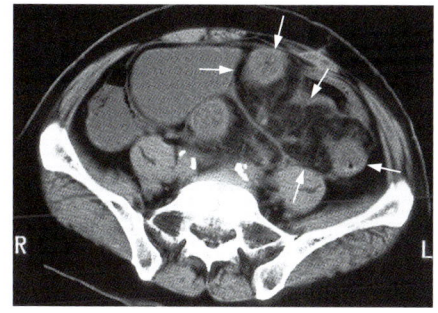

腸間膜脂肪織炎 mesenteric panniculitis

S状結腸の壁肥厚と周囲脂肪織の腫大・CT値上昇がみられる

- 腸間膜脂肪織の慢性非特異性炎症であり，S状結腸間膜と小腸間膜に多い．
- 臨床症状は腹痛，腹部腫瘤触知，腹部膨満感，便通異常などである．
- CRP上昇，白血球の上昇など炎症反応の亢進がみられる．
- CTが有用で，通常の脂肪組織よりCT値が高値である．
- 半月ひだの腫大とひだ間隔の短縮，腸管の伸展不良が主な所見で，粘膜面の潰瘍やびらん形成はあまりみられない．
- 腸管の安静と抗生物質の投与を行い，積極的な外科治療は避けるべきである．

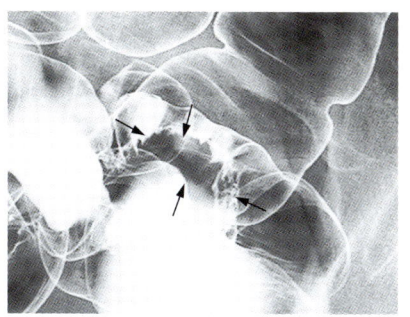

腸管子宮内膜症 intestinal endometriosis

遠位側に不整な片側性の陰影欠損像を認める

- 子宮内膜組織が異所性に腸管壁に増殖したものを，腸管子宮内膜症と呼ぶ．
- 月経時の出血が特徴的であり，直腸，S状結腸に多い．
- 画像の特徴は，(1)直腸Rs〜S状結腸の前壁を主体とした片側性隆起，(2)横走ひだの存在，(3)顆粒状変化，などであり，本例ではすべてそろっている．
- 月経時と非月経時に画像が異なることも本症の特徴であり，診断の助けとなる．

鑑別診断のポイント　月経時の血便

鑑別すべき疾患　大腸癌，粘膜下腫瘍

炎症性疾患—③ 形態 (1) 狭窄・狭小

(2) 腸管の変形

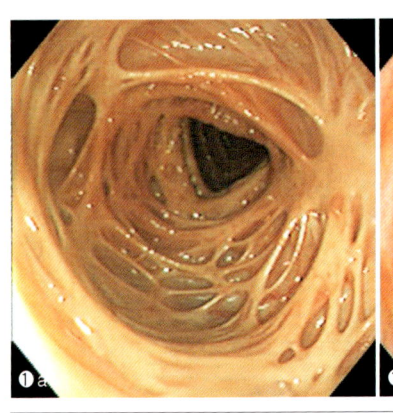

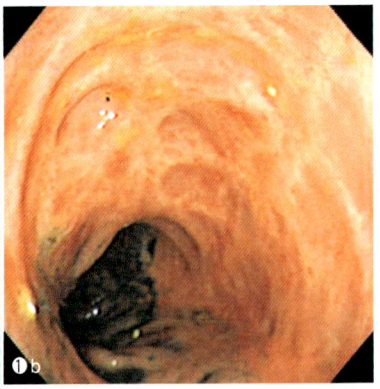

42歳，男性．無症状．
- 盲腸から横行結腸にかけて，網目状の瘢痕が多発している．
- 一部は偽憩室を形成している．
- びらん，潰瘍などの活動性炎症はみられない．

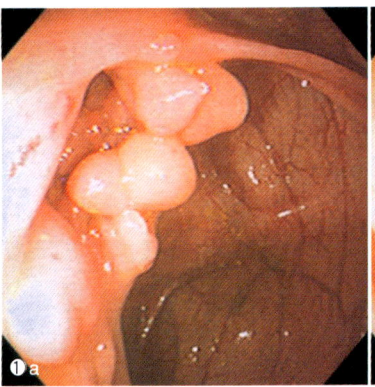

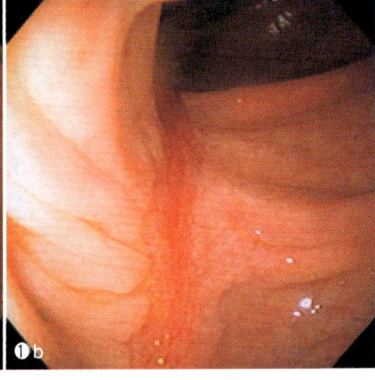

22歳，男性．無症状．
- 回盲弁の下唇に炎症性ポリープがみられ，狭小化している（①a）．
- S状結腸に縦走潰瘍瘢痕がみられ，ひだ集中を伴う（①b）．

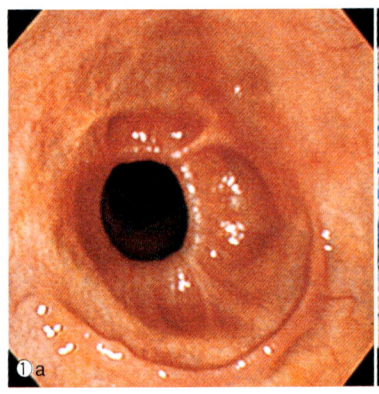

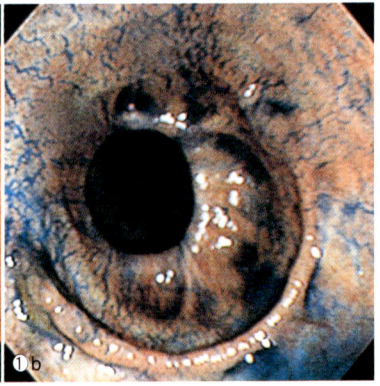

52歳，女性．便潜血陽性．
- 上行結腸から盲腸に，萎縮瘢痕帯を認める．
- 回盲弁は完全に破壊され，常に開大している．
- 盲腸は偽憩室様に変形している．
- 活動性の炎症像はみられない．

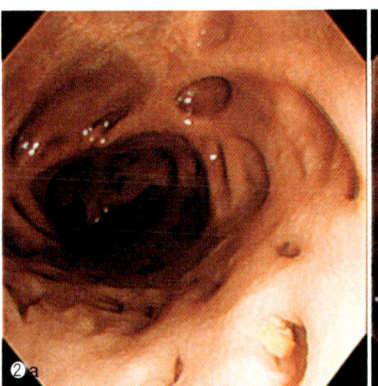

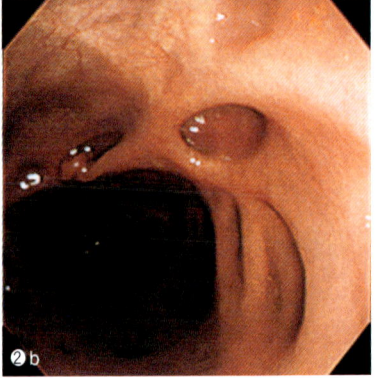

70歳，女性．便潜血陽性．
- 上行結腸から盲腸に，ひだ集中を伴う多発性の潰瘍瘢痕を認める．
- ハウストラは消失し，大小の偽憩室を認める．
- 周辺粘膜の血管透見は一部では認められるが，大部分では不良である．
- 活動性炎症はみられない．

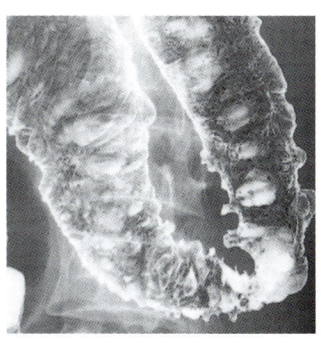

多発する偽憩室

潰瘍性大腸炎 ulcerative colitis
- 緩解期には種々の変形を呈する．
- 高度で深い炎症が生じた場合は，本例のような多発炎症性憩室（偽憩室）を生じるが，比較的まれである．上行結腸から盲腸に多いが理由は不明である．盲腸に強い瘢痕が生じれば回盲弁は開大する．
- 血管は乏しく正常と異なる様相を呈し，vascular ectasia を示すことがある．炎症性ポリープをしばしば伴い，ハウストラの消失もみられる．

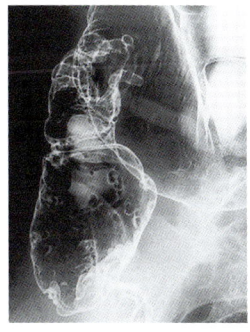

上行結腸に炎症性ポリープが散在する．回盲弁はポリープがみられ，狭小化している

Crohn 病 Crohn disease
- 治癒期には種々の変形を示す．
- 縦走潰瘍の瘢痕や狭窄と炎症性ポリープが密集性，散在性にみられる．
- 回盲弁は狭小化することが多く，回腸に挿入できないこともしばしばみられる．腸結核では回盲弁が開大することと対照的である．
- 瘻孔もしばしばみられるが，内視鏡的に確認できることは少ない．

鑑別すべき疾患 腸結核，虚血性大腸炎

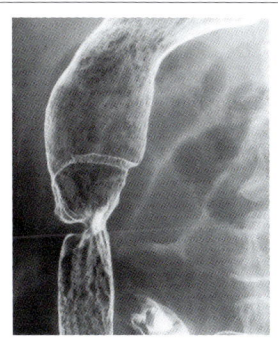

ハウストラの消失と長軸方向の腸管の短縮，萎縮瘢痕帯を示す

腸結核 intestinal tuberculosis
- 治癒期では種々の変形を呈する．
- 粘膜は萎縮し，いわゆる萎縮瘢痕帯を呈するが，内視鏡では色素撒布することで萎縮した小区像の観察ができる．
- 多中心性の潰瘍瘢痕，多発偽憩室，回盲弁の閉鎖不全や開大が特徴的である．
- 上行結腸の短縮と回盲弁の開大により，腸結核では回盲弁が開大するが，Crohn 病では狭窄を呈することが多い．しばしば大腸と小腸の境がわかりにくくなる．
- 両症例ともに注腸 X 線検査では上行結腸は短縮し，大腸と小腸は直線化している．このような変形は注腸像のほうがわかりやすい．

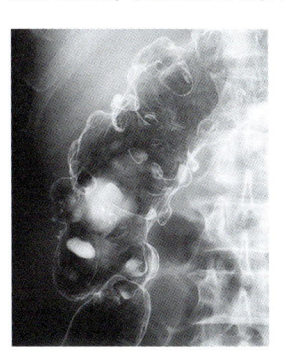

偽憩室が多発し，回盲弁は破壊され，開大している

鑑別すべき疾患 Crohn 病

炎症性疾患 —③ 形態 (2) 腸管の変形

(2) 腸管の変形

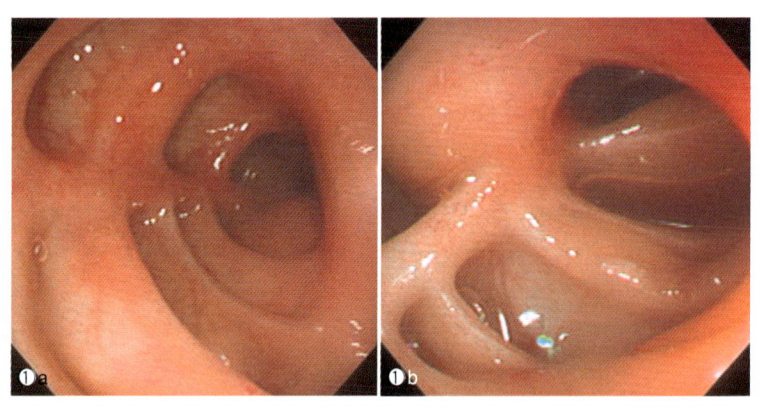

72歳，女性．無症状．
虚血性大腸炎発症後2か月目．
- 脾彎曲部に狭窄と縦走潰瘍瘢痕が認められる．
- ひだ集中によって偽憩室が形成されている．
- 一部には血管透見像も回復している．

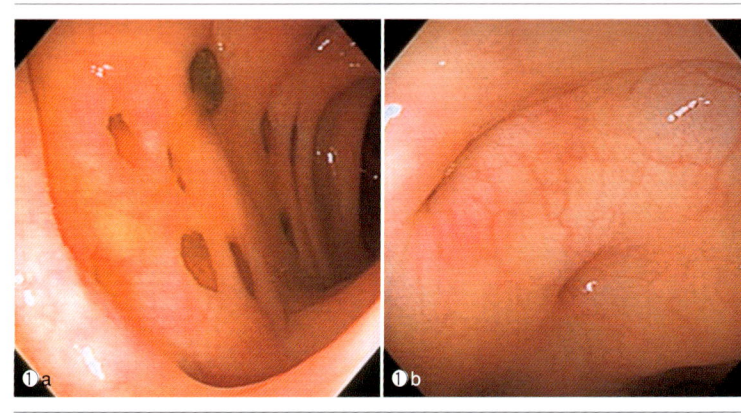

60歳，男性．腹痛．
- 上行結腸に陥凹が多発する．
- ①aは円形の陥凹を示し，①bは線状の陥凹を示している．
- 周辺粘膜に異常を認めない．

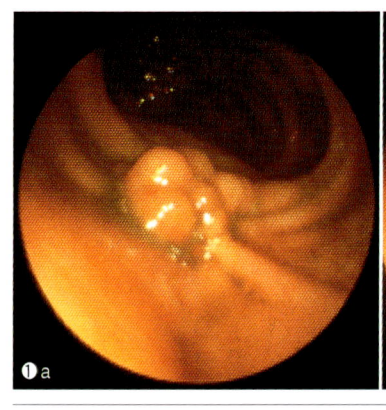

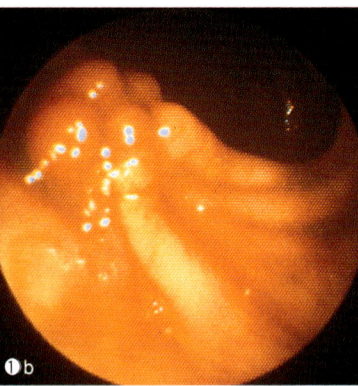

51歳，女性．右下腹部痛．
- 盲腸に8mm大の隆起が存在し，表面は粗大顆粒状である．
- 周囲より粘膜の強いひきつれが認められる．
- 表面色調は周囲と差がなく，易出血性も認めない．

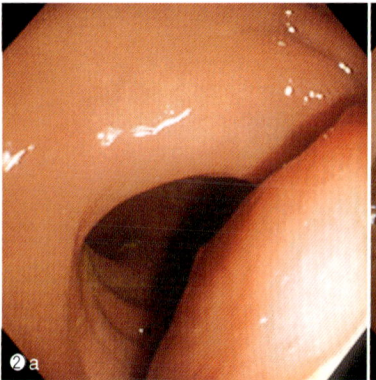

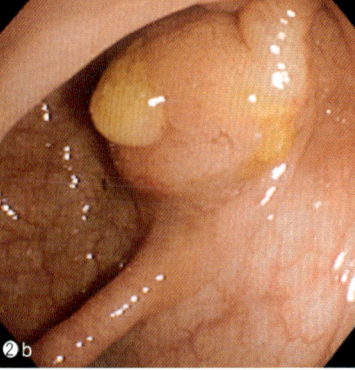

15歳，男性．下腹部痛，発熱．
- S状結腸に，大きな粘膜下腫瘍様の隆起による狭小化を認めるが，その表面には発赤・びらん・潰瘍はみられない（②a）．
- S状結腸の別の部位に，小さな粘膜下腫瘍様の隆起がみられ，その頂部には粘液膿性分泌物の付着が認められる（②b）．

虚血性大腸炎 ischemic colitis

- 一過性型の軽症例では瘢痕を残さず治癒するが，深い縦走潰瘍では，ひだ集中を伴う瘢痕を呈し，狭窄を伴う．
- 飯田は，治癒固定期における十分な空気量下の二重造影X線写真において，病変部管腔幅の70％未満のものを狭窄型，70％以上を一過性型と定義している．
- 重症の狭窄型では管状狭窄や，偽憩室〔囊形成（sacculation）〕を示し，強い狭窄を伴うことが多い．
- 本症では炎症性ポリープを認めないことが，Crohn病との違いである．

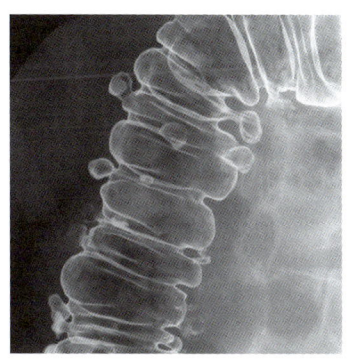

大腸憩室症 colonic diverticulosis

- 大腸憩室の大部分は筋層を欠く仮性憩室で，血管貫通部である抵抗減弱部に発生する．
- 憩室は，半月ひだと半月ひだの間にみられる粘膜面の円形，あるいは楕円形の陥凹としてみられ，入り口が小さい場合は①bのように線状のスリットとしてみられることがある．
- 憩室内部の粘膜は周囲の粘膜と同じであり，血管透見像もみられる．
- 憩室を伴う腸管は半月ひだが張り出し，管腔の狭小化もみられる．しばしば憩室内に糞石を認める．

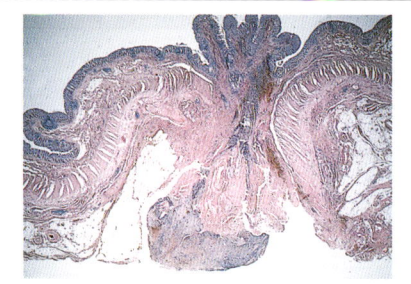

大腸憩室の注腸X線像

腸管外からの炎症の波及
deformity caused by extraintestinal inflammation

- ①の症例では漿膜側に虫垂の先端部が癒着しており，虫垂炎の最も炎症が強い場所と一致していた．虫垂炎の結果もたらされた隆起性病変である．
- 隆起部直下は粘膜筋板，筋層の断裂がみられた．
- 虫垂炎からの瘻孔ができ，筋層，粘膜筋板の断裂を引き起こし，その治療過程で腸壁の強い線維化と収縮により粘膜層が強く引き寄せられ，隆起が生じた．
- 隆起病変で粘膜集中がみられるのは，一見矛盾した所見であるが，漿膜側からの瘻孔により筋層が断裂すれば，その治癒過程で起こり得ることを知っておく必要がある．

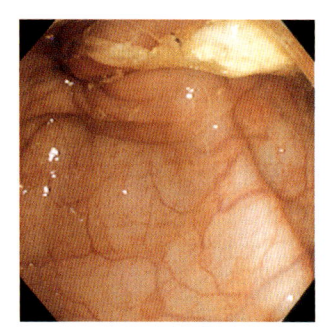

- ②の症例では，急性虫垂炎から腹膜膿瘍を形成したため，S状結腸に粘膜下腫瘍様の変化を認めることがある．
- 虫垂開口部からの膿汁分泌を確認することで，急性虫垂炎の診断が可能である．
- 本例では虫垂切除術と腹膜膿瘍ドレナージが行われ，治癒した．

顆粒状隆起直下には，瘻孔による粘膜筋板と筋層の断裂がみられる

虫垂開口部に粘液膿性の分泌物が付着している

(1) 直腸から連続するびまん性炎症

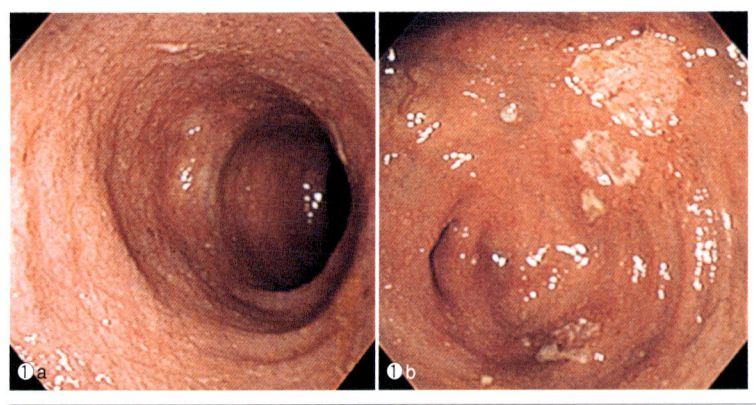

22歳，男性．血便，腹痛．
- 直腸からS状結腸にかけて粘膜は発赤調であり，細かなびらんが密に分布し，粗糙な粘膜が連続性，びまん性にみられる（①a）．
- 同様の所見は連続性に全大腸にみられ，盲腸には浅い類円形の潰瘍が散在性に観察される（①b）．

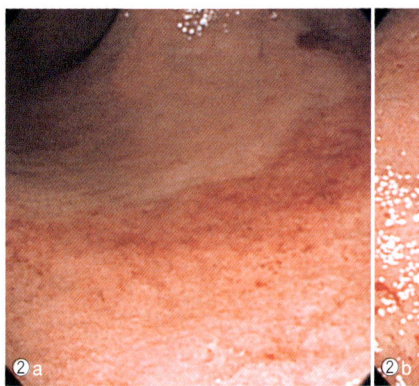

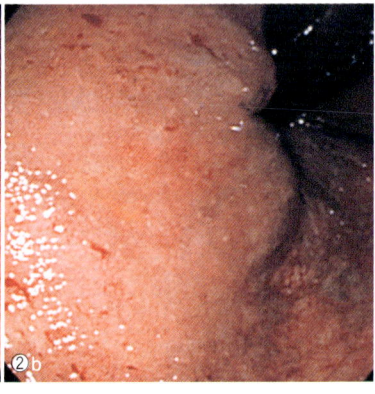

19歳，男性．血便．
- 病変部位の境界は明瞭で，肛門側の粘膜には異常はみられない（②a）．
- 直腸内反転観察を行うと，歯状線から同様の変化が連続性にみられることがわかる（②b）．

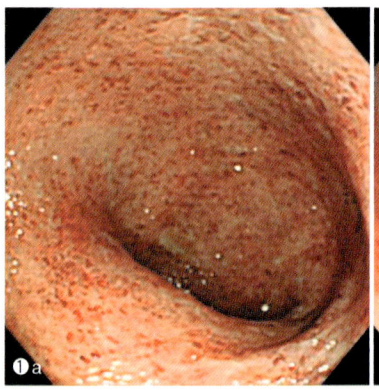

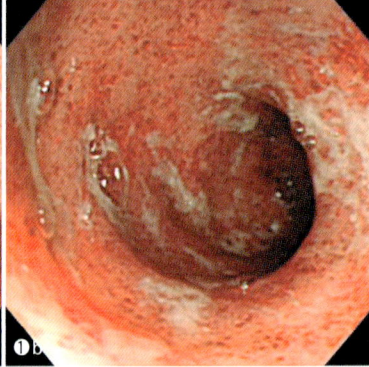

58歳，女性．血性下痢．
- 頻回の下痢がみられたため前処置なしでの観察である．
- 直腸から下行結腸にかけて血管透見消失，発赤・びらんが全周性にみられ，粘液の付着もみられる．
- しかし，横行結腸から上行結腸では血管透見の保たれた領域が，さらに回盲弁上に境界明瞭な潰瘍が観察される．

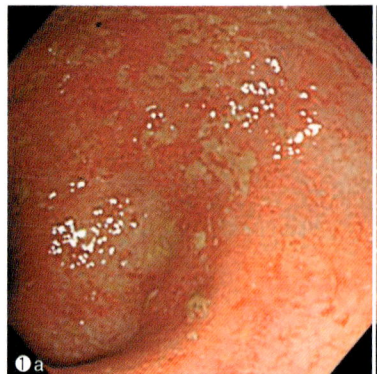

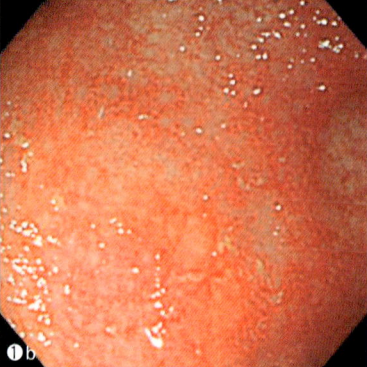

49歳，男性．慢性下痢．
- 直腸から連続性に発赤と多発性小びらんが全周性にみられる．
- わずかに血管透見が残っている領域が散在性に認められる．

陰窩膿瘍の組織像

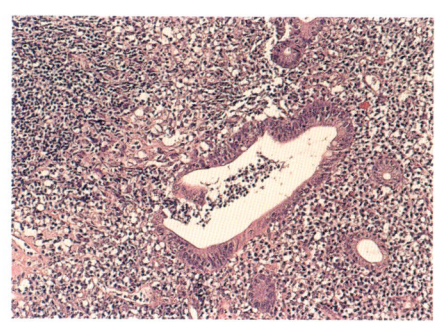

潰瘍性大腸炎 ulcerative colitis

- 原因不明の非特異的炎症性腸疾患であり，基本的に大腸に限局して病変がみられる．
- 肛門歯状線を越えてすぐの下部直腸から連続したびらんがみられるのが特徴である．
- 病変範囲により，直腸に限局した直腸炎型，左側大腸にとどまる左側大腸炎型，全大腸に病変を認める全大腸炎型に分けられる．特殊型として，直腸炎型ないし左側大腸炎型に加えて，虫垂開口部あるいは盲腸に限局して病変がみられることがある．
- 本症の内視鏡所見の特徴として，粘膜がびまん性におかされ，血管透見像は消失し，粗糙または細顆粒状を呈する．易出血性を伴い，粘血膿性の分泌物が付着しており，多発性のびらん，潰瘍，時には炎症性ポリープを認める．

鑑別診断のポイント　感染性腸炎の除外，直腸からの連続性・びまん性炎症

鑑別すべき疾患　細菌性赤痢，アメーバ赤痢，カンピロバクター腸炎

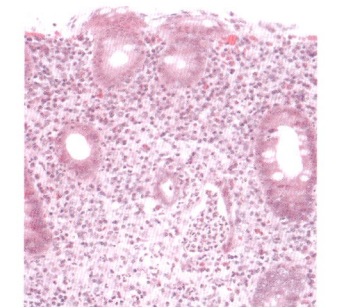

生検でびらん，上皮の再生性変化，粘膜固有層と上皮へのリンパ球浸潤，アポトーシスがみられる

カンピロバクター腸炎 Campylobacter enterocolitis

- *Campylobacter jejuni* の感染により引き起こされ，水様性から血性の下痢，腹痛，発熱，悪心・嘔吐などがみられる．
- 内視鏡像は潰瘍性大腸炎に類似し，全大腸に潰瘍，びらん，発赤，点状ないし斑状出血，アフタ様病変などの多彩な所見がみられる．回盲弁の腫大，発赤や不整形潰瘍もみられる．
- 病変範囲は広いが，炎症は表層性であり，深い潰瘍や炎症性ポリープを形成せず，速やかに炎症像は消失する．
- 生検では炎症細胞浸潤が高度であり，陰窩膿瘍もみられる．

鑑別診断のポイント　便培養

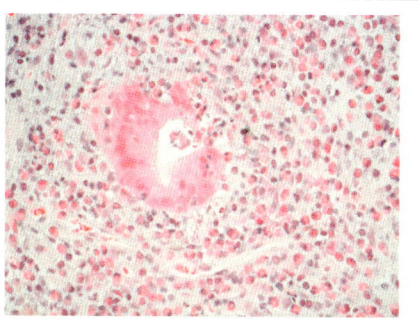

生検で粘膜固有層への高度の好酸球浸潤とともに上皮の変性がみられる

好酸球性胃腸炎 eosinophilic gastroenteritis

- 好酸球性胃腸炎はアレルギー機序により発生すると考えられ，胃と小腸に発生することが多いが，まれに食道や大腸にも病変がみられる．
- 大腸病変の内視鏡所見として，びまん性の顆粒状の易出血性粘膜，潰瘍性大腸炎類似のびらん，発赤斑や点状出血，浮腫などが記載されている．小児例でアフタ様潰瘍や不整形潰瘍の記載もみられている．
- 生検組織学的には浮腫と好酸球を主体とした炎症細胞浸潤が特徴的で，腺窩上皮の変性・再生も認められる．

炎症性疾患——④ 病変部位・分布 (1) 直腸から連続するびまん性炎症

(1) 直腸から連続するびまん性炎症

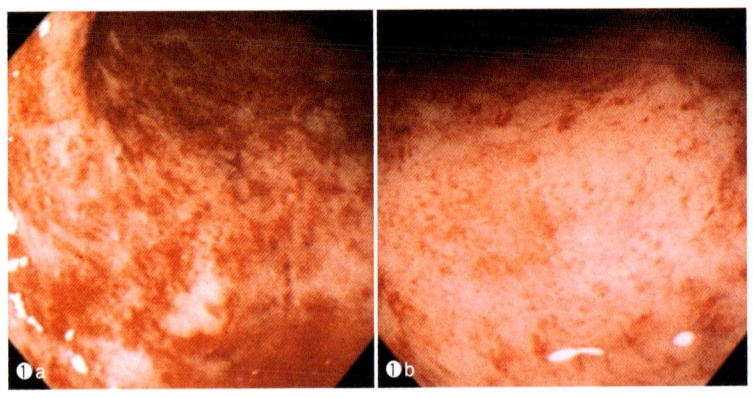

72歳，男性．下痢．
基礎疾患：関節リウマチ．
- 直腸から連続性に血管透見が消失し，発赤，不整形の小びらん，出血が観察される．
- 粘膜面の細顆粒状変化は明らかでない．

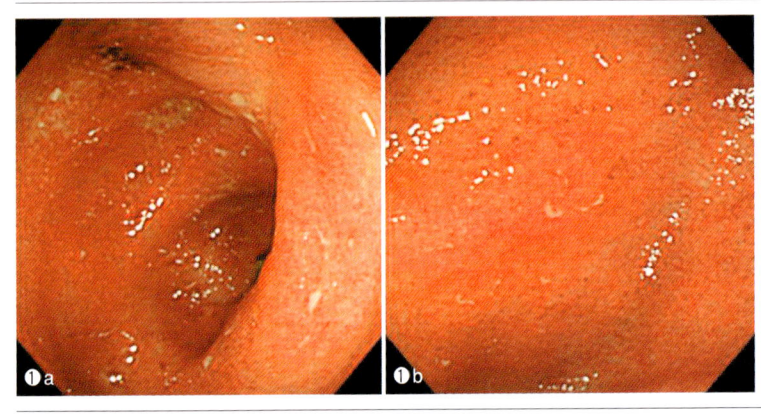

53歳，女性．下痢．
大腸癌術後でフルオロウラシルの内服治療中．
- 病変は全大腸に一様に分布し，血管透見の消失，発赤と軽度のびらんがみられる．
- 点状の粘膜内出血も散見される．

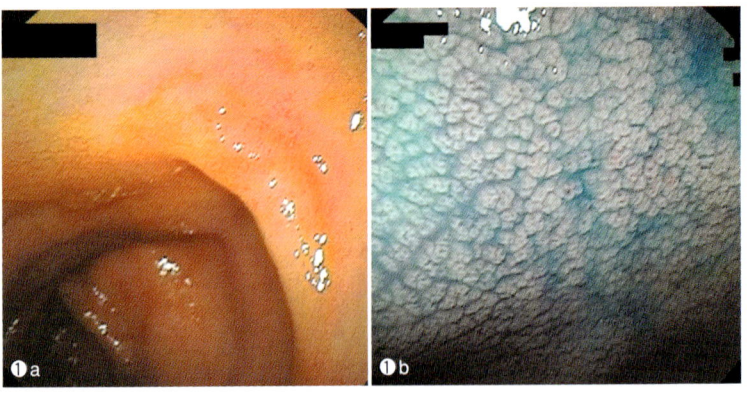

56歳，男性．下痢．
成人型T細胞性白血病で骨髄移植後20日目．
- 直腸から上行結腸までびまん性に浮腫状粘膜を認める．
- インジゴカルミン撒布を行うと，無名溝が不明になり，網目状の粘膜模様を呈する．

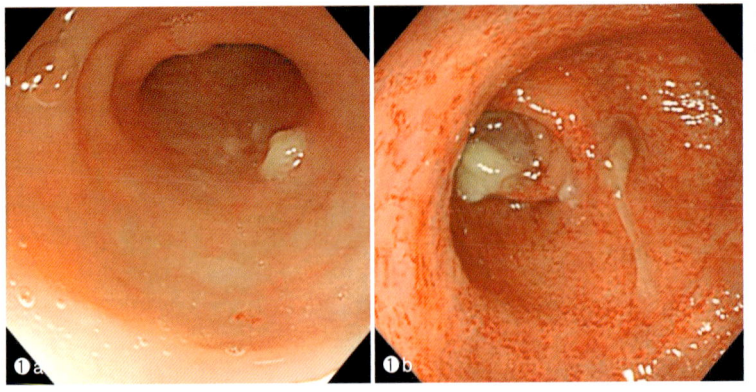

61歳，男性．無症状．
diversion colostomy後．
- 挿入時は直腸粘膜が浮腫状で血管透見像がみられず，伸展も不良である（①a）．
- 抜去時には送気による過伸展とスコープの接触により細かな粘膜の裂創からの出血がみられる（①b）．

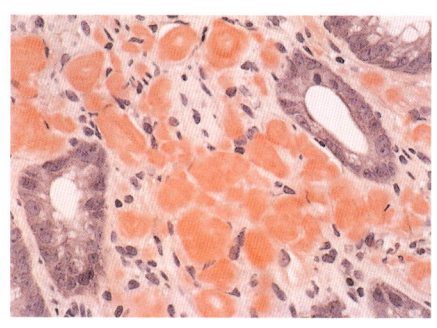

アミロイドの Congo red 染色

アミロイドーシス（AA 型） AA amyloidosis

- 下痢で発症することが多いが，便秘，脂肪便，血便などもみられる．
- 内視鏡所見としては AA 型では粗糙粘膜，皺襞の消失，びらん，潰瘍，出血などがみられるが，AL 型では多発性粘膜下腫瘍様隆起がみられる．内視鏡的に特に異常所見がとらえられないこともある（→273 頁）．
- 潰瘍性大腸炎の内視鏡像に類似するが，潰瘍性大腸炎のほうが粘膜の凹凸不整，易出血性，膿性粘液の付着が顕著である．年齢や基礎疾患の有無が鑑別上参考になる．

鑑別診断のポイント　生検によるアミロイドの証明

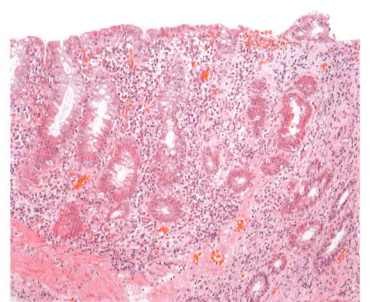

生検でびらん，上皮への再生性変化，粘膜固有層と上皮へのリンパ球浸潤，アポトーシスがみられる

抗癌剤起因性腸炎
antineoplastic agents induced enterocolitis

- 進行大腸癌術後，テガフール・ウラシル内服中にみられた腸炎である．
- 病変部位としては大腸が主体のもの，回腸終末部が主体のものなどさまざまである．
- 内視鏡所見としては発赤，びらん，潰瘍などさまざまな程度の病変が広範囲にみられる．
- 生検組織所見においても，上皮に核の腫大，核小体の明瞭化といった再生性変化，変性，萎縮から正常像までが混在してみられるとされている．

GVHD（移植片対宿主病） graft-versus-host disease

- 造血幹細胞移植後 100 日以内にみられる急性 GVHD は，主に皮膚，肝臓，消化管に起こる．
- 腸管 GVHD の内視鏡像としては血管透見消失，白色調粘膜，びらん，浮腫，粘膜脱落，潰瘍などさまざまな程度の病変がみられる．
- 病変分布は必ずしも連続性ではないが，広範囲にみられることが多い．
- 生検組織学的にはリンパ球浸潤を伴う陰窩上皮のアポトーシスが特徴的とされている．

diversion colitis（空置性大腸炎）

- 空置された大腸にみられる炎症性変化である．
- 空置後 6 か月位経過してみられることが多い．
- 糞便が通過しないため，嫌気性菌によって短鎖脂肪酸が産生されず，粘膜上皮のエネルギーが欠乏することが原因として有力な説である．
- 内視鏡挿入時には血管透見の消失した浮腫状粘膜が観察されるのみであるが，送気後，あるいは抜去時に粘膜の裂創，点状ないし線状の出血がみられる．
- 生検では，上皮の萎縮・変性，腺管の変性・減少，粘膜固有層の炎症細胞浸潤，線維化，陰窩膿瘍などがみられる．

炎症性疾患 — ④ 病変部位・分布 (1) 直腸から連続するびまん性炎症

(2) 区域性の炎症

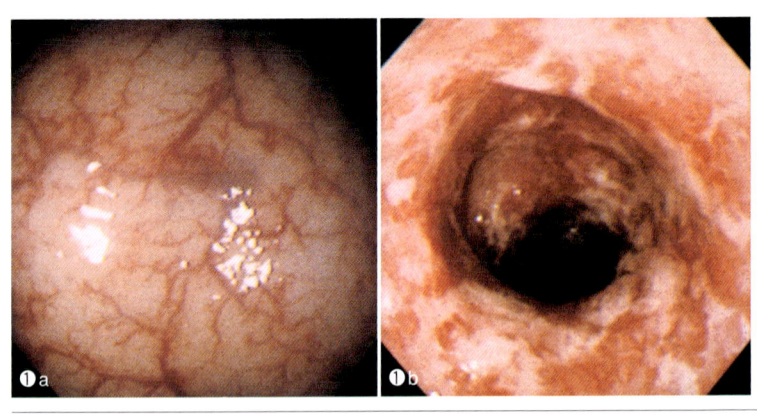

29歳，女性．下痢，腹痛．
- 直腸から下行結腸までは腸管の伸展性良好で血管透見像が観察される（①a）．
- 脾彎曲に近づくと腸管が狭小化し，全周性のびらん，発赤，粘液の付着がみられる（①b）．

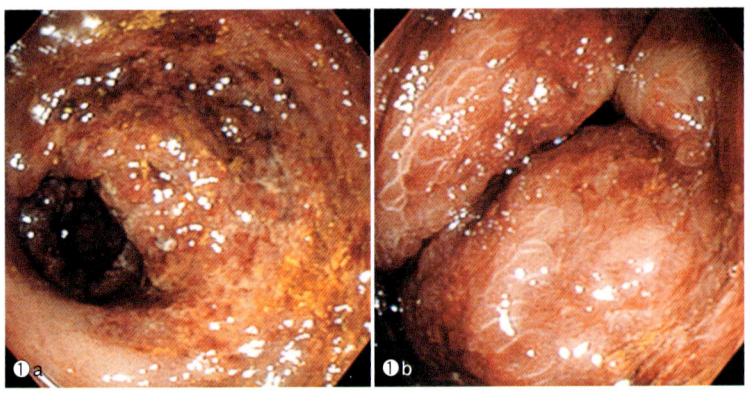

47歳，女性．血便，腹痛．
- 上行結腸から盲腸にかけて小びらんの多発，出血，伸展不良が観察される（①a）．
- 高度の浮腫により膨隆した粘膜には，一部に無名溝が観察される（①b）．
- 他の大腸には異常所見はみられない．

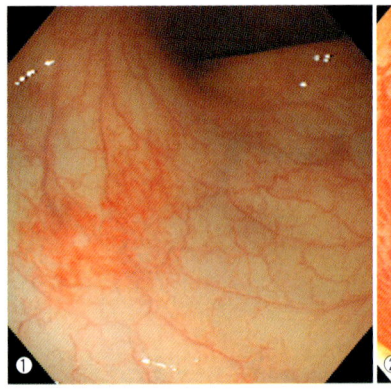

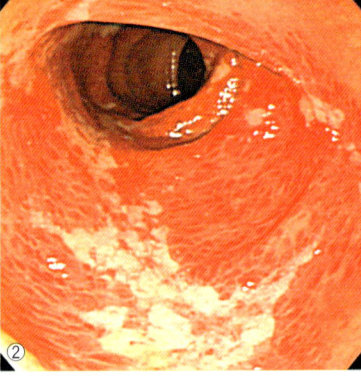

① 58歳，女性．腹痛，下痢，血便．
- 病変の口側に非連続性に斑状の血管拡張像を認める．

② 30歳，男性．突発する腹痛，血性下痢．
- 病変の中心部の下行結腸下部に縦走するびらんと周囲に広い発赤がみられる．
- 縦走する薄い偽膜所見と周囲の広いうろこ模様である．

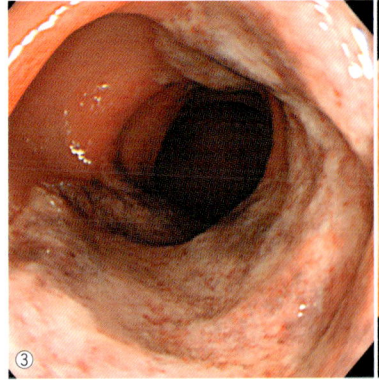

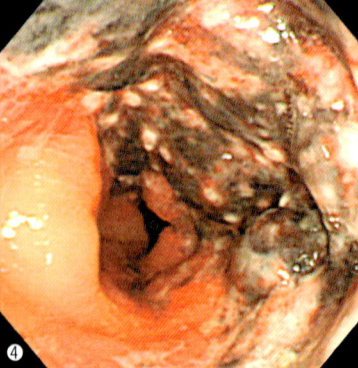

③ 43歳，女性．突発する腹痛，血性下痢．
- 病変の中心部である下行結腸下部に3/4周性の厚い白苔を認め，周囲に発赤を認める．
- 厚い偽膜所見と周囲のうろこ模様である．

④ 37歳，女性．腹痛，血性下痢．
- 病変の中心部である下行結腸に半周性のやや盛り上がった黒色粘膜と周囲の発赤を認める．
- チアノーゼ所見と周囲のうろこ模様である．

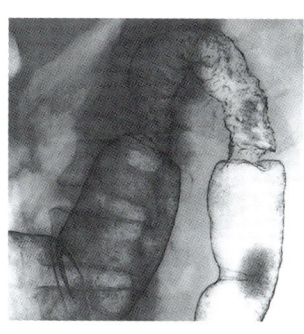

脾彎曲部に15cmの範囲で腸管の狭小化と，びらんがみられる

潰瘍性大腸炎 ulcerative colitis

- 潰瘍性大腸炎は，基本的に直腸から連続するびまん性炎症であるが，まれに区域性に病変がみられることがある．
- 潰瘍性大腸炎における区域性病変の多くは，長期間の経過中に肛門側の炎症が消退することによって生じることが多い．
- 一見健常にみえる部位からの生検で，炎症の既往を証明することが診断上重要である．

鑑別診断のポイント　内視鏡的正常部よりの生検

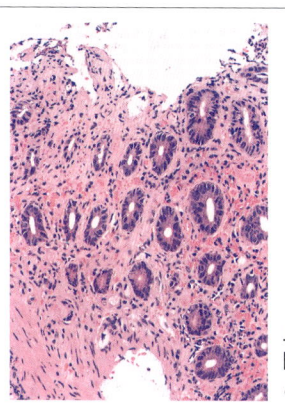

上皮の脱落と粘膜固有層の出血が認められる

病原性大腸菌 O157 大腸炎
enteropathogenic *E.coli* colitis

- ベロ毒素産生性の病原性大腸菌 O157 による出血性大腸炎であり，4〜8日の潜伏期をもって発症する．
- 水様性下痢，強い腹痛，血便がみられ，腸管外合併症として約10％に溶血性尿毒症性症候群がみられる．
- 病変は右側大腸に主座を有することが多く，出血性びらん，浮腫，腸管攣縮がみられる．

鑑別診断のポイント　糞便中ベロ毒素の証明，便培養

鑑別すべき疾患　抗生物質起因性急性出血性大腸炎，虚血性大腸炎

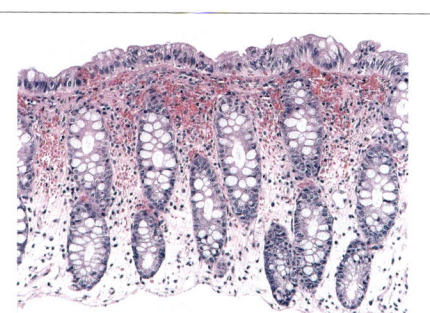

うろこ模様の生検組織像：粘膜内出血と浮腫がみられるが表層上皮は保たれている

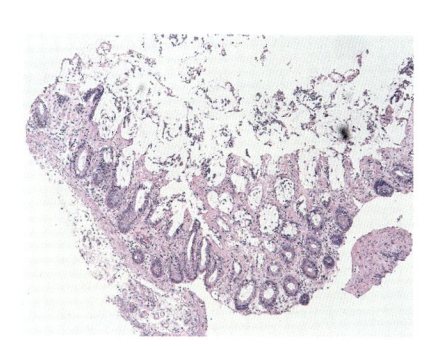

虚血性大腸炎 ischemic colitis

- 大川らは虚血性大腸炎急性期の内視鏡像を血管拡張，うろこ模様，偽膜様所見，チアノーゼ所見の4つに分類した．
- それぞれに対応する病理組織像を対比すると，この順に病理学的に虚血の程度は重篤となる．
- これらの組み合わせで内視鏡像は形成されており，偽膜様所見，チアノーゼ所見は病変の中心にみられ，血管拡張は周辺にみられ，うろこ模様は周辺と中心部両方にみられる．
- 主病変が縦走性偽膜様所見と周囲のうろこ模様からなり，その周辺にうろこ模様からなる横走性病変あるいは斑状病変などの小病変がみられるのが典型的内視鏡像である．
- 内視鏡所見としては急性期には浮腫，腸管攣縮が著明であり，さまざまな程度のびらん・潰瘍，出血を認める．
- びらん・潰瘍は縦走傾向を示し，結腸紐の位置に一致して観察されることが多いが，より広範な全周性のびらん面を形成することもまれでない．
- 病変の辺縁部では，半月ひだ上を横走するびらんを認めることがある．

厚い偽膜所見の生検組織像：腺管の立ち枯れ像がみられる

虚血性大腸炎急性期の内視鏡分類

血管拡張	拡張した血管とそれにそってにじむような発赤
うろこ模様	白い線で区画された発赤でうろこ様にみえる
偽膜様所見	内視鏡的に盛り上がった白苔
チアノーゼ所見	チアノーゼ様の青色を示すもの

（大川清孝，他：Gastroenterol Endosc 46：1323, 2004）

炎症性疾患──④病変部位・分布（2）区域性の炎症

(2) 区域性の炎症

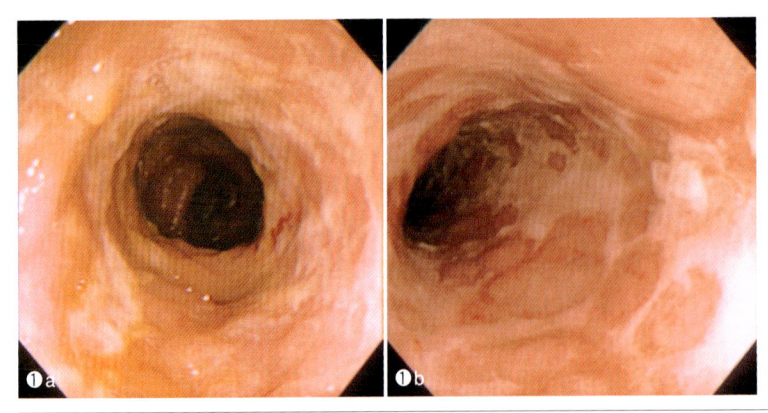

53歳，男性．腹痛．
直腸癌による人工肛門造設．
- 人工肛門から内視鏡を挿入すると，横行結腸に一部全周性で辺縁では縦走傾向を示す潰瘍が約15 cmの範囲で認められる．
- 病変部では腸管の伸展性が不良でハウストラは消失している．

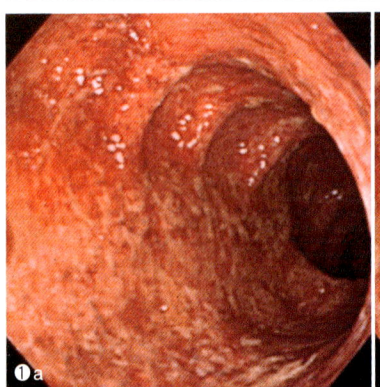

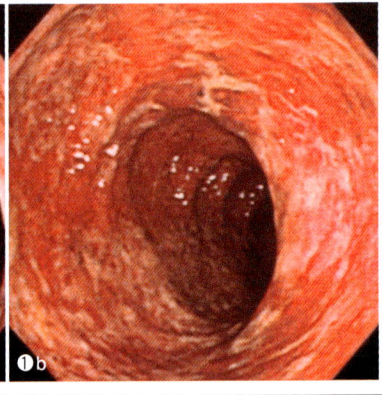

28歳，男性．腹痛，血性下痢．
- 下行結腸から横行結腸にかけて，高度の発赤を示す粘膜に不整形の小びらんが多発している．
- 腸管の攣縮が強く，浮腫状の領域もみられる．
- 他の部位の大腸に，血性の腸液が貯留している以外には異常所見はみられない．

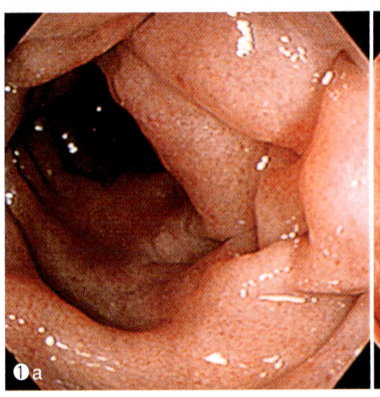

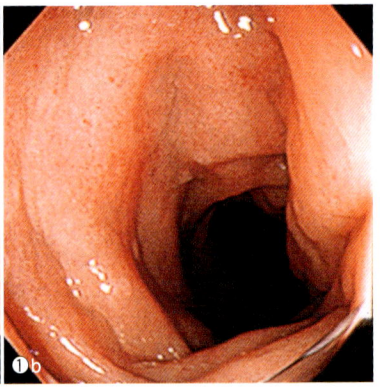

59歳，男性．左下腹部痛．
- S状結腸に限局して半月ひだの腫大と間隔の短縮，腸管内腔の狭小化がみられる．
- 粘膜面には血管透見消失を認めるが，発赤やびらんはみられない．

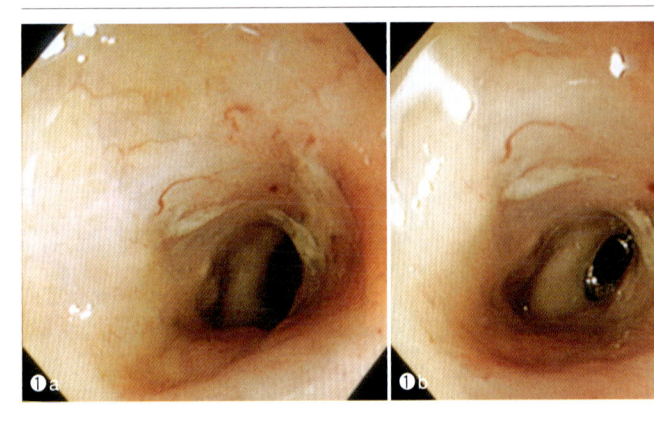

61歳，男性．腹痛．
既往歴：腎臓癌に対する放射線照射．
- 横行結腸に全周性の潰瘍による狭窄がみられ，スコープは口側へ挿入できない．
- 狭窄部の肛門側にも不整形潰瘍がみられ，またその周囲の粘膜は白色調で正常な血管透見は消失し，所々に毛細血管拡張が認められる．

閉塞性大腸炎 obstructive colitis

- 閉塞性大腸炎は大腸癌，憩室などの狭窄性病変のため糞便が停滞，口側腸管の拡張，血流低下をきたすことによって生じるびらん・潰瘍であり，広義の虚血性腸病変と考えられている．
- 心血管系疾患，糖尿病などを基礎疾患に有することが多い．
- 腹部鈍痛，便通異常，血便などの症状がみられるが，発症が緩徐である点で虚血性大腸炎と異なる．
- 内視鏡所見としては，腫瘍などによる狭窄部から離れた口側に，境界が比較的明瞭な縦走，あるいは全周性の潰瘍がみられる．

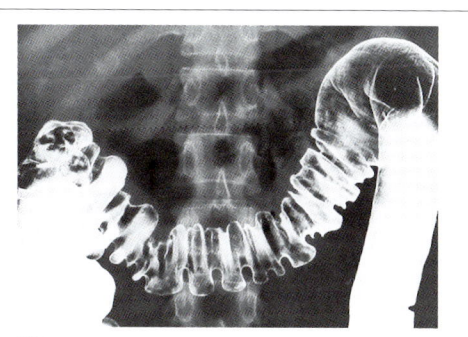

抗生物質起因性出血性大腸炎 antibiotic induced hemorrhagic colitis

横行結腸の攣縮と拇指圧痕像

- 主に合成ペニシリン投与後にみられる薬剤性腸炎であり，アレルギー機序，菌交代現象，虚血などが関与すると考えられている．
- 症状は腹痛，水様〜血性の下痢であり，急性に発症する．
- 内視鏡所見としては，赤みの強い粘膜に出血性びらんと浮腫がみられる．腸管の攣縮が強いが，ハウストラは一般に消失しない．横行結腸に好発することが特徴である．

鑑別診断のポイント　薬剤服用歴の聴取

鑑別すべき疾患　虚血性大腸炎

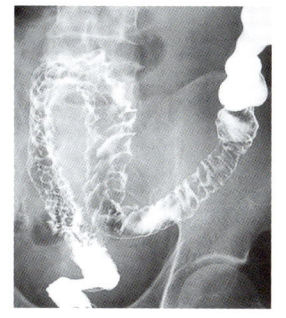

腸間膜脂肪織炎 mesenteric panniculitis

S状結腸の伸展不良による狭小化と辺縁の鋸歯状変化を認める

- 腸間膜脂肪織炎は，腸間膜脂肪織の慢性非特異性炎症であり，S状結腸にみられることが多いが，原因は不明である．
- 症状としては腹痛，下痢，便秘，発熱などがみられる．
- 半月ひだの腫大とひだの間隔の短縮，腸管の伸展不良が主な内視鏡所見である．潰瘍が二次的にみられることがある．
- 本症では，狭窄の範囲が長いことが，びまん浸潤型大腸癌との鑑別のポイントである．

鑑別すべき疾患　びまん浸潤型大腸癌，憩室炎，壁外よりの腫瘍や炎症の波及

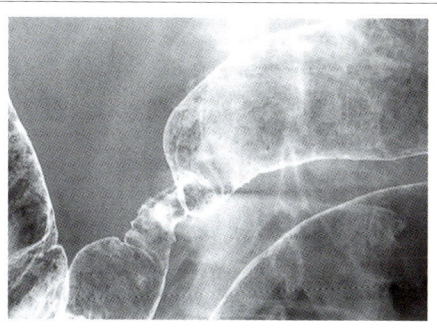

放射線腸炎 radiation colitis

横行結腸に狭窄がみられる

- 直腸に好発するが，放射線照射野に含まれていれば，S状結腸や横行結腸にも起こりうる．
- 潰瘍形成による出血，狭窄による腹痛や便通異常，瘻孔形成などさまざまな症状をきたす．
- 内視鏡所見としては放射線照射を受けた領域に一致して粘膜の発赤，毛細血管拡張，易出血性，潰瘍，狭窄，瘻孔などのさまざまな程度の病変がみられる（→215頁）．
- 潰瘍の形態は類円形から全周性まで，深さは浅いものから深掘れ潰瘍までみられ，辺縁に隆起を伴わない．
- 炎症が消退した時期でも血管透見の消失，白色調粘膜，狭窄などがみられる．

炎症性疾患―④ 病変部位・分布 (2) 区域性の炎症

(3) 非連続性の炎症

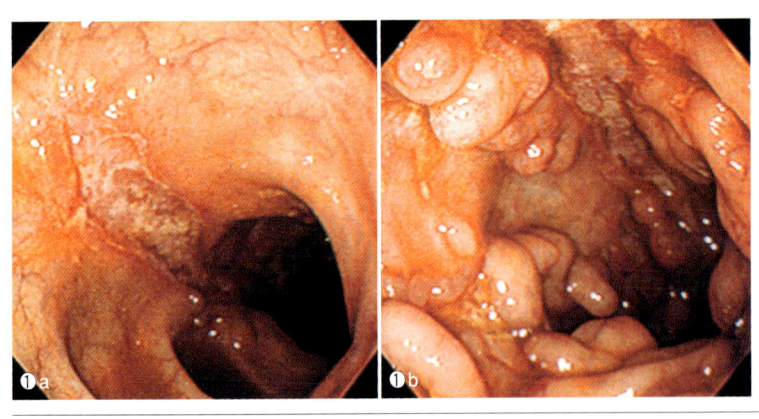

37歳，女性．腹痛，下痢，発熱．
- S状結腸に1条の縦走潰瘍を認める．潰瘍辺縁には紅暈がみられるが，周囲の粘膜には血管透見が観察される（①a）．
- 下行結腸から横行結腸に正常粘膜に取り囲まれた潰瘍（discrete ulcer）が散在性にみられる．
- 上行結腸には縦走潰瘍とともに表面平滑な炎症性ポリープが多発性にみられる（①b）．

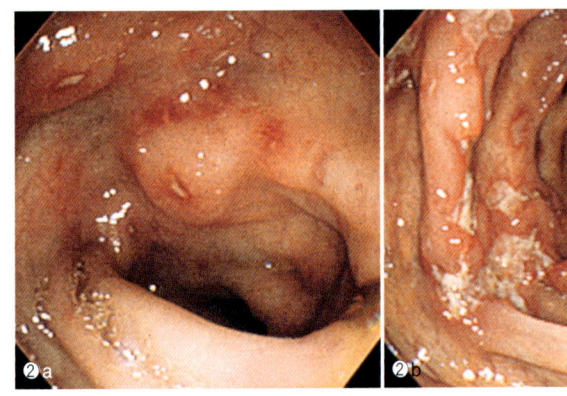

57歳，女性．腹痛，下痢．
- S状結腸に，周囲がなだらかに隆起したアフタ様病変が多発性にみられる（②a）．
- 下行結腸にも，同様のアフタ様病変とともに，不整形の小潰瘍を認める．
- 上行結腸には小型の不整形潰瘍が多発しているが，縦走傾向はみられず，周囲の粘膜には血管透見が観察される（②b）．

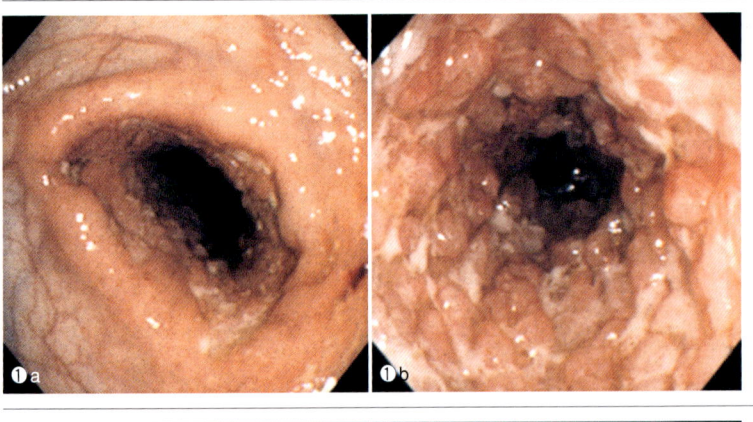

18歳，女性．腹痛，血便．
- 直腸からS状結腸で血管透見がみられるが，下行結腸では管腔の狭小化，全周性のびらんがみられる．
- 狭小部の境界は明瞭である（①a）．
- 狭小部は一見敷石像様であるが，隆起部の表面にも発赤やびらんがみられる（①b）．
- 脾彎曲部付近で再び血管透見がみられるが，上行結腸にも下行結腸と同様の所見がみられる．

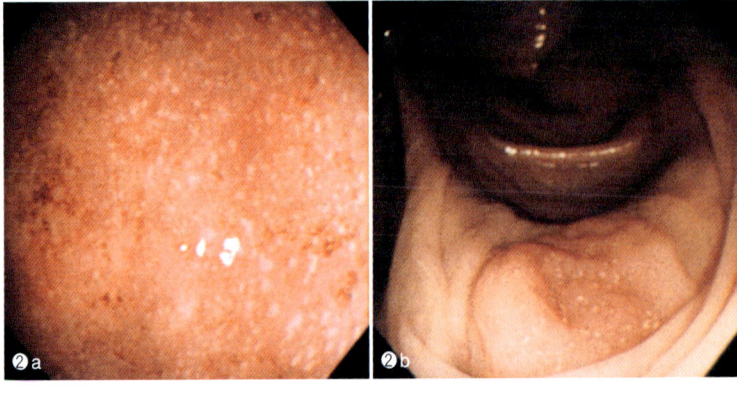

37歳，男性．血便．
- 直腸の粘膜は発赤し，微小なびらんが密に分布している．
- 膿性粘液の付着がみられ，点状出血もみられる（②a）．
- S状結腸から上行結腸にかけては血管透見が保たれており，異常所見を認めない．
- 虫垂開口部は浮腫状に盛り上がり直腸と同様の炎症所見がみられる（②b）．

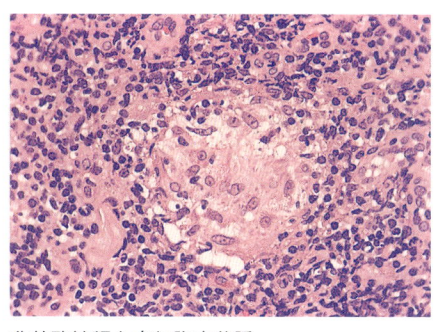

非乾酪性類上皮細胞肉芽腫

Crohn 病 Crohn disease

- Crohn 病は原因不明の肉芽腫性炎症性疾患で全消化管に起こりうるが，回腸，結腸に病変がみられることが多い．
- 好発年齢は 10 代後半～20 代である．
- 症状としては腹痛，下痢，体重減少，発熱の頻度が高く，またしばしば肛門部病変を伴う．
- 内視鏡所見として代表的なものはアフタ様病変，正常粘膜に囲まれた類円形から不整形の潰瘍（discrete ulcer），縦走潰瘍，敷石（cobblestone）像，狭窄，瘻孔である．
- 複数の病変が正常粘膜を介して非連続性にみられることが特徴的である（skip lesion）．
- Crohn 病の非連続性病変は，大腸のあらゆる部位に発生するが，腸結核では左側大腸に病変がみられることはまれである．
- 潰瘍性大腸炎でも非連続性病変がみられることがあるが，内視鏡的に正常とみられる部位からの生検で炎症像が把握される．

鑑別診断のポイント 非乾酪性類上皮細胞肉芽腫の証明

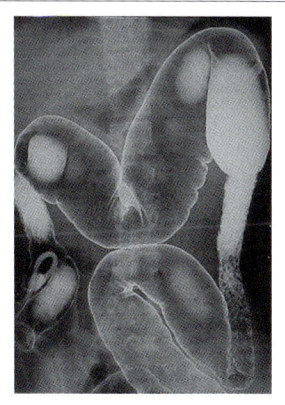

潰瘍性大腸炎 ulcerative colitis

下行結腸と上行結腸に長い狭小化がみられる

- 直腸から連続性・びまん性に炎症を認めるのが潰瘍性大腸炎の特徴であるが，まれに病変が非連続に観察されることがある．
- 長期経過例では治療による修飾が加わって，直腸の炎症が目立たなくなったり，部位による炎症の程度が均一でなくなる．そのため，一見非連続性の病変となる．しかし，健常にみえる粘膜を生検すると組織学的な炎症がとらえられることが多い．
- 直腸炎型や左側大腸炎型症例で，虫垂開口部ないし盲腸に非連続性病変を認めることがある．中間の大腸粘膜に炎症所見が証明される場合とそうでない場合があり，後者の場合は非連続性病変と考えられるが，前者は全大腸炎型と考えるのが妥当であろう．

鑑別診断のポイント 内視鏡的正常部よりの生検

炎症性疾患——④ 病変部位・分布 (3) 非連続性の炎症

(3) 非連続性の炎症

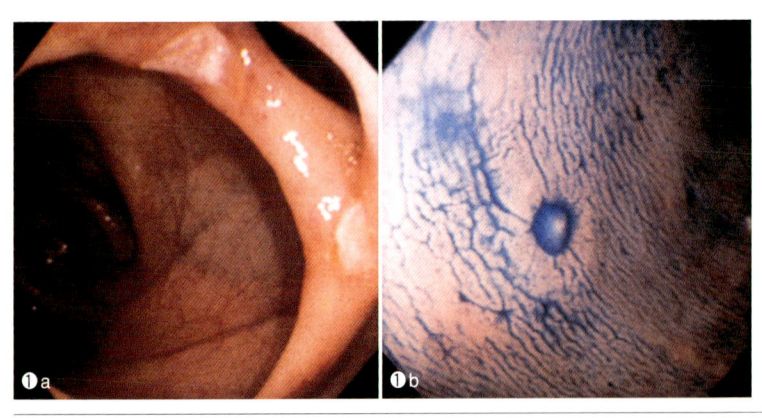

35歳，女性．下痢，腹痛．
- S状結腸から全結腸にかけて，小円形潰瘍が散在性に観察される．
- 回盲弁は開大し，小潰瘍がみられる（①a）．
- 個々の潰瘍は辺縁が軽度盛り上がっているが，紅暈は目立たない．
- 色素撒布を行っても，介在粘膜には炎症所見を認めない（①b）．

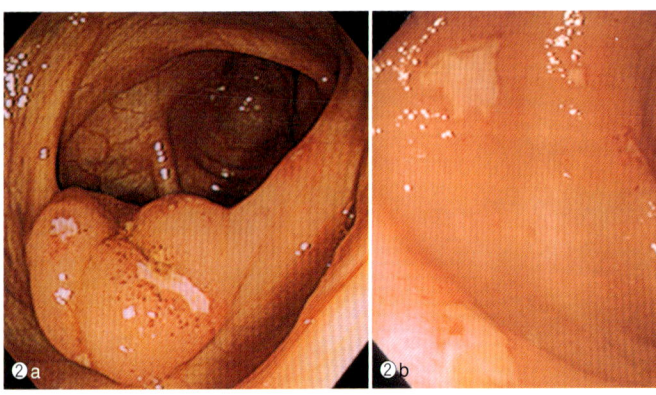

61歳，女性．腹痛，胸痛．
- 腫大した回盲弁上に紅暈を伴う小潰瘍がみられるが，周辺粘膜には異常所見を認めない（②a）．
- 回腸終末部にも不整形の小潰瘍やびらんが散在性に観察される（②b）．

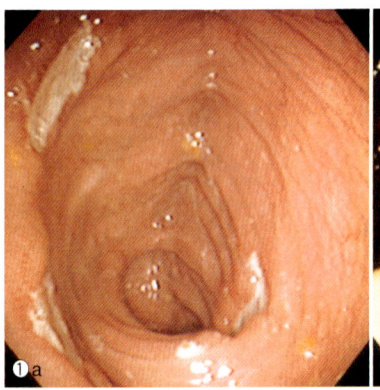

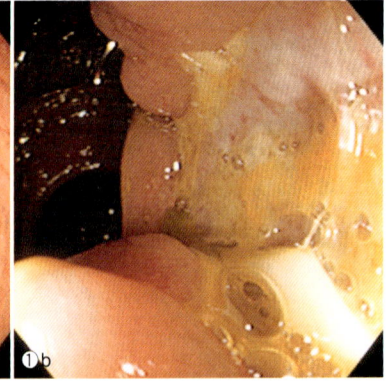

27歳，男性．腹痛．
既往歴：回盲部切除術．
- S状結腸から下行結腸にかけて不整形潰瘍が散在性にみられる（①a）．
- 吻合部には大きな深掘れ潰瘍がみられる（①b）．
- 潰瘍底はほぼ平坦で，出血はなく，潰瘍の辺縁に紅暈もない．
- いずれの潰瘍も周辺粘膜には炎症所見が乏しい．

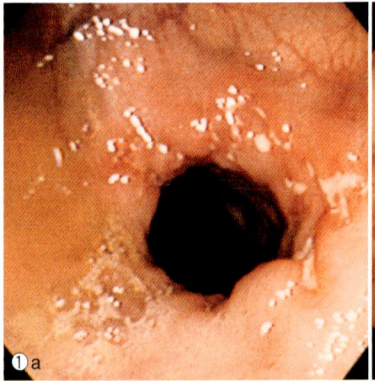

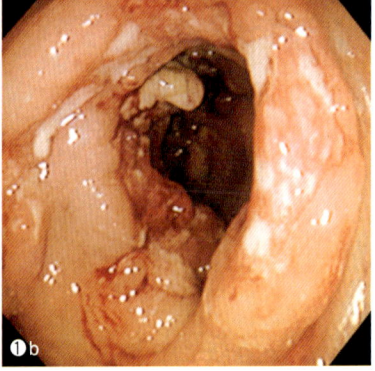

26歳，女性．下痢，発熱，体重減少．
- 上行結腸に輪状の狭小化を認め，同部位に不整形の小潰瘍が多発している．
- 上行結腸には不整形の小潰瘍が多発し，輪状に配列する傾向がみられる（①b）．
- 腸管の狭小化がみられる．

腸管 Behçet 病 intestinal Behçet disease

- Behçet 病は口腔粘膜の再発性アフタ性潰瘍，皮膚症状，眼症状，外陰部潰瘍を4主徴とする原因不明の難治性疾患であり，回盲部潰瘍で代表される消化管病変は副症状の1つである．
- 特殊病型である腸管 Behçet 病では4主徴の揃わない不全型が多い．
- 腹痛，下痢，血便，腹部腫瘤触知などが主症状である．
- 消化管病変は口腔から肛門までのあらゆる部位に発生しうる．典型例では回盲弁近傍に打ち抜き様の深掘れ潰瘍がみられるが，食道にも同様の潰瘍がみられ，胸痛を起こすことがある．
- 潰瘍が多発する傾向があり，辺縁が明瞭な類円形を示し，腸間膜付着側の対側に好発する．

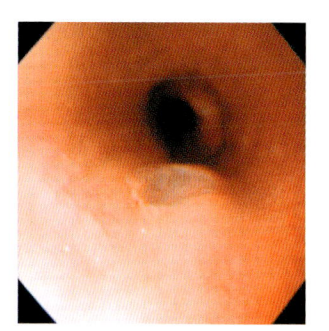

食道にみられた小円形潰瘍

鑑別診断のポイント　口腔内アフタ類似の腸管病変

単純性潰瘍 simple ulcer

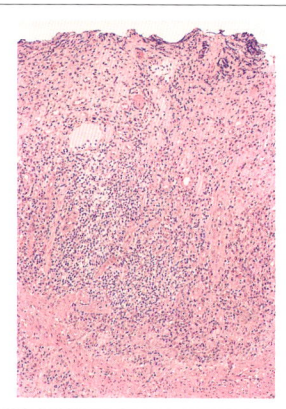

- 単純性潰瘍は原因不明で，回盲部に好発する打ち抜き様の深い潰瘍で，病理学的には非特異性炎症像を示す．
- 内視鏡所見としては，円形ないし卵円形の深い潰瘍と，随伴所見としてひだ集中像，皺襞の棍棒状肥大・途絶などが特徴的所見である．
- 回盲部に単発性にみられることが多いが，他の部位に多発することもある．
- 病変が回盲弁を巻き込んだりひだ集中が顕著であると，腸管の伸展が制限される．

肉芽組織のみで特異的な所見はみられない

腸結核 intestinal tuberculosis

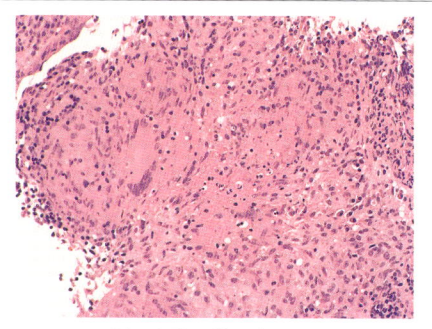

- 結核菌によって起こる特異性炎症で，組織学的には乾酪性肉芽腫を特徴とし，右側大腸，回腸に好発する．
- 内視鏡的にとらえられる潰瘍の形態はアフタ様病変，不整形小潰瘍，輪状潰瘍，帯状潰瘍，地図状潰瘍などさまざまであるが，基本的に正常粘膜に囲まれ非連続性に分布する．
- 治癒すると多発性瘢痕と粘膜萎縮をきたし，萎縮瘢痕帯と呼ばれる特徴的所見を呈する．偽憩室を形成したり，回盲弁の開大，輪状狭窄をきたすこともしばしばである．
- 未治療であっても活動期の病変と瘢痕や治癒過程の病変が混在することが多い．

鑑別診断のポイント　Langhans 型巨細胞を伴う乾酪性肉芽腫

Langhans 型巨細胞を伴う肉芽腫

炎症性疾患—④ 病変部位・分布 (3) 非連続性の炎症

(3) 非連続性の炎症

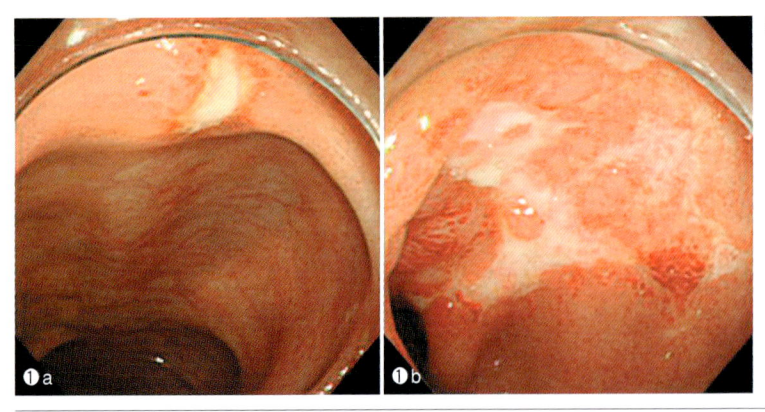

58歳，女性．腹痛，水様下痢．
- S状結腸から上行結腸にかけて不整形ないし縦長の潰瘍と潰瘍周囲の浮腫が散見される．
- 潰瘍は概ね腸紐の位置にみられ，潰瘍周囲にはうろこ状の発赤がみられる．
- 直腸に病変はみられない．

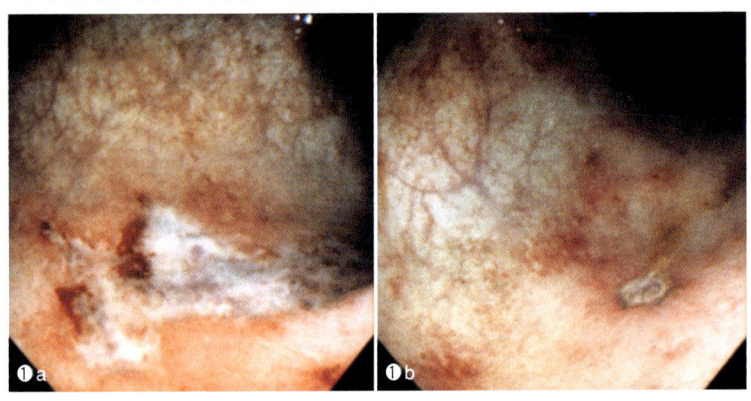

22歳，女性．血便，発熱．
- S状結腸を中心に深部大腸まで，不整形潰瘍が散在性に分布している．
- 潰瘍周囲の粘膜にも血管透見消失，発赤，出血などの炎症所見がみられる一方で，血管が透見できる粘膜が介在している．

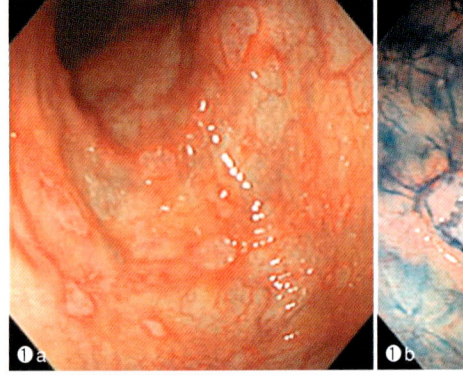

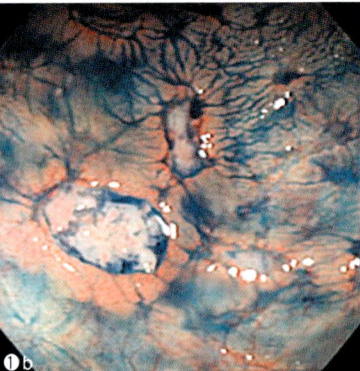

77歳，女性．下痢．
関節リウマチでステロイド，免疫抑制剤服用中．
- 全大腸に浅い円形の潰瘍の多発を認める．
- 潰瘍は浅く，打ち抜き様で周囲に発赤を伴う．
- 潰瘍周囲の粘膜は血管透見良好である．

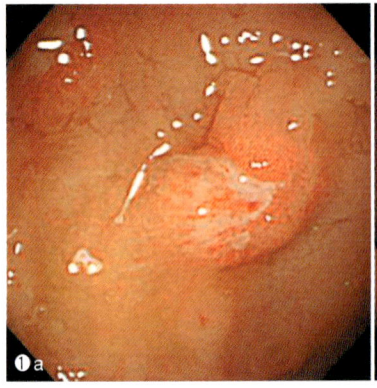

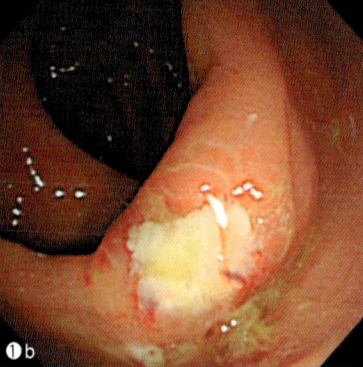

39歳，男性．粘血便．
- 直腸，上行結腸，盲腸に軽度の隆起を伴った不整形のびらんが多発している．
- びらん面には厚い粘液膿性の付着物がみられ，自然出血を伴っている．
- アフタ様の病変もみられる．

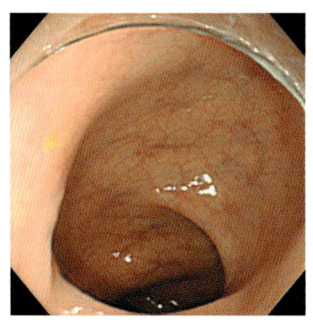

サルモネラ腸炎 Salmonella enterocolitis

- 病変は一般的に非連続性であり，直腸に病変がみられることは少ない．
- 内視鏡所見としては，粘膜の浮腫・発赤・びらん，粘膜粗糙がみられる．
- 中等症以上では，粘膜出血，浅い不整形潰瘍がみられる．
- アフタを形成することは少ない．
- 縦走潰瘍やうろこ状ないし敷石像に類似した顆粒状粘膜の報告もみられる．

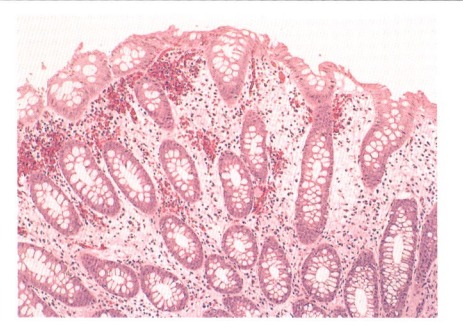

内視鏡で直腸には炎症所見がみられない

カンピロバクター腸炎 Campylobacter enterocolitis

- 主として Campylobacter jejuni の感染により引き起こされる急性腸炎である．
- 細菌性赤痢と同様に下部大腸に病変がみられることが多く，潰瘍性大腸炎に類似したびまん性炎症を呈することがあるが，時には本症例のように非連続性の病変分布を示す．

好中球を主体とした炎症細胞浸潤と出血がみられる

鑑別診断のポイント 便培養

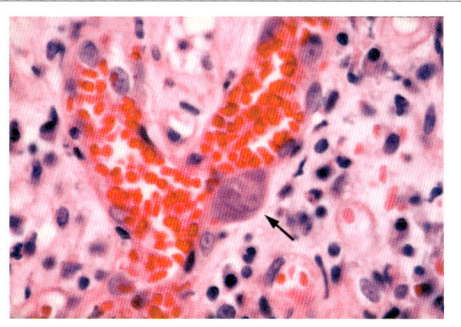

サイトメガロウイルス腸炎
cytomegalovirus colitis

- 本症は基礎疾患として免疫不全状態にある患者にみられることが多く，AIDS，ステロイド療法中，担癌患者などが含まれる．
- 多彩な内視鏡所見を示すが，打ち抜き様潰瘍が最も特徴的な所見と考えられている．
- しかし，発症早期には周辺粘膜の浮腫が強く，境界明瞭な潰瘍を形成していないことがある．
- 呈示症例のように，少し時間がたって初めて，典型的な病像が観察されることがある．

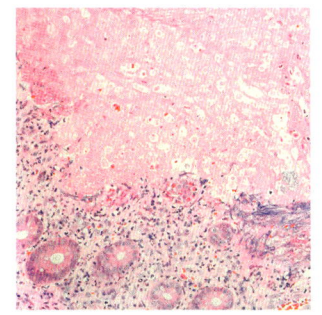

血管内皮細胞に核封入体を認める（矢印）

アメーバ性大腸炎 amebic colitis

- アメーバ性大腸炎は直腸，盲腸に好発するが，大腸の他の部位にみられることもある．
- タコイボ様の隆起したびらんが特徴的であり，厚い白苔，粘液付着とともに自然出血がみられることが多い．
- 診断に際しては白苔の厚いびらんから生検を行うと診断率が高い．
- 腸管洗浄液による前処置を行うと，付着物が脱落し，生検でも虫体を証明できなくなることがあるので注意が必要である．

生検で粘膜に付着した壊死物質の中に多数のアメーバ原虫栄養体がみられる

炎症性疾患—④ 病変部位・分布 (3) 非連続性の炎症

(4) 直腸・肛門部の炎症

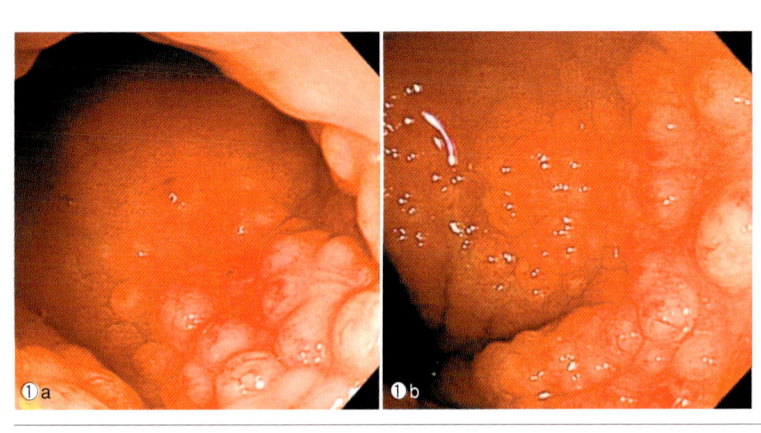

22歳，女性．血便．
- 直腸下部から肛門にかけて半球状の隆起の集簇を認める．
- 隆起表面は平滑で正常の血管がみえる．
- 隆起は下部にいくほど密集している．

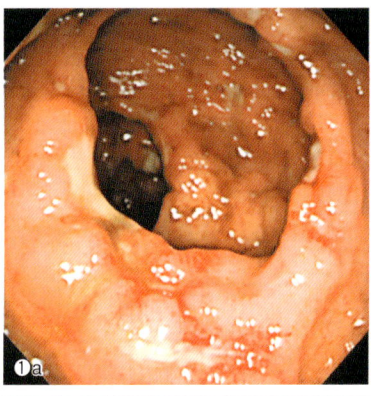

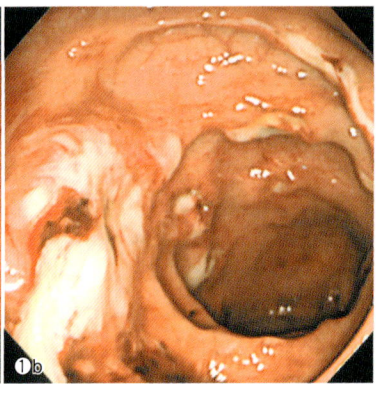

53歳，男性．血便．
- 下部直腸に大小のびらんが多発しており，大きいものは径2cm位である．
- びらんはなだらかに隆起し，ひだ上に輪状に配列している．
- びらんには厚い膿性粘液と血液が付着している．

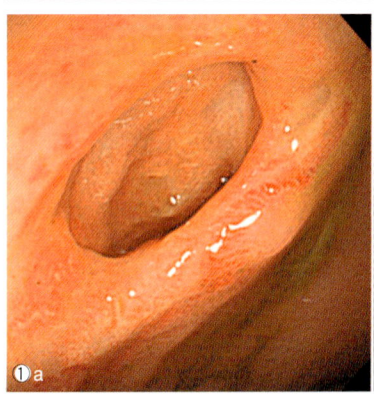

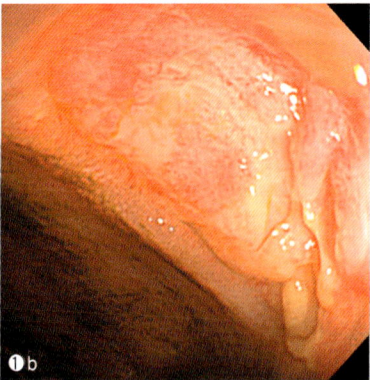

70歳，女性．血便．
悪性リンパ腫で化学療法中．
- 直腸下部に円形の打ち抜き様潰瘍の散在を認める．
- 周囲の発赤や浮腫は認めない．
- 穿通していると思われる深い潰瘍も存在する（①a）．

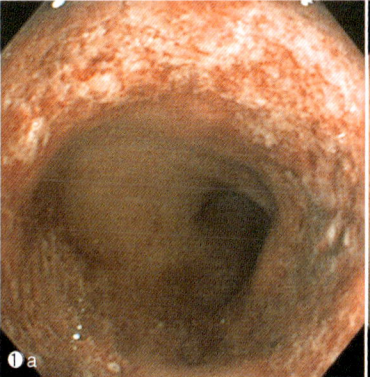

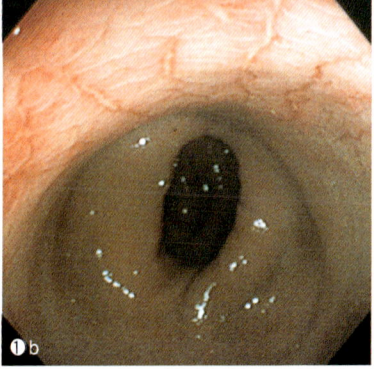

70歳，男性．下腹部痛，血便．
- 直腸下部に，全周性びらんがみられ（①a），病変部の口側辺縁には縦走傾向を有するびらんがみられる（①b）．
- 腸管の伸展性は比較的保たれている．
- 直腸上部から口側には異常所見はみられない．

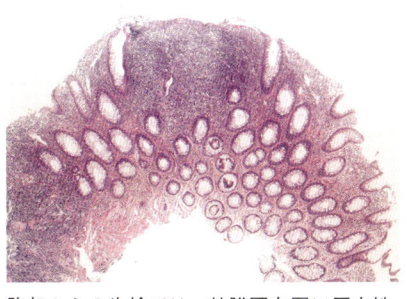

クラミジア直腸炎 Chlamydia proctitis

- 性行為感染症で Chlamydia trachomatis が原因である．
- 感染経路は肛門性交（男女），子宮頸管，腟，尿道からのリンパ行性（女），腟分泌液が肛門部を汚染（女）などが考えられている．
- 直腸の小隆起病変（イクラ状粘膜）が特徴的で，本態はリンパ濾胞の増生である．
- その他に直腸の発赤，びらん，潰瘍を示すものもある．
- 症状は血便，排便痛などである．

鑑別すべき疾患　リンパ濾胞増殖症，悪性リンパ腫（MLP），潰瘍性大腸炎，直腸 Crohn 病

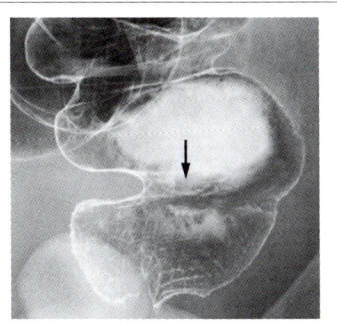

隆起からの生検では，粘膜固有層に反応性に軽度腫大したリンパ濾胞を認める

直腸梅毒 syphilitic proctitis

- 梅毒による大腸病変は第1期梅毒病変としての硬性下疳である場合と，第2期梅毒の血行播種性病変の場合がある．
- 同性愛者に直腸梅毒が多いとされている．
- 下部直腸の前壁に好発し，単発または多発の潰瘍性病変を形成するが，ときにポリープや直腸癌類似の腫瘤を形成する．

鑑別すべき疾患　アメーバ性大腸炎

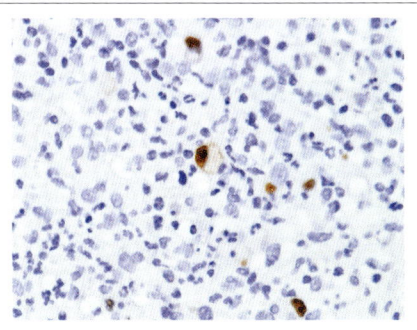

注腸 X 線で下直腸弁の部位に不整形のニッシェが描出されている

サイトメガロウイルス腸炎
cytomegalovirus colitis

- 感染細胞が核内封入体を伴う巨細胞を呈することが特徴的であり，血管内皮細胞の変性膨化を起こし組織の虚血をきたし潰瘍を形成するとされている．
- 大腸病変としては回盲部や右側結腸にみられる打ち抜き様潰瘍が典型的であるが，浮腫，偽膜，アフタ様病変，円形潰瘍，不整形潰瘍，縦走潰瘍，地図状潰瘍，全周性潰瘍などきわめて多彩な病像を呈する．
- 直腸に限局して潰瘍を形成することはまれであるが，潰瘍の輪郭が明瞭であり周辺粘膜に炎症所見を欠如している点が本症の特徴的所見である．

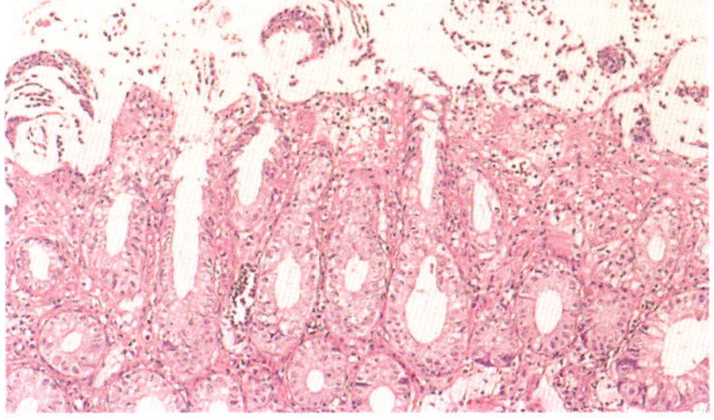

免疫染色にて CMV 抗原陽性細胞が多数みられる

虚血性直腸炎 ischemic proctitis

- 直腸は豊富な側副血行のため虚血性変化が生じにくいと考えられているが，内腸骨動脈の閉塞性変化が存在したり，下部大動脈手術時に下腸間膜動脈を結紮することにより，虚血性直腸炎をきたすことがある．
- 内視鏡所見としては，直腸にびまん性の潰瘍・びらんがみられ，急性期には浮腫性変化が強い．
- 潰瘍性大腸炎との鑑別が問題となるが，虚血性直腸炎は発症が急性であり，年齢や合併疾患の有無も鑑別上重要である．

鑑別診断のポイント　生検組織像

上皮の立ち枯れ像がみられる

炎症性疾患―④　病変部位・分布　(4) 直腸・肛門部の炎症

(4) 直腸・肛門部の炎症

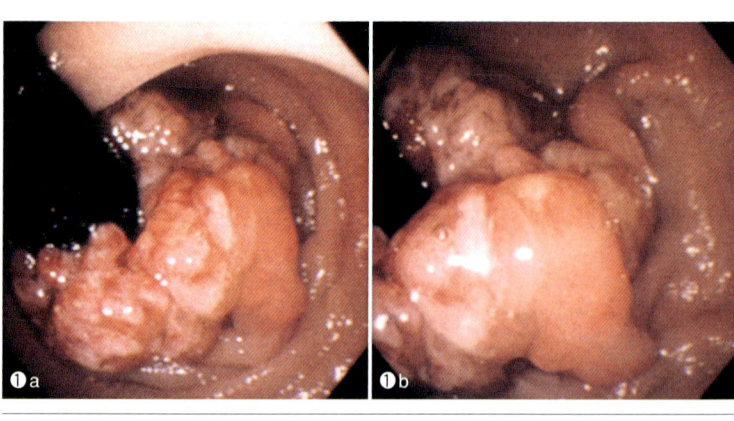

潰瘍型, 14歳, 女性. 血便.
- 直腸内反転観察で直腸下端に全周性の隆起がみられる.
- 隆起の頂部は凹凸不整であり, びらん, 白苔を伴う.

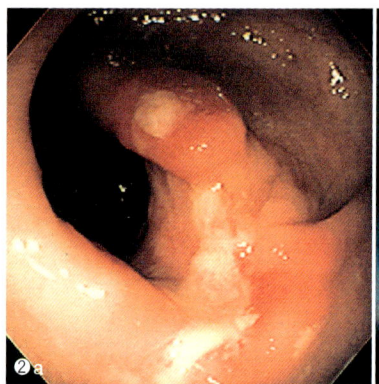

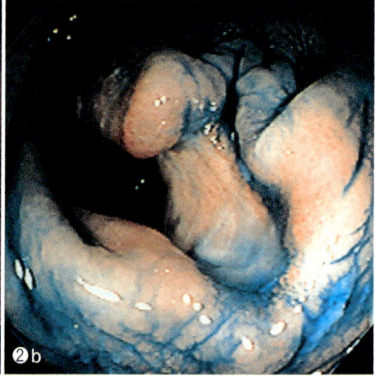

隆起型, 45歳, 女性. 血便.
- 下部直腸前壁に半周性の大きな潰瘍がみられ, 内腔が狭小化している.
- 潰瘍周囲は周堤様に隆起しているが, 立ち上がりはなだらかで平滑である.

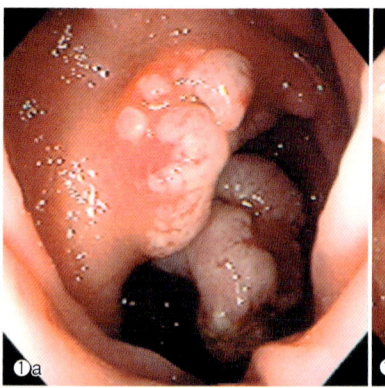

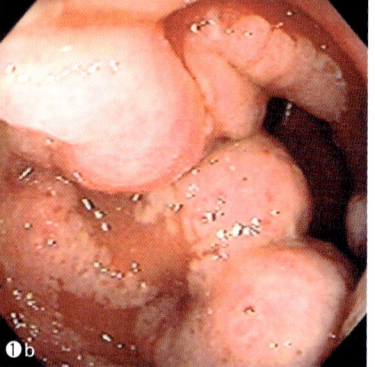

20歳代, 男性. 血便.
- 直腸Rbなだらかな立ち上がりの隆起が多発している.
- 隆起は大小不同で, 鉗子で触れると軟らかい.
- 隆起表面には広範に白苔が付着している.

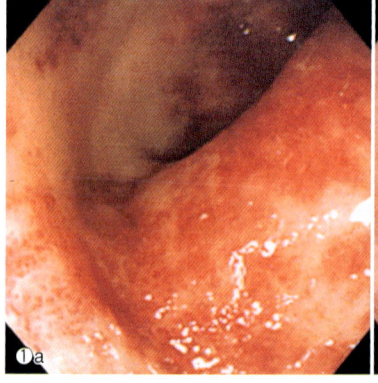

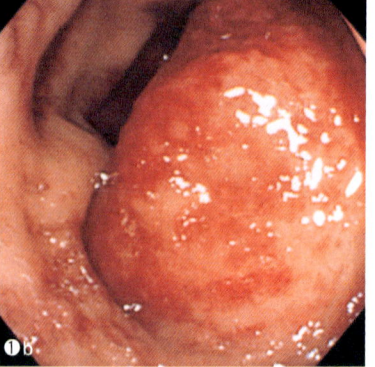

72歳, 男性. 血便, 肛門よりの直腸粘膜脱出.
- 下部直腸に約半周にわたって境界不明瞭な発赤とびらんがみられる (①a).
- 腹圧をかけることにより発赤を伴う粘膜が脱出するのが観察される (①b).

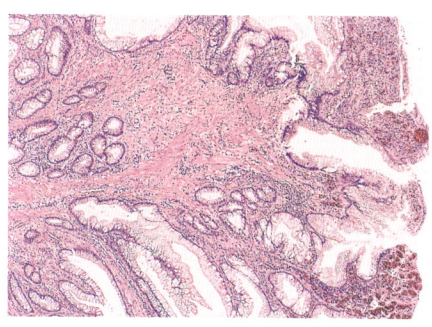

上皮の過形成とともに粘膜固有層の線維筋症がみられる

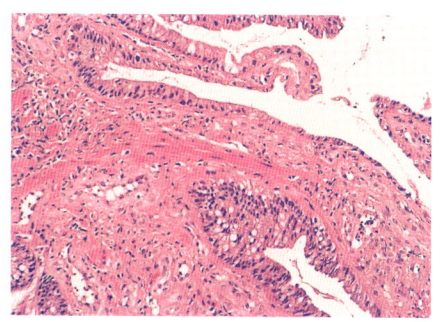

潰瘍辺縁部よりの生検で，粘膜固有層に線維筋症が認められる

EUSでは第2層の肥厚と第3層内の無エコー領域が観察される

粘膜脱症候群 mucosal prolapse syndrome

- 顕在性あるいは潜在性の粘膜脱により，粘膜の機械的損傷や虚血性変化をきたすことにより生じる病変と考えられている．
- 患者は排便時に長時間いきむ習慣を有することが多い．
- 肉眼形態別に潰瘍型，隆起型，平坦型に分けられる．
- 隆起型は下部直腸の前壁側にみられることが多いが，全周性病変もみられる．隆起は多発性で，無茎性から亜有茎性であり大小不同である．隆起表面は発赤調であり，白苔を伴うことも多い．
- 潰瘍型は直腸の前壁側に単発性病変として認められることが多い．境界明瞭な浅い潰瘍であり，辺縁になだらかな隆起を伴うことが多い．
- 平坦型は平坦な発赤として認識され，潰瘍性大腸炎との鑑別が問題となるが，肛門縁からの連続性がみられず，範囲が狭いことで鑑別できる．

鑑別診断のポイント　生検による線維筋症（fibromuscular obliteration）の証明
鑑別すべき疾患　大腸癌

深在嚢胞性大腸炎 colitis cystica profunda

- 深在嚢胞性大腸炎のうち，限局性のものは粘膜脱症候群の一亜型と考えられており，潰瘍辺縁部で腺管が粘膜下層に落ち込み，開口部が閉塞して充満した粘液で嚢胞状に拡張した状態である．
- 内視鏡像は粘膜下腫瘍様の隆起である．

鑑別診断のポイント　排便習慣の詳細な聴取
鑑別すべき疾患　粘膜下腫瘍，転移性大腸癌

直腸脱 rectal prolapse

- 直腸脱によっても粘膜の充血，機械的刺激を受け，びらんを形成する．
- 慢性化することにより，粘膜脱症候群と同様な潰瘍を形成したり，組織学的に線維筋症がみられるようになる．

(4) 直腸・肛門部の炎症

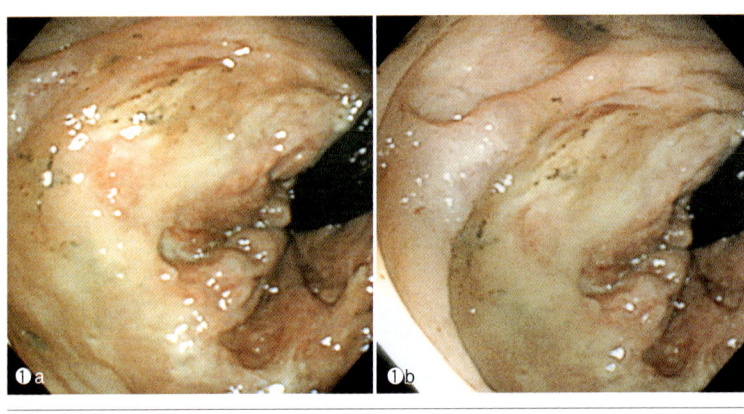

78歳，男性．大量の血便．
- 直腸内反転観察を行うと，歯状線近傍に接する直腸下端に不整形潰瘍が多発する．
- 潰瘍は下掘れ傾向があるが，潰瘍底はほぼ平滑である．
- 貧血のため，周辺粘膜は蒼白である．

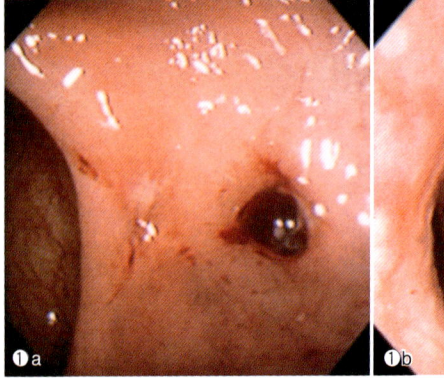

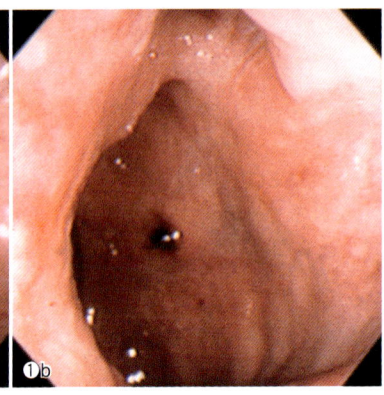

75歳，男性．血便．
- 下部直腸前壁に，凝血塊が付着した太い露出血管を認める．
- 周辺には明らかな潰瘍やびらんはみられない．

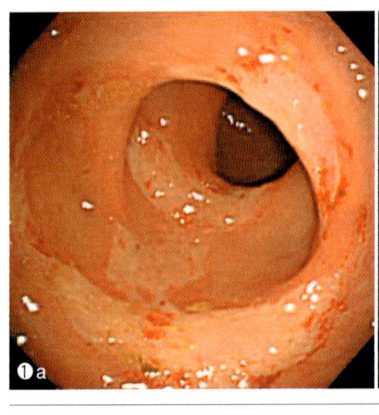

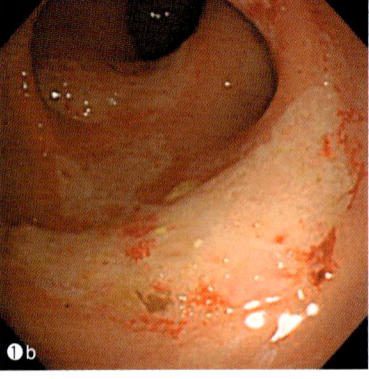

63歳，女性．血性下痢．
基礎疾患：関節リウマチ．
- 直腸 Rb から Ra にかけて，おもに襞上に浅い不整形のびらんが多発している．
- びらんの輪郭は不明瞭で，輪状に分布する傾向がみられる．
- 送気によりびらんより出血がみられる．
- S状結腸より深部に病変はみられない．

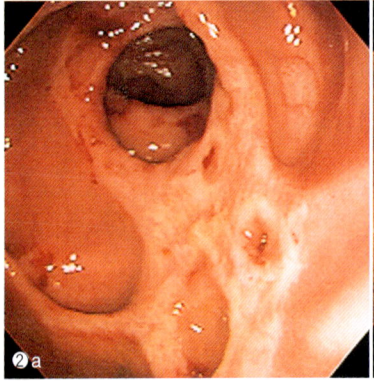

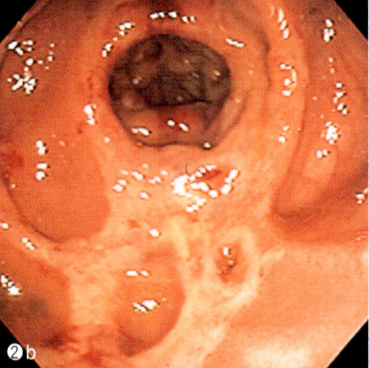

78歳，女性．下痢，貧血．
基礎疾患：関節リウマチ．
- 下部直腸前壁を中心に，境界明瞭な不整形びらんがみられる．
- 粘膜のひきつれと偽憩室様変形を伴う．
- 腸管の伸展性はやや悪いが，介在粘膜には血管透見がみられる．
- 易出血性はない．

急性出血性直腸潰瘍
acute hemorrhagic rectal ulcer

- 歯状線近傍の下部直腸にみられる，不整形ないし輪状傾向の潰瘍であり，重篤な基礎疾患を有する高齢者にみられることが多い（→249頁）．
- 突然に無痛性の新鮮血の大量下血で発症する．
- 内視鏡所見としては，歯状線近傍の下部直腸にみられる帯状，地図状潰瘍で，輪状に分布し，多発することも多く，しばしば露出血管を伴っている．

直腸 Dieulafoy 潰瘍
Dieulafoy ulcer of the rectum

- 胃における Dieulafoy 潰瘍同様の病変が直腸にも発生する．
- 病因に関しては明らかではないが，正常ではみられない異常に太い動脈が粘膜下を蛇行しながら走行しているために生じるとされている．
- 急性出血性直腸潰瘍の一型とも考えられる．
- 内視鏡では，きわめて狭い潰瘍の内部に太い露出血管が観察される．

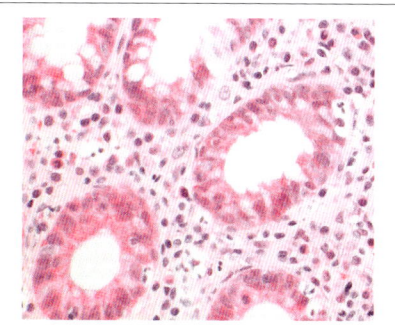

NSAIDs 坐剤による直腸潰瘍
non-steroidal anti-inflammatory drug induced rectal ulcer

- NSAIDs 坐剤による病変は内服薬と同様の病像を示す以外に，下部直腸に潰瘍を形成することがある．
- 2例はいずれも diclofenac 坐剤を長期間使用していた．
- 本症における直腸潰瘍の輪郭は明瞭で浅く不整形から地図状の潰瘍が多発し周辺粘膜の隆起は目立たない．
- 潰瘍底にはしばしば露出血管を伴っている．
- 長期経過例では偽憩室様の所見を伴うことが多い．
- 坐剤による直腸潰瘍の成因としては，基剤による粘膜の局所反応や，坐剤自体による機械的損傷が関与する可能性がある．

生検組織で上皮のアポトーシスが認められる

炎症性疾患—④ 病変部位・分布 (4) 直腸・肛門部の炎症

(4) 直腸・肛門部の炎症

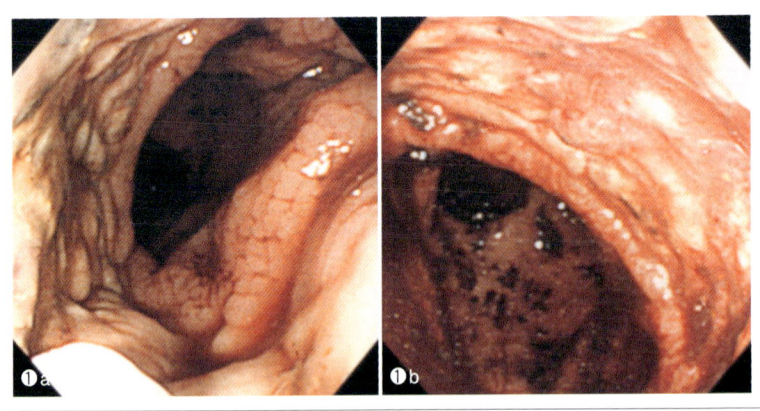

76歳，男性．突然の大量下血．
基礎疾患：脳梗塞，便秘
- 下部直腸に，約半周性の境界鮮明な，深い円形潰瘍を認める．
- 潰瘍底には軽度の凹凸がみられる．
- 顕出血はないが，直腸内に少量の凝血がみられる．

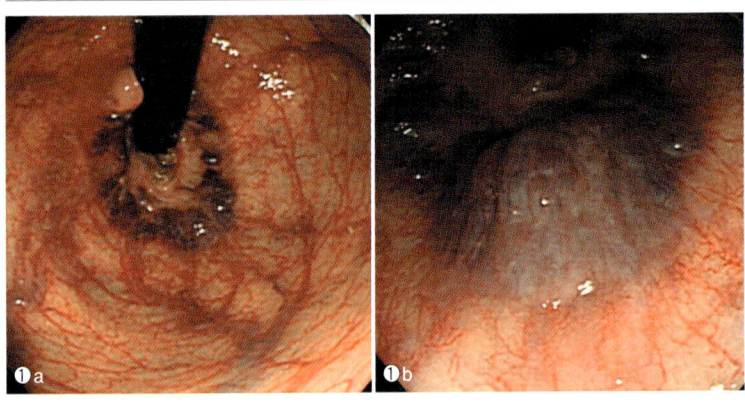

70歳，女性．無症状．
- 直腸内反転観察で肛門歯状線の口側に暗赤色から黒色の小隆起が全周に配列している．
- 個々の隆起はなだらかな立ち上がりを示し，表面は平滑である．
- 近接して観察すると，小半球状または紐状の隆起の集合体であることがわかる．

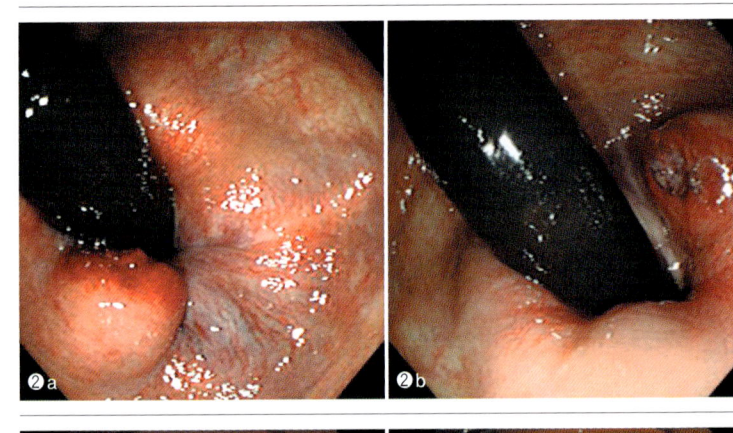

81歳，男性．血便．
- 直腸内反転観察により，直腸下端部に全周性のなだらかな隆起がみられる．
- その上に頂部が強く発赤した径10mm位の半球状の粘膜下腫瘍様隆起がみられ，さらにびらんを伴っている．

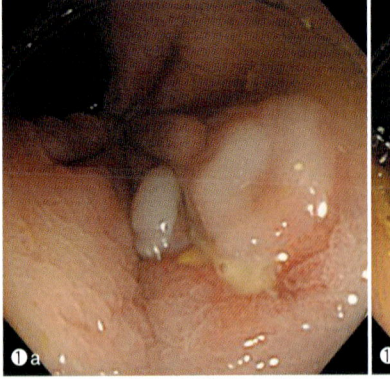

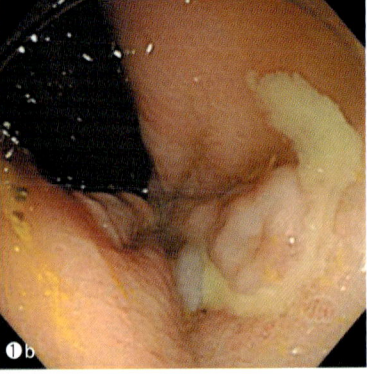

70歳，男性．肛門部痛．
- 直腸内反転観察を行うと，直腸下端部の伸展が不良であり，白色の小結節とびらん，陥凹がみられる．
- 観察中，陥凹部から黄白色で混濁した粘稠な液体の流出がみられる．

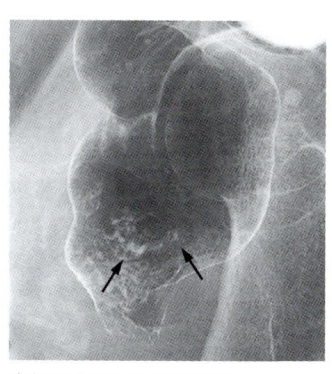

宿便性潰瘍 stercoral ulcer

- 糞便塊が粘膜を直接圧迫することにより生じる褥瘡潰瘍であり，直腸だけでなく結腸にも発生する．
- 重篤な基礎疾患により長期臥床中の患者，特に高齢者で，高度の便秘の後に新鮮血下血で発症する．
- 内視鏡所見としては，単発ないし多発の不整形地図状潰瘍である．周辺粘膜との境界は比較的明瞭である．
- 潰瘍は薄い白苔のみの浅い病変から，穿孔や周辺臓器に穿通するものまでさまざまである．

鑑別すべき疾患 大腸癌

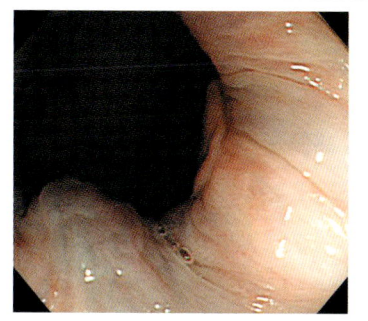

宿便性潰瘍の注腸 X 線像

痔核 hemorrhoid

- 内側直腸静脈叢の血流うっ滞により内痔核，外側直腸静脈叢のうっ滞により外痔核が形成される．
- 歯状線近傍に単発ないし多発の粘膜下腫瘍様の隆起として観察される．
- 発赤やびらんを伴うことがある．
- 血栓を形成すると黒色調を呈し，悪性黒色腫との鑑別が問題となる．
- EUS では周辺の腸壁内に拡張した血管が多数観察される．
- 通常の観察では，痔核の観察は難しく，直腸内反転観察が有用である．

通常観察では肛門管は観察が難しい

内痔核の進行度分類（Goligher の分類）

| 1 度：排便時に静脈はうっ血し，肛門管内に膨隆する． |
| 2 度：膨隆の程度が増し，排便時に肛門外へ脱出するが排便後に自然に還納する． |
| 3 度：さらに大きくなって，排便時に脱出し用手的に還納される． |
| 4 度：常時脱出し，用手的にも還納されない． |

痔瘻 anal fistula

- 痔瘻は粘膜下痔瘻，低位筋間痔瘻，高位筋間痔瘻，坐骨直腸窩痔瘻，骨盤直腸窩痔瘻に分類されるが，低位筋間痔瘻が最も多い．
- 痔瘻の開口部を観察するには直腸内反転観察を行う必要がある．
- 膿の流出を認めれば容易に診断できる．
- 痔瘻自体あるいは壁周囲の膿瘍を描出する目的には EUS による観察が有用である．瘻孔は低エコーの線状として，膿瘍は類円形から不整形の低エコーとして描出される．

炎症性疾患 — ④病変部位・分布 ④直腸・肛門部の炎症

(5) 直腸・S状結腸の炎症

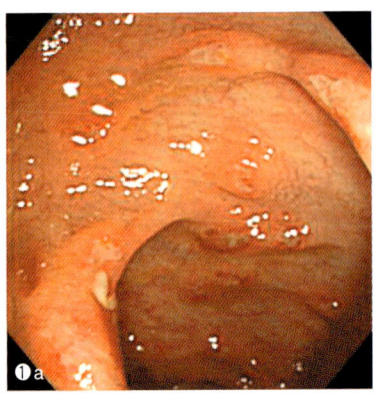

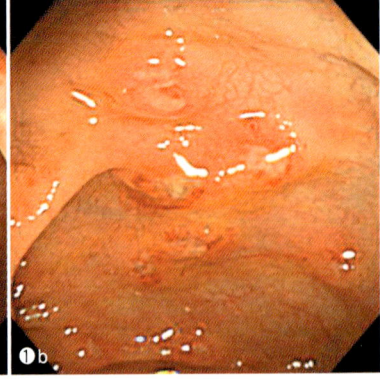

31歳，男性．粘血便．
- 直腸に不整形の小びらんが多発している．
- びらんの多くはなだらかな隆起を伴い，びらん面には白苔とともに自然出血がみられる．
- 病変間の粘膜には血管透見が低下しており，所々に撒布状白斑を認める．

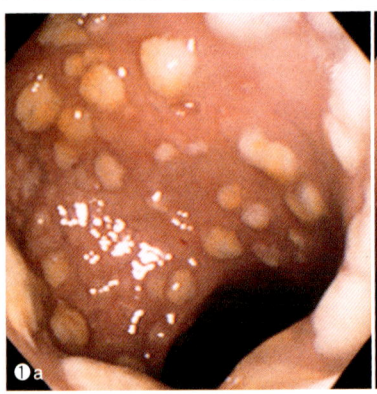

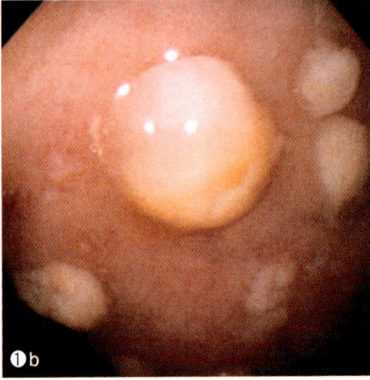

77歳，女性．水様下痢．
基礎疾患：肺炎．
- 直腸からS状結腸にかけて，大小不同で黄白色の半球状隆起が多発している．
- 介在粘膜には浮腫が強く，血管透見はみられない．

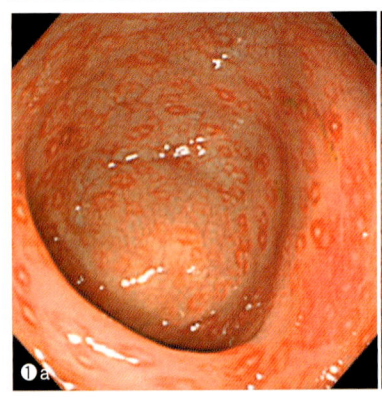

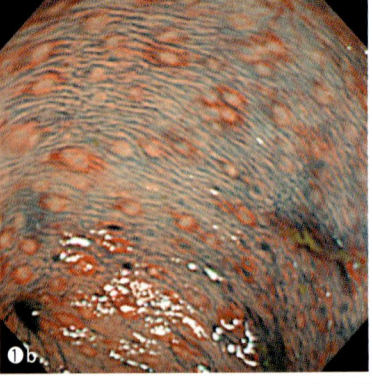

17歳，男性．粘血便．
- 直腸からS状結腸にかけて紅暈が著明なアフタ様病変が多発している．
- 病変はS状結腸より直腸で密である．
- 介在する粘膜には炎症所見を認めない．

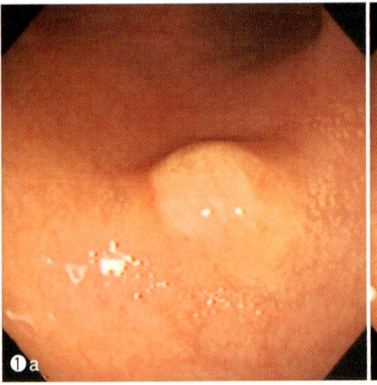

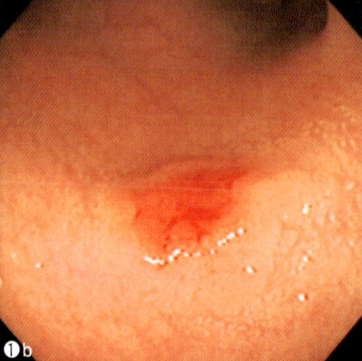

47歳，女性，下痢．
- 直腸に平盤な隆起が散在性に認められる．
- 個々の隆起の頂部には白色の厚い粘液がみられる（①a）．
- 洗浄すると容易に脱落し，赤色調の陥凹面が露出する（①b）．

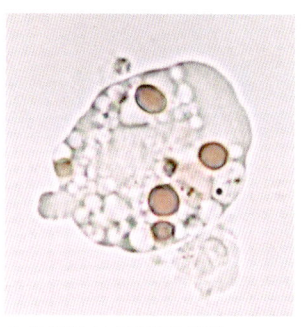

アメーバ性大腸炎 amebic colitis

- アメーバ大腸炎の初期病変はアフタ様病変であるが，大きくなると潰瘍周囲になだらかな隆起を伴うため，タコイボ様と表現されることが多い．
- 呈示例は直腸にタコイボ様のびらんが多発した典型例である．
- 介在粘膜は炎症所見に乏しいが，しばしば撒布様白斑がみられる．
- 小型の潰瘍であっても自然出血を認めるのが特徴的である．

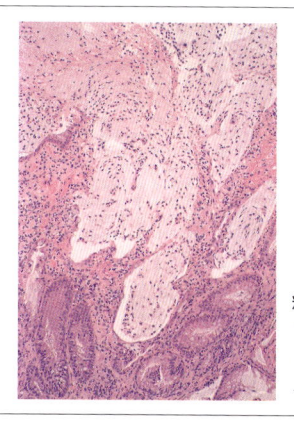

生検組織の直接塗抹鏡検でアメーバ原虫が観察される

偽膜性大腸炎 pseudomembranous colitis

- 抗生物質使用に伴う菌交代現象により *Clostridium difficile* が増殖し，その菌毒素により発症する．
- 基礎疾患を有する高齢者に発症しやすい．
- 症状としては泥状便，水様下痢，膿・粘血便がみられ，発症は緩徐である．
- 典型的な内視鏡像は黄白色の低い半球状隆起(偽膜)の多発であり，直腸からS状結腸にかけて認められることが多いが，より深部に及ぶこともある．偽膜が融合して膜状に連なる場合もある．

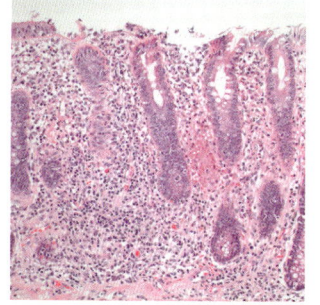

粘膜表面に好中球とフィブリンを主体とした偽膜が認められる

アフタ様大腸炎 aphthoid colitis

- 感冒症状の先行や家族内発症の報告がみられており，ウイルスを含めた感染との関連が推定されている．
- 生検像では概ねリンパ濾胞およびこれを覆う粘膜に限局した炎症であり，紅暈は腫脹したリンパ濾胞周囲の出血によるものとされ，必ずしもびらんを伴わない．
- アフタ様病変はしばしば直腸・S状結腸にみられ，ときに深部大腸に及ぶことがあるが，一定の配列はなく介在する大腸粘膜は正常である．
- 他の疾患のアフタ様病変と比較して，紅暈が著明な割にはびらんが軽度であることが多い．

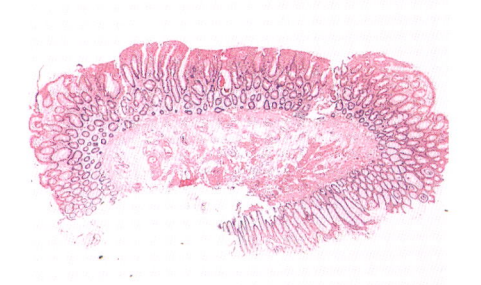

アフタ様病変の生検で，びらん，リンパ球を主体とした炎症細胞浸潤がみられる

cap polyposis

- 炎症性の多発性隆起であり，病因は不明である．
- 下痢を主症状とするが，蛋白漏出をきたす重篤な症例もみられる．
- 直腸からS状結腸に地図状発赤や平盤な隆起，あるいはそれらが融合した芋虫様の隆起が多発性にみられ，ひだ上に配列することが多い．
- 病理所見としては腺管の延長と拡張，隆起表層の炎症性肉芽組織と線維素性滲出物が特徴的であり，粘膜固有層には炎症性細胞浸潤と軽度の線維筋症を伴う．
- アメーバ腸炎にみられるような汚い白苔や出血はみられない．

病変部のEMR標本組織．延長した腺管と粘膜表層の炎症性肉芽組織がみられる

炎症性疾患ー④ 病変部位・分布 (5) 直腸・S状結腸の炎症

(6) 虫垂開口部の炎症

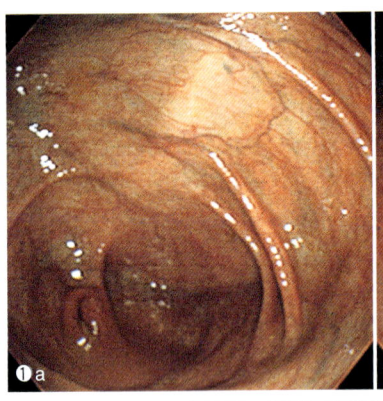

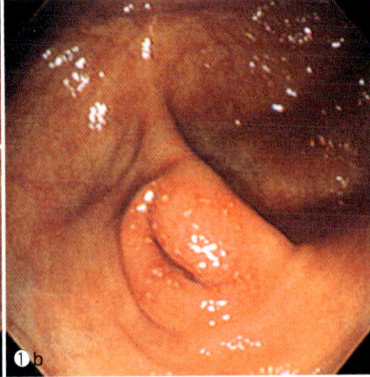

47歳，女性．血便．
- 虫垂開口部は浮腫状を呈し，小びらんが多発している．
- 周辺粘膜には血管透見が認められる．
- 直腸に限局したびまん性のびらんが観察されるが，他の部位には炎症所見はみられない．

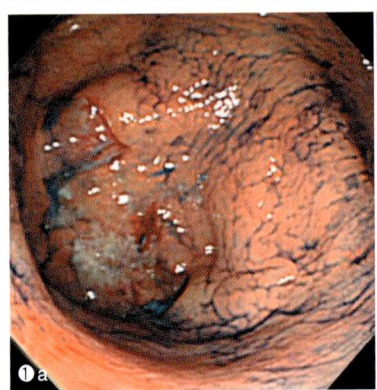

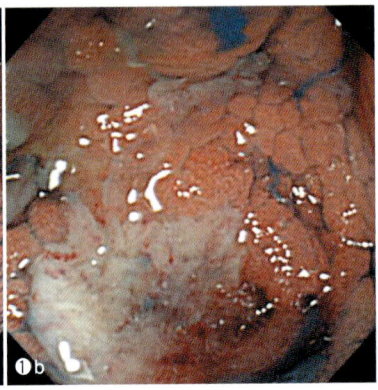

52歳，男性．便潜血陽性．
- 盲腸に伸展不良がみられる．
- 虫垂開口部付近に不整な輪郭を持つ径 10 mm 位の浅いびらんがみられる．
- びらん面には自然出血もみられる．

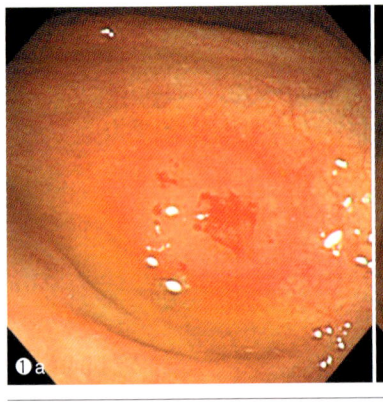

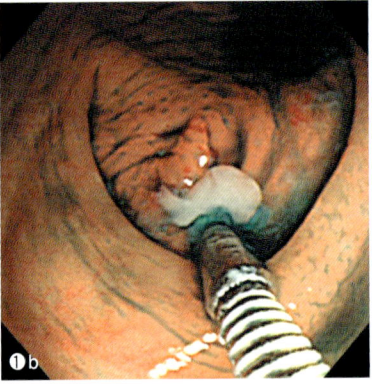

60歳，女性．便潜血陽性．
- 虫垂開口部に一致して正色調でなだらかな小隆起を認め，表面には易出血性がみられる．
- 鉗子で押すと軟らかく，白色の混濁した膿汁が流出し，それに伴い隆起は平低化している．

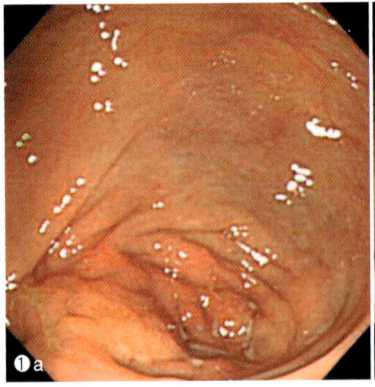

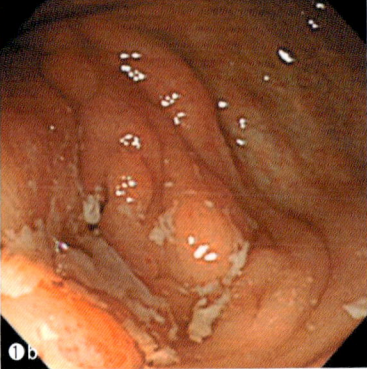

70歳，女性．右下腹部痛．
- 虫垂開口部を中心に盲腸に伸展不良による粘膜の収束像を認めるが，表面には軽度の発赤がみられる程度である．
- 虫垂開口部より徐々に黄白色で混濁した膿汁が流出している．

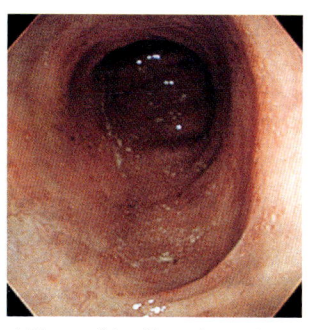

潰瘍性大腸炎 ulcerative colitis

- 潰瘍性大腸炎では炎症が連続性に分布し，非連続性に病変が分布することはまれであるが，直腸炎型や左側大腸炎型において虫垂開口部から盲腸に非連続性病変が観察される例が少なくない．
- 内視鏡所見としては虫垂開口部から盲腸に限局した発赤，小びらんの多発が特徴的所見である．

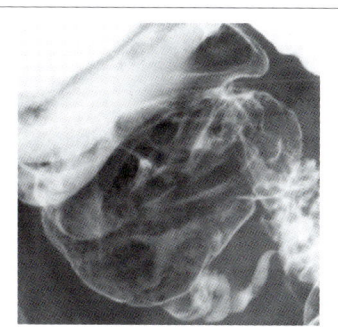

直腸にはびまん性のびらんがみられる

アメーバ性大腸炎 amebic colitis

- アメーバ性大腸炎は嚢子の経口摂取により感染し，下部小腸で脱嚢して栄養型となり大腸，特に盲腸で成熟し，分裂・増殖する．
- 盲腸に最も高率に病変がみられるが，直腸に病変がない場合には自覚症状が乏しい．
- 呈示例では虫垂開口部に限局して病変がみられていた．
- IIc型早期大腸癌の可能性を考えて生検を行ったところ，組織学的にアメーバ原虫が証明された．

虫垂開口部周辺にバリウムの付着が不良な領域がみられる

急性虫垂炎 acute appendicitis

- 主に虫垂開口部の閉塞に起因して，その遠位側に化膿性炎症をきたした状態であり，緊急手術の対象となることが多い．
- 内視鏡で観察できるのは虫垂開口部の所見のみであるが，本症に特徴的な所見として同部位の発赤，びらん，膿性分泌物の付着，虫垂粘膜の翻転，粘膜下腫瘍様隆起などが挙げられる．

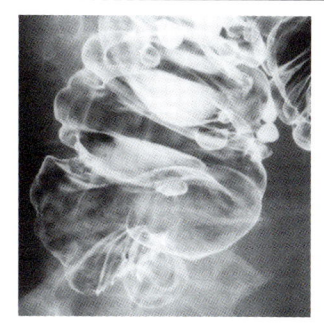

盲腸周囲膿瘍 perityphlitic abscess

- 回盲部に限局した膿瘍で，原因としては虫垂穿孔が最も多く，次いで憩室穿孔である．
- 注腸X線では，盲腸部の壁外性圧排像，伸展不良，浮腫がみられ，虫垂は描出されない．
- 内視鏡像としては，呈示例のように粘膜の伸展不良と膿汁の流出がみられれば典型的であるが，粘膜下腫瘍様の隆起がみられることもある．

多発性憩室とともに虫垂開口部周囲の壁のひきつれと粘膜の収束像がみられる

炎症性疾患 — ④ 病変部位・分布 (6) 虫垂開口部の炎症

(7) 回盲部の炎症

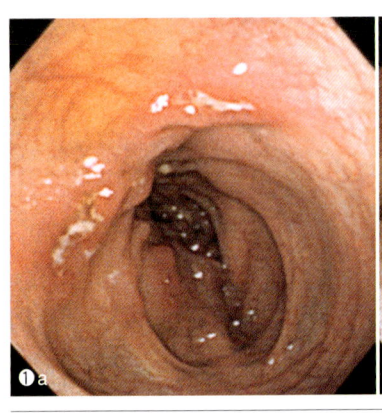

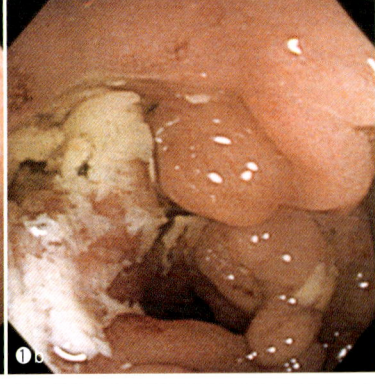

57歳，男性．下腹部痛，発熱．
- 回盲弁近傍の上行結腸に不整形潰瘍が多発している（①a）．
- 回盲弁は腫大，変形し，回腸終末部に白苔のはみ出しがみられる（①b）．
- 回腸終末部は狭窄しており，内視鏡挿入は不可能である．

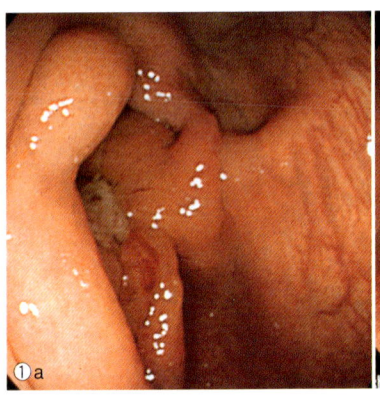

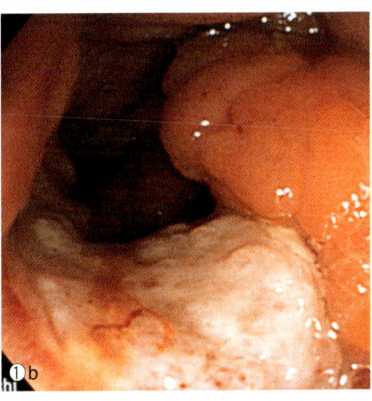

44歳，男性．右下腹部痛．
- 回盲弁下唇にまたがるように盲腸から回腸終末部にかけて大きな下掘れ潰瘍を認める．
- 潰瘍底は厚い白苔に覆われ，軽度の凹凸がみられる．
- 潰瘍周囲は周堤隆起を形成している．
- 回盲弁に狭窄はない．

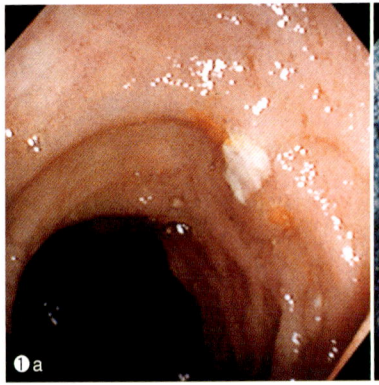

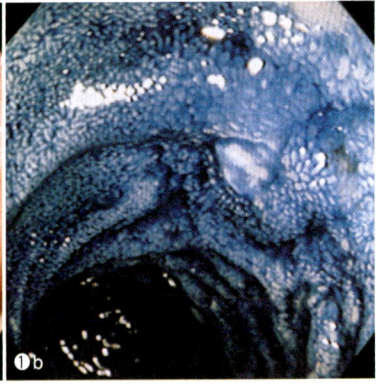

24歳，女性．腹痛．
- 回腸終末部に孤立性の多発性の小潰瘍を認める．
- 潰瘍は境界明瞭で周囲に軽度の隆起とひだ集中を伴っている．
- 潰瘍周囲の粘膜には絨毛が規則正しく配列しており，炎症所見はみられない．

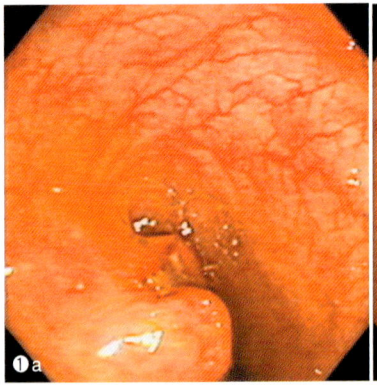

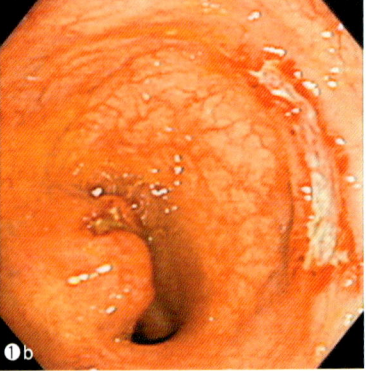

40歳，男性．便潜血陽性．
- 上行結腸・盲腸・回盲弁上に多発性潰瘍を認める．
- 潰瘍はいずれも不整形で一部の病変は横長の形態を示している．
- 潰瘍の境界は明瞭で周囲には紅暈が目だつが，介在粘膜に異常はみられない．
- 回盲弁は狭窄し，スコープは通過しない．

Crohn病 Crohn disease

- 回盲弁から回腸終末部はCrohn病の好発部位である．
- しばしば狭窄をきたすため，内視鏡が通過しない．
- 同部位に好発する腸結核では回盲弁は開大する傾向があり，両者の鑑別上重要である．

鑑別すべき疾患　腸結核

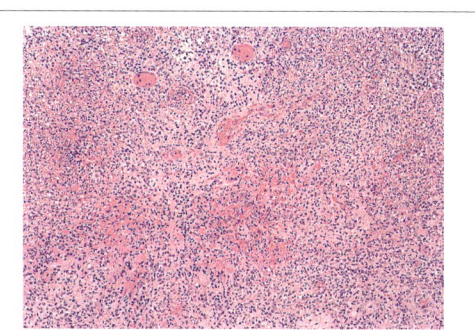

単純性潰瘍 simple ulcer

肉芽組織のみで特異的所見はみられない

- 単純性潰瘍は原因不明で，回盲部に好発する打ち抜き様の深い潰瘍で，病理学的には非特異性炎症像を示す．
- 内視鏡所見としては円形ないし卵円形の深い潰瘍と，随伴所見としてひだ集中像，皺襞の棍棒状肥大・途絶などが特徴的所見である．
- 病変が回盲弁を巻き込んだり，ひだ集中が顕著であると，腸管の伸展が制限される．
- 腸管Behçet病との異同については，なお問題を残している．

鑑別すべき疾患　大腸癌

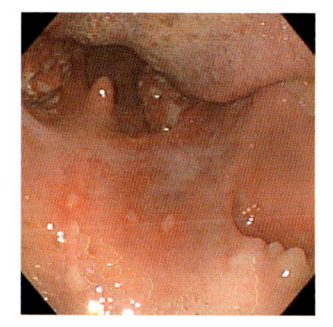

腸管Behçet病 intestinal Behçet disease

口腔粘膜にみられる3個の小アフタ様病変

- Behçet病は口腔粘膜の再発性アフタ性潰瘍，皮膚症状，眼症状，外陰部潰瘍を4主徴とする原因不明の難治性疾患である．腸管Behçet病では4主徴が揃うことは少なく，不全型が多い．
- 典型例での内視鏡所見は，回盲弁近傍の打ち抜き様の下掘れ潰瘍である．
- 腸管Behçet病では潰瘍が多発する傾向があり，辺縁が明瞭な類円形を示し，腸間膜付着側の対側に好発する．
- 回腸から結腸にかけてアフタ様潰瘍が多発したり，縦走潰瘍がみられることもある．

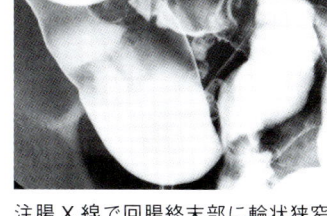

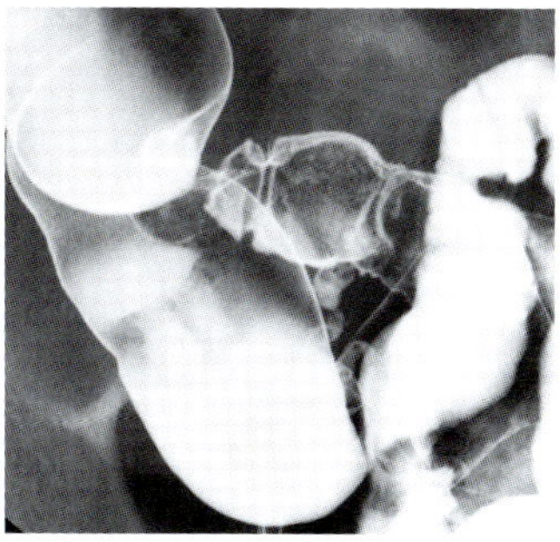

腸結核 intestinal tuberculosis

注腸X線で回腸終末部に輪状狭窄がみられる

- 腸結核もCrohn病同様に回盲部に好発する．
- Crohn病では潰瘍が縦走あるいは縦列して配列するのに対し，腸結核では輪状に配列するのが特徴的である．
- 回盲弁に潰瘍がみられる場合に，腸結核では回盲弁が開大することが多いのに対して，Crohn病では狭窄を伴うことが多い．
- 同時に上行結腸の短縮がみられることがしばしばであるが，この所見は注腸X線においてとらえやすい．

鑑別すべき疾患　Crohn病

炎症性疾患 — ④ 病変部位・分布

(7) 回盲部の炎症

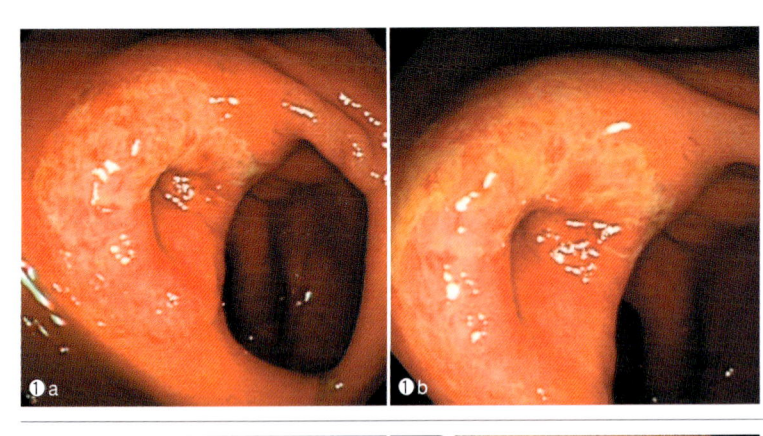

32歳，男性．下痢，発熱，血便．
- 回盲弁上唇に浅く大きな潰瘍を認める．
- 白苔は薄く，辺縁はやや不整である．
- 大腸の他部位には浮腫を認める．

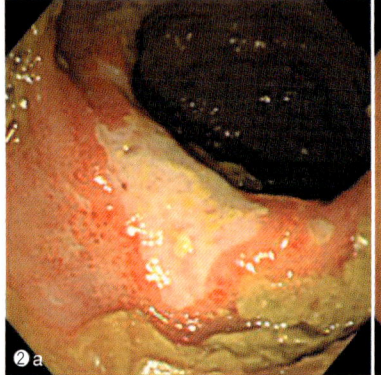

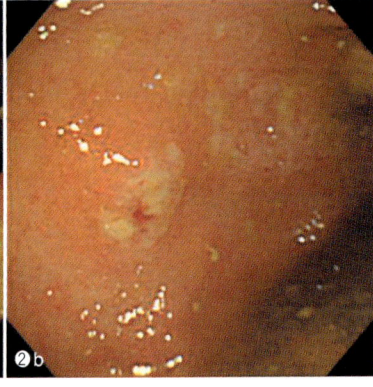

58歳，女性．血性下痢．
- 回盲弁上唇に径10 mm程度で辺縁が明瞭な潰瘍を認める(②a)．
- 潰瘍周囲には軽度の紅暈がみられる．
- 回腸終末部にも小型類円形のびらんがみられる(②b)．
- 同症例では直腸から横行結腸にかけて広範囲に発赤・びらんがみられている．

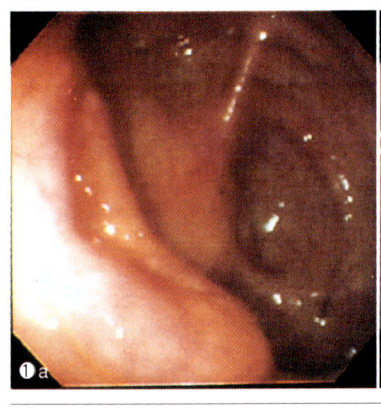

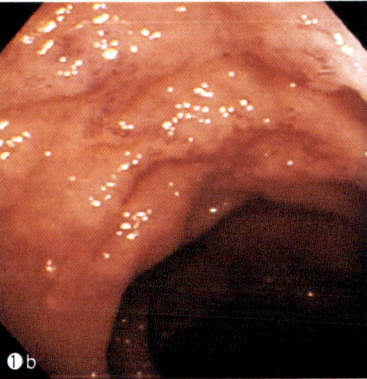

43歳，男性．腹痛，下痢，血便．
- 回盲弁はやや発赤調で腫大しているが，びらんや潰瘍はみられない(①a)．
- 回腸終末部にリンパ濾胞の増生と軽度のびらん，発赤が片側性にみられる(①b)．

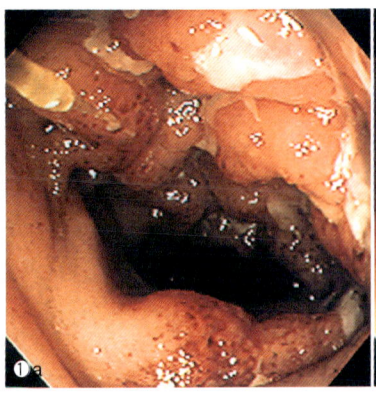

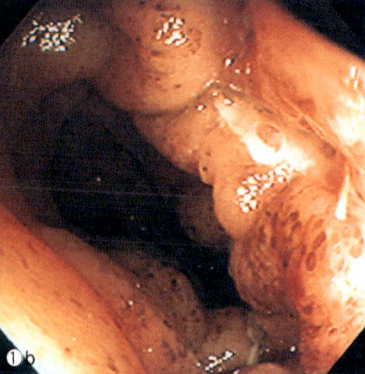

35歳，男性．腹痛，水様下痢．
- 回腸終末部に発赤を伴う小隆起が多発し，所々に不整形びらんが認められる．
- びらんの境界は明瞭である．
- 粘膜下出血もみられる．
- 腸管の伸展性は悪い．

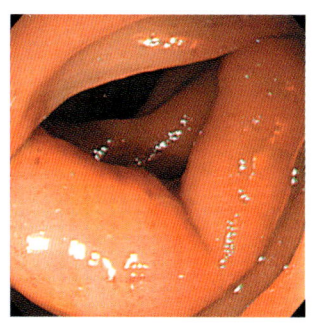

炎症性疾患 —— ④ 病変部位・分布 (7) 回盲部の炎症

カンピロバクター腸炎 *Campylobacter* enterocolitis

- 本症の主病変は直腸からびまん性に口側大腸に及ぶが，直腸からS状結腸で最も炎症が強い．
- 回盲弁上にみられる浅く境界明瞭な潰瘍は，本症に特徴的な内視鏡所見であり，約半数で認められる．
- 他の大腸病変が通常2週間以内に消失するのに対して，回盲弁上の潰瘍は治癒に約1か月を要するとされている．
- 検診目的の大腸内視鏡検査の際に回盲弁上の潰瘍が発見された場合には，詳しく病歴を聴取すれば，カンピロバクター腸炎を疑えることがある．
- しかし，同様の所見はサルモネラ腸炎でも観察されることがあり，カンピロバクター腸炎に特異的とはいえない．

上行結腸には著明な浮腫を認める

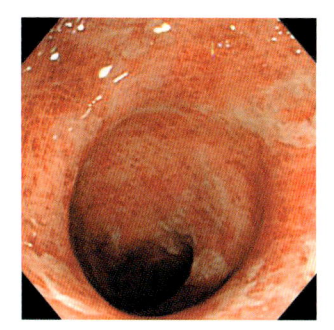

直腸から下行結腸にかけては連続性のびまん性炎症所見がみられる

鑑別診断のポイント　便培養
鑑別すべき疾患　潰瘍性大腸炎

ビブリオ腸炎 *Vibrio* enterocolitis

- 海産物摂食に伴う *Vibrio parahemolyticus* の感染による腸炎であり，夏期発生の食中毒で最も多い．組織侵入性はなく，耐熱性溶血毒により下痢をきたす．
- 罹患部位は主に小腸から上行結腸である．
- 症状は下痢，血便，発熱，腹痛などであり，平均3日で症状の回復がみられる．
- 内視鏡的には回盲弁の腫大・発赤・びらん，回腸終末部の発赤・びらんがみられる．

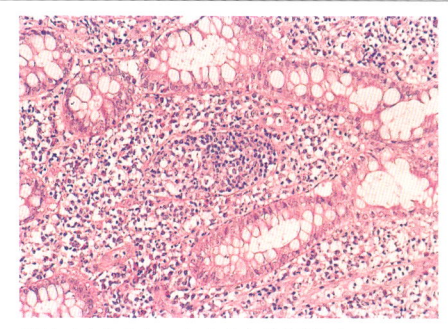

エルシニア腸炎 *Yersinia* enterocolitis

- *Yersinia enterocolitica* や *Y. pseudotuberculosis* の感染によって引き起こされる腸炎であり，回腸終末部のPeyer板や孤立リンパ小節に炎症がみられることが特徴である．
- 内視鏡所見としては，右側結腸から回腸終末部にかけてアフタ様病変が多発することが多い．

単核球を主体とした炎症細胞浸潤がみられる

鑑別診断のポイント　便培養，血清エルシニア抗体価

(7) 回盲部の炎症

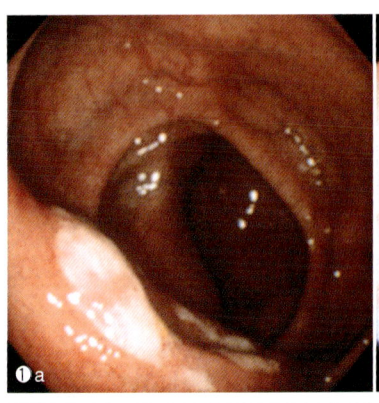

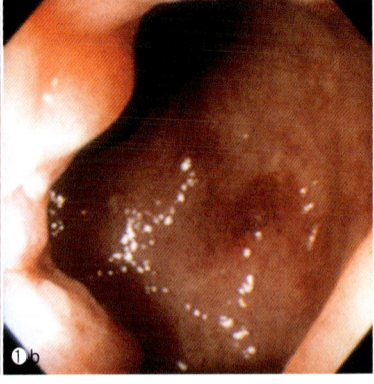

59歳，男性．腹痛，血便，発熱．
- 回盲弁上に薄い白苔が多発性に認められる（①a）．
- さらに回腸終末部にもびらんがみられる（①b）．
- 他部位には病変はみられない．

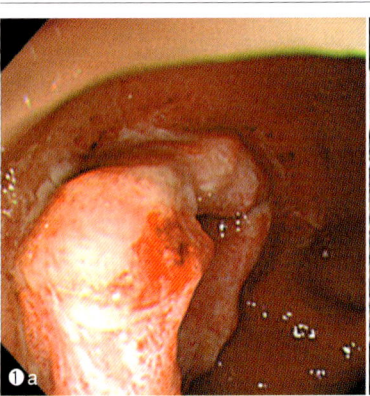

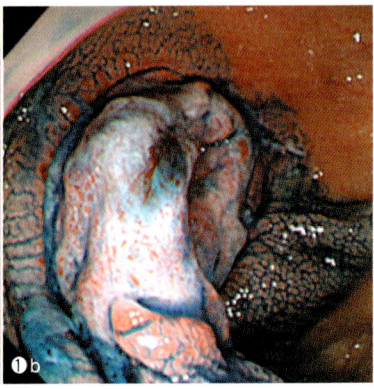

58歳，男性．下痢，下血．
基礎疾患：AIDS．
- 回盲弁に一致してほぼ全周性の大きな潰瘍を認める．
- 潰瘍辺縁は境界明瞭である．
- 他には上行結腸に小潰瘍を2つ認める．

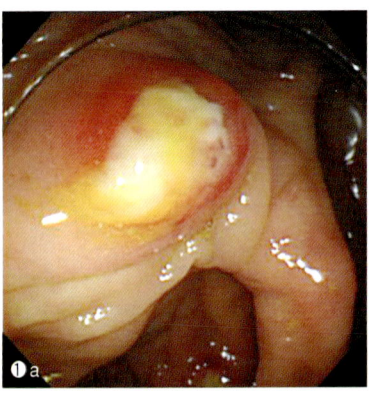

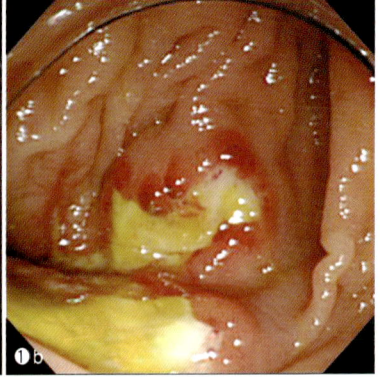

50歳，男性．発熱，全身倦怠．
- 盲腸に不整形潰瘍が3か所にみられる．
- 潰瘍はいずれも厚い白苔を伴い，紅暈が著明である．
- 潰瘍底に自然出血はみられないが，点状の発赤がみられる．
- 大腸の他の部位や回腸終末部に病変はみられない．

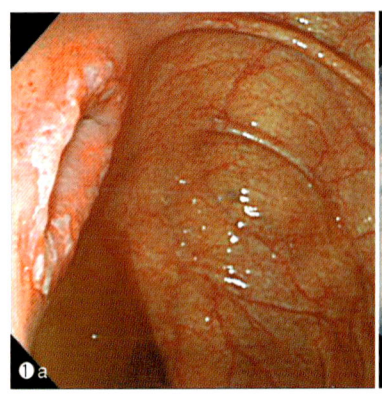

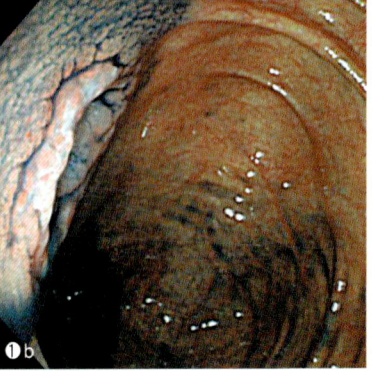

93歳，女性．便潜血陽性．
基礎疾患：骨粗鬆症．
- 回盲弁を取り囲むように全周性の潰瘍を認める．
- 色素撒布で潰瘍の境界は明瞭である．
- 回盲弁に軽度開大しているが，回腸終末部を含め，他の部位に病変はみられない．

非チフス性サルモネラ菌の分類

```
Salmonella enterica
    subspecies enterica
    subspecies salamae
    subspecies arizonae
    subspecies diarizonae
    subspecies houtenae
    subspecies indica
Salmonella bongori
```

サルモネラ腸炎 Salmonella enterocolitis

- 非チフス性サルモネラ菌の感染によって引き起こされる急性腸炎である．
- 血清型は2,500種類以上あるが，1属2菌種6亜型に分類されており，Salmonella Enteritidis, S. Typhimurium は subspecies enterica に含まれる．
- 内視鏡的には浮腫，発赤，びらんが主体であり，びまん性炎症の所見がみられることは少ない．
- 病変はS状結腸より深部に病変がみられ，直腸には炎症所見がみられないことが多い．
- 回腸終末部にもしばしば病変がみられる．

鑑別診断のポイント　便培養

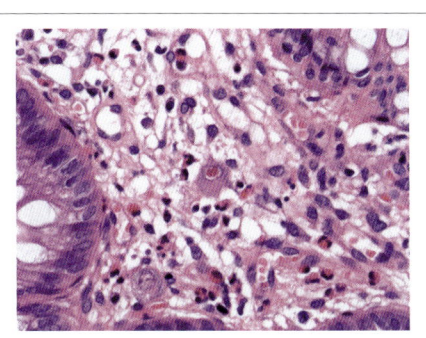

サイトメガロウイルス腸炎
cytomegalovirus colitis

- AIDSや免疫不全状態の患者にみられ，血管内皮細胞に感染し虚血をきたすことにより潰瘍を形成する．
- 回盲部に好発し，白苔を伴わない打ち抜き様潰瘍が特徴的である．
- 呈示例では回盲弁全域に境界明瞭な潰瘍がみられている．
- しかし，サイトメガロウイルス腸炎の病変は全大腸にみられ，アフタ様病変，円形潰瘍，地図状潰瘍，縦走潰瘍，全周性潰瘍など表現形はきわめて多彩である．

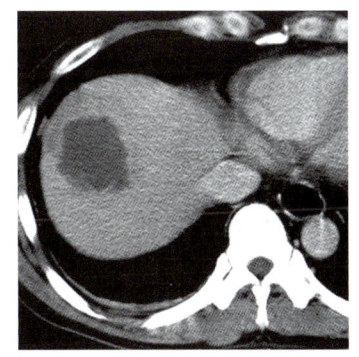

上行結腸の小潰瘍

アメーバ性大腸炎 amebic colitis

- 赤痢アメーバの囊子が経口摂取されると，大腸，特に盲腸で成熟し，分裂・増殖する．
- アメーバ性大腸炎の好発部位は直腸と盲腸であるが，本例のように直腸に病変がなく，盲腸に限局して病変がみられることもまれでない．
- 本例は発熱，全身倦怠を主訴に受診し，肝膿瘍がみられたため，大腸内視鏡が施行された．

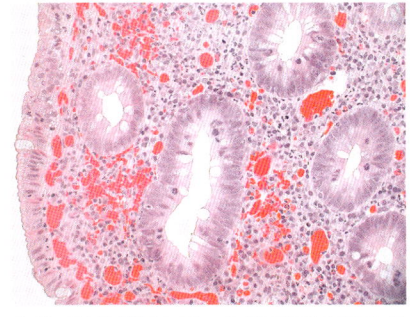

肝膿瘍の造影CT像

NSAIDs起因性腸炎
non-steroidal anti-inflammatory drug induced enterocolitis

- 呈示症例では特に症状はみられていなかったが，内視鏡で回盲弁全周の境界明瞭な潰瘍が認められた．
- 骨粗鬆症のため，ロキソニンを常用していた．
- NSAIDs起因性腸炎は腸炎型と潰瘍型に大別されており，潰瘍型は回盲部に好発する．
- 回盲弁上に discrete ulcer を形成することもまれでない．

生検では粘膜固有層への炎症細胞浸潤と出血の所見がみられる程度で，特異的な変化はみられない

炎症性疾患—④ 病変部位・分布　(7) 回盲部の炎症

(8) 吻合部の炎症

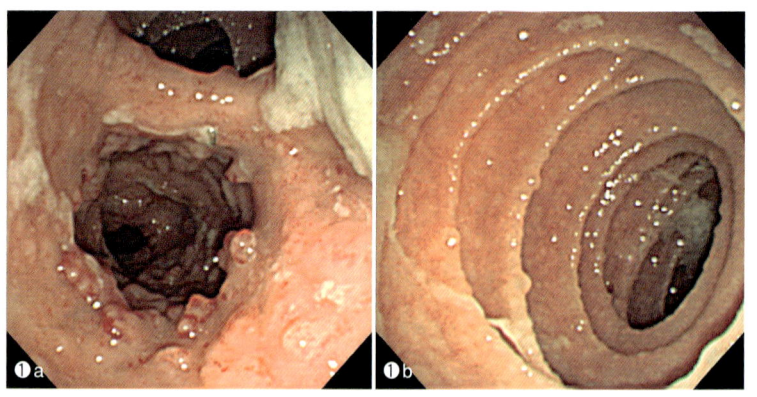

24歳，女性．血便．
潰瘍性大腸炎の診断で手術を行い回腸肛門管吻合を施行している．
- 下にみえる回腸囊内には炎症性ポリープの多発とびらんがみられ，粘液の付着もみられる（①a）．
- 上にみえる口側とつながっている小腸側は正常なケルクリングがみられ粘膜面も正常である．
- 回腸囊内では炎症性ポリープの周囲粘膜には潰瘍はみられないが，炎症性ポリープ上には発赤がみられる（①b）．

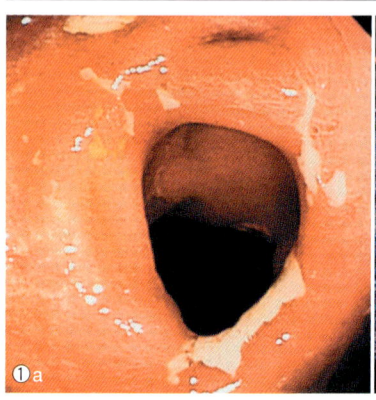

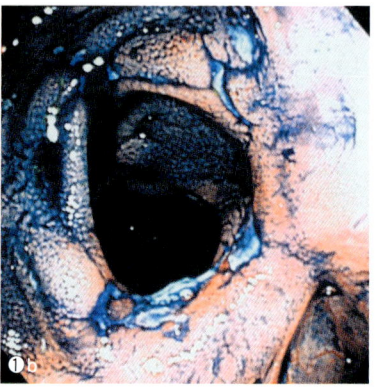

24歳，女性．
Crohn病で回腸部分切除術後6か月目．
- 回腸の吻合部に白苔を有する小さい潰瘍が多発する．
- 潰瘍は腸管腔で輪状に配列する．
- 吻合部はやや狭小化する．

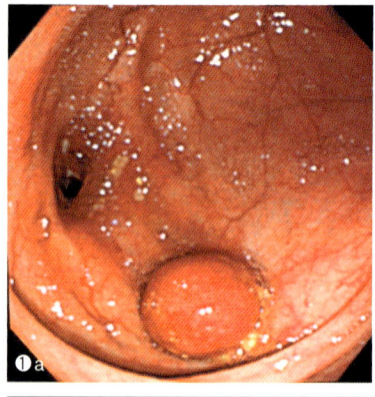

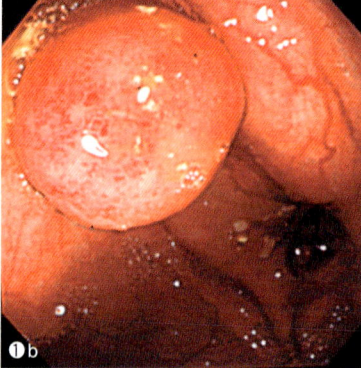

37歳，女性．
Crohn病で回盲部切除術後5年目．
- 吻合部の小腸側に狭窄と多発性の不整形潰瘍がみられる．
- 大腸側に大きさ1cmの発赤した亜有茎性ポリープがみられる．
- ポリープの表面に健常粘膜模様が確認できる．

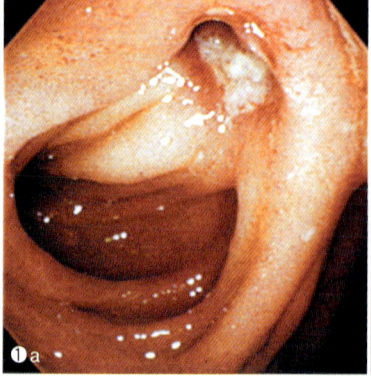

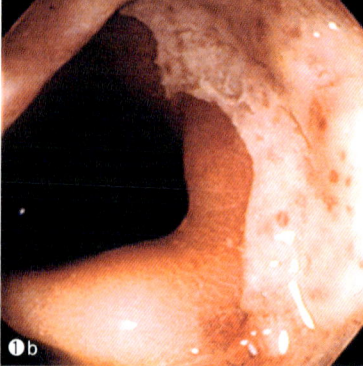

25歳，男性．腹痛．
単純性潰瘍に対する回盲部切除術後．
- 吻合部より口側の回腸に潰瘍がみられる．
- 潰瘍は約1/4周性で類円形であり，境界明瞭である．
- 潰瘍底には厚い白苔がみられる．

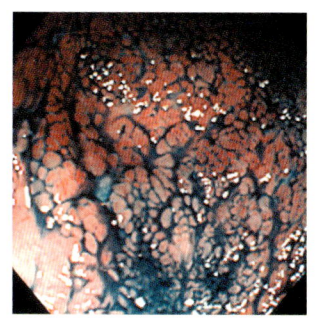

回腸嚢炎 ileal pouchitis

- 大腸全摘兼回腸肛門（管）吻合術後に回腸嚢に非特異性炎症が生じることがある．
- 厚生労働省診断基準案では，軽度の所見として顆粒状粘膜，軽度の発赤が，中等度の所見としてびらん，小潰瘍，易出血性，膿性粘液が，重度の所見として広範な潰瘍，多発性潰瘍，著明なびまん性発赤，著明な自然出血が挙げられている．

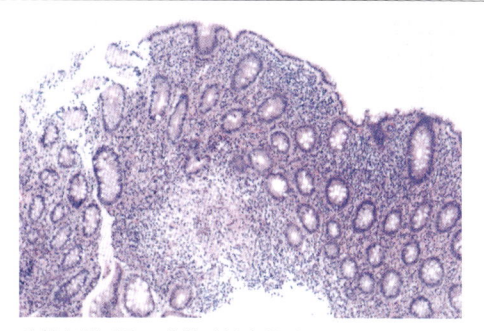

回腸の絨毛が腫大，変形し発赤を伴う

Crohn 病術後吻合部潰瘍 stomal ulcer

- Crohn 病の術後，吻合部周辺に再発病変を形成しやすい．
- 最初はアフタ様病変として発生し，次第に癒合し，最終的に帯状潰瘍を形成することが多い．
- 元々の病変が縦走潰瘍であった症例であっても，再発病変が縦走潰瘍となることは少ない．

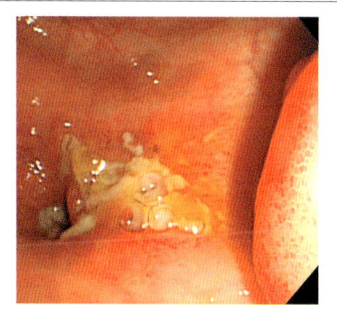

生検組織所見：非乾酪性肉芽腫が証明

Crohn 病吻合部に生じた炎症性肉芽
granulation after ileocolectomy

- 吻合部近傍の大腸側に生じた隆起性病変であるが，表面構造から健常粘膜に覆われた粘膜下病変であることは理解できる．
- 生検でも軽度の炎症性細胞浸潤のある肉芽組織であることが証明された．
- 長期経過観察でも隆起が増大することもない．
- この病変に対する治療は不要である．

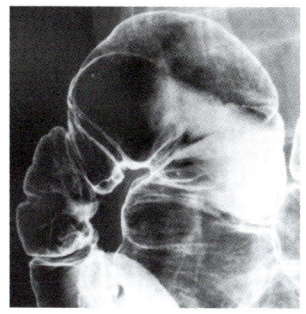

5 年後の同じ部位：吻合部の狭窄は増悪したが，ポリープの形状に変化はない

単純性潰瘍術後再発 recurrence ulcer

- 単純性潰瘍は原因不明で，回盲部に好発する類円形打ち抜き様の深い潰瘍で，病理学的には非特異的炎症像を示す．
- 呈示症例は術後の回結腸吻合部にみられた再発病変である．
- 初発の病変同様に類円形で境界が明瞭である．
- 単純性潰瘍でも Crohn 病同様，術後の再発を繰り返すことが多い．

注腸 X 線で吻合部の回腸側に不整形のニッシェを認める

炎症性疾患 — ④ 病変部位・分布 (8) 吻合部の炎症

その他

(1) 寄生虫

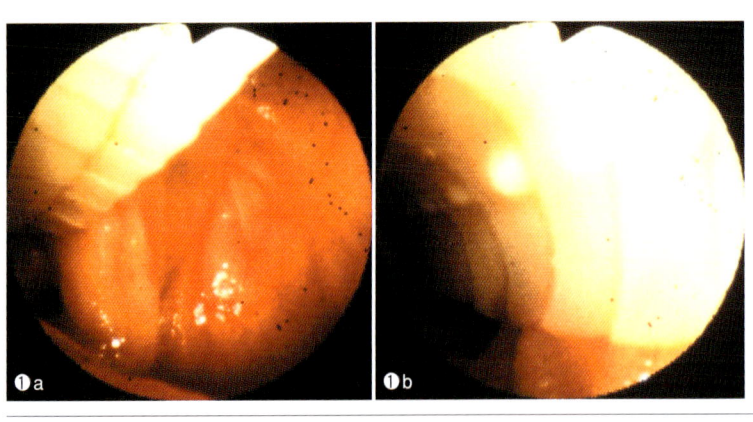

41歳，男性．水様下痢，虫体排泄．
- ロープウェイ式小腸内視鏡により，空腸から回腸にかけて白色の細長い寄生虫が確認される．
- 虫体には多数の節がある．

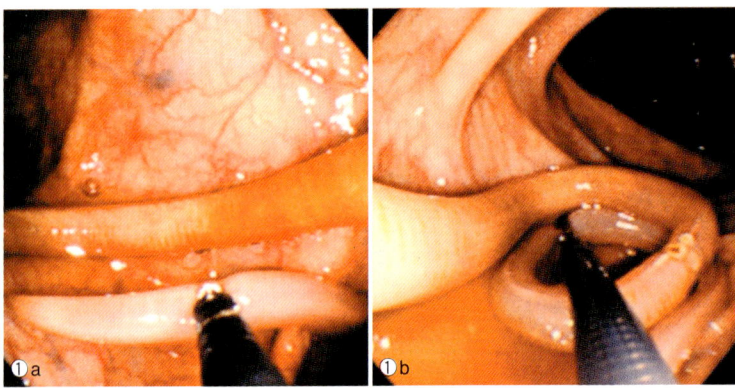

74歳，女性．無症状．
- 横行結腸に白色で表面平滑な紐状構造物を認める．
- 内視鏡の照明が当たると激しく運動する．
- 大腸粘膜には異常所見を認めない．

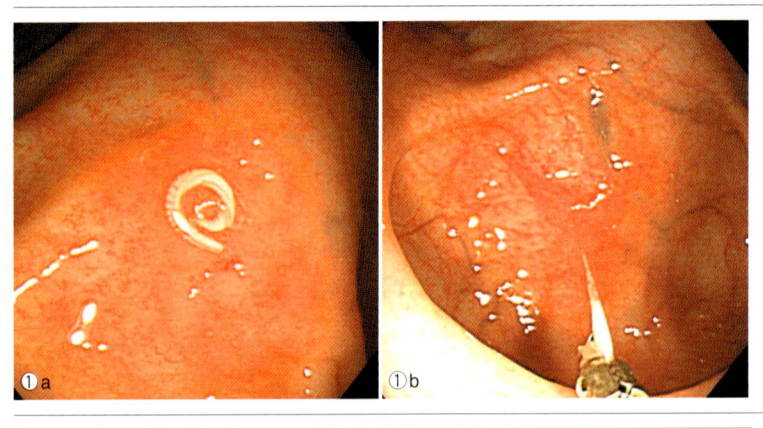

77歳，女性．便潜血陽性．
- 盲腸に白色で渦巻状の糸状構造物を認める．
- 盲腸粘膜には発赤，びらん，浮腫などの所見はみられない．
- 鉗子で把持し牽引すると糸状構造物の細くなった一端が粘膜に刺入している．

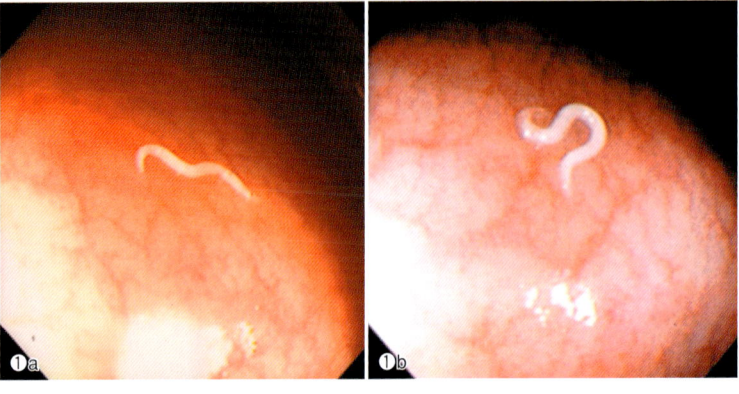

39歳，男性．無症状．
UCで経過中
- S状結腸に長さ1cm程度の白色で糸状の構造物を認めた．
- スコープの照明が当たると同時に運動を始め，視野から遠ざかっていく．

その他 (1) 寄生虫

条虫症 tapeworm
- 頭部が小さく，多数の体節を有しており，広節裂頭条虫と判断した．
- 第一中間宿主はケンミジンコ，第二中間宿主はわが国ではマス，サケが重要であり，これらの魚の生食により感染する．
- 症状は，下痢，腹痛，腹部膨満感，体重減少，めまい，便中への虫体排出などである．
- 本例は硫酸パロモマイシンで駆虫を行い，長さ70 cmの虫体が排泄された．

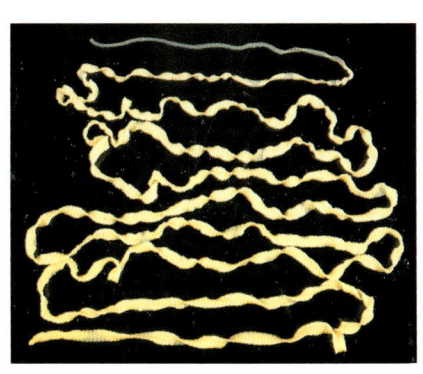

駆虫によって回収した寄生虫

回虫症 ascariasis
- 単独感染で小腸に寄生している限りでは，軽度の腹痛，下痢，食欲不振，食欲亢進などがみられる程度である．
- 回虫は小孔に侵入する性質があり，胆管，膵管，虫垂に迷入すると急性腹症の原因となる．
- ヒト回虫の寄生部位は上部小腸であり，虫体が大腸に存在する場合は，寿命を終えて自然排泄される途中，もしくは薬剤などにより強制的に排出された場合である．
- 通常，腸管粘膜には異常がみられない．

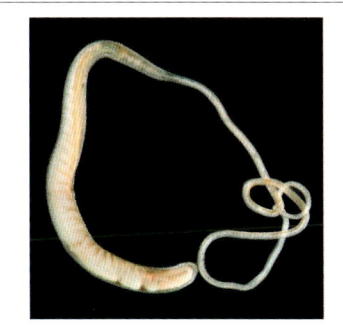

鞭虫症 trichuriasis
- 土壌媒介性寄生虫感染症である．
- 寄生個体数が多い場合には慢性下痢，腹部疝痛発作，貧血，成長障害などがみられるが，わが国では寄生個体数が少なく無症状であることが多い．
- まれに盲腸の炎症性腫瘤，急性虫垂炎などの診断で開腹手術が行われることがある．
- 感染部位としては盲腸，上行結腸が多い．
- 虫体刺入部の粘膜にはさまざまな程度の発赤，浮腫が観察される．

鉗子で摘出した鞭虫の虫体

蟯虫症 enterobiasis
- 蟯虫はわが国で最も寄生頻度の高い寄生虫である．
- 症状は肛門周囲掻痒感が主体である．
- 蟯虫は白色の細い虫体であり，雄は2～3 mm，雌は8～13 mmであり，内視鏡で発見される虫体はほとんど雌である．
- 蟯虫が組織内に侵入して粘膜障害を起こすことはほとんどない．
- 回腸終末部や直腸にびらんや小潰瘍を認めた報告もみられる．

317

(2) 腸重積・軸捻転

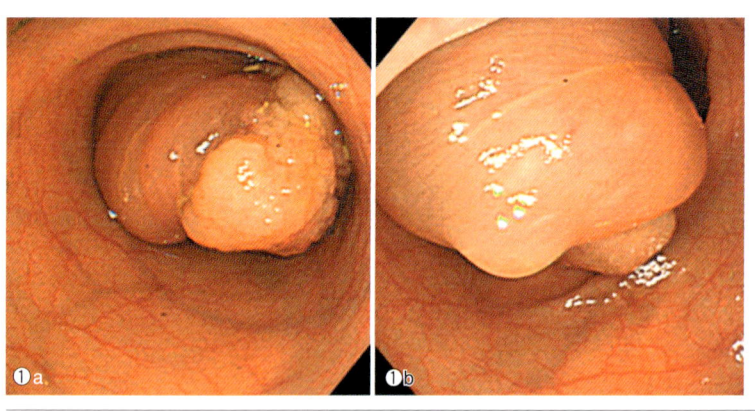

66歳，女性．便秘，下腹部痛．
- S状結腸に大きな隆起があり，頂部には無茎性のポリープがみられ，周囲の隆起は正常粘膜で，やや光沢がみられる．
- 空気を入れると隆起は奥に押し込まれ消失し，重積は整復された．

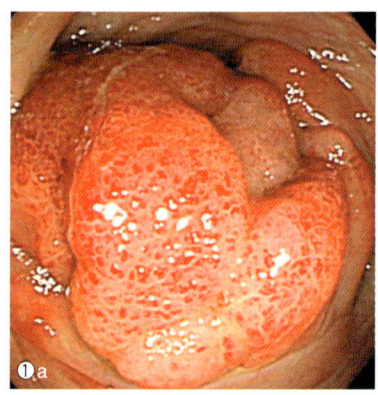

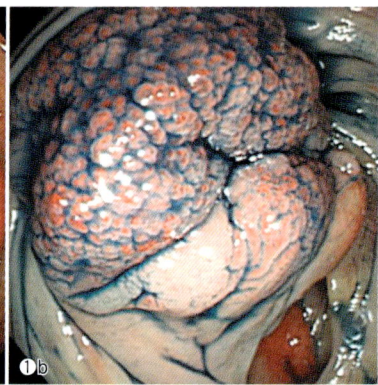

45歳，男性．右下腹部痛．
- 回盲弁より突出する発赤した隆起を認める．
- 表面は平滑である．
- 色素撒布では絨毛がみられ小腸粘膜であることがわかる．

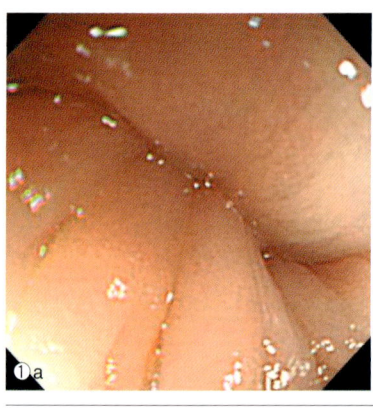

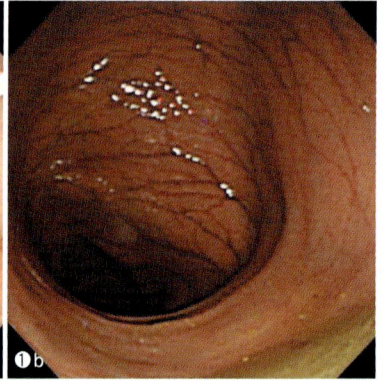

78歳，女性．腹部膨満，腹痛．
- S状結腸の管腔が捻れて狭窄し，送気によって展開しない．
- スコープを押し進めていくと同様の視野が数cm続いた後に，急に拡張した腸管に至る．

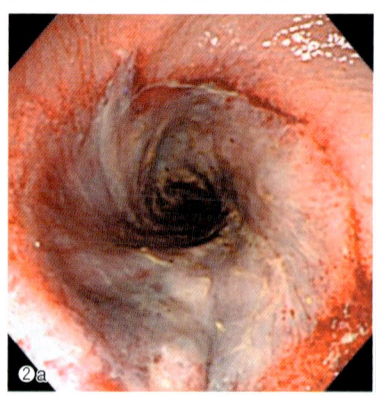

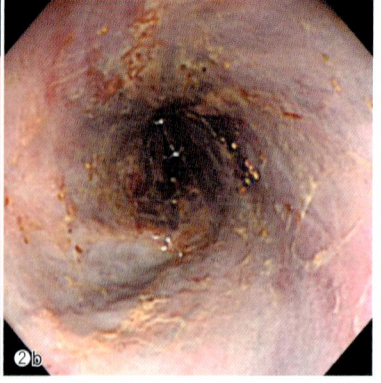

80歳，女性．腹部膨満，腹痛．
- S状結腸で腸管が捻れて展開しない部位にスコープを進めていくと，全周性の潰瘍がみられる．
- 潰瘍辺縁は明瞭で紅暈を伴っているが，潰瘍底は淡紫色である．
- 潰瘍の部分も捻れて展開しない．

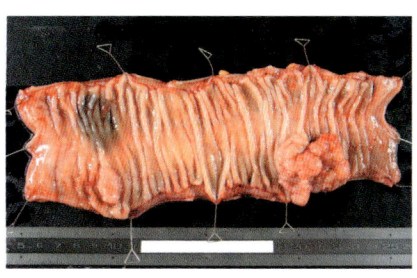

その他(2) 腸重積・軸捻転

腸重積 intussusception

先進部となったポリープは 45 mm であり，m 癌であった．それより肛門側に 18 mm 大の sm 癌を認めた

- 呈示例は S 状結腸の早期癌が先進部となり腸重積をきたした症例である．
- 成人で結腸結腸型腸重積をきたす原因としては癌が最も多いが，ほかにポリープ，脂肪腫，悪性リンパ腫，GIST などが挙げられる．
- 腹部超音波や CT で重積部に target sign がみられる．
- 注腸 X 線では"蟹の爪"様の所見が特徴的である．
- 内視鏡では多くの場合に先進部となっている腫瘍の基部に浮腫状の正常粘膜が観察される．

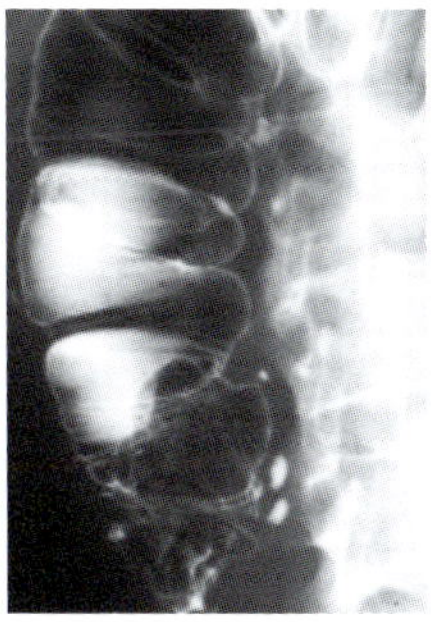

回盲弁の逸脱 prolapse of ileocecal valve

注腸像：回盲部に腫瘤像がみられ，周囲に憩室がみられる

- 回盲弁の腫大により回盲部痛と同部の圧痛をきたす病態は回盲弁症候群（ileocecal valve syndrome）と呼ばれている．
- その原因はさまざまであり，回盲弁の浮腫，回盲弁の lipohyperplasia，回腸粘膜のヘルニア，回盲弁の腫瘍や炎症などが挙げられる．
- 回盲弁の lipohyperplasia は粘膜下に脂肪沈着がみられるが，脂肪腫と異なり被膜を欠如している．
- 呈示症例は蠕動亢進によって回盲弁の逸脱きたした症例であり，lipohyperplasia もみられるが，原因であるか結果であるかは不明である．

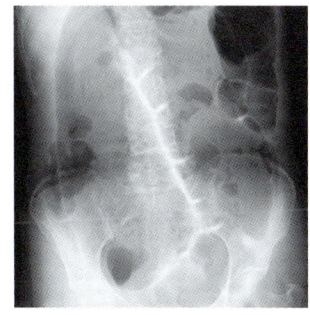

S 状結腸軸捻転症 volvulus of the sigmoid colon

腹部単純 X 線像で高度に拡張した S 状結腸がいわゆる coffee bean sign を呈している

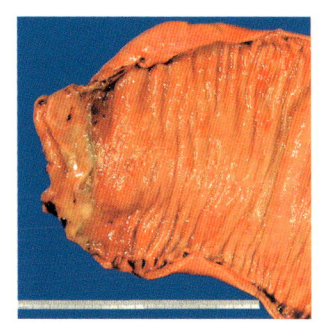

切除標本で境界が比較的明瞭な輪状の潰瘍がみられる

- S 状結腸軸捻転症は一般に高齢者でみられ，S 状結腸過長症を基礎に発症することが多い．
- 腹部単純 X 線では"coffee bean"sign が有名である．
- 大腸内視鏡では肛門から 20～30 cm 口側で腸管が捻れて閉塞しているのが観察される．内視鏡を徐々に進めていくと突如，拡張した腸管が展開する．十分に脱気するだけで通常，軸捻転は整復される．
- ①は内視鏡的に容易に整復されたが，本症は高率に再発する．
- 捻転の強いものや長時間解除されない場合には虚血性変化を伴い，腸管壊死をきたすこともある．
- ②のように虚血性変化が強く全周性に潰瘍を形成している場合には，無理にスコープを進めるのは危険である．

鑑別診断のポイント　bird's beak sign

(3) 瘻孔

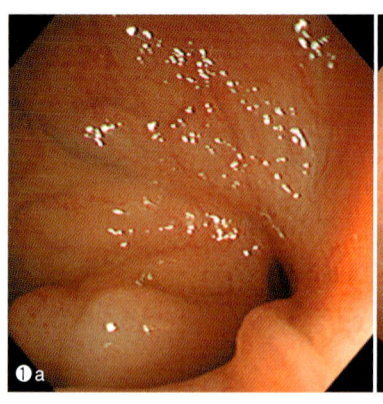

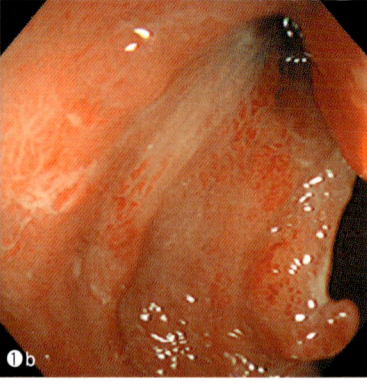

24歳，男性．下痢．
- ①a は回腸終末部で穴がみられる．近傍粘膜にはひだの集中を伴う縦走潰瘍瘢痕がみられる．
- ②b は S 状結腸で穴がみられる．周囲粘膜には発赤がみられる．

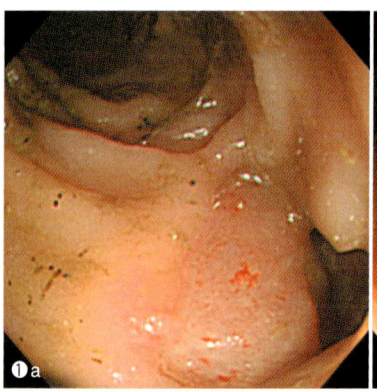

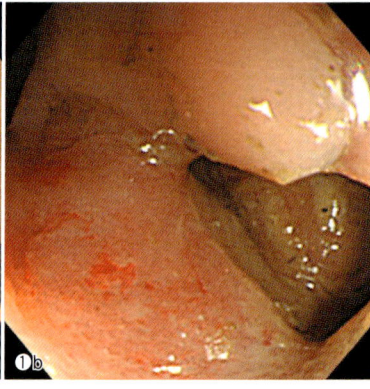

69歳，女性．下痢．
- S 状結腸が途中で径 10 mm 程度の穴がみられ，別の管腔と連続している．
- 連続している粘膜には絨毛状の模様が観察される．
- 粘膜はなだらかに移行し，潰瘍はみられない．

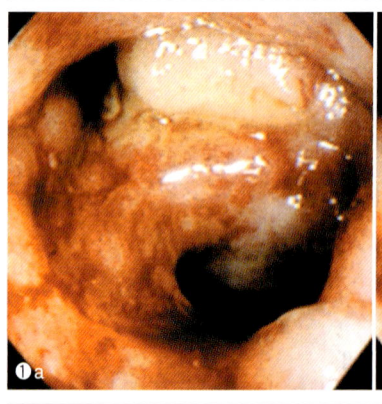

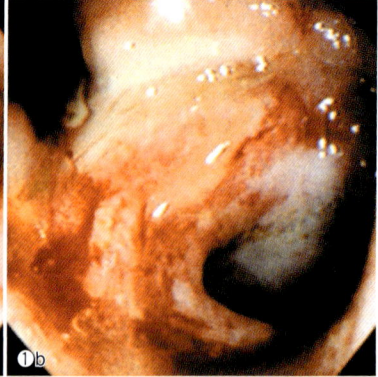

47歳，女性．不正出血．
- 直腸 Rb に管腔の狭小化がみられ，粘膜面には血液が付着している．
- 本来の管腔（左上）とは別に腔が観察され，その表面は白色の粘膜で覆われている．

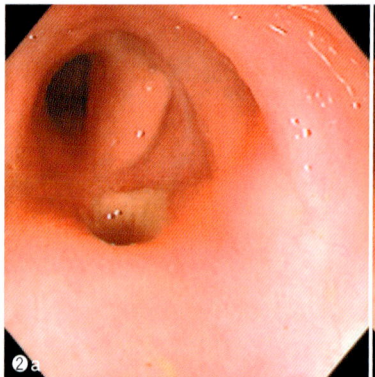

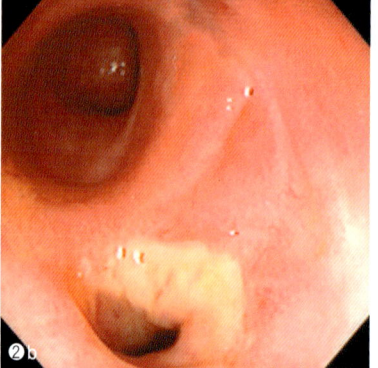

69歳，女性．気尿．
- 直腸 Rb から Ra にかけて管腔が伸展不良で血管透見がみられず，瘢痕が多発している．
- 径 5 mm 位の境界明瞭な深い潰瘍がみられ，別の腔と連続している．

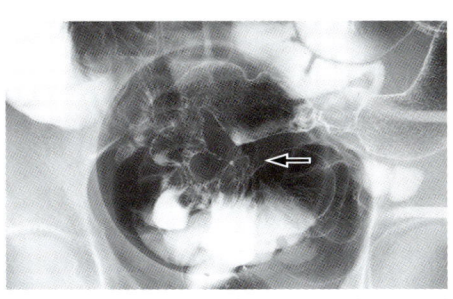

その他 (3) 瘻孔

Crohn 病 Crohn disease

- Crohn 病における瘻孔は裂溝から進展すると考えられている．
- 近傍の管腔臓器に穿通すると内瘻，腹壁や皮膚に通じた場合を外瘻と呼ぶ．
- 内瘻を形成する場合，原因となった腸管にはほぼ狭窄がみられ，縦走潰瘍や敷石像を伴っている．
- 瘻孔が開通した側の腸管にも伸展不良がみられることが多いが，変化は軽度である．

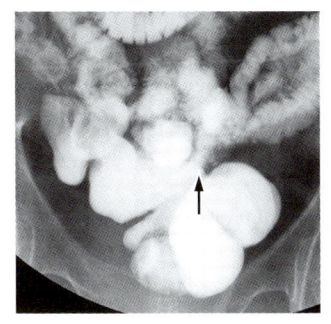

注腸造影：S状結腸から瘻孔を介して小腸が造影されている

腸管 Behçet 病 intestinal Behçet disease

- Behçet 病は口腔粘膜の再発性アフタ，皮膚病変，眼病変，外陰部潰瘍を4主徴とする全身性疾患である．
- 特殊病型として消化管病変が臨床症状の中心であるものを腸管 Behçet 病と呼んでいる
- 腸管 Behçet 病は深い潰瘍ができやすく，穿孔や穿通が生じやすい．
- 呈示症例は直腸と回腸の間に瘻孔を形成しているが，瘻孔形成後長期間経過しているためか，結腸粘膜と回腸粘膜は滑らかに移行しており，潰瘍はみられない．

小腸 X 線で回腸から瘻孔を経て S 状結腸が描出される

放射線腸炎 radiation colitis

- 放射線照射後の晩期障害として，照射を受けた領域に一致して粘膜の発赤，毛細血管拡張，易出血性，潰瘍，狭窄，瘻孔などさまざまな程度の病変がみられる．
- 瘻孔は隣接する管腔臓器である膀胱や腟との間に形成される．
- 瘻孔が大きい場合には内視鏡で直接，膀胱や腟の粘膜が，いずれも白色調の粘膜として観察される．
- 放射線照射後の晩期障害として，照射を受けた領域に一致して粘膜の発赤，毛細血管拡張，易出血性，潰瘍，狭窄，瘻孔などさまざまな程度の病変がみられる．
- 瘻孔は隣接する管腔臓器である膀胱や腟との間に形成される．
- 瘻孔が大きい場合には内視鏡で直接，膀胱や腟の粘膜が，いずれも白色調の粘膜として観察される．
- ①は腟との瘻孔，②は膀胱との瘻孔を形成した症例であった．

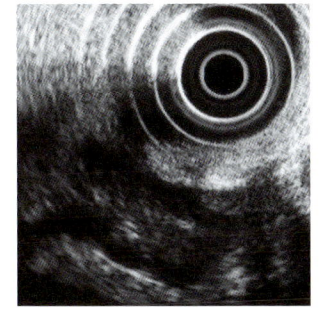

EUS で膀胱と交通する瘻孔が描出される

(4) 異物

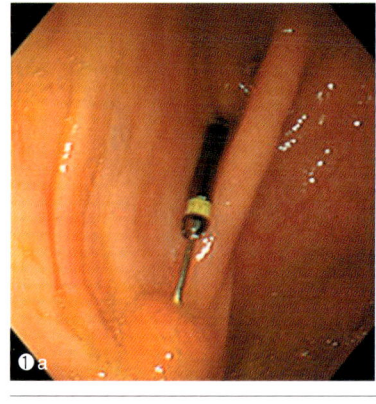

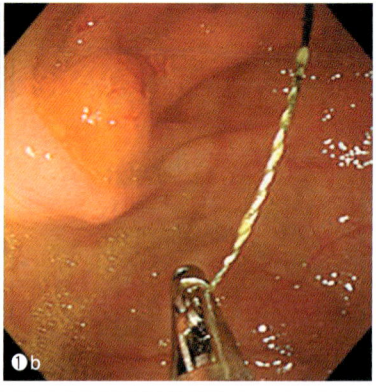

①a ①b

48歳，男性．無症状．歯科治療中に歯科器具（リーマ）を誤飲した．その後腹部単純X線にてフォローされていたが，移動しないため12日目に紹介された．
- 盲腸壁にリーマが刺入していた．
- 刺入部は肉芽様に隆起していた．
- 生検鉗子を用いて引き抜いた．

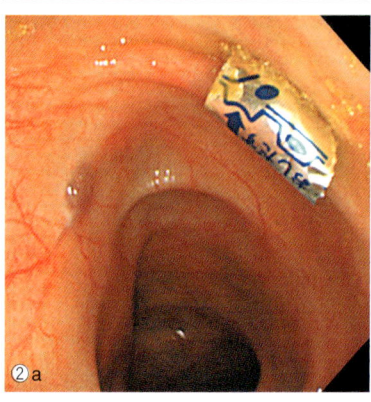

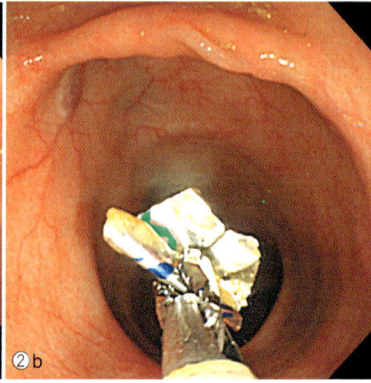

②a ②b

80歳，女性．血便．特に誤飲した覚えはない．
- 上行結腸にPTPがみられる．
- 把持鉗子にて回収した．

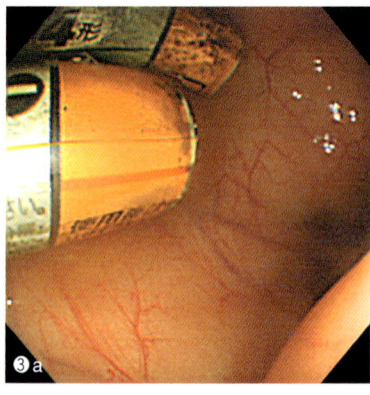

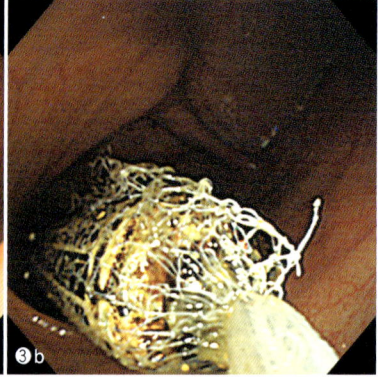

③a ③b

46歳，男性．腹痛．統合失調にて他院通院中．腹痛あり．腹部単純X線にて乾電池2本があり，4週間様子をみていたが排泄されないため紹介された．
- 下行結腸に乾電池2本がみられた．
- 回収ネットで1本ずつ回収した．

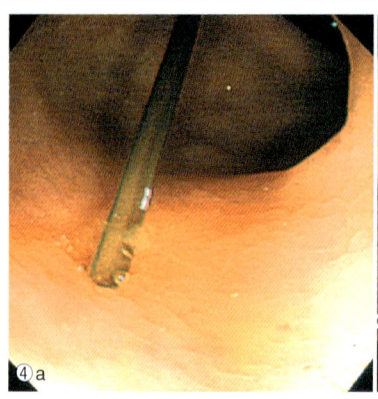

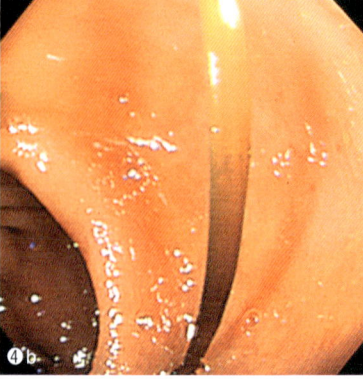

④a ④b

69歳，男性．左側腹部痛．
- 下行結腸に刺入した魚骨が確認される．
- 魚骨は褐色に変色している．
- 刺入部には浮腫も発赤もみられない．

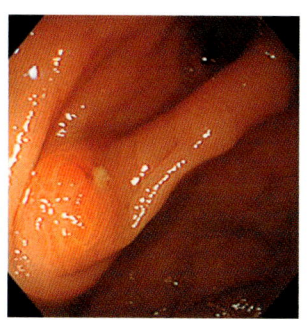

異物 foreign body

- 消化管異物とは，本来消化管にないものが消化管内に停滞する状態であり，経口的に侵入したものと，経肛門的に挿入されたものがある．
- 体内で形成された結石や寄生虫も異物として取り扱われる．
- 経口的に侵入した異物のうち，80〜90%は自然排泄され，10〜20%が内視鏡的に摘出され，約1%が外科的処置を要する．
- 異物の部位としては食道が圧倒的に多く，次いで胃が多く，大腸や小腸は極めて少ない．
- 部位別の治療選択では，食道は全例適応，胃は鋭的異物，ボタン電池が治療の適応となり，小腸，大腸は経過観察が一般的である．
- 鈍的異物は無症状であれば経過観察だが，ボタン電池は早急に摘出する必要がある．アルカリ溶液を含んでいるためであり，食道や胃にある場合内視鏡的に摘出するが，腸内に侵入すれば緩下薬を投与し，外科的治療を考慮し経過観察する．
- 鋭的異物は早急に摘出することが原則である．腸内に侵入した場合は，外科的治療を考慮し慎重な経過観察を行う．
- 停滞した誤飲性大腸異物は，義歯，縫い針，爪楊枝，魚骨，歯科器具などで，先端が鋭利で腸管の直径より長いものが多い．
- 症状として腹痛，腹膜炎症状の急性炎症症状を呈するものと，炎症性肉芽腫を形成し慢性経過を呈するものがある．
- 部位ではS状結腸，回盲部，横行結腸が多い．
- 治療としては外科的治療が多いが，内視鏡的治療例も少ないがみられる．
- 腹膜炎所見のない大腸異物に対しては内視鏡的摘出は積極的に行われるべきである．

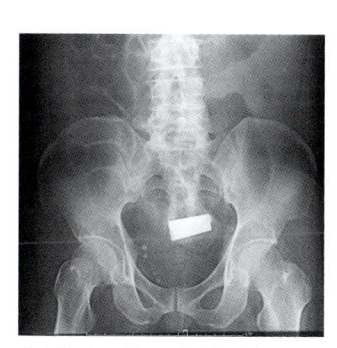

抜去後穿刺部には特に変化はなかった

腹部単純X線にて電池2本がみられる

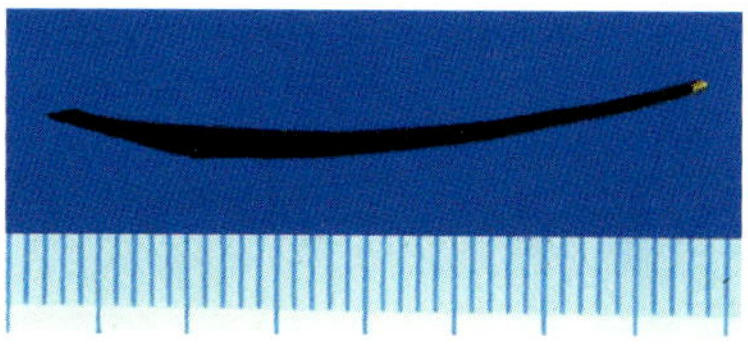

異物把持鉗子で安全に魚骨を抜去できた．回収した魚骨は長さ38 mmであった

下部消化管内視鏡診療に必要な基本的事項

表1 大腸癌の病期分類(TNM) 327
図1 大腸癌の壁深達度(Dukes分類) 327
図2 大腸癌の進行度(stage)分類(大腸癌研究会) 327
表2 潰瘍性大腸炎診断基準改訂案(下山班・平成10年2月16日) 328
表3 Crohn病診断基準(改訂案) 330
表4 Crohn病の重症度・活動指数(IOIBDの求め方) 331
表5 Crohn病の重症度・活動指数(CDAIの求め方) 331
表6 Behçet病の活動期分類 332
表7 Behçet病の重症度基準 333

表1　大腸癌の病期分類(TNM)

Primary Tumor(T)
　TX：Primary tumor cannot be assessed
　T0：No evidence of primary tumor
　Tis：Carcinoma *in situ*：intraepithelial or invasion of the lamina propria
　T1：Tumor invades submucosa
　T2：Tumor invades muscularis propria
　T3：Tumor invades through the muscularis propria into the subserosa or into nonperitonealized pericolic or perirectal tissues
　T4：Tumor directly invades other organs or structures and/or perforates visceral peritoneum

Regional Lymph Nodes(N)
　NX：Regional nodes cannot be assessed
　N0：No regional lymph node metastasis
　N1：Metastasis in 1 to 3 regional lymph nodes
　N2：Metastasis in 4 or more regional lymph nodes

Distant Metastasis(M)
　MX：Distant metastasis cannot be assessed
　M0：No distant metastasis
　M1：Distant metastasis

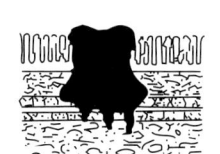

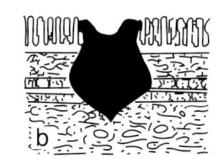

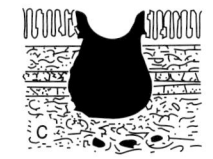

図1　大腸癌の壁深達度(Dukes 分類)
a：癌腫が腸壁内に限局する
b：癌腫が腸壁を貫いて浸潤するが，リンパ節転移はない
c：リンパ節転移がある

	H0, M0, P0			H1, H2, H3, M1 P1, P2, P3
	N0	N1	N1, N2	M1(リンパ節)
M	0			
SM MP	I	IIIa	IIIb	IV
SS, A SE SI, AI	II			

図2　大腸癌の進行度(stage)分類(大腸癌研究会)
壁深達度(M～AI)，リンパ節転移(N0～N3)，肝転移(H0～H3)，腹膜転移(P0～P3)，遠隔転移(M0～M1)などから stage 0～stage IV に分類する．
〔大腸癌研究会(編)：大腸癌取扱い規約第7版．金原出版，東京，2006より引用〕

表2　潰瘍性大腸炎診断基準改訂案（下山班・平成10年2月16日）

定義

主として粘膜を侵し，しばしばびらんや潰瘍を形成する大腸の原因不明のびまん性非特異性炎症である．

WHOのCouncil for International Organization of Medical Science (CIOMS)医科学国際組織委員会で定められた名称と概念は，次のとおりである．(1973)

　　特発性大腸炎　idiopathic proctocolitis

An idiopathic, non-specific inflammatory disorder involving primarily the mucosa and submucosa of the colon, especially the rectum. It appears mainly in adults under the age of 30. but may affect children and adults over the age of 50. Its a etiology remains unknown, but immunopathological mechanisms and predisposing psychological factors are believed to be involved. It usually produces a bloody diarrhea and various degrees of systemic involvement, liability to malignant degeneration, if of long duration and affecting the entire colon.

（訳）主として粘膜と粘膜下層を侵す，大腸特に直腸の特発性，非特異性の炎症性疾患．30歳以下の成人に多いが，小児や50歳以上の年齢層にもみられる．原因は不明で，免疫病理学的機序や心理学的要因の関与が考えられている．通常血性下痢と種々の程度の全身症状を示す．長期にわたり，かつ大腸全体を侵す場合には悪性化の傾向がある．

診断の手順

慢性の粘血・血便などがあり本症が疑われるときには，放射線照射歴，抗生剤服用歴，海外渡航歴などを聴取するとともに，細菌学的・寄生虫学的検査を行って感染性腸炎を除外する．次に直腸あるいはS状結腸内視鏡検査を行って本症に特徴的な腸病変を確認する．このさい，生検を併用する．これだけの検査で多くの診断が可能であるが，必要に応じて注腸X線検査や<u>全大腸内視鏡検査</u>などを行って，腸病変の性状や程度，罹患範囲などを検査し，同時に他の疾患を除外する．

診断基準

次のa)のほか，b)のうちの1項目，およびc)を満たし，下記の疾患が除外できれば，確診となる．

a) 臨床症状：持続性または反復性の粘血・血便，あるいはその既往がある．

b) ①内視鏡検査：ⅰ)粘膜はびまん性に侵され，血管透見像は消失し，粗糙または細顆粒状を呈する．さらに，もろくて易出血性（接触出血）を伴い，粘血膿性の分泌物が付着しているか，ⅱ)多発性のびらん，潰瘍あるいは偽ポリポーシスを認める．

②注腸X線検査：ⅰ)粗糙または細顆粒状の粘膜表面のびまん性変化，ⅱ)多発性のびらん，潰瘍，ⅲ)偽ポリポーシス，を認める．その他，ハウストラの消失（鉛管像）や腸管の狭小・短縮が認められる．

c) 生検組織学的検査：<u>活動期では粘膜全層にびまん性炎症性細胞浸潤，陰窩膿瘍，高度な杯細胞減少が認められる．緩解期では腺の配列異常（蛇行・分岐），萎縮が残存する．上記変化は通常直腸から連続性に口側にみられる．</u>

b)c)の検査が不十分，あるいは施行できなくとも，切除手術または剖検により，肉眼的および組織学的に本症に特徴的な所見を認める場合は，下記の疾患が除外できれば，確診とする．

除外すべき疾患は，<u>細菌性赤痢，アメーバ赤痢，サルモネラ腸炎，キャンピロバクター腸炎，大腸結核などの感染性腸炎が主体で，その他にクローン病，放射線照射性大腸炎，薬剤性大腸炎，リンパ濾胞増殖症，虚血性大腸炎，腸型ベーチェット</u>などがある．

注1) まれに血便に気付いていない場合や，血便に気付いてすぐに来院する（病悩期間が短い）場合もあるので注意を要する．

注2) 所見が軽度で診断が確実でないものは「疑診」として取り扱い，後日再燃時などに明確な所見が得られた時に本症と「確診」する．

病態（病型・病期・重症度）の分類

A．病変の拡がりによる病型分類
　　　全大腸炎　total colitis
　　　左側大腸炎　left-sided colitis
　　　直腸炎　proctitis
　　　右側あるいは区域性大腸炎　right-sided or segmental colitis

注3) 直腸炎は，前述の診断基準を満たしているが，内視鏡検査により直腸S状部(Rs)の口側に正常粘膜を認めるもの．

注4) 左側大腸炎は，病変の範囲が横行結腸中央部を越えていないもの．

注5) 右側あるいは区域性大腸炎は，クローン病や大腸結核との鑑別が困難で，診断は経過観察や切除手術または剖検の結果を待たねばならないこともある．

B．病期の分類
　　　活動期　active stage
　　　緩解期　remission stage

注6) 活動期は血便を訴え，内視鏡的に血管透見像の消失，易出血性，びらん，または潰瘍などを認める状態．

注7) 緩解期は血便が消失し，内視鏡的には活動期の所見が消失し，血管透見像が出現した状態．

C．臨床的重症度による分類
　　　軽症　mild
　　　中等症　moderate
　　　重症　severe

（次頁に続く）

表2（続き）

	重症	中等症	軽症
1) 排便回数	6回以上	重症と軽症との中間	4回以下
2) 顕血便	（＋＋＋）		（＋）〜（−）
3) 発熱	37.5℃ 以上		（−）
4) 頻脈	90/ 分以上		（−）
5) 貧血	Hb 10 g/dl 以下		（−）
6) 赤沈	30 mm/h 以上		正常

注8) 軽症の3), 4), 5)の（−）とは37.5℃ 以上の発熱がない，90/ 分以上の頻脈がない，Hb 10 g/dl 以下の貧血がない，ことを示す．

注9) 重症とは1)および2)の他に全身症状である3)または4)のいずれかを満たし，かつ6項目のうち4項目以上を満たすものとする．軽症は6項目すべてを満たすものとする．

注10) 上記の重症と軽症との中間にあたるものを中等症とする．

注11) 重症の中でも特に症状が激しく重篤なものを激症とし，発症の経過により，急性激症型と再燃激症型に分ける．激症の診断基準は以下の5項目をすべて満たすものとする．
　①重症基準を満たしている．
　②15 回/日以上の血性下痢が続いている．
　③38℃ 以上の持続する高熱がある．
　④10,000/mm^3 以上の白血球増多がある．
　⑤強い腹痛がある．

D. 活動期内視鏡的所見による分類
　　軽度　　mild
　　中等度　moderate
　　強度　　severe

炎症	内視鏡所見
軽度	血管透見像消失 粘膜細顆粒状 発赤，小黄色点
中等度	粘膜粗糙，びらん，小潰瘍 易出血性（接触出血） 粘血膿性分泌物付着 その他の活動性炎症所見
強度	広汎な潰瘍 著明な自然出血

注12) 内視鏡的に観察した範囲で最も所見の強いところで診断する．内視鏡検査は前処置なしで短時間で施行し，必ずしも全大腸を観察する必要はない．

E. 臨床経過による分類
　　再燃緩解型　　relapse-remitting type
　　慢性持続型　　chronic continuous type
　　急性激症型（急性電撃型）　acute fulminating type
　　初回発作型　　one attack only

注13) 慢性持続型は初回発作より6カ月以上活動期にあるもの．

注14) 急性激症型（急性電撃型）はきわめて激烈な症状で発症し，中毒性巨大結腸症，穿孔，敗血症などの合併症を伴うことが多く，予後がきわめて不良なもの．

注15) 初回発作型は発作が1回だけのもの，しかし将来再燃をきたし，再燃緩解型となる可能性が大きい．

F. 病変の肉眼所見による病型分類
　　偽ポリポーシス型
　　萎縮性大腸炎型

難治性潰瘍性大腸炎の定義
　厳密な内科的治療下にありながら，次のいずれかの条件を満たすものとする．
　①慢性持続型
　②再燃後6カ月以上なお活動期にある．
　③頻回に再燃を繰りかえす．

表3 Crohn病診断基準（改訂案）

Ⅰ．概念

本疾患は原因不明で，主として若い成人にみられ，浮腫，線維（筋）症や潰瘍を伴う肉芽腫性炎症病変からなり，消化管のどの部分にも起こりうる．消化管以外（特に皮膚）にも転移性病変が起こることがある．原著では回腸末端をおかす（回腸末端炎）と記載されたが，その後口腔から肛門までの消化管のあらゆる部位に起こりうることがわかった．臨床像は病変の部位や範囲による．発熱，栄養障害，貧血，関節炎，虹彩炎，肝障害などの全身性合併症が起こりうる．

〔WHOのCIOMS（Council for International Organizations of Medical Sciences．医科学国際組織委員会）による概念（1973）を一部改訂〕

Ⅱ．主要事項

1. 好発年齢：10歳代後半から20歳代
2. 病変部位：大多数は小腸や大腸，またはその両者に縦走潰瘍や敷石像などの病変を有する．
3. 臨床症状：腹痛，下痢，体重減少，発熱，肛門病変などがよくみられる症状である．
   ときに虫垂炎に類似の症状，腸閉塞，腸穿孔，大出血で発症する．また，腹部症状を欠き，肛門病変や発熱（不明熱）で発症することもある．
4. 臨床所見
   A．消化管病変
     1）腸病変 a．縦走潰瘍[注1]
              b．敷石像[注2]
              c．腸管の狭小，狭窄
              d．非連続性または区域性病変（いわゆる skip lesion）
              e．内瘻（腸-腸瘻，腸-膀胱瘻，直腸-腟瘻など）
              f．外瘻（腸-皮膚瘻）
              g．不整形潰瘍
              h．多発アフタ[注3]
     2）肛門病変 a．難治性痔瘻
              b．肛門周囲膿瘍
              c．裂肛
              d．潰瘍
              e．肛門皮垂（skin tag）など
     3）胃・十二指腸病変 a．多発アフタ
              b．潰瘍
              c．狭窄
              d．敷石像など
   B．消化管外病変
     1）血液：貧血，低蛋白血症など
     2）関節：腸性関節炎，強直性脊椎炎など
     3）皮膚：口内アフタ，結節性紅斑，壊死性膿皮症，多形滲出性紅斑など
     4）眼：虹彩炎，ブドウ膜炎など
     5）栄養代謝：成長障害，微量元素欠乏，ビタミン欠乏（ビタミンB_{12}，葉酸など），アミロイドーシスなど
     6）悪性腫瘍：腸癌など
     7）その他：原発性硬化性胆管炎
5. 病理学的所見
   A．切除標本肉眼所見
     1）縦走潰瘍[注1]
     2）敷石像[注2]
   B．切除標本組織所見
     1）非乾酪性類上皮細胞肉芽腫（局在リンパ節にもみられることがある）[注4]
     2）全層性炎症[注5]
     3）裂溝
     4）潰瘍
   C．生検組織所見
     非乾酪性類上皮細胞肉芽腫[注4]

   注1）腸管の長軸方向に4～5cm以上の長さを有する潰瘍で活動期潰瘍では，近傍に炎症性ポリープや敷石像を伴うことが多い．
   虚血性大腸炎で縦走潰瘍を認めることがあるが，炎症性ポリポーシスや敷石像を伴うことはまれである．
   潰瘍性大腸炎で縦走潰瘍を認めることがあるが，その周辺粘膜は潰瘍性大腸炎に特徴的な所見を呈する．
   注2）縦走潰瘍とその周辺小潰瘍間の大小不同の密集した粘膜隆起であり，密在した炎症性ポリポーシスもこれに含める．虚血性大腸炎の場合，肉眼標本上で浮腫や残存粘膜島が敷石像類似の所見を呈することがあるが，その高さは低く，発赤調が強い．
   注3）本症では縦列することがある．
   注4）非乾酪性類上皮細胞肉芽腫は腸結核でも，認められることがある．
   注5）主にリンパ球から成る集族巣が消化管壁全層にみられるもの．

Ⅲ．診断の基準

1. 主要所見
   A．縦走潰瘍
   B．敷石像
   C．非乾酪性類上皮細胞肉芽腫
2. 副所見
   a．縦列する不整形潰瘍またはアフタ
   b．上部消化管と下部消化管の両者に認められる不整形潰瘍アフタ
   確診例：1．主要所見のAまたはBを有するもの[注6][注7]
        2．主要所見のCと副所見のいずれか1つを有するもの

（次頁に続く）

表3（続き）

疑診例：1. 副所見のいずれかを有するもの[注8]
2. 主要所見のCのみを有するもの[注9]
3. 主要所見AまたはBを有するが虚血性大腸炎，潰瘍性大腸炎と鑑別ができないもの

注6) A. 縦走潰瘍のみの場合，虚血性大腸炎や潰瘍性大腸炎を除外することが必要である．
注7) B. 敷石像のみの場合，虚血性大腸炎を除外することが必要である．
注8) 副所見bのみで疑診とした場合は同所見が3カ月以上恒存することが必要である．
注9) 腸結核などの肉芽腫を有する炎症性疾患を除外することが必要である．

Ⅳ．病型分類

本症の病型は縦走潰瘍，敷石像または狭窄の存在部位による（例：小腸型，小腸大腸型，大腸型，直腸型，胃・十二指腸型など）．これらの所見を欠く場合は特殊型とする．
特殊型には多発アフタ型や盲腸虫垂限局型などがある．

表4　Crohn病の重症度・活動指数（IOIBDの求め方）

1) 腹痛
2) 1日6回以上の下痢，または粘血便
3) 肛門部病変
4) 瘻孔
5) その他の合併症
6) 腹部腫瘤
7) 体重減少
8) 38℃以上の発熱
9) 腹部圧痛
10) 10 g/dl以下の血色素

各1項目のスコアを1点とする．2点以上：活動性．

表5　Crohn病の重症度・活動指数（CDAIの求め方）

X_1	過去1週間の軟便または下痢の回数	$\times 2 = y_1$
X_2	過去1週間の腹痛 0＝なし，1＝軽度，2＝中等度，3＝高度	$\times 5 = y_2$
X_3	過去1週間の主観的な一般状態 0＝良好，1＝軽度不良，2＝不良，3＝重症，4＝激症	$\times 7 = y_3$
X_4	患者が現在持っている下記項目の数 1)関節炎／関節痛 2)虹彩炎／ブドウ膜炎 3)結節性紅斑／壊死性膿皮症／アフタ様口内炎 4)裂肛，痔瘻または肛門周囲膿瘍 5)その他の瘻孔 6)過去1週間100°F（37.8℃）以上の発熱	$\times 20 = y_4$
X_5	下痢に対してlomotil（Lopemin）またはオピアトの服用 0＝なし，1＝あり	$\times 30 = y_5$
X_6	腹部腫瘤 0＝なし，2＝疑い，5＝確実にあり	$\times 10 = y_6$
X_7	ヘマトクリット（Ht） 男（47−Ht），女（42−Ht）	$\times 6 = y_7$
X_8	体重：標準体重：	$100 \times (1 -$ 体重／標準体重$) = y_8$

$$CDAI = \sum_{i=1}^{8} = y_i$$

CDAI 150以下：非活動期，450以上：非常に重症．

表6 Behçet病の活動期分類

1. **活動期**

    ぶどう膜炎，皮下血栓性静脈炎，結節性紅斑様皮疹，外陰部潰瘍（女性の性周期に連動したものは除く），関節炎症状，腸管潰瘍，進行性の中枢神経病変，進行性の血管病変，副睾丸炎のいずれかが認められ，理学所見（眼科的診察所見を含む）あるいは検査所見（血清CRP，髄液所見，腸管内視鏡所見など）から炎症兆候が明らかなもの．口腔内アフタ性潰瘍，皮膚・外陰部潰瘍および眼症状については，それぞれ下記のscore 2以上を示す場合を活動期Behçet病とする．

2. **非活動期**

    活動期の定義に当てはまらないもの．

(注1) 活動期には一般に治療薬剤の増量，変更，追加が必要となる．
(注2) 口腔粘膜のアフタ性潰瘍，毛囊炎様皮疹のみの症状の場合は活動性判定のよりどころになりにくいので，その他の症状あるいは既往症状を考慮して慎重に判定することが望ましい．
(注3) ぶどう膜炎のように症状発作の明らかなものでは，活動期は発作時に一致し，その持続は一般に2週間以内である．ただし，2週間以上経っても明らかな炎症所見が客観的に認められれば活動期と考えられる．
(注4) 非活動期であっても，活動期への移行が突発的に起こりうるので，注意が必要である．
(注5) 非活動期で，1年間以上活動指数score 0が続いた場合を固定期（寛解）とする．

3. **活動指数**

(1) 口腔内アフタ性潰瘍

    score 0：なし
    score 1：最近の4週のうち症状が存在したのは2週未満である．
    score 2：最近の4週のうち症状が存在したのは2週以上である．
    score 3：最近の4週のうちほとんどに症状が存在した．

(2) 皮膚（結節性紅斑様皮疹）・外陰部潰瘍

    score 0：なし
    score 1：最近の4週のうち症状が存在したのは2週未満である．
    score 2：最近の4週のうち症状が存在したのは2週以上である．
    score 3：最近の4週のうちほとんどに症状が存在した．

(3) 眼症状（ぶどう膜炎）

    score 0：なし
    score 1：最近の4週のうち1回の眼発作（数日以内に連続して起こった対側眼の炎症を含む）があった．
    score 2：最近の4週に2回の発作があった．
    score 3：最近の4週に3回の発作があった．

(4) その他の症状

    ①関節炎症状：関節痛，腫脹の有無，歩行困難，変形の出現など．
    ②消化器病変：急性・慢性腹痛，下血または潜血反応．
    ③副睾丸炎：疼痛，腫脹の有無．
    ④血管系病変：心大動脈障害，中血管閉塞，小血管閉塞，血栓性静脈炎など．
    ⑤中枢神経病変：頭痛，めまい，四肢麻痺，精神症状など．
    ⑥その他の症状と合併症．

表 7　Behçet 病の重症度基準

Stage	内　容
I	眼症状以外の主症状（口腔粘膜のアフタ性潰瘍，皮膚症状，外陰部潰瘍）のみられるもの
II	Stage I の症状に眼症状として虹彩毛様体炎が加わったもの Stage I の症状に関節炎や副睾丸炎が加わったもの
III	網脈絡膜炎がみられるもの
IV	失明の可能性があるか，失明に至った網脈絡膜炎およびその他の眼合併症を有するもの 活動性，ないし重度の後遺症を残す特殊病型（腸管 Behçet 病，血管 Behçet 病，神経 Behçet 病）である
V	生命予後に危険のある特殊病型 Behçet 病である 中等度以上の知能低下を有す進行性神経 Behçet 病である
VI	死亡（a. Behçet 病の症状に基づく原因　b. 合併症によるものなど，原因を記載すること）

注 1　Stage I・II については活動期（下記参照）病変が 1 年間以上みられなければ，固定期（寛解）と判定するが，判定基準に合わなくなった場合には固定期から外す．
注 2　失明とは，両眼の視力の和が 0.12 以下もしくは両眼の視野がそれぞれ 10°以内のものをいう．
注 3　ぶどう膜炎，皮下血栓性静脈炎，結節性紅斑様皮疹，外陰部潰瘍（女性の性周期に連動したものは除く），関節炎症状，腸管潰瘍，進行性の中枢神経病変，進行性の血管病変，副睾丸炎のいずれかがみられ，理学所見（眼科的診察所見を含む）あるいは検査所見（血清 CRP，血清補体価，髄液所見，腸管内視鏡所見など）から炎症兆候が明らかなもの．

和文索引

斜体の数字は症例呈示頁を示す．

あ

アニサキス症　*221*
アフタ　195
アフタ様大腸炎　231, *305*
アフタ様病変　230～233, *243*, 290, *304*
　——の形態分類　196
　——の出現頻度（疾患別）　197
アフタ様びらん　195
アポトーシス　261, *301*
アミロイドーシス（AA 型）　213, *239*, *285*
アミロイドーシス（AL 型）　*273*
アメーバ性大腸炎　233, *251*, *257*, *265*, *269*, *295*, *305*, *307*, *313*
アメーバ赤痢，アフタ　196
亜有茎性ポリープ　94, 112, 174, 178, 184, 314
青色ゴムまり様母斑症候群　113
悪性黒色腫　143, *173*
悪性絨毛上皮腫　*169*
悪性リンパ腫　*177*
厚い偽膜様所見　209

い

イクラ状粘膜　*297*
インジゴカルミン撒布　15
インフォームド・コンセント　3, 7
医の倫理　3
移植片対宿主病　223, *261*, *285*
萎縮瘢痕帯　278, 279
陰影欠損　141

う

うすい偽膜様所見　209
うろこ模様　208, 209, 242, *286*, *287*
打ち抜き様潰瘍　247, 254, 262, *296*

え

エルシニア腸炎　233, *243*, *311*
円形 pit　60
円形潰瘍　142, 254, 256, 258, 260, *302*
炎症性線維性ポリープ　*93*, *125*
炎症性腸疾患　192
　——，潰瘍・びらんの形態からみた鑑別診断　195
　——，局所所見からみた　194
　——の診断，注腸 X 線検査と内視鏡検査の優劣　38

　——，病変範囲からみた　193
炎症性腸疾患の鑑別診断　199
　——，発症様式からみた　37
炎症性ポリープ　188, 262, 269, 274, 278, 290, 314
炎症性ポリポーシス　269
炎症パターンの特徴，炎症性腸疾患の　200

お

オーバーチューブ　24
尾根状絨毛　13
黄色腫　229
黄色斑　224, 228
横行結腸　17, 195, 247, 250, 252, 253

か

カプセル内視鏡　27, *261*
カルチノイド　111, *129*, *133*, *141*, *175*
カンピロバクター腸炎　209, *237*, *283*, *295*, *311*
下行結腸　17
下唇　18
化生性ポリープ　*133*
過形成性ポリープ　87, *101*, *121*, *133*, *153*, *181*
顆粒細胞腫　*125*, *131*, *179*
回虫症　*317*
回腸　12
回腸黒皮症　*227*
回腸終末部　12, 18
回腸嚢炎　*315*
回盲部の解剖　17
回盲弁　18
　——の逸脱　*319*
回盲弁症候群　*319*
海綿状血管腫　*129*
解剖
　——，回盲部の　17
　——，直腸肛門部の　16
潰瘍　57, 194
潰瘍性大腸炎　192, *209*, 213, 215, 231, 235, *241*, 255, *263*, *267*, 269, 275, *279*, *283*, *287*, *291*, *307*
　——に合併したサイトメガロウイルス腸炎　*255*
　——における pit pattern の推移　200
　——の内視鏡分類　215, 235

潰瘍性大腸炎関連大腸癌
　——（Is 型，M）　*185*
　——（IIa 型，M）　*185*
　——（IIa 型，SM ≧ 1,000 μm）　*185*
　——（IIa+IIc，SM ≧ 1,000 μm）　*187*
　——（IIc 様進行癌，A1）　*187*
　——（IIc 様進行癌，SS）　*187*
　——（4 型，A2）　*189*
　——（4 型，SS）　*189*
　——（5 型，SS）　*187*
潰瘍性大腸炎診断基準改訂案　235
外痔核　215, *303*
外瘻　*321*
肝硬変症　*219*
陥凹　57
乾電池　*322*
管状型 pit　60
管状狭窄　253, 275
管状狭小　253
管状絨毛腺腫　71, 75, 95, *103*, *115*, *155*, *165*, *175*
管状腺腫　71, 75, 79, 87, 91, 95, 99, *103*, *119*, *133*, *151*, *155*, *161*, *165*

き

偽茎　49
偽憩室　197, 276, 279, 280
偽足様所見　162
偽ポリポーシス　269
偽膜性大腸炎　233, *305*
偽膜様所見　*287*
亀甲状模様　223
逆「の」字挿入法　31
逆噴射所見　108
急性出血性直腸潰瘍　*249*, *301*
急性虫垂炎　*307*
急性腸炎　37
急性直腸粘膜病変　*249*
虚血性小腸炎　253
虚血性大腸炎　209, 223, 225, *239*, *245*, *249*, 253, *277*, *281*, *287*
虚血性大腸炎急性期の内視鏡分類　287
虚血性直腸炎　*297*
鋸歯状腺腫　71, 79, 95, *103*, *145*, *165*
魚骨　*322*
狭窄　168, 197, 274, 275
　——，全周性の　276
蟯虫症　*317*

和文索引

き
局所解剖
　——，小腸の　12
　——，大腸の　13
棘状，表面型腫瘍の陥凹面の形態　59
棘状陥凹　154
緊満感　57, 96, 108, 128, 166

く
クモ状血管腫　216
クラミジア直腸炎　*297*
工藤分類　52
区域性腸炎　193
区域性病変，炎症性腸疾患　193
空置性大腸炎　*223*, *285*
空腸　12
偶発症　9

け
経口造影法　22
憩室に伴う粘膜脱症候群　*273*
血管拡張　209, 214, 216, 286, 287
血管腫　*129*, *219*
結節集簇様大腸病変　165
結節状隆起　186, 216
結腸肝彎曲部　17
結腸憩室起に合併した粘膜脱症候群　*81*
結腸紐　14, 17
結腸膨隆　14

こ
コロナビ　33
小型類円形 pit　60
孤在性潰瘍性病変，炎症性腸疾患　193
弧の伸展不良　114
広節裂頭条虫　317
好酸球性胃腸炎　*223*, *283*
抗癌剤起因性腸炎　*285*
抗コリン薬　32
抗生物質起因性出血性大腸炎　*211*, *239*, *245*, *289*
肛門管　15
肛門管癌　*171*
肛門ポリープ　*111*
紅暈　230, 232, 260, 290, 304, 308, 310, 312, 318
膠原線維束　243
棍棒状構造　271

さ
サイトメガロウイルス腸炎　*247*, *257*, *265*, *295*, *297*, *313*
　——の診断基準　257
サルモネラ腸炎　*221*, *237*, *295*, *313*

し
シングルバルーン小腸内視鏡　29
シングルバルーン法　27
子宮内膜症　*181*
指状絨毛　13
脂肪腫　*81*, *89*, *93*, *111*, *127*, *173*, *179*
脂肪腫上に発育した管状腺腫　*125*
紫斑　211
痔核　*215*, *303*
痔瘻　*303*
敷石像　197, 267
軸保持短縮法　32
下掘れ潰瘍　140, 195, 231, 234, 255, 308
若年性ポリープ　*73*, *77*, *81*, *103*
樹枝状 pit　60
絨毛腺腫　*145*
縦走潰瘍　195, 240～242, 244, 266, 274, 290
宿便性潰瘍　*259*, *265*, *303*
出血　197
小潰瘍　292, 308
小腸　22
　——の正常内視鏡像　12
小腸X線検査法　23
小腸疾患の診断法　22
小腸腫瘍　44
　——の鑑別診断，発生個数からみた　46
　——の内視鏡所見　45
　——の内視鏡的形態分類　45
小腸絨毛　13
小腸内視鏡　4
小腸内視鏡検査法　23
小腸リンパ腫（びまん性大細胞型B細胞性リンパ腫）　*169*
消化管異物　*323*
消化器内視鏡ガイドライン　6
消化器内視鏡教育法　2
消化器内視鏡リスクマネージメント　7
上行結腸　17
上唇　18
条虫症　*317*
静脈硬化性大腸炎　*225*
神経鞘腫　*127*
唇裂　18
深在囊胞性大腸炎　*299*
進行癌
　——（MP）　*85*, *97*, *109*, *117*, *137*
　——（SS）　*117*, *121*, *137*, *141*, *163*
　——（SS；管状絨毛腺腫の癌化）　*145*

す
スライディングチューブ　24, 33

スライディングチューブ使用のメリット　33

せ
性行為感染症　*257*, *297*
星芒状，表面型腫瘍の陥凹面の形態　59
星芒状 pit　60
舌状絨毛　13
絶対値分類　53
旋尾線虫タイプX幼虫移行症　*221*
腺腫内癌　*119*
線維筋症　*81*
線維腫　*133*
全周性潰瘍　176, 250
全周性狭窄　169, 170, 182, 221, 276
全身性エリテマトーデス（SLE）　*259*
前処置　8, 32

そ
ゾンデ式小腸内視鏡　*168*
ゾンデ式挿入法　26
ゾンデ的小腸造影　22
早期癌
　——（M）　*73*, *77*, *79*, *83*, *91*, *99*, *107*, *115*, *119*, *151*, *155*, *161*, *167*, *175*
　——（M；管状絨毛腺腫の癌化）　*145*
　——（SM＜1,000μm）　*91*, *97*, *101*, *123*, *153*, *155*, *157*, *163*, *167*
　——（SM≧1,000μm）　*73*, *83*, *85*, *91*, *93*, *97*, *101*, *105*, *107*, *109*, *115*, *117*, *119*, *121*, *123*, *127*, *137*, *159*, *163*, *167*
相対値分類　53
挿入手技
　——，ゾンデ式小腸スコープ　27
　——，プッシュ式小腸スコープ　24
　——，ロープウェイ式小腸スコープ　25

た
タコイボ様所見　233, 269
タコイボ様隆起　272, 273, 295
ダブルバルーン小腸内視鏡　27
ダブルバルーン法　27
他臓器癌の浸潤
　——（子宮原発）　*141*
　——（前立腺）　*173*
大腸　13
　——の各部位の呼称　14
　——の正常内視鏡像　13
大腸炎関連癌　*201*
大腸癌，陳旧性腸結核に合併した　*189*
大腸癌術後再発　*183*
大腸癌取扱い規約　46
大腸憩室炎　*261*
大腸憩室症　*281*
大腸黒皮症　*227*

和文索引

大腸腫瘍　46
　──の計測　50
　──の診断，注腸 X 線検査と内視鏡検査の優劣　31
　──の肉眼型分類　48
　──の病理組織学的分類　47
大腸腫瘍様病変の鑑別診断，発生個数からみた　61
大腸静脈瘤　219
大腸腺腫症　113, 147
大腸内視鏡　5
大腸内視鏡挿入手技　31
大腸内視鏡挿入上のポイント　32
大腸放線菌症　271
大腸ポリープ　75
　──の病理組織学的分類　48
単純性潰瘍　255, 275, 293, 309
　──，アフタ　196
　──の 3 主徴　255
単純性潰瘍術後再発　315
弾性線維腫　135

ち

チアノーゼ所見　209, 225, 239, 286, 287
虫垂開口部　17
超音波内視鏡　111
超音波内視鏡検査　63
腸間膜脂肪織炎　277, 289
腸管 Behçet 病　231, 251, 255, 263, 293, 309, 321
　──，アフタ　196
腸管外からの炎症の波及　281
腸管子宮内膜症　277
腸管の狭小化　249
腸管嚢腫様気腫症　149, 271
腸結核　213, 233, 247, 251, 257, 263, 267, 269, 275, 279, 293, 309
　──，アフタ　196
腸重積　319
腸腺開口部　15
腸紐　23, 25
直腸 Dieulafoy 潰瘍　301
直腸肛門部の解剖　16
直腸脱　299
直腸内反転観察　302, 303
直腸内反転手技　16
直腸梅毒　297
直腸扁桃　129
直腸扁平上皮化生　229
陳旧性腸結核に合併した大腸癌
　──（1 型，SE）　189
　──（2 型，SS）　189
鎮静薬　9, 32

つ

釣竿現象　34

て

低位筋間痔瘻　303
転移性大腸癌　153, 171
　──（胃癌原発）　157
　──（子宮原発）　139
　──（肺原発）　139, 141

と

トルイジンブルー撒布　15
頭部の崩れ　109
動静脈奇形　217
特異性腸炎　192
貪食細胞　229

な

内視鏡検査
　──，禁忌　8
　──，小腸　22
　──，大腸　31
内痔核　215, 303
　──の進行度分類　303
内瘻　321

に

ニッシェ　297, 315
二段隆起　122, 124
日本住血吸虫症　225
肉芽性ポリープ　183

ね

粘液癌　171
粘液嚢腫　181
粘膜橋　270, 271
粘膜紐　270
粘膜脱症候群　211, 265, 273, 299

の

脳回転状 pit　60

は

バリウム肉芽腫　229
パイエル板　12
パラチフス　259
背景因子，炎症性腸疾患　37
白苔　142, 168, 170, 176, 178, 188, 220, 250, 252, 262, 264, 272, 286, 298, 304, 308, 312, 314
白点輪　57
白斑　57, 118, 158, 186, 220, 272
半月ひだ　14

ひ

ビブリオ腸炎　209, 311
ひだ集中　57, 118, 120, 122, 140, 162, 163, 212, 240, 242, 268, 276, 278, 280, 293, 308
ひだのひきつれ　162
びまん浸潤型大腸癌　169
びまん性病変，炎症性腸疾患　193
びらん　57, 195
非腫瘍性ポリープ　121
非チフス性サルモネラ菌の分類　313
非特異性多発性小腸潰瘍症　259
非特異性腸炎　192
表面型腫瘍の陥凹面の形態　59
表面型大腸腫瘍　58
　──の計測　50
病原性大腸菌 O157 大腸炎　287
病原性大腸菌 O157 腸炎　239, 243

ふ

プッシュ式挿入法　23
不整形潰瘍　252, 256, 258, 262～264, 308, 312
浮腫　208, 212, 220, 234, 236, 238, 240, 242, 246, 256, 260, 311
深掘れ潰瘍　292
副交感神経遮断薬　9, 32
分節状病変，炎症性腸疾患　193
分節性腸炎　193
分葉　57
分類不能腸炎　199

へ

平滑筋腫　89, 111, 127, 135
閉塞性大腸炎　245, 289
壁硬化　57
壁のつっぱり　57
辺縁隆起部の形状　59
扁平上皮癌　173
鞭虫症　317

ほ

ポリポーシスの鑑別のポイント　61
拇指圧痕像　198, 222, 225, 289
放射線腸炎　215, 253, 277, 289, 321
　──の内視鏡分類　215
傍結腸膿瘍　261
発赤　57, 197
発赤斑　208, 210, 216
翻転大腸憩室　271

ま

慢性炎症　37

和文索引

む
武藤分類　53
無茎性ポリープ　132, 148
無名溝　15

め
メチレンブルー撒布　15
メラノーシス　227, 228
面状，表面型腫瘍の陥凹面の形態　59
面状陥凹　156, 160

も
毛細血管性血管腫　129
盲腸　17
盲腸周囲膿瘍　307

ゆ
有茎性ポリープ　78, 174

よ
用手圧迫　34, 35
葉状絨毛　13
横ひだ　14

り
リーマ　322
リンパ管拡張症　229
リンパ管腫　89, 125, 129, 135, 149, 177
リンパ腫
　──（MALTリンパ腫）　131, 139
　──（びまん性大細胞型B細胞性リンパ腫）　131, 139, 143, 147, 177, 181
　──（濾胞性リンパ腫）　113, 177
リンパ濾胞　12
リンパ濾胞増殖症　147, 179
隆起型腫瘍　56
隆起型と表面型の違い　49

良性リンパ腫　129
良性リンパ濾胞性ポリープ　129, 135, 147, 179
輪状潰瘍　195, 246〜249
輪状狭窄　275, 309
臨床症状，炎症性腸疾患　37

る
ループ挿入法　32

れ
攣縮　197

ろ
ロープウェイ式挿入法　25
瘻孔　198

欧文索引

数字

Ⅰ型 pit　60
Ⅰ型 pit pattern　86, 148, 160
Ⅱ型 pit　60, 133
Ⅱ型 pit pattern　86, 100, 120, 132, 180
ⅢL型 pit　60, 147
ⅢL型 pit pattern　70, 71, 74, 75, 78, 79, 90, 92, 98, 102, 103, 150, 151, 154, 164, 184
ⅢS型 pit　60, 161
ⅢS型 pit pattern　150, 158, 160
Ⅳ型 pit pattern　72, 76, 77, 94, 98, 100, 102, 144, 166
ⅤI型 pit　60
ⅤI型 pit pattern　92, 96, 104, 118, 122, 158, 188
ⅤN型 pit　60
ⅤN型 pit pattern　163

A

αループ　32, 33
　──, 横行結腸の　35
AA amyloidosis　213, 239, 285
acute appendicitis　307
acute hemorrhagic rectal ulcer　249, 301
acute rectal mucosal lesion　249
adenoma-carcinoma sequence　75, 107, 109
adenomatosis coli　113, 147
advanced carcinoma　145, 171
　──（MP）　85, 97, 109, 117, 137
　──（SS）　117, 121, 137, 141, 163
AL amyloidosis　273
amebic colitis　233, 251, 257, 265, 269, 295, 305, 307, 313
anal fistula　303
anal polyp　111
anisakiasis　221
antibiotic induced hemorrhagic colitis　211, 239, 245, 289
antineoplastic agents induced enterocolitis　285
aphthoid colitis　231, 305
ascariasis　317
AVM（arteriovenous malformation）　217

B

barium granuloma　229
Bauhin 弁　18
Behçet 病　37
　── の4主徴　231, 255, 293, 309, 321
benign lymphoid polyp　129, 135, 147, 179
bird's beak sign　319
blue rubber bleb nevus syndrome　113

C

Campylobacter enterocolitis　209, 237, 283, 295, 311
cap polyposis　273, 305
carcinoid　111, 129, 133, 141, 175
Chlamydia proctitis　297
cholionepithlioma　169
club formation　271
CMSEP（colonic muco-submucosal elongated polyp）　75, 87
cobblestone appearance　197
coffee bean sign　319
colitic cancer　185, 187, 189, 201
　── の臨床・病理学的特徴　203
colitis cystica profunda　299
collagenous colitis　213, 243
colonic actinomycosis　271
colonic diverticulitis　261
colonic diverticulosis　281
colonic varices　219
Cowden disease（Cowden 病）　149
Crohn disease（Crohn 病）　192, 231, 241, 247, 263, 267, 269, 275, 279, 291, 309, 321
　──, アフタ　196
　── における瘻孔　321
　── のアフタ様病変　231
　── の狭窄　275
Crohn 病術後吻合部潰瘍　315
Crohn 病吻合部に生じた炎症性肉芽　315
Cronkhite-Canada syndrome（Cronkhite-Canada 症候群）　149
cushion sign　88, 125, 127
cytomegalovirus colitis　247, 257, 265, 295, 297, 313
　── complicating ulcerative colitis　255

D

deformity caused by extraintestinal inflammation　281
Dieulafoy ulcer of the rectum　301
diffuse large B-cell lymphoma（DLBL）　131, 139, 143, 147, 169, 177, 181
diffusely infiltrating carcinoma　169
discrete ulcer　196, 263, 290, 291
diversion colitis　223, 285
diverticulosis-associated mucosal prolapse syndrome　273
double lumen　250

E

early carcinoma　145
　──（M）　73, 77, 79, 83, 91, 99, 107, 115, 119, 151, 155, 161, 167, 175
　──（SM＜1,000μm）　91, 97, 101, 123, 153, 155, 157, 163, 167
　──（SM≧1,000μm）　73, 83, 85, 91, 93, 97, 101, 105, 107, 109, 115, 117, 119, 121, 123, 127, 137, 159, 163, 167
EGIST（extragastrointestinal stromal tumor）　131
elastofibroma　135
elastofibroma dorsi　135
endometriosis　181
endoscopic ultrasonography（EUS）　63
enterobiasis　317
enteropathogenic *E. coli* colitis　239, 243, 287
eosinophilic gastroenteritis　223, 283
EUS による早期大腸癌の深達度診断　64

F

fibroma　133
fiburomuscular obliteration　81
FICE（Fuji Intelligent Color Enhancement）　65, 203
follicular lymphoma　113, 177

G

γループ　33
GIST（gastrointestinal stromal tumor）　44, 143
Goligher の分類　303

339

granular cell tumor　125, 131, 179
granulation after ileocolectomy　315
Guillain-Barré 症候群　237
GVHD（graft-versus-host disease）　223, 261, 285

H

Haggitt 分類　52
haustra　14
hemangioma　129, 219
hemorrhoid　215, 303
Houston 弁　14
hyperplastic polyp　87, 101, 121, 133, 153, 181

I

IFP（inflammatory fibroid polyp）　93, 125
ileal melanosis　227
ileal pouchitis　315
ileocecal valve　18
ileocecal valve syndrome　319
inflammatory bowel disease　192
intestinal Behçet disease　231, 251, 255, 263, 293, 309, 321
intestinal endometriosis　277
intestinal tuberculosis　213, 233, 247, 251, 257, 263, 267, 269, 275, 279, 293, 309
intussusception　319
invasion of uterus carcinoma　141
inverted colonic diverticulum　271
ischemic colitis　209, 223, 225, 239, 245, 249, 253, 277, 281, 287
ischemic enteritis　253
ischemic proctitis　297

J

juvenile polyp　73, 77, 81, 103

K

Kerckring 皺襞　12
Kohlrausch ひだ　14

L

laterally spreading tumor non-granular type pseudo-depressed type　163
leiomyoma　89, 111, 127, 135
lipoma　81, 89, 93, 111, 127, 173, 179
liver cirrhosis　219
LST の非顆粒型病変　151, 153
LST-NG　153
LST-NG-PD　163
lymphangiectasis　229
lymphangioma　89, 125, 129, 135, 149, 177

lymphoid hyperplasia　147, 179

M

malignant melanoma　143, 173
marginal zone B-cell lymphoma　131
melanosis coli　227
mesenteric panniculitis　277, 289
metastatic carcinoma　153, 157, 171
　―― (lung origin)　139, 141
　―― (uterus origin)　139
mixed hyperplastic adenomatous polyp　95
Moore の分類　217
MRSA enterocolitis（MRSA 腸炎）　221
mucocele　181
mucosa-associated lymphoid tissue lymphoma　131, 139
mucosal bridge　270, 271
mucosal prolapse syndrome　211, 265, 273, 299
　―― in colonic diveriticulosis　81
mucosal tag　270, 271

N

naked fat sign　125
NBI（Narrow Band Imaging）　65, 203
network pattern　15
non-granular type, LST　151, 153
non-lifting sign　63, 119
non-specific multiple ulcer of small intestine　259
non-steroidal anti-inflammatory drugs
　―― induced colitis　261
　―― induced enterocolitis　249, 313
　―― induced rectal ulcer　301
NPG（non-polypoid growth）　61
NSAIDs 起因性腸炎　249, 261, 313
　―― の診断基準　261
NSAIDs 坐剤による直腸潰瘍　301
N ループ　33

O

obstructive colitis　245, 289
oriental schistosomiasis　225

P

paratyphoid fever　259
perityphlic abscess　307
Peutz-Jeghers syndrome（Peutz-Jeghers 症候群）　113
Peutz-Jeghers type polyp（Peutz-Jeghers 型ポリープ）　77, 101
Peyer's patches　12
PG（polypoid growth）　61
PG と NPG の違い　62

phlebosclerotic colitis　225
pit　15
pit pattern，潰瘍性大腸炎　200
pit pattern 診断　60, 202
pit pattern 分類　60
pneumatosis cystoides intestinalis　149, 271
polypoid lesion made of granulation tissue　183
portal hypertensive colonopathy　219
prolapse of ileocecal valve　319
pseudolipomatosis　227
pseudomembranous colitis　233, 305
pseudopedicle　49
PTP　322

R

radiation colitis　215, 253, 277, 289, 321
rectal prolapse　299
rectal squamous metaplasia　229
rectal tonsil　129
recurrence ulcer　315
Rendu-Osler-Weber disease（Rendu-Osler-Weber 病）　217

S

Salmonella enterocolitis　221, 237, 295, 313
Schnitzler 転移　171
Schönlein-Henoch purpura（Schönlein-Henoch 紫斑病）　211
Schwannoma　127
serrated adenoma　71, 79, 95, 103, 145, 165
sessile serrated polyp（SSP）　117
Sherman 分類　253
simple ulcer　255, 275, 293, 309
skip lesion　192, 291
　――，炎症性腸疾患　193
SM 癌の浸潤距離の測定法　55
sm 浸潤度分類　51, 52
spiruriniasis　221
squamous cell carcinoma　173
STD　257
stercoral ulcer　259, 265, 303
stomal ulcer　315
syphilitic proctitis　297
systemic lupus erythematosus　259
S 状結腸　17
S 状結腸軸捻転症　319

T

taeniae coli　14
tapeworm　317
target sign　319

thumb printing　222, 225
trichuriasis　317
tubular adenoma　71, 75, 79, 87, 91, 95,
　　99, 103, 119, 133, 151, 155, 161, 165
tubular adenoma located on lipoma　125
tubulovillous adenoma　71, 75, 95, 103,
　　　　　　　　115, 155, 165, 175

U

ulcerative colitis　209, 213, 215, 231,
　235, 241, 255, 263, 267, 269, 275,
　　　　　　279, 283, 287, 291, 307

V

vascular ectasia
　──（flat type）（平坦型）　217
　──（protruding type）（隆起型）　217
Vibrio enterocolitis　209, 311
villous adenoma　145
volvulus of the sigmoid colon　319

X

xanthoma　229

Y

Yersinia enterocolitis　233, 243, 311

Z

zig-zag pattern　58, 137, 156, 159, 160,
　　　　　　　　　　　　　　　162